国家级技工教育规划教材

全国技工院校医药类专业教材

药物分析与检验技术

段昉伟　张　雪　主编

中国劳动社会保障出版社

图书在版编目（CIP）数据

药物分析与检验技术／段昉伟，张雪主编 . --北京：中国劳动社会保障出版社，2023
全国技工院校医药类专业教材
ISBN 978 - 7 - 5167 - 5865 - 6

Ⅰ. ①药⋯　Ⅱ. ①段⋯ ②张⋯　Ⅲ. ①药物分析-技工学校-教材 ②药物-检验-技工学校-教材　Ⅳ. ①R917 ②R927. 1

中国国家版本馆 CIP 数据核字（2023）第 103651 号

中国劳动社会保障出版社出版发行

（北京市惠新东街 1 号　邮政编码：100029）

*

北京市科星印刷有限责任公司印刷装订　　新华书店经销

787 毫米×1092 毫米　16 开本　22. 5 印张　487 千字
2023 年 6 月第 1 版　　2023 年 6 月第 1 次印刷
定价：**58. 00 元**

营销中心电话：400 - 606 - 6496
出版社网址：http://www. class. com. cn

《药物分析与检验技术》编审委员会

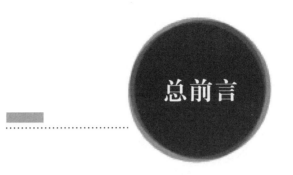

总前言

　　为了深入贯彻党的二十大精神和习近平总书记关于大力发展技工教育的重要指示精神，落实中共中央办公厅、国务院办公厅印发的《关于推动现代职业教育高质量发展的意见》，推进技工教育高质量发展，全面推进技工院校工学一体化人才培养模式改革，适应技工院校教学模式改革创新，同时为更好地适应技工院校医药类专业的教学要求，全面提升教学质量，我们组织有关学校的一线教师和行业、企业专家，在充分调研企业生产和学校教学情况、广泛听取教师意见的基础上，吸收和借鉴各地技工院校教学改革的成功经验，组织编写了本套全国技工院校医药类专业教材。

　　总体来看，本套教材具有以下特色：

　　第一，坚持知识性、准确性、适用性、先进性，体现专业特点。教材编写过程中，努力做到以市场需求为导向，根据医药行业发展现状和趋势，合理选择教材内容，做到"适用、管用、够用"。同时，在严格执行国家有关技术标准的基础上，尽可能多地在教材中介绍医药行业的新知识、新技术、新工艺和新设备，突出教材的先进性。

　　第二，突出职业教育特色，重视实践能力的培养。以职业能力为本位，根据医药专业毕业生所从事职业的实际需要，适当调整专业知识的深度和难度，合理确定学生应具备的知识结构和能力结构。同时，进一步加强实践性教学的内容，以满足企业对技能型人才的要求。

　　第三，创新教材编写模式，激发学生学习兴趣。按照教学规律和学生的认知规律，合理安排教材内容，并注重利用图表、实物照片辅助讲解知识点和技能点，为学生营造生动、直观的学习环境。部分教材采用工作手册式、新型活页式，全流程体现产教融合、校企合作，实现理论知识与企业岗位标准、技能要求的高度融合。部分教材在印刷工艺上采用了四色印刷，增强了教材的表现力。

　　本套教材配有习题册和多媒体电子课件等教学资源，方便教师上课使用，可以通过技工教育网（http://jg. class. com. cn）下载。另外，在部分教材中针对教学重点和难点制作了演示视频、音频等多媒体素材，学生可扫描二维码在线观看或收听相应内容。

　　本套教材的编写工作得到了河南、浙江、山东、江苏、江西、四川、广西、广东等省（自治区）人力资源社会保障厅及有关学校的大力支持，教材编审人员做了大量的工作，在此我们表示诚挚的谢意。同时，恳切希望广大读者对教材提出宝贵的意见和建议。

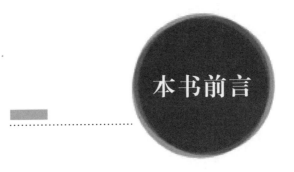

本书前言

　　《药物分析与检验技术》是根据人力资源和社会保障部规划教材编写原则和要求，结合药品检验工作程序和《中华人民共和国药典》的相关内容编写而成。本教材供全国技工院校中级、高级、预备技师、技师技能层级的药物制剂、药学、药物分析与检验等医药类专业使用。

　　本教材贯彻"以就业为导向，以能力为本位，以技能训练为核心"的职业教育宗旨，始终围绕药品检验技术专业的培养目标，以满足岗位需求为根本，确定教学内容、知识点和技能点，注重学生职业素养的培养。在编写过程中，既保证知识的完整性和系统性，强调理论知识"够用"，同时强化技能训练，突出技能的"适用"。教材编写对接行业标准，内容丰富，重难点突出，文字简洁，目标具体明确。

　　本教材依据现行药品质量标准与药品检验工作程序模块化学习内容，分为总论（第一章~第七章）、各论（第八章~第十四章）和附录3个部分。第一章是药物分析与检验基础知识，包括有关概念、职业道德与素养、检验机构、检验基本要求与程序和方法验证等，是药物分析与检验的通用知识。第二章是药物质量标准，包括质量标准的制定、查询和使用。第三章是药物性状检查，主要包括药物外观检测、物理常数测定的知识和技能。第四章是药物鉴别，主要包括药物鉴别方法和一般鉴别试验与专属鉴别试验。第五章是药物杂质检查，主要包括杂质的来源、药物的限量检查和药物的特性检查等。第六章是药物含量测定技术，主要包括利用化学分析和仪器分析的各种方法对药物的含量进行测定。第七章是药物制剂分析检验，主要包括片剂和注射剂分析检验。第八章至第十四章是典型药物的分析，主要介绍芳酸类、芳胺及芳烃胺类、维生素类、杂环类、抗菌类、生物碱类以及甾体激素类等七大类典型药物分析检验的方法原理和操作技能。教材每章以案例导入为切入点，引领本章节的知识内容，增强学生的学习兴趣；全书附有知识链接、想一想、练一练、小提示、目标检测，有利于培养学生的学习能力、思维能力和实践能力。

　　参加教材编写的人员有（按章节顺序）：段昉伟（第一章、第二章），李丽（第三章、第四章），李佳敏（第五章），曲晓娜（第六章），杨莹莹（第七章），李允（第八章、第九章），高鉴（第十章），王娟（第十一章、附录一、附录二），张雪（第十二章），宁金艳（第十三章、附录三、附录四），万丹娜（第十四章）。

　　本教材在编写过程中，得到很多专家的指导以及编者所在单位的支持和帮助，各位编者尽职尽责，在此一并表示诚挚的感谢。

　　由于编者的能力和水平有限，本版教材难免有疏漏之处，恳请专家和读者予以批评指正。

目　录

第一章

药物分析与检验基础知识

【案例导入】

2006年4月，广州中山医院发生15起使用齐齐哈尔第二制药公司的亮菌甲素注射液导致患者急性肾功能衰竭的事件，事件致13人死亡。事件发生的直接原因是使用工业二甘醇代替丙二醇作为溶剂生产亮菌甲素注射液，二甘醇在体内氧化成草酸而引起肾脏损害。

讨论：

1. 上述不良事件是否可以避免？
2. 什么是药物分析与检验？
3. 药物分析与检验的主要任务是什么？

药物分析与检验技术是我国高等职业教育药学、药品质量与安全、药品生产技术、药品经营与管理等专业的一门重要的专业课。本章重点介绍药物分析与检验的性质和任务、基本内容和要求，详细介绍药物分析与检验工作的依据和程序，简要介绍药品质量管理规范，使学生明确学习目标，为学习药物分析与检验技术奠定良好的基础。

§1-1 药物分析与检验概述

 ### 学习目标

1. 掌握药物分析与检验的概念、性质及任务。
2. 了解药物分析与检验的作用。

一、药物分析与检验的性质

药物是指治疗、预防、诊断疾病，有目的地调节人体生理机能的物质。药物成为商品后就是药品，药品是规定有适应证、用法和用量的物质，包括药材、中药饮片、中成药、化学原料药及其制剂、抗生素、生化药品、放射性药品、血清制品和诊断药品等。药品是治病救人的物质，只有符合法定质量标准的合格药品才能保证疗效。药品只能是合格品或不合格品，不能像其他商品那样分为一级品、二级品、等外品或次品。药品的质量优劣，直接影响疾病预防与治疗的效果，密切关系着人民群众的生命安全和身体健康。因此，必须对药品的质量实行严格的监督管理，以保证人民群众用药的安全、有效、合理。

药物分析与检验是研究、检测药物的性状，鉴定药物的化学组成，检查药物的杂质限量和测定药物组分含量的原理和方法的一门应用学科，是药学中的一门重要的分支学科。

药品质量的内涵包括 3 个方面：药品的真伪、纯度、品质优良度。对药品必须有严格的质量标准和科学合理的分析测定方法，同时在研制、生产、贮存、经营以及临床使用过程中要加强监督管理，以确保药品质量。

药品的质量要求，首先考虑药品本身的有效性和安全性。药品的有效性是发挥治疗效果的必要条件，疗效不确切或无效，即失去其作为药品的价值。药品的安全性是指保证药品充分发挥作用，对人体起到保护或调理作用，而又减少损伤和不良影响的因素。

药物分析与检验的依据是药品质量标准。药品质量标准是国家或有关部门对药品质量、规格和检验方法所作出的技术规定。药品质量标准的内容一般包括法定名称、来源、性状、鉴别、纯度检查、含量测定、类别、剂量、规格、贮藏、制剂等。

二、药物分析与检验的任务

药物分析与检验的任务是依据药品质量标准及药品生产质量管理规范的有关规定，全面控制药品质量，保证人体用药安全有效。任务主要包括：①药物成品的化学检验工作；②药物生产过程的质量控制；③药物贮存过程的质量考察；④临床药物分析工作；⑤新药研究中药品质量标准的制定。

药物分析与检验的首要任务是药品的质量检验，这也是其常规工作内容。通过对药物成品的理化检验，判断药品是否符合药品质量标准的要求，合格的药品方能允许生产、允许出厂、允许销售和使用。在药物的生产过程中，为保证产品的质量，需要对原料（原料药材）、辅料、包装材料、中间体、副产物、中药提取物、生产过程、炮制加工过程等进行分析监控。对贮存过程中的药品需要定期进行质量考察，以便采用合理的贮存条件和管理方法，保证药品在贮存和使用过程中的质量稳定可靠。在医院调配制剂的快速分析检验中需要通过药物分析的手段，以保证制剂的质量。其次，在新药的研制开发中，除对新药的合成路线、药理毒理试验、制剂处方及工艺等进行研究外，还需要进行药品稳定性研究、药品质量标准的研究和制定，即根据药物的化学结构、理化性质和可能影响质量的因素，设计出药品真伪鉴别、纯度检查和含量测定的方法，并建立新药的质量标准。此外，在药物代谢动力学、药物制剂生物利用度及生物等效性评价、临床药理学以及临床血药浓度监测中，同样需要用药物分析与检验的方法和手段对血液、组织、器官中的药物进行定性、定量分析，了解药物在体内的吸收、分布、代谢、排泄等一系列变化过程，研究药物的作用特性和作用机制，为临床合理用药，寻找活性代谢物，发现先导化合物提供必要的信息。

由此可见，从药物的研制、生产、贮存、供应、使用到药物的生物体内分析方法学研究和临床治疗药物监测等一系列过程都离不开药物分析与检验的方法和手段。所以，现代药物分析与检验不再仅仅是静态的、常规的，而是要深入生物体内、代谢过程、工艺流程、反应历程和综合评价上进行动态的分析监控；分析与检验方法朝着更加准确、专属、灵敏、快速、多种方法联用，以及连续化、自动化、最优化和智能化方向发展。药物分析与检验工作者应及时掌握新方法和新技术，不断学习，不断探索，适时选用恰当的分析方法和检验技术，以提高药物分析与检验工作的质量和效率，促进药物质量研究达到新的水平。

三、药物分析与检验的作用

1. 在药品生产中的应用

药品的质量与其生产过程直接相关。药物分析与检验应该深入药品生产的实际，对生产过程进行全程的质量分析控制和管理，从而及时发现和解决生产过程中的质量问题，促进生产，提高质量。生产药品所需的原料、辅料必须符合药用要求。药品生产的工艺路线必须确定，工艺条件必须稳定。例如，在化学原料药物的生产过程中，需要对起始原料、反应液、中间体、精制纯化和残留溶剂等进行跟踪监测；在中药的生产过程中，需要对原料药材、炮制加工过程、提取物等进行质量分析控制；在水难溶性药物固体制剂的生产过程中，则常常需要对原料药的晶型和粒度进行控制、对制剂处方工艺条件和药物的溶出度进行跟踪考察。只有对药品生产的中间产品进行必要的质量分析与控制，才能够保证生产的药品质量合格。药品生产企业必须对其生产的药品进行质量检验，不符合药品质量标准的产品不得出厂售卖。

2. 在药品经营中的应用

药品均有特定的稳定性特征，受到温度、湿度和光照等环境因素的影响，往往会发生降解而引起质量变化。为了保障药品的品质和安全与有效性，药品在流通和经营过程中，必须注意严格按照规定的条件进行运输和保存，定期对药品进行必要的分析检验以考察其质量变化，并在规定的有效期限内销售和使用。

3. 在药品使用中的应用

药品质量合格是其临床使用安全与有效的首要保障。患者的生理因素（性别、年龄等）、病理状态（疾病的类型和程度）、基因类型、吸收、代谢及分泌排泄功能等都会影响到药物在体内的经时行为，从而影响药物的疗效和使用的安全。所以，开展临床治疗药物的分析监测，揭示药物进入体内后的动态行为，指导医生合理用药与个体化用药，是保障临床用药安全、有效和合理的重要措施。

4. 在药品监督管理中的应用

由于药品是用于治病救人保护健康的特殊商品，药品的质量和安全直接关系人的健康，甚至生命安全。药品的质量控制和安全保障至关重要。为加强药品监督管理，保证药品质量，保障人体用药安全，维护人民群众的身体健康和用药的合法权益，各国政府大多设有专门机构对药品的研制、生产、经营和使用进行质量与安全的指导、监督和管理，对药品的生产、经营和进口实行行政许可制度。

目前在我国，国务院药品监督管理部门（国家药品监督管理局）主管全国药品监督管理工作，国务院有关部门在各自的职责范围内负责与药品有关的监督管理工作，省、自治区、直辖市人民政府药品监督管理部门负责本行政区域内的药品监督管理工作。药品监督管理部门设置或者指定的药品专业技术机构，承担依法实施药品监督管理所需的审评、检验、核查、监测与评价等工作。药物分析与检验是国家对药品实施监督和管理，维护药品生产和使用正常秩序，打击假冒伪劣的重要技术支撑和工具手段。

【知识链接】

药物检验机构简介

《中华人民共和国药品管理法》第十一条规定，药品监督管理部门设置或者指定的药品专业技术机构，承担依法实施药品监督管理所需的审评、检验、核查、监测与评价等工作。各级药品检验所是国家药品监督保证体系的重要组成部分，是国家对药品质量实施技术监督检验的法定机构。国家依法设置的药品检验机构分为四级，依次是：中国食品药品检定研究院；省、自治区、直辖市药品检验所；市（地）、自治州、盟药品检验所；县、市、旗药品检验所。

§1-2 药品检验人员工作职责与职业道德观

学习目标

1. 熟悉反映药品质量的指标。
2. 了解药品检验人员的工作职责。
3. 树立药品检验人员的职业道德观。

质量是指产品、过程或服务满足规定或潜在要求（或需要）的特征的总和。ISO 9000标准（国际标准化组织质量管理体系）对质量的解释是："质量，就是一组固有特性满足要求的程度。"药品质量即指药品能够满足预防、治疗、诊断人的疾病，有目的地调节人的生理机能的要求等有关的固有特性。

反映药品质量的指标如下。

（1）物理指标。主要有药品活性成分、辅料的含量、制剂的重量、外观、熔点等指标。

（2）化学指标。主要有药品活性成分化学、生物化学特性变化等指标。

（3）生物药剂学指标。主要有药品的崩解、溶出、吸收、分布、代谢、排泄等指标。

（4）安全性指标。主要有药品的杂质、"三致"（致畸、致癌、致突变）、毒性、不良反应、药物相互作用和配伍、使用禁忌等指标。

（5）有效性指标。药品针对规定的适应证在规定的用法、用量条件下治疗疾病有效程度的指标。

（6）稳定性指标。药品在规定的储藏条件下、在规定的有效期内保持其物理、化学、生物药剂学、安全性、有效性稳定的指标。

（7）均一性指标。药品活性成分在每一单位（片、粒、瓶、支、袋）药品中的物理、化学、生物药剂学、安全性、有效性、稳定性等指标的均一程度。

药品质量标准检查项目包括药品的纯度、成分含量、组分、生物有效性、疗效、毒副作用、热原、微生物、物理化学性质以及杂质等。

药品质量检验是保障药品质量的重要手段。药品生产是一个极其复杂的过程，由于主客观因素的影响，特别是客观存在的随机波动，要绝对防止不合格品的产生是难以做到的。药品质量检验的结果决定产品是否在下道工序使用时符合要求，或决定产品能否放心地向消费者提供。

一、药品检验人员的工作职责

药品检验人员必须由具有相应的资质和经验的人员担任，并经专业技术培训，具有基础理论知识和实际操作技能。

药品检验人员（包括转岗人员）上岗前应接受岗前培训，考核合格后方可进行独立操作。岗前培训内容包括指定岗位的岗位职责、应知应会的标准操作规程、质量标准和分析方法等。在岗检验人员应定期参加再培训和考核。

药品检验人员的工作职责如下。

（1）严格遵守职业道德和《药品生产质量管理规范》（GMP）、《药物非临床研究质量管理规范》（GLP）等管理规范，确保实验室检验结果准确可靠。

（2）按照实验室管理要求开展日常工作。

（3）严格按照已经批准生效的标准操作程序（SOP）规定进行取样，在检验周期内依据标准完成检验，做好各项实验室记录，并出具报告。

（4）制定方法学验证或确认方案，执行验证过程，并出具报告。

（5）配合相关验证和再验证涉及的检验工作，并完成报告。

（6）进行产品稳定性试验并提供数据，配合质量管理人员做好趋势分析和产品年度回顾。

（7）汇报任何异常检验结果，参与偏差调查并确定原因，执行相应的整改和预防措施。

（8）实验室设备和计量器具的确认（验证）、校准和维护、常见故障排除。

（9）相关操作方法文件的起草，实施测试方法的验证和确认。

（10）做到安全检验，按照环境管理体系（EHS）要求规范工作行为。

（11）参加各种培训与业务考核，提高个人专业素质。

二、药品检验人员应树立的职业道德观

（1）敬畏生命。早在上古时期伏羲氏尝百草、黄帝扶伤济民，至唐代孙思邈著《大医精诚》，发展到宋代由医药师自律向行业规范和法律转变，中华民族的医药道德凝练出一种"敬畏生命"的人文精神。药品质量不仅关乎药品企业的生存、发展，更关乎患者的生命、健康，药品检验人员始终要怀以敬畏之心，做好药品质量检验工作，以保证患者用药的安全和有效。

（2）依法检验。药品检验应依据《中华人民共和国药品管理法》《中华人民共和国计量法》《药品生产质量管理规范》《药物非临床研究质量管理规范》等法律法规，按照药品质量标准规定的指标及检验方法进行检验。

药品应当符合国家药品标准。国务院药品监督管理部门颁布的《中华人民共和国药典》（以下简称《中国药典》）和药品标准为国家药品标准。国家药典委员会负责国家药品标准的制定和修订。经国家药品监督管理部门核准的药品质量标准高于国家药品标准的，按照经核准的药品质量标准执行；没有国家药品标准的，应当符合经核准的药品质量标准，作为组织生产的依据。国家鼓励医药企业制定严于国家标准的企业标准，在企业内部适用。企业应不断提升内控标准，提升药品质量水平，增加行业竞争力。

（3）诚实守信。作为药品检验人员，诚实守信是最基本的道德素质和品格。"诚实"表现为对每一份检验报告负责，做到数据真实可靠，结果科学公正。"守信"具体为按时并高质量完成检验工作，完整保存检验资料，保守秘密。勿以善小而不为，勿以恶小而为之，药品检验人员要强化依法检验意识，做到实事求是、诚实守信，使药品检验更有效地为药品质量提升和广大人民群众安全用药服务。

（4）求真务实。药品检验人员应保证检验结果的准确与真实。严格执行相关质量标准与操作规程，严谨专业地检验、如实规范地记录，是保证结果真实的基础。药品检验人员应持续学习药品检验相关的法律法规和专业知识，不断提高自身素养和业务能力。

§1-3　药物分析与检验机构

 学习目标

1. 掌握我国药物分析与检验机构的分类。
2. 熟悉法定药物分析与检验机构和非法定药物分析与检验机构的主要职能。

随着我国医药事业的迅速发展，相应药物分析与检验机构也在发展。我国目前的药检机构大致可分为两类：一类为国家法定药物分析与检验机构，有中国食品药品检定研究院，省、市一级药检所（院）和区、县级药检所；另一类为非法定药物分析与检验机构，如生

产厂家的质检科、经营部门的药检室、医疗单位制剂部门的药检室以及第三方检验机构等。

一、法定药物分析与检验机构

法定药物分析与检验机构是指政府药品监督管理部门设置或者指定的，依法承担药品检验义务、履行药品检验职责的法定部门。主要职能如下。

（1）承担依法实施药品审批所需的药品检验工作。

（2）承担依法实施药品质量监督检查所需的药品检验工作。

（3）承担本地药品生产企业、药品经营企业和医疗机构的药品检验机构或者人员的业务指导工作。

（4）中国食品药品检定研究院除依法履行上述职能外，还负责国家药品标准品、对照品的标定工作。

二、非法定药物分析与检验机构

医药企事业单位的检验机构作为医药企事业质量管理体系的一部分，确保所生产或流通使用的药品适用于预定的用途，以符合药品标准和规定的要求。

制药企业实验室的质量分析与测试是质量管理部门对物料、中间产品、成品、环境、空气洁净度、水质等监控的重要手段，是生产的"眼睛"。快速准确地报告检测结果，能为质量管理部门的现场监控提供数据支持。具体表现在以下方面。

（1）及时放行合格的生产物料用于药品的制造，为生产出合格的药品提供必备的前提条件。

（2）保障药品生产过程的中间控制、经营单位的入库检验，为药品安全生产和使用提供重要的质量依据。

（3）通过有效的稳定性数据和趋势分析，指导企业确定药品使用有效期、包装标准和储运条件等，确保市售产品处于安全有效的质量保证状态。

（4）通过实验室各个方面的有效管理，使质量系统始终处于受控状态。

想一想

1. 法定药物分析与检验机构的主要职能有哪些？

2. 简要回答制药企业质量检测部门的作用体现在哪些方面？

§1-4　药物分析与检验工作程序与管理规范

 学习目标

1. 掌握药物分析与检验工作程序。

2. 熟悉药品质量管理体系。

3. 了解药品检验实验室质量管理规范。

一、药物分析与检验工作程序

药品检验工作程序分为取样、检验、记录和报告 3 部分。

1. 取样

对原辅料、中间产品、成品、副产品及包装材料都应分别制定取样办法。对取样环境的洁净要求、取样人员资质、取样容器、取样部位、取样方法、取样量、样品混合方法、取样容器的清洗与保管、必要的留样时间，以及对无菌或精麻毒物料在取样时的特殊要求等都应有明确的规定。原料可在仓储区原料取样间取样，取样环境的空气洁净度级别应与生产要求一致；如不在取样间取样，取样时应有防止污染和交叉污染的措施。

取样时，应先检查品名、批号、数量、包装等情况，符合要求后方可取样。填写取样记录，内容包括取样日期、品种、物料编号、规格、批号、进厂编号、来源、取样量、包装、必要的取样说明、取样人签名等。

物料应规定合适的有效期或复验期。临近复验期时，需重新取样检验。已取样的物料，贴上取样证。

取样应具有科学性、真实性和代表性，应全批取样，均匀合理，分部位取样，生产规模的固体原料药要用取样探子取样。除另有规定外，一般为等量取样，混合后作为样品进行检验。每个取样量应为全检所需数量的 3 倍，特殊情况另定。

取样操作的一般原则为：设样品总件数为 n，当 $n \leq 3$ 时，每件取样；当 $3 < n \leq 300$ 时，按 $\sqrt{n} + 1$ 随机取样；当 $n > 300$ 时，按 $\sqrt{n}/2 + 1$ 随机取样。成品可按照《中国药典》规定的取样数量进行取样检测。中药材取样件数 ≤ 5 时，逐件取样；$6 \sim 99$ 件时，取样 5 件；$100 \sim 1\ 000$ 件时按总件数的 5% 取样；超过 1 000 件时，超过部分按 1% 取样。内包装取样件数可参考《计数抽样检验程序 第 1 部分：按接收质量限（AQL）检索的逐批检验抽样计划》（GB/T 2828. 1—2012/ISO 2859—1：1999）的要求计算取样。无菌样品取样件数应按照《中国药典》四部"无菌检查法（通则 1101）"中出厂产品最少检验数量的要求计算。血浆的取样操作应按照《中国药典》三部"血液制品原料血浆管理规程"的要求对每袋血浆进行取样检验。

2. 检验

检验是以药品质量标准为依据，按照标准操作规程对样品进行检测，首先察看性状是否符合要求，再进行鉴别、检查、含量测定等。药品质量标准中的检验项目是相互联系的，判断药品是否符合要求，应综合药品的性状、物理常数、鉴别、检查和含量测定的检验结果来考虑。

药品性状包括外观、臭、味、溶解度以及物理常数（如相对密度、馏程、熔点、凝点、折光率、黏度、比旋度、碘值、皂化值、吸收系数和酸度）等。根据药品质量标准中有关性状项下的规定，仔细观察记录供试品的外观、颜色、臭、味、溶解度以及有关物理常数。性状观测结果不仅对药品具有鉴别意义，也能反映药品的纯度，是评价药品质量的主要指标之一。

药品的鉴别是对药物或制剂进行真伪判断，常用方法是依据药物化学结构和理化性质进行化学反应，测定某些理化常数、光谱特征（如紫外线、红外线）、色谱保留时间。鉴别常采用一组（两项及以上）试验来进行综合判断。根据药品质量标准中有关鉴别项下规定的试验方法逐项进行检验，再结合性状观测结果对药品的真伪作出结论。只有在鉴别无误的情况下，进行杂质检查和含量测定等分析才有意义。

药品的检查包括安全性检查、有效性检查、均一性检查和纯度检查。药品安全性检查包括无菌、热原、微生物、细菌内毒素、异常毒性、升压物质、降压物质、过敏性等。药品有效性检查包括崩解时限、融变时限、溶出度、释放度等。药品均一性检查包括装量差异、含量均匀度等。药品纯度检查包括有关物质、杂质等。

药品的含量测定是指按规定的试验方法对有效成分的含量进行测定，测定方法主要包括容量分析法、光谱分析法、色谱分析法、生物检定法等。

3. 记录和报告

在进行供试品检验时，要及时认真做好检验原始记录，填写检验报告。检验原始记录必须用蓝黑墨水或碳素笔书写，按页编号，做到记录原始、数据真实、资料完整、无漏项、无缺页，书写正确、无涂改，字迹清晰、整洁，有依据、有结论。

（1）原始记录内容及要求。要点如下。

1）供试品情况：名称、批号、规格、数量、来源、外观、包装等。

2）取样日期、检验日期、报告日期等。

3）检验情况：检验依据、项目、操作步骤、数据、计算结果、结论等。

4）若需涂改，只可划线，重写后要签名。涂改方式为划单（双）斜线，在右上角写正确字或数字，并签全名及修改日期，必要时注明修改原因。

5）记录完成后，需复核。复核后的记录，属内容和计算错误的，由复核人负责；属检验操作错误的，由检验人负责。

检验记录应保存至药品有效期满后1年，无有效期的应保存3年。稳定性考查、OOS报告、确认验证等其他重要文件应当长期保存。检验记录保存期满1个月，应按规定妥善处理。

（2）检验报告书内容及要求。根据检验原始记录，按照药品检验报告书的规定逐项填写，做到格式标准、数据完整、字迹清晰、用语规范、文字简洁、结论明确、有检验专用章。每一张药品检验报告书只针对一个批号。

药品检验报告书一般由表头栏目、检验项目、检验结论和签名组成。表头栏目一般填写报告书编号，检品名称、规格，检验目的，检验项目，检验依据等信息。表头之下的首行，横向列出"检验项目""标准规定"和"检验结果"3个栏目。"检验项目"下，按质量标准列出【性状】【鉴别】【检查】与【含量测定】等大项，每一个大项下所包含的具体检验项目名称和排列顺序，应按质量标准上的顺序书写。接着应对供试品质量作出明确的技术鉴定结论，内容应包括检验依据和检验结论。最后应有检验人、复核人和部门负责人的签名或盖章，必要时应由检验单位盖章。表 1-1 是检验报告书格式示例，供参考。

表 1-1   检验报告书格式示例

品名	磺胺嘧啶片	规格	0.5 g
来源	固体制剂车间	批号	F1601006
检验项目	全检	包装规格	100 片/瓶
有效期	24 个月	检验日期	2021 年 04 月 08 日
包装	口服固体药用塑料瓶 纸盒	报告日期	2021 年 04 月 15 日
检验依据	《中国药典》二部		

检验项目	标准规定	检验结果
【性状】	本品应为白色片或微黄色片，遇光渐变深色	符合
【鉴别】		
（1）化学反应	应呈正反应	呈正反应
（2）液相鉴别	保留时间一致	保留时间一致
（3）化学反应	应呈正反应	呈正反应
【检查】		
（1）重量差异	应符合规定	符合规定
（2）溶出度	限度为标示量的 70%	85.2%
（3）微生物限度	需氧菌总数应≤1 000 cfu/g	6 cfu/g
	霉菌数和酵母菌总数应≤100 cfu/g	6 cfu/g
	大肠埃布菌应不得检出	未检出
【含量测定】	含磺胺嘧啶（CHN_4O_2S）应为标示量的 95.0% ~ 105.0%	99.9%

结论　本品按《中国药典》二部检验结果符合规定

检验人：　　　　　　　　复核人：　　　　　　　　部门负责人：

二、药品质量管理体系

为加强药品监督管理，保证药品质量，保障人体用药安全，维护人民群众身体健康和用药的合法权益，我国政府颁布了《中华人民共和国药品管理法》，它是专门规范药品研制、生产、经营、使用和监督管理的法律。

国务院药品监督管理部门（国家药品监督管理局）依据该法制定了相关的管理规范（GLP、GCP、GMP、GSP 等）。这些法规文件对药物的研制、生产、经营、使用和监督管理起到了良好的推动作用。

1. 《药物非临床研究质量管理规范》（good laboratory practice，GLP）

非临床研究系指为评价药物安全性，在实验室条件下，用实验系统进行的各种毒性试验，包括单次给药的毒性试验、反复给药的毒性试验、生殖毒性试验、遗传毒性试验、致癌试验、局部毒性试验、免疫原性试验、依赖性试验、毒代动力学试验及与评价药物安全性有关的其他试验。

《药物非临床研究质量管理规范》是为了提高药物非临床研究的质量，确保试验资料的真实性、完整性和可靠性，保障人民群众用药安全，根据《中华人民共和国药品管理法》而制定的。该规范适用于为申请药品注册而进行的非临床研究，药物非临床安全性评价研究机构必须遵循。目的是严格控制药物安全性评价试验的各个环节，严格控制可能影响试验结果准确性的各种主客观因素，降低试验误差，确保试验结果的真实性、完整性和可靠性。

随着药学研究的不断发展，《药物非临床研究质量管理规范》已经在药学研究的各个方面得到应用，并在保健品、化妆品、兽药、农药等的实验研究中得到推广。

2.《药物临床试验质量管理规范》（good clinical practice，GCP）

临床试验系指任何在人体（患者或健康志愿者）进行的药物系统性研究，以证实或揭示试验药物的作用、不良反应和（或）试验药物的吸收、分布、代谢和排泄，目的是确定试验药物的疗效与安全性。

《药物临床试验质量管理规范》是临床试验全过程的标准规定，包括方案设计、组织、实施、监察、稽查、记录、分析总结和报告。它是为保证药物临床试验过程规范，结果科学可靠，保护受试者的权益并保障其安全，根据《中华人民共和国药品管理法》、《中华人民共和国药品管理法实施条例》，参照国际公认原则（《世界医学大会赫尔辛基宣言》、国际医学科学组织理事会《涉及人的生物医学研究国际伦理准则》）而制定的。凡药品进行各期临床试验，包括人体生物利用度或生物等效性试验均须按该规范执行。临床试验方案需经伦理委员会审议同意并签署批准意见后方可实施。试验方案的任何修改均应经伦理委员会批准。在临床试验过程中如发生严重不良事件，研究者应立即对受试者采取适当的治疗措施，同时报告药品监督管理部门、卫生行政部门、申办者和伦理委员会。

随着临床试验方法学的发展，临床试验的主要问题不是技术或方法，而是临床试验的质量问题。应进一步规范药物临床试验的研究行为，加强药物临床试验的质量管理和受试者的保护，提高药物临床试验伦理审查工作质量，确保药物临床试验的科学性和伦理的合理性。

3.《药品生产质量管理规范》（good manufacture practice，GMP）

《药品生产质量管理规范》是药品生产管理和质量控制的基本要求，以确保企业持续稳定地生产出适用于预定用途、符合注册批准或规定要求和质量标准的药品，并最大限度减少药品生产过程中污染、交叉污染以及混淆、差错的风险。

该规范要求企业应建立药品质量管理体系，并实施符合质量管理体系要求的质量目标，将药品注册中有关安全、有效和质量可控的所有要求，系统地贯彻到药品生产、控制及产品放行、发运的全过程中。

4.《药品经营质量管理规范》（good supply practice，GSP）

《药品经营质量管理规范》是药品经营质量管理的基本准则，适用于中华人民共和国境内经营药品的专营或兼营企业，它对人员与培训、设施与设备、药品的购进、验收与检验、储运/储存、销售与服务等环节的质量管理提出了明确的要求。

三、药品检验实验室质量管理规范

药品质量检测是实施质量管理的核心，实施药品质量检测工作的实验室应具有以下功能：①对所有影响实验室质量的活动进行有效的和连续的控制；②注重并且能够采取预防措施，减少或避免问题的发生；③一旦发现问题能够及时作出反应并加以纠正。药品检验实验室只有不断完善健全和有效运行质量管理体系，充分发挥质量管理体系的功能，才能更好地实施质量管理，达到质量目标的要求。

1. 实验室质量管理体系

（1）组织机构。实验室应建立与质量管理体系相适应的组织机构，为实施质量方针、完成质量目标按一定格局设置若干部门，明确各部门的职责范围、隶属关系和相互联系方法。

（2）职责。明确规定各检验部门和相关人员的岗位责任，在质量体系、检验工作中应承担的任务。

（3）程序。包括通用的管理性程序和专用的技术性程序。书面或文件化的程序通常有：活动的目的和范围、内容、人员、时间、地点、方法、材料、设备、文件以及监控和记录。

（4）过程。质量管理体系包括四大过程：计划（plan）→实施（do）→检查（check）→处理（act），过程间内在互相联系，形成闭环，不断循环、螺旋式上升，从而保证质量管理体系持续、有效运行。药品检验实验室运行的"PDCA循环"过程如下。

1）P：通过对检验委托书或合同的评审，确认是否满足委托方要求，制定采用的测试方法和有效措施。

2）D：按技术要求或规程进行测试，完成检验工作。

3）C：经审核分析后出具证书或检验报告，交付委托方。

4）A：通过委托方反馈的对检验工作的意见以及审核分析中发现的不符合要求或不合格问题，及时采出纠正或预防措施，必要时进行内部审核和管理评审，改进质量管理体系，完成PDCA循环。

（5）资源和人员。检验人员的工作能力应适应和满足检验工作的需要，对仪器设备应正常设置与维护，对新标准、规范和测试方法应进行研究与实施。

2. 实验室管理制度

药品检验实验室必须制定一系列的管理制度，包括但不限于下列内容：①实验室工作制度；②实验室安全制度；③检品的收检、检验、留样制度；④中药标本管理与使用制度；⑤菌、毒种及细胞系保管制度；⑥药品标准物质管理制度；⑦动物及动物室的管理制度；⑧计量管理制度；⑨精密仪器管理制度；⑩保密制度；⑪差错事故管理制度；⑫技术人员培训进修制度；⑬计算机管理制度等。

3. 实验室仪器设备及试剂管理

药品检验实验室的仪器设备的种类、数量应能满足所承担的药品检验、复核、仲裁等需要，有必要的备品、备件和附件。仪器的量程、精度与分辨率等应能覆盖被测药品标准技术指标的要求。

（1）计量仪器及设备应有专人管理，定期校验检定或按规定送计量部门检定，经检定合格后方能使用。检定后的仪器、仪表应贴上合格证并规定使用期限。对不合格、待修、待检、报废的仪器，要有明显的状态标志，并应及时进行相应的处理。仪器使用人应经考核合格后方可操作仪器。仪器设备应建立管理档案，其内容包括品名、型号、制造厂名、到货验收及使用的日期、出厂合格证和检定合格证、操作维修说明书、使用情况、维修记录、附件情况等，进口仪器设备的主要使用说明部分应附有中文译文。

（2）滴定液、标准液、标准品、对照品和检定菌应有专人管理。滴定液应制定标化允许误差及有效期。标准液应有配置日期和有效期。滴定液的标签应有品名、浓度，标化时的温度、日期，标化人及复核人签名等。滴定液和标准液应定期复标。领用滴定液、标准液要做好登记。标准品及对照品应专人保管、统一申领和发放，并做好记录。检定菌应定期进行传代纯化，做好遗传谱并记录。

4. 标准操作规程（standard operating procedure，SOP）

标准操作规程是指将某一事件的标准操作步骤和要求以统一的格式描述出来，用于指导和规范日常的工作。为提高检验工作质量，确保检验数据的准确性和可靠性，药品检验须执行批准的 SOP 和管理制度，如仪器与设备的使用和管理方法、药品检验技术与方法、试剂及试药溶液的配制与管理方法等。

SOP 应写明操作程序，其内容应明确、详细，其制定和修订应按规定的程序进行，经批准后实施。SOP 应存放于各相应的实验场所。

5. 技术档案资料管理

药品检验实验室的所有技术档案资料应受控管理，包括起草、修订、发放、存档、销毁等。技术档案资料包括：①质量标准及分析方法；②取样操作规程和记录；③实验室样品的管理规程；④检验记录、原始数据、超标结果的处理；⑤检验报告或证书；⑥环境监测操作规程和记录；⑦生产用水的监测操作规程和记录；⑧检验方法验证方案及报告；⑨实验室分析仪器的使用、校准和维护的操作规程及记录；⑩实验室分析仪器的确认方案及报告；⑪实验室试剂的管理规程及配制、使用记录；⑫标准品的管理规程及标定、使用记录；⑬菌、毒种的管理规程及记录；⑭实验室剧毒物品、易制毒物品的管理规程及记录等。

检验记录是出具检验报告书的原始依据。为保证药品检验工作的科学性和规范化，检验记录必须用蓝黑墨水或碳素笔书写，做到记录原始、数据真实、字迹清晰、完整可追溯。检验记录应按页编号，按规定归档保存，内容不得私自泄露。

检验报告书是对药品质量作出的技术鉴定，应长期保存。药品检验人员应本着严肃负责、实事求是的态度认真出具检验报告书，做到数据完整、字迹清晰、用语规范、结论明确。检验报告书应按统一的规范格式撰写打印。

检验机构应根据《中华人民共和国档案法》及有关规定建立档案资料管理制度，由档案资料管理部门对档案资料实行严格管理；应规定档案资料的分类方案、归档范围，定期立卷和归档；编制档案资料检索工具，便于对档案资料的利用；配置必要的设施，确保档案资料的安全。

6. 实验室安全及环境保护

药品检验实验室条件应与检品的生产规模、品种和检验要求相适应，能满足工作任务的要求。建筑面积（包括实验用房、辅助用房）应与其职能要求相适应。实验室应与办公区域及生产区域分开。化学分析实验室，应配备与生产检验相适应的实验设施及设备，如分析天平室、精密仪器室、通风柜、无菌检查室、微生物限度检定室、标准液标化室、采样间、留样间、贮藏室及更衣室等。企业应根据生产需要，设置中药标本室，生物检定和放射性同位素检定等实验室。用于微生物检验的实验室应有符合无菌检查法和微生物限度检查法要求的、用于具有开展无菌检查及微生物限度检查等检测活动的、独立设置的洁净区或隔离系统，并为上述检验配备相应阳性菌实验室、实验结果观察区、培养基及实验用具准备区、标准菌种储存区、污物处理区等。实验室应设有专门的区域或房间用于清洗玻璃器皿、取样器具，以及其他用于样品测试的物件。

生物检定、微生物和放射性同位素的实验室应严格分开。无菌检查实验室、微生物限度检查实验室、抗生素效价测定实验阳性菌实验室也应彼此独立。无菌检查、微生物限度检查实验室分无菌操作间和缓冲间。无菌操作间应具备相应的空调净化设施和环境，采用局部百级标准时，其背景环境应符合洁净度要求。进入无菌操作间应有人净和物净的设施。无菌操作间应根据检验品种的需要，保持对邻室的相对正压或相对负压，并定期检测洁净度。无菌操作间内禁放杂物，并应制定地面、门窗、墙壁、设施等的定期清洁、灭菌规程。抗生素微生物检定实验室分为半无菌操作间和缓冲间。半无菌操作间应设紫外线灯；操作台宜稳固，并保持水平。实验室内应光线明亮，并有控制温度、湿度的设备。实验室内应注意防止抗生素的交叉污染。

实验室的环境应清洁、卫生、安静、无污染。仪器放置的场所应符合要求，并便于仪器操作、清洁和维修，要有适当的防尘、防震、通风及专用的排气等设施；对温度或湿度变化敏感易影响检测结果的仪器，应备有恒温或除湿装置。仪器所用电源应保证电压恒定，有足够容量，并有良好的专用地线。

实验室管线设置应整齐，要有安全管理措施和报警、应急及急救设施。用于放射性药品及菌毒种、疫苗检验的实验室，应有相适应的安全保护设施。对于易燃、剧毒和有腐蚀性的物质，应按规定存放和限定使用区域。各类压力容器的存放和使用，应有安全隔离设施。

四、药品质量管理组织

为了严格药品质量管理，保障人体用药安全，多数发达国家对药品的研发、生产、销售和进口等都施行严格的审批注册制度。但是，不同国家对药品的审批注册的要求有所不同，这易导致药品研发和注册成本的不必要提高、生产资源的浪费，不利于创新药物研究成果的共享和人类医药事业的发展。因此，由欧盟、美国和日本三方的药品注册管理当局和制药企业协会（管理机构）在1990年发起了"人用药品注册技术要求国际协调会"（International

Conference on Harmonisation of Technical Requirements for Registration of Pharmaceuticals for Human Use，ICH）。

成立 ICH 的目的是通过协调一致，使成员方在药品注册技术要求上取得共识；为药品研发、审批和上市制定统一的国际性技术指导原则；以便更好地利用资源、避免重复、减少浪费，加快新药在世界范围内的开发使用；以使新药及改进的产品尽快用于患者。ICH 由指导委员会、专家工作组和秘书处组成。国际制药工业协会联合会（IFPMA）作为制药工业的保护组织参与 ICH，并在其日内瓦总部为 ICH 提供秘书处。此外，世界卫生组织（WHO）、欧洲自由贸易区（EFTA）和加拿大卫生保健局（CHPB）也应邀派观察员参加 ICH 指导委员会。

我国国家药品监督管理局及其他多个非成员国的药品监督管理机构也派观察员参加了 ICH。我国药品监督管理部门制定和推行的药品质量管理规范大多数是根据我国药品生产和监督管理的国情并参考 ICH 的技术要求而制定的，促进了我国药物的创新研究发展和药品生产技术水平的不断提高。

ICH 有关药品的质量技术要求也是药物分析与检验学科进行药物质量研究的重要技术参考。

想一想

1. 药物分析与检验的工作程序是什么？
2. 药品检验项目有哪些？

§1-5　药物分析方法验证

 学习目标

1. 掌握药物分析方法验证的内容。
2. 熟悉药物分析方法验证的设计。
3. 了解药物分析方法验证示例。

药物分析方法验证的目的是证明采用的方法适合于相应检测要求。在建立药品质量标准时，分析方法需经验证；在药品生产工艺变更、制剂的组分变更、原分析方法修订时，分析方法需重新验证。重新验证的过程被称为方法再验证，方法再验证的内容可以是完全验证抑或是部分验证。方法验证理由、过程和结果均应记载在药品标准起草说明或修订说明中。

需验证的分析项目有：鉴别试验、杂质测定（限度或定量分析）、含量测定（包括特性参数和含量/效价测定，其中特性参数如药物溶出度、释放度等）。

一、分析方法验证的内容

验证指标有：准确度、精密度（包括重复性、中间精密度和重现性）、专属性、检测限、定量限、线性、范围和耐用性。在分析方法验证中，需采用标准物质进行试验。由于分析方法具有各自的特点，并随分析对象而变化，因此需要视具体分析方法拟定验证的指标。

1. 准确度

准确度系指用所建立方法测定的结果与真实值或参比值接近的程度，一般用回收率（%）表示。准确度应在规定的线性范围内试验。

（1）化学药含量测定方法的准确度。分项如下。

1）原料药的含量测定：采用对照品进行测定，并按式（1-1）计算回收率；或用该法所得的结果与已知准确度的另一方法测定的结果进行比较。

$$回收率（\%）= \frac{测得量}{加入量} \times 100 \tag{1-1}$$

准确度也可由所测定的精密度、线性和专属性推算获得。在无法直接测定准确度的情况下，如采用对照品对照法计算含量的方法（如 HPLC），其"测得量"将是根据对照品自身与自身的直接比较而获得，依据该"测得量"计算得到的"回收率"并无实际意义。所以，对于此类分析方法可不要求测定其准确度。

2）制剂的含量测定：主要考察制剂中的辅料（包括其他组分）对含量测定方法的影响。可在处方量空白辅料中，加入已知量被测物对照品进行测定，回收率可以用测得的被测物峰面积与不含辅料的对照品依同法测得的峰面积比较计算。如不能得到制剂辅料的全部组分，可用对照品加样回收试验测定，或用所建立方法的测定结果与已知准确度的另一方法测定结果进行比较。加样回收试验系向已知被测物含量的制剂供试品中精密加入一定量的被测物对照品，依法测定。用测得的总量与供试品的本底量（所含被测物的原有量）之差，除以加入的对照品量计算回收率，见式（1-2）。在加样回收试验中，需注意对照品的加入量与供试品中本底量之和必须在标准曲线的线性范围之内；加入对照品的量要适当，过小可引起较大的相对误差，过大则干扰成分相对减少，真实性差。

$$回收率（\%）= \frac{C - A}{B} \times 100 \tag{1-2}$$

式中，A 为本底量，即制剂供试品中所含被测物的原有量；B 为加入被测物对照品的量；C 为测得的总量，即加入被测物对照品后的测定值。

（2）化学药杂质定量测定方法的准确度。杂质定量测定方法多采用色谱法，其准确度可通过向原料药或制剂处方量空白辅料中加入已知量杂质进行测定。如不能得到杂质或降解产物对照品，可用所建立方法测定结果与另一成熟的方法进行比较，如药典标准方法或经过验证的方法。在不能测得杂质或降解产物的校正因子或不能测得其对主成分的相对校正因子的情况下，可用不加校正因子的主成分自身对照法计算杂质含量。应明确表明单个杂质和杂质总量相当于主成分的重量比（%）或面积比（%）。

（3）中药化学成分测定方法的准确度。可用已知纯度的对照品进行加样回收率测定，即向已知被测成分含量的供试品中再精密加入一定量的已知纯度的被测成分对照品，依法测定。用实测值与供试品中含有量之差，除以加入对照品量计算回收率。在加样回收试验中须注意对照品的加入量与供试品中被测成分含有量之和必须在标准曲线线性范围之内；加入的对照品的量要适当，过小则引起较大的相对误差，过大则干扰成分相对减少，真实性差。

（4）数据要求。对于化学药应报告已知加入量的回收率（％），或测定结果平均值与真实值之差及其相对标准偏差或置信区间（置信度一般为 95％）；对于中药应报告供试品取样量、供试品中含有量、对照品加入量、测定结果和回收率（％）计算值，以及回收率（％）的相对标准偏差（RSD％）或置信区间。样品中待测成分含量与回收率限度关系可参考表 1-2。在基质复杂、组分含量低于 0.01％ 及多成分等分析中，回收率限度可适当放宽。

表 1-2　　　　　　　　　　样品中待测定成分含量与回收率限度关系

待测定成分含量			待测定成分质量分数	回收率限度/%
/%	/ppm 或/ppb	/ (mg·g^{-1}) 或/ (μg·g^{-1})	/ (g·g^{-1})	
100	—	1 000 mg/g	1.0	98～101
10	100 000 ppm	100 mg/g	0.1	95～102
1	10 000 ppm	10 mg/g	0.01	92～105
0.1	1 000 ppm	1 mg/g	0.001	90～108
0.01	100 ppm	100 μg/g	0.000 1	85～110
0.001	10 ppm	10 μg/g	0.000 01	80～115
0.000 1	1 ppm	1 μg/g	0.000 001	75～120
	10 ppb	0.01 μg/g	0.000 000 01	70～125

注：ppm 为百万分比浓度，ppb 为十亿分比浓度，后同。

2. 精密度

精密度系指在规定的测定条件下，同一份均匀供试品，经多次取样测定所得结果之间的接近程度。精密度一般用偏差、标准偏差或相对标准偏差表示。涉及定量测定的项目，如含量测定和杂质的定量测定应考察方法的精密度。

（1）分类与定义。在相同条件下，由同一分析人员测定所得结果的精密度称为重复性；在同一实验室内的条件改变，如不同时间、不同分析人员、不同设备等测定结果之间的精密度，称为中间精密度；不同实验室测定结果之间的精密度，称为重现性。

（2）验证内容。通常考察方法的重复性与中间精密度，当分析方法被采用作为法定标准时，应进行重现性试验，即通过不同实验室的协同检验获得重现性结果。

1）重复性：在规定范围内，取同一浓度（分析方法拟定的样品测定浓度，相当于 100％ 浓度水平）的供试品，用至少 6 份的测定结果进行评价；或设计至少 3 种不同浓度，每种浓度分别制备至少 3 份供试品溶液进行测定，用至少 9 份样品的测定结果进行评价。采用至少 9 份测定结果进行评价时，浓度的设定应考虑样品的浓度范围。

2）中间精密度：考察随机变动因素，如不同日期、不同分析人员、不同仪器对精密度的影响，应进行中间精密度试验。

3）重现性：国家药品质量标准采用的分析方法，应进行重现性试验，即通过不同实验室的协同检验获得重现性结果。协同检验的目的、过程和重现性结果均应记载在起草说明中。应注意重现性试验用样品质量的一致性和贮存运输中的环境对该一致性的影响，以免影响重现性结果。

（3）数据要求。均应报告标准偏差、相对标准偏差或置信区间。样品中待测定成分含量与精密度可接受范围关系参考表1-3。在基质复杂、质量分数小于0.01%及多成分等分析中，精密度限度可适当放宽。

表1-3　　　　　　　　　　样品中待测定成分含量与精密度可接受范围关系

待测定成分含量			待测定成分质量分数	重复性 RSD$_r$/%	重现性 RSD$_R$/%
/%	/ppm 或/ppb	/ (mg·g^{-1}) 或/ (μg·g^{-1})	/ (g·g^{-1})		
100	—	1 000 mg/g	1.0	1	2
10	100 000 ppm	100 mg/g	0.1	1.5	3
1	10 000 ppm	10 mg/g	0.01	2	4
0.1	1 000 ppm	1 mg/g	0.001	3	6
0.01	100 ppm	100 μg/g	0.000 1	4	8
0.001	10 ppm	10 μg/g	0.000 01	6	11
0.000 1	1 ppm	1 μg/g	0.000 001	8	16
	10 ppb	0.01 μg/g	0.000 000 01	15	32

3. 专属性

专属性系指在其他成分（如杂质、降解产物、辅料等）存在下，采用的分析方法能正确测定被测物质的能力。鉴别反应、杂质检查和含量测定方法，均应考察其专属性。如方法专属性不强，应采用多种不同原理的方法予以补充。

（1）鉴别反应。应能区分可能共存的物质或结构相似的化合物。不含被测物质的供试品，以及结构相似或组分中的有关化合物，均应呈阴性反应。

（2）含量测定和杂质测定。采用色谱法和其他分离方法，应附代表性图谱，以说明方法的专属性，并应标明诸成分在图中的位置，色谱法中的分离度应符合要求。在杂质对照品可获得的情况下，对于含量测定，试样中可加入杂质或辅料，考察测定结果是否受干扰，并可与未加杂质和辅料的试样比较测定结果。对于杂质测定，也可向试样中加入一定量的杂质，考察杂质之间能否得到分离。在杂质或降解产物不能获得的情况下，可将含有杂质或降解产物的试样进行测定，与另一个经验证的方法或药典方法比较结果。也可用强光照射、高温、高湿、酸（碱）水解或氧化的方法进行强制破坏，以研究可能的降解产物和降解途径对含量测定或杂质测定的影响。含量测定方法应比对两种方法的结果；杂质检查应比对检出的杂质个数，必要时可采用发光二极管阵列检测和质谱检测，进行峰纯度检查。

4. 检测限

检测限系指试样中被测物质能被检测出的最低量。检测限反映方法是否具备足够的检测灵敏度，无须准确定量，仅指出高于或低于该规定的量即可。即检测限仅作为限度试验指标和定性鉴别的依据，没有定量意义。常用方法如下。

（1）直观法。用已知浓度的被测物质，试验出能被可靠地检测出的最低浓度或量。

（2）信噪比法。用已知低浓度试样测出的信号与空白样品测出的信号（基线噪声）进行比较，计算出能被可靠地检测出的被测物质最低浓度或量。一般以信噪比为3∶1时相应浓度或注入仪器的量确定检测限。该法适用于能直观显示基线噪声水平（强度）的仪器分析方法，如 HPLC 法。

（3）基于响应值标准偏差和标准曲线斜率法。该法适用于不能直观比较信噪比的仪器分析方法，如紫外－可见分光光度法。依照式（1－3）计算检测限。

$$LOD = 3.3\delta/S \tag{1－3}$$

式中，LOD 为检测限；δ 为响应值的偏差；S 为标准曲线的斜率。其中，δ 可以通过下列方式测得：①测定空白值的标准偏差；②以标准曲线的剩余标准偏差或截距的标准偏差替代。

（4）数据要求。上述计算方法获得的检测限数据须用含量相近的样品进行验证。应附测定图谱，说明试验过程和检测限结果。

5. 定量限

定量限系指试样中被测物质能被定量测定的最低量，其测定结果应符合准确度和精密度要求。定量限体现分析方法是否具备灵敏的定量检测能力。对微量或痕量药物分析、定量测定药物杂质和降解产物时，应确定方法的定量限。常用方法如下。

（1）直观法。用已知浓度的被测物质，试验出能被可靠地定量测定的最低浓度或量。

（2）信噪比法。将已知低浓度试样测出的信号与空白样品测出的信号进行比较，计算出能被可靠地定量的被测物质的最低浓度或量。一般以信噪比为10∶1时相应浓度或注入仪器的量确定定量限。

（3）基于响应值标准偏差和标准曲线斜率法。依照式（1－4）计算定量限。

$$LOQ = 10\delta/S \tag{1－4}$$

式中，LOQ 为定量限；δ 为响应值的偏差；S 为标准曲线的斜率。

（4）数据要求。上述计算方法获得的定量限数据须用含量相近的样品进行验证。应附测定图谱，说明测试过程和定量限结果，包括准确度和精密度验证数据。

6. 线性

线性系指在设计的范围内，线性试验结果与试样中被测物质浓度直接呈比例关系的能力。线性是定量测定的基础，凡涉及定量测定的项目，如含量测定、杂质定量检查、溶出度测定等均应确定线性模型。

应在规定的范围内测定线性关系。可用同一对照品贮备液经精密稀释，或分别精密称取对照品，制备一系列对照品溶液的方法进行测定，至少制备 5 份不同浓度的对照品溶液。以测得的响应信号作为被测物质浓度的函数作图，观察是否呈线性，再用最小二乘法进行线性回归。必要时，响应信号可经数学转换，再进行线性回归计算，或者可采用描述浓度 – 响应关系的非线性模型。

数据要求：应列出回归方程、相关系数、残差平方和、线性图（或其他数学模型）。

7. 范围

范围系指分析方法能达到精密度、准确度和线性要求时的高低限浓度或量的区间。凡涉及定量测定的分析方法，如含量、含量均匀度、溶出度或释放度，以及特殊元素或特殊杂质的定量检查等项目均应规定分析方法的高低限浓度或量的范围。

范围应根据分析方法的具体应用及其线性、准确度、精密度结果和要求确定。

（1）原料药和制剂含量测定：范围一般为测定浓度的 80% ~120%。

（2）制剂含量均匀度检查：范围一般为测定浓度的 70% ~130%。特殊剂型，如气雾剂和喷雾剂，范围可适当放宽。

（3）溶出度或释放度中的溶出量测定：范围一般为限度的 ±30%，如规定了限度范围，则应为下限的 –20% 至上限的 +20%。

（4）杂质测定：范围应根据初步实际测定数据，拟定为规定限度的 ±20%。如果一个试验同时进行含量测定和纯度检查，且仅使用 100% 的对照品，线性范围应覆盖杂质的报告水平至规定含量的 120%。

8. 耐用性

耐用性系指在测定条件有小的变动时，测定结果不受影响的承受程度，为所建立的方法用于常规检验提供依据。开始研究分析方法时，就应考虑其耐用性。如果测定条件要求苛刻，则应在方法中写明，并注明可以接受变动的范围，可以先采用均匀设计确定主要影响因素，再通过单因素分析等确定变动范围。

典型的变动因素有：

（1）一般因素。主要有被测溶液的稳定性、样品提取的次数与时间等。

（2）色谱条件。高效液相色谱法与气相色谱法色谱条件的典型变动因素主要如下。

1）高效液相色谱法：流动相的组成和 pH、不同品牌或不同批号的同类型色谱柱、柱温、流速等。

2）气相色谱法：不同品牌或批号的色谱柱、固定相、不同类型的担体、载气流速、柱温、进样口和检测器温度等。

经试验，测定条件小的变动应能满足系统适用性试验要求，以确保方法的可靠性。

二、药物分析方法验证的设计

上述 8 项验证内容，并非每一种分析方法均需进行完整验证。验证内容的选择应依据分析的目的和一般原则进行，试验方案的设计应系统、合理，验证过程应规范、严谨，验证的结果应足以证明采用的分析方法适合于相应的分析要求。同时，方法验证的各项内容之间存在相互关联性，验证应注重整体性和系统性。例如，对于鉴别项目需验证方法的专属性，而一般情况下一种分析方法不太可能完全鉴别被分析物质，此时采用两种或两种以上分析方法可加强鉴别项目的整体专属性。再如，原料药含量测定采用容量分析法时，通常方法的专属性难以满足要求，但若在杂质检查时采用了专属性较强的色谱分析法，则仍可以认为整个质量标准分析方法具有足够的专属性。

药物分析方法验证内容的选择原则如下。

（1）非定量分析。非定量分析项目，如鉴别试验和杂质的限度检查法，一般需要验证方法的专属性、检测限和耐用性 3 项内容。

（2）定量分析。常量或半微量定量分析项目，如含量测定、元素含量检查、制剂含量均匀度与溶出度或释放度测定等，除作为方法灵敏度指标的检测限和定量限外，其余 6 项内容均需验证。

（3）微量定量分析。微量或痕量定量分析项目，如杂质的定量测定，除检测限视情况而定外，其余 7 项内容均需验证。即在定量分析方法验证的基础上，增加定量限，以确保方法可准确测定微量或痕量组分的含量。

三、药物分析方法验证示例

以下以《中国药典》正文收载的阿司匹林质量标准中的典型分析项目及片剂的定量测定项目为例，阐述分析方法的验证。

1. 阿司匹林鉴别试验

鉴别试验为非定量分析项目，主要验证项目为专属性与耐用性，亦应确定其检测限。

（1）化学鉴别法。包括三氯化铁反应和水解反应，验证方法与要求基本相同。

1）专属性：通过空白溶剂试验考察专属性，空白试验应显阴性反应。

2）检测限：通过减少供试品取量试验确定方法检测限，在取量低至检测限时应出现阳性反应。

3）耐用性：通过改变供试品和试剂溶液的浓度与用量、加热温度及反应时间等条件确定主要影响因素及其可以接受的变动范围，在该范围内均应出现阳性反应。

（2）红外分光光度法。该法系通过比对供试品与对照品的红外光谱图一致性鉴别药物，方法具有极高的专属性，但化合物的晶型不同，其红外光谱往往会产生差异；而且不同型号仪器性能的差异、供试品制备时研磨程度的差异或吸水程度的不同等原因，均会影响红外光谱的形状。所以，除考察不同晶型（制剂亦须考察辅料）对专属性的影响外，主要应考虑环境的温度与湿度、粉末的粒度等因素可能造成的影响，即进行相关条件的耐用性试验。

2. 阿司匹林特殊杂质检查

阿司匹林的一般杂质检查项目与方法为《中国药典》通则收载的通用方法，本部分主要讨论游离水杨酸与有关物质检查项。其中，游离水杨酸检查以乙腈－四氢呋喃－冰醋酸－水（20∶5∶5∶70）为流动相，检测波长 303 nm；有关物质检查以游离水杨酸检查时的流动相为流动相 A，与流动相 B（乙腈）梯度洗脱（0B→80% B），检测波长 276 nm。两者的供试品溶液相同，使用的色谱柱与初始流动相相同，所以可采用同法验证。但两者的洗脱方式与检测波长不一致，故需分别进行验证。

阿司匹林游离水杨酸与有关物质检查采用 RP-HPLC 测定，属于杂质的定量测定范畴，需验证除检测限以外的所有内容，包括准确度、精密度、专属性、定量限、线性、范围、耐用性等。各项内容验证方法与要求如下。

（1）专属性。通过分离测定已知杂质与未知杂质（中间体及合成粗品）及强制降解产物考察方法的专属性。

1）空白溶剂与已知杂质的分离：取阿司匹林、水杨酸适量，用1% 冰醋酸的甲醇溶液（方法规定的溶剂）溶解并稀释制成阿司匹林（主成分）与水杨酸（已知杂质）溶液及其混合溶液。其中，阿司匹林质量浓度为 10 mg/mL（供试品溶液），水杨酸浓度高于其限度（0.1%），如 0.05 mg/mL（相当于阿司匹林的0.5%）。分别取空白溶剂（1% 冰醋酸的甲醇溶液）及各溶液进样，在确定的色谱条件下试验。要求阿司匹林峰与水杨酸峰之间能够获得基线分离，溶剂对各峰无干扰。

2）未知杂质的分离：取合成粗品或精制母液，用方法规定的溶剂溶解或稀释制成阿司匹林质量浓度为 10 mg/mL 的供试品溶液，在确定的色谱条件下试验。要求各主要工艺杂质之间及与阿司匹林之间均能够获得基线分离；同时要求各色谱峰（扣除溶剂峰）面积的和与未经强制降解的阿司匹林主峰面积相当（保持物料平衡），以评价方法检出杂质的能力。

3）强制降解产物的分离：取阿司匹林适量，经高温（熔点以下）、强酸（0.1 ~ 1 mol/L盐酸溶液）、强碱（0.1 ~ 1 mol/L 氢氧化钠溶液）、氧化（3% ~30% 过氧化氢溶液）及强光照射（日光或紫外光）等条件处理一定时间后，用方法规定的溶剂溶解并稀释制成阿司匹林质量浓度为 10 mg/mL 的强制降解溶液，在确定的色谱条件下试验。要求各主要降解产物之间及主要降解产物与阿司匹林之间均能够获得基线分离；同时要求各色谱峰（扣除溶剂峰）面积的和与未经降解处理的阿司匹林主峰面积相当（保持物料平衡），以评价方法检出未知杂质的能力。为保持物料平衡，一般控制降解率为主成分的 5% ~10%，以防因过度降解出现难以检测的降解碎片，导致物料不平衡。

（2）定量限。水杨酸与有关物质（未知杂质）的限度均为 0.1%，相应质量浓度为 10 μg/mL。通过制备低于该限度（10 μg/mL）的不同浓度的水杨酸与阿司匹林溶液，进样分析，以信噪比为 10 时的相应浓度作为定量限，当进样 10 μL 时，水杨酸的定量下限约为1 μg/mL。但该定量下限须使用水杨酸含量相近（约为 0.01%）的样品测定其准确度与精密度，应符合要求。其中，回收率应在 85% ~110% 之间，相对标准偏差应不大于 4%。

（3）线性与范围。如以定量限浓度的 10 倍，即 10 μg/mL 作为水杨酸对照品溶液，则以水杨酸限度为 0.1% 计算，应制成 10 mg/mL 的阿司匹林供试品溶液。分别进样分析，阿司匹林色谱峰应未出现严重超载现象；按水杨酸峰计算，理论板数、分离度及拖尾因子均应符合规定的要求，则水杨酸对照溶液浓度设计合理。据此，拟定水杨酸对照溶液质量浓度的范围为 8~12 μg/mL，并可适当拓宽，如制成 4 μg/mL、8 μg/mL、10 μg/mL、12 μg/mL、16 μg/mL、20 μg/mL 系列水杨酸标准溶液，确定峰面积与浓度的线性模型，应符合要求。

（4）准确度与精密度。取阿司匹林对照品 9 份，每份 0.1 g，分置 10 mL 量瓶中，分别精密加入 0.1 mg/mL 的水杨酸对照品溶液 0.8、1.0 和 1.2 mL（相当于水杨酸限度的 80%、100% 和 120%）各 3 份，用规定溶剂溶解并稀释至刻度，照拟定方法测定。根据水杨酸峰面积，按外标法，计算水杨酸含量，扣除本底值（当本底值高于定量限时），根据加入量计算回收率（即准确度）、相对标准偏差（即重复性）。另由不同人员于不同时间使用不同仪器同法测定，测得相对标准偏差即为中间精密度。准确度的可接受范围为 90%~108%，相对标准偏差应不大于 3%（含量在 0.1% 水平）。

（5）耐用性。取含水杨酸的阿司匹林溶液，以及阿司匹林合成粗品与降解产物溶液，于不同的色谱条件下进样分析，确定各色谱条件的允许变动范围。可改变的色谱条件及其最大变动范围如下：

1）色谱柱：不同品牌或不同批号的 ODS 色谱柱，柱温为 10~30 ℃。

2）流动相：流动相中乙腈、四氢呋喃、冰醋酸和水的比例分别为 14%~26%、3.5%~6.5%、3.5%~6.5% 和 60%~80%；流动相的流速为 0.8~1.2 mL/min。

3）稳定性：取各溶液，分别于不同时间（如 8 小时或 24 小时）内分时进样，测量各色谱峰面积，计算各杂质色谱峰于不同时间记录的色谱中面积的相对标准偏差（精密度）以及与初始时（0 时）峰面积的偏差（准确度），应符合要求。

在上述各条件下阿司匹林与水杨酸及其他工艺杂质或降解产物之间的分离度应符合要求；同时，同一溶液中的水杨酸在不同条件下的测定值的准确度和精密度应符合要求。如有哪项条件的变动对结果有显著影响，则应在标准中规定该条件的允许变动范围。

3. 阿司匹林片溶出量的测定

阿司匹林片（规格：0.5 g）的溶出度检查，采用 HPLC 测定溶出量，色谱条件同含量测定项下。检查要求如下。

取阿司匹林片，照溶出度与释放度测定法（通则 0931 第一法），以盐酸溶液（稀盐酸 24 mL 加水至 1 000 mL，即得）1 000 mL 为溶出介质，转速为每分钟 100 转，依法操作，经 30 分钟时，取溶液 10 mL 滤过，取续滤液作为供试品溶液；另取阿司匹林对照品，精密称定，加 1% 冰醋酸的甲醇溶液溶解并稀释制成每 1 mL 中含 0.4 mg 的溶液，作为阿司匹林对照品溶液；取水杨酸对照品，精密称定，加 1% 冰醋酸的甲醇溶液溶解并稀释制成每 1 mL 中含 0.05 mg 的溶液，作为水杨酸对照品溶液。照含量测定项下色谱条件，精密量取供试品溶液、阿司匹林对照品溶液与水杨酸对照品溶液各 10 μL，分别注入液相色谱仪，记录色谱图。按外标法以峰面积分别计算每片中阿司匹林与水杨酸含量，将水杨酸含量乘以 1.304 后，与阿司匹林含量相加即得每片溶出量。限度为标示量的 80%，应符合规定。

故溶出度检查的溶出量测定法验证基本同含量测定方法验证，在含量测定方法验证的基础上，补充验证的内容如下。

（1）专属性。取溶出介质及空白片剂的溶出液进样，记录色谱图，溶剂峰或辅料峰对阿司匹林和水杨酸峰应均无干扰。

（2）线性与范围。根据片剂的规格（50 mg、0.3 g 和 0.5 g）与溶出介质用量（500 mL、1 000 mL 和 1 000 mL），溶出液中阿司匹林的最高质量浓度在 0.1 ~ 0.5 mg/mL 范围，溶出量限度为 80%。所以，溶出量范围应为 0.06 mg/mL（下限 – 20%）~ 0.6 mg/mL（上限 + 20%）。要求在范围内峰面积与浓度呈线性关系。根据溶出度测定过程中，阿司匹林的平均降解率规定相应的范围，并在该范围内验证水杨酸测定法的线性。

（3）准确度与精密度。取阿司匹林对照品及片剂辅料适量，用溶出介质制成拟定范围低、中、高 3 种浓度（如阿司匹林质量浓度分别为 0.06、0.3 和 0.6 mg/mL）溶液各 3 份，照规定的 HPLC 外标法测定，进行回收率、重复性和中间精密度验证，要求同含量测定。

（4）耐用性。取阿司匹林对照溶液和片剂溶出液，分别于不同时间测定，溶液应在分析预期完成时间内稳定，否则应规定完成测定的时间。

4. 阿司匹林含量测定

阿司匹林含量测定采用酸碱滴定法。方法的建立与验证内容如下。

（1）滴定曲线与终点指示。取阿司匹林对照品，照拟定方法滴定。使用电位滴定法记录滴定曲线，并同时记录滴定溶液颜色的变化。根据滴定突跃及其范围、相应指示剂的颜色变化区间，确定终点指示方法。

（2）线性与范围。含量测定的范围应为 80% ~ 120%，线性关系考察应包括规定的范围区间，如 50% ~ 150%。可精密称取阿司匹林对照品，如 0.2、0.3、0.4、0.5 和 0.6 g（分别相当于规定称样量的 50%、75%、100%、125% 和 150%），照拟定方法测定。考察滴定液消耗体积与称样量的线性关系。

（3）准确度与精密度。根据含量测定要求的范围，取规定称样量的 80%、100% 和 120%，即分别为 0.32、0.40 和 0.48 g 的阿司匹林对照品，各 3 份，精密称定，照拟定方法测定。根据由滴定反应、氢氧化钠滴定液浓度（0.1 mol/L）及阿司匹林分子量确定的滴定度（18.02 mg/mL）和滴定液浓度校正因子，计算各份样品的滴定结果、9 份的平均含量及相对标准偏差。其中，平均含量与对照品标示含量的比值即为准确度（回收率），相对标准偏差即为重复性。要求回收率在 98% ~ 101% 之间，相对标准偏差不大于 1%。可由不同人员于不同时间使用不同电位滴定仪或自动滴定仪同法操作，验证中间精密度，要求同重复性。

（4）耐用性。取阿司匹林对照品，照拟定方法测定。通过改变溶剂（中性乙醇）、指示剂用量和样品溶解后放置不同时间测定，确定方法的耐用性。

5. 阿司匹林片含量测定

色谱条件与系统适用性试验：用十八烷基硅烷键合硅胶为填充剂，以乙腈 – 四氢呋喃 – 冰醋酸 – 水（20:5:5:70）为流动相；检测波长为 276 nm。理论板数按阿司匹林峰计算不低于 3 000，阿司匹林峰与水杨酸峰的分离度应符合要求。

测定法：取阿司匹林片 20 片，精密称定，充分研细，精密称取适量（约相当于阿司匹林 10 mg），置 100 mL 量瓶中，加 1% 冰醋酸的甲醇溶液强烈振摇使阿司匹林溶解，并用 1% 冰醋酸的甲醇溶液稀释至刻度，摇匀，滤膜滤过，取续滤液作为供试品溶液，精密量取 10 μL，注入液相色谱仪，记录色谱图；另取阿司匹林对照品，精密称定，加 1% 冰醋酸的甲醇溶液振摇使溶解并定量稀释制成每 1 mL 中约含 0.1 mg 的溶液，同法测定。按外标法以峰面积计算，即得。

验证内容与方法基本同"阿司匹林特殊杂质检查"项下。

（1）专属性。取阿司匹林片粉适量（约相当于阿司匹林 10 mg）数份，同"阿司匹林特殊杂质检查"项下方法制备强制降解产物溶液（约含阿司匹林 0.1 mg/mL），在拟定的色谱条件下分别进样分析，阿司匹林峰与各主要降解产物峰（包括水杨酸峰）应基线分离；另取处方量的混合辅料，同法测定，各辅料及其降解产物峰与阿司匹林峰应基线分离。如有必要，可使用发光二极管阵列检测器（DAD）或质谱（MS）检测，进行阿司匹林峰纯度的检查。

（2）线性与范围。以阿司匹林溶液的最大吸收波长（276 nm）作为检测波长，以阿司匹林峰具有良好的色谱行为（分离度、理论板数、拖尾因子等）和足够的灵敏度和精密度确定供试品溶液浓度为 0.1 mg/mL（进样 10 μL）。以此确定范围应为 0.08 ~ 0.12 mg/mL（相当于 80% ~ 120%），并适当拓宽，由不少于 5 个浓度点的系列标准溶液，测定线性关系，确定线性模式。例如，可制备 0.05、0.075、0.1、0.125 和 0.15 mg/mL 的系列阿司匹林标准溶液，分别进样测定，以阿司匹林峰面积为纵坐标（y），浓度（mg/mL）为横坐标（x），用最小二乘法进行线性回归分析，求得回归方程 $y = a + bx$。其中，当 $x = 0.1$ mg/mL（相当于 100%）时，$a \leq 0.1b/100$，$r \geq 0.999$ 为宜。

（3）准确度与精密度。取阿司匹林对照品 8、10 和 12 mg（分别相当于含量测定的 80%、100% 和 120%）各 3 份，精密称定，分置 100 mL 量瓶中，各加入处方量的混合辅料，照拟定方法测定。计算各样品的含量，根据加入量计算回收率（准确度）和重复性（精密度）。另由不同人员于不同时间用不同仪器同法测定，计算中间精密度。要求回收率在 98% ~ 101% 之间，相对标准偏差不大于 1%。

（4）耐用性。取"专属性"项下降解产物溶液，照"阿司匹林特殊杂质检查"项下耐用性试验方法操作，阿司匹林主峰与各主要降解产物峰（包括水杨酸峰）应基线分离；另取阿司匹林片，在不同色谱条件下测定，阿司匹林含量测定结果应一致（准确度与精密度应符合要求）。取同一供试品溶液，在不同时间（如 1、2、4、8 小时）测定，考察制备溶液的稳定性。由于阿司匹林易水解，供试品溶液长时间放置不稳定，故而规定"临用新制"。

练一练

1. 药物分析方法验证的验证指标有哪些？
2. 测定样品精密度的验证内容有哪些？

实训一　实验室安全教育及基本技能

一、实训目的

1. 掌握实验室安全知识，能正确处理实验室内存有异味、锐物割伤、化学品灼伤、失火等异常情况和突发事件。

2. 掌握常用容量仪器的洗涤、使用和校正方法。

二、实验室安全教育

1. 一般安全知识

（1）食物禁止储藏在储有化学品的冰箱或储藏柜内。

（2）实验室内不得饮食，使用化学品后需先洗净双手方能饮食。

（3）在实验室工作时不要佩戴隐形眼镜。

（4）在实验室工作时须将长发妥善固定，穿实验专用服装，对眼睛须有适当防护。

（5）用吸管或移液管吸取溶液时，使用洗耳球，切忌用嘴吸取。

（6）切忌在实验室内追逐打闹；切不可将吸管或移液管对着自己或他人吹吸。

（7）实验用药品须贴上标签，标明名称及使用日期。

（8）在使用强酸或强碱时必须戴防护手套和防护眼镜。

（9）有机溶剂，固体化学品，酸、碱化合物均须分类存放。

（10）知晓实验室总电源开关的装设位置。

（11）不可用湿手操作电器，使用电工工具前应确认其完好无损。

（12）遇有电器失火，要先切断电源，再行灭火。

（13）实验产生的废物废液不准随意倒入水槽内，应按规范处理。

（14）使用化学品前，要充分了解其化学性质、物理性质和使用注意事项。

（15）对化学品性质不明时，不能尝试，也不能直接闻嗅，避免用手直接接触；实验结束后立即洗手。

（16）非库房管理人员不准进入药品室。

（17）有毒或带刺激味的实验要在通风橱内进行，实验期间要开排风扇，或开窗通风。

（18）易燃易爆化学品必须单独存放在安全条件之下。

（19）实验室内严禁明火取暖。

2. 实验室异常情况和突发事件处理

在药品检验中，经常会接触到有腐蚀性、毒性或易燃易爆的化学品，在实验中某些化学反应还会产生有毒有害气体，也有可能反应控制不当造成燃烧或爆炸。为了避免事故的发生，药物分析与检验人员应对各种药品的性质和实验仪器的性能有充分的了解，掌握一般安全知识，遵守实验室安全操作制度。遇有异常情况和突发事件可采取如下措施。

（1）实验室内有刺激性气味。处理措施：打开门窗通风；检查试剂瓶的盖子是否盖好，避免刺激性气体逸出。

（2）衣物着火。处理措施：用灭火毡包裹着火人员身体，或让其在地上滚动，以压灭火焰。实验时不要穿短袖衣物，避免皮肤直接裸露在外，长袖衣物可起到保护作用。

（3）实验室内嗅到煤气味。处理措施：打开门窗通风，关闭煤气阀门，灭掉附近明火。若气味持续，立刻疏散到安全地点，并通知相关方处理。

（4）锐物割伤。处理措施：检查伤口处是否有异物，用清水冲洗伤口，贴上干净的消毒创可贴或用碘酒消毒后用纱布包裹。

（5）化学品溅入眼睛。处理措施：切忌揉搓眼睛，一般立即用流动的水，掰开眼皮冲洗。特殊化学品应根据情况而定，例如浓硫酸和石灰，用水稀释时会放出大量的热，可先用干净的纸巾吸取，再用水冲洗。情况严重者紧急就医。

（6）两种溶液混合后，释出带刺激性的烟雾。处理措施：立刻停止混合该两种溶液，把试管放在通风橱中，启动通风功能。打开门窗，引入新鲜空气。实验前要了解药物的性质，避免液体混合时发生危险。

（7）实验室失火。处理措施：实验中一旦发生失火切不可惊慌失措，应保持镇静。首先立即切断室内一切火源和电源，然后根据具体情况正确扑救。常用的方法如下。

1）可燃液体着火，应立即拿开着火区域内的一切可燃物质，关闭通风器，防止扩大燃烧。若着火面积较小，可用抹布、湿布、铁片或砂土覆盖，隔绝空气使之熄灭。但覆盖时动作要轻，避免碰坏或打翻盛有易燃溶剂的玻璃器皿，导致更多的溶剂流出而引燃。

2）酒精及其他可溶于水的液体着火，可用水灭火。

3）汽油、乙醚、甲苯等有机溶剂着火，应用石棉布或砂土扑救。绝对不能用水扑救，否则会扩大燃烧。

4）金属钠着火，可用砂土覆盖扑救。

5）导线着火，不能用水及二氧化碳灭火器灭火，应切断电源，用四氯化碳灭火器灭火。

注意：火势较大应立即报警。情况紧急时首先确保人员安全。

三、实训准备

1. 器材

烧杯、量筒、试剂瓶、滴瓶、漏斗、滴定管、量瓶（100 mL）、移液管（10 mL、20 mL）、锥形瓶、温度计（分度值0.1 ℃）、刻度吸管、洗耳球、毛刷、洗瓶、分析天平等。

2. 试剂与试药

HCl 滴定液（0.1 mol/L）、NaOH 滴定液（0.1 mol/L）、酚酞指示液、洗液、去污粉、

凡士林等。

四、实训内容与步骤

1. 容量仪器的使用

（1）常见容量仪器及主要用途。

1）烧杯。配制、浓缩、稀释、盛装、加热溶液，也可用于较多试剂的反应容器、水浴加热器。不要用烧杯量取液体。烧杯主要用于配制溶液（溶样），加热时应置于石棉网上。

2）锥形瓶（三角烧瓶）。滴定中的反应器，也可用于收集液体，组装洗气瓶。

3）圆底烧瓶。用于加热或蒸馏液体。

4）洗瓶。用于装纯水洗涤仪器或装洗涤液体洗涤沉淀。

5）量筒、量杯。用于粗略量取液体体积。加入或倒出溶液时应注意沿壁。

6）容量瓶。用于配制（稀释）准确体积的标准溶液或被测溶液。容量瓶不能直接用火加热，可用水浴加热。塞子要原配。

7）称量瓶。用于准确称取一定量的固体样品。矮形称量瓶用于测定水分或烘干基准物，高形称量瓶用于称量基准物或样品。塞子要原配。

8）试剂瓶。放置试剂用。分为广口瓶和细口瓶，广口瓶用于盛放固体药品，细口瓶用于盛放液体药品。棕色瓶用于避光物质的保存。盛放碱性溶液时注意使用橡皮塞。

9）滴瓶。用于盛放少量需滴加的液体试剂。由滴管和滴瓶组成，滴管置于滴瓶内。滴管不要倒置，不要互换。

10）漏斗。长颈漏斗用于定量分析，过滤沉淀。短颈漏斗用于一般过滤。

11）分液漏斗。用于萃取分液，分离密度不同也互不相溶的两种液体；也可用于组装反应器，以随时加液体。

12）试管。用于少量试剂的溶解或反应，也可用于收集气体、装配小型气体发生器。装溶液时不得超过试管容量的1/2，加热时溶液不得超过试管容量的1/3。

13）表面皿。用于盖烧杯、漏斗等。不可用火加热，直径略大于所盖容器。

14）干燥器。用于保持烘干或灼烧过的物质干燥，也可用于干燥少量样品。底部硅胶变红时注意及时更换。干燥器的底部放有干燥剂，量不能过多。放入热物品时注意间隔一段时间后要打开塞子。

15）吸量管。用于准确移取各种不同量的液体。

16）移液管（大肚吸管）。用于准确移取一定量的液体。

17）滴定管。用于容量分析操作。活塞要原配，若漏水不能使用。

18）研钵。用于研磨固体物质，使之成为粉末。

19）玻璃棒。化学实验中用于加速溶解，促进互溶，引流，蘸取溶液，引发反应。使用玻璃棒搅拌时不要太用力，以免玻璃棒或容器（如烧杯等）破裂。搅拌不要碰撞容器壁、容器底，不要发出响声。搅拌时要保持一个方向搅拌（顺时针、逆时针都可以）。

20）托盘天平。使用要点如下。

①检查：游码是否归零。

②调平：指针静止在分度盘的正中间；指针在分度盘上左右偏转的幅度相等。调节方法：指针始终偏向重的一侧，调节时将平衡螺母向相反的方向转动。

③使用：称量时需要在盘上放称量纸（称量纸最好预先折一下，以免物品洒落）；避免称量过热或过冷的物品；称量时注意左物右码；拿取砝码时用镊子（或纸带），不要用手直接接触砝码；称量完毕，注意物品及时归位，游码注意归零。

21）电子天平。使用要点如下。

①预热：通电 30 分钟。

②检查：查看天平的最大载荷，避免称量过重物品损坏天平；调节水平时注意顺高逆低，气泡始终偏向高的一侧，小气泡位于圆圈正中心时，代表天平位置水平。

③开机：显示 0.000 0 g。

④放称量纸：注意随手关门。

⑤加样：打开一侧门，用药勺取适量样品轻轻倒在称量纸的中央，接近样品取用量时，注意轻敲手腕，使药粉慢慢落下，以免加入量过多。

⑥关门读数。

⑦记录：注意记录的数字位数。

⑧关机，清扫。清洁时用小毛刷轻轻扫去灰尘或残留的药粉。

（2）滴定管基本操作。要点如下。

1）检查滴定管下端的尖嘴有无破损，若有破损则不能使用。

2）检查活塞是否灵活，然后检查是否漏水。若漏水，则需涂凡士林。

3）涂凡士林。将酸式滴定管玻璃活塞取下，用滤纸将活塞和活塞套的水吸干，分别在活塞粗端和滴定管细端内壁均匀地涂一薄层凡士林，在紧靠活塞孔两旁不要涂抹。

4）装溶液。先用待装液润洗 2～3 遍，每遍约 10 mL，然后装液至零刻度线以上，除去管内气泡，调节液面，使管内凹液面最低点与零刻度线相切。

5）滴定操作。左手控制活塞（左手无名指和小指向手心弯曲，其余三指，拇指在前，食指、中指在后，轻扣旋塞，转动）；右手振摇锥形瓶；眼睛看锥形瓶中溶液颜色变化。掌握以下 3 种加液方法。①逐滴连续滴加：开始时滴定速度可稍快些，每秒 3～4 滴；②只加一滴：接近终点时，应改为每加一滴，摇几下锥形瓶。③使液滴悬而未落（即加半滴于锥形瓶壁或用纯化水冲下）；最后每加半滴即摇动锥形瓶。

[练习]　向锥形瓶中放入 10.00 mL HCl 滴定液（0.1 mol/L），加 2 滴酚酞指示液，用未知浓度的 NaOH 滴定液滴定。滴定至溶液由无色变为粉红色，且在 30 秒内不消失即为终点。约过 1 分钟后，取下滴定管读数，并记录在实训报告上。重复滴定 2～3 次，记录数据。

（3）移液管基本操作。要点如下。

1）吸取溶液。左手持洗耳球，右手拇指和中指拿住移液管标线以上部分，将移液管管尖插入溶液 1～2 cm。先吸取溶液至移液管容积的 1/3，润洗移液管内壁，反复 2～3 遍。再将溶液吸至标线以上，迅速移去洗耳球，同时用右手食指堵住管口，然后将移液管往上提起，使之离开液面，用滤纸擦干移液管下端黏附的少量溶液。

2）调整液面。左手取一干净小烧杯，将移液管管尖紧靠小烧杯内壁，同时右手食指微微松动（或用拇指和中指慢慢转动移液管），使液面缓慢下降，放至溶液的凹液面最低点与标线相切为止。

3）移取溶液。将移液管直立，接收容器倾斜，使其内壁与移液管管尖紧贴，然后放松右手食指，使溶液自然顺壁流下，待液面下降至管尖后，等 15 秒左右，移出移液管（除特别注明，管尖残留溶液不吹入接收容器中）。

（4）容量瓶基本操作。要点如下。

1）试漏。使用前先检查容量瓶是否漏水。

2）定量转移溶液。在使用容量瓶配制溶液时，将待配制溶液定量全部转移到容量瓶中，称溶液的定量转移。将溶液转入容量瓶后，加适量溶剂稀释，当加至容量瓶约 2/3 容积时，平摇几次初步混匀，待溶液液面离标线 1 cm 左右时，改用滴管小心滴加，最后使溶液的凹液面与标线恰好相切。

3）混匀。将容量瓶瓶塞盖紧后，左手食指按住塞子，其他手指捏住瓶颈标线以上部分，右手指尖托住瓶底边缘，将容量瓶倒转振摇数次，再转正，反复数次，使溶液充分混匀。

2. 容量仪器的洗涤

（1）洗涤方法。常用洗涤方法如下。

1）毛刷清洗法。当容器内壁附有灰尘、可溶性物质和易脱落的不溶性污物时，可用毛刷刷洗，通过毛刷对器壁的摩擦去掉污物。

2）去污粉清洗法。对油污或一些有机污物，可用毛刷蘸取少量的去污粉刷洗，仪器内外壁经刷洗后先用自来水冲洗，然后用纯化水荡洗 3 遍即可。

3）洗液清洗法。对难洗去的污物或口径较小、管细长不便刷洗的仪器可用洗液清洗。洗涤时倒入少量洗液，将仪器倾斜转动使内壁全部被洗液浸润，对沾污严重的仪器可先用洗液浸泡一段时间，然后用自来水冲洗，再用纯化水洗 3 遍。

铬酸洗液使用注意事项：

①防止腐蚀皮肤和衣服。

②防止吸水；被洗涤的器具先用水洗，待风干后，再用铬酸洗液洗涤，以免洗液被水稀释而降低洗涤效果。配好的洗液应储存在磨口瓶内，以防止因硫酸吸水而降低洗涤效能。

③避免与酒精接触。铬酸洗液中存有少量三氧化铬，它是强氧化剂，遇到酒精会猛烈反应以至着火。

④洗液呈绿色时，表示失效；铬酸洗液可反复使用。

⑤废液用硫酸亚铁处理，使残留有毒的六价铬还原为无毒的三价铬，再加入废碱液或石灰使三价铬转化为 $Cr(OH)_3$ 沉淀，埋于地下。

（2）洗涤顺序。自来水→洗涤剂（洗洁精、洗液）→自来水→纯化水。

（3）洗净的标准。仪器是否洗净可通过器壁是否挂水珠来检查。将洗净后的仪器倒置，如器壁透明，不挂水珠，则表明已洗净；如器壁有不透明处或附着水珠或有油斑，则表明未洗净应予重洗。

（4）容量仪器干燥。常用干燥方法如下。

1）自然晾干。不急用的仪器，可在洗涤后在无尘处倒置控去水分，然后自然干燥。可用安有木钉的架子或带有透气孔的玻璃柜放置仪器。

2）加热烘干。在电热恒温干燥箱内 105 ℃烘干 1~2 小时，适用于一般仪器。

3）热（冷）风吹干。对于急于干燥的仪器或不适于放入烘箱的较大的仪器可用吹干的办法。

（5）常用容量仪器洗涤操作注意事项。

1）烧杯等一般玻璃仪器洗涤。可用毛刷蘸去污粉刷洗，然后用自来水冲洗，再用纯化水荡洗。

2）滴定管洗涤。无明显油污的滴定管，可直接用自来水冲洗；有油污不易洗净时，应用洗液洗涤，将滴定管内水分沥干，关闭活塞，倒入 10~15 mL 洗液于滴定管中（碱式滴定管应卸下乳胶管，套上旧的橡皮滴头），将洗液布满全部管壁，打开活塞，再将洗液放回原瓶回收，之后将滴定管用自来水冲洗后，再用纯化水淋洗 2~3 遍即可。

3）移液管洗涤。吸取洗液至移液管的 1/4 处，把管放平，一边转动移液管，一边使管口降低，让洗液布满全管，再将洗液放回原瓶中回收。移液管用自来水冲洗后再吸取纯化水清洗内壁 3 遍，并用洗瓶冲洗管外壁。

4）容量瓶洗涤。容量瓶洗涤时，可先用自来水洗几遍，倒出水后，内壁不挂水珠，即可用纯化水荡洗 3 次后备用。若挂水珠，就必须用洗液洗涤。

3. 容量仪器的校正

（1）滴定管的校正。在洗净的滴定管中加入纯化水，排除滴定管内的气泡，再加水至凹液面与滴定管零刻度线相切。从滴定管中放出 5 mL 纯化水到事先已精密称重的锥形瓶中，精密称定质量（称准至 0.001 g）。由 2 次质量差和该温度下纯化水的相对密度可计算出 0~5 mL 段滴定管的实际容积。同样方法，可分别得出滴定管的各段容积。注意：校正时每次都从零刻度开始，10 mL 以上的滴定管一般每 5 mL 为一个校正段，每段至少重复操作 2 次，每 2 次的校正值之差应小于 0.02 mL，否则要重新校正。

（2）移液管的校正。取一洁净、干燥的锥形瓶，精密称定质量（称准至 0.01 g）。在洗净的移液管内吸入纯化水至刻度，将纯化水定量放入锥形瓶中，精密称定锥形瓶和纯化水的总质量。两次质量之差除以该温度下纯化水的密度就是移液管的真实体积。重复 2 次，取平均值即得。

（3）容量瓶的校正。将要校正的容量瓶洗净晾干，精密称定空瓶质量（称准至 0.01 g）。然后精密加入纯化水至刻度，注意不可有水珠挂在刻度线以上，容量瓶外壁不得沾水。精密称定，两次质量差值就是容量瓶中纯化水的质量。根据该温度时纯化水的相对密度，计算出纯化水的体积，就是准确容积。一般校正 2 次，取其平均值。

（4）移液管与容量瓶的相对校正。用洁净的 20 mL 移液管取纯化水于干净且晾干的

100 mL 容量瓶中，重复操作 5 次，最后观察凹液面是否与 100 mL 标线相切，如其间距超过 1 mm，则用胶布在瓶颈上另作标记。在以后实验中，此移液管和容量瓶配套使用时以新标记为准。注意：配套使用才有意义。

【注意事项】

（1）给烧杯加热时要垫上石棉网，以均匀供热。加热时，烧杯外壁须擦干。盛液体加热时，不要超过烧杯容积的 2/3，一般以烧杯容积的 1/3 为宜。加热腐蚀性药品时，可将一表面皿盖在烧杯口上，以免液体溅出。不可用烧杯长期盛放化学品。不能用烧杯量取液体。

（2）用量筒观察读数时，实验人员要注意视线需要与溶液凹液面的最低处（或凸液面的最高处）相平。量筒读数到小数点后一位。量筒是不能加热的，也不能用于量取过热的液体。不能在量筒中进行化学反应或配制溶液。在量取液体时，要根据所量的体积来选用大小适当的量筒，否则会造成较大的误差。选用量筒的大小应使待测液体体积至少占其额定容积的 40%。

（3）用胶头滴管加液时，不能伸入容器，更不能接触容器，应垂直悬空于容器上方 0.5 cm 处。若用胶头滴管向试管内滴加有毒或有腐蚀性的液体，该滴管尖端允许接触试管内壁。滴管不能倒置，也不能平放于桌面上，应插入干净的瓶中或试管内。用完后，立即用水洗净，严禁未清洗就吸取另一试剂。如果滴瓶上配有滴管，则这个滴管是滴瓶专用，不能吸取其他液体，不可交叉使用，也不可用清水冲洗。

（4）容量瓶如长时间不用，应在塞子与瓶口之间夹一张纸条，防止瓶塞与瓶口粘连。

（5）待校正仪器，应仔细洗净，其内壁应不挂水珠；容量瓶必须干燥后才能开始校正。

（6）重复校正，减小误差。每个容量仪器至少校正 2 次，取各次校正平均值为最终校正值。

（7）校正时，滴定管或移液管尖端和外壁的水必须除去。

（8）每次滴定须从零刻度开始，以使每次测定结果能抵消滴定管的刻度误差。

五、实训测评

按表 1-4 所列评分标准进行测评，并做好记录。

表 1-4　　　　　　　容量仪器的使用、洗涤及校正实训评分标准

序号	考评内容	考评标准	配分	得分
1	实训态度	充分预习，认真实训，态度端正	5	
2	实训准备	正确选用仪器、试剂、试药	5	
3	容量仪器的使用	正确操作，读数准确	25	
4	容量仪器的洗涤	正确操作，洗涤干净	15	
5	容量仪器的校正	正确操作，校正准确	25	
6	操作现场整理	桌面整洁，仪器洗涤及归位，无仪器损坏	10	
7	数据记录与报告	记录完整，结果正确，按要求书写检验报告	15	
合计			100	

六、思考题

1. 常见容量仪器的操作要点有哪些？

2. 容量仪器的洗涤方法有哪些？如何判断仪器是否洗干净？

3. 移液管、滴定管使用前为什么要用溶液润洗 2 ~ 3 遍？

4. 为什么校正容量仪器时要求水温与仪器温度一致？如不一致，会导致什么后果？

5. 校正容量瓶、移液管时是否需要预先干燥？为什么？

目标检测

一、单项选择题

1. 下列关于药品的论述，错误的是(　　　)。

A. 具有与人的相关性　　　　　　　　B. 具有严格的质量要求性

C. 不具有稳定性　　　　　　　　　　D. 具有社会公共福利性

2. 药品质量的内涵不包括(　　)。

A. 药品的真伪　　　　　　　　　　　B. 药品的纯度

C. 药品品质优良度　　　　　　　　　D. 药品的综合性

二、多项选择题

1. 药品检验人员应树立的职业道德观有 (　　　)。

A. 敬畏生命　　　　B. 依法检验　　　　C. 诚实守信　　　　D. 求真务实

2. 药物分析与检验的任务主要有(　　　)。

A. 药物成品的化学检验工作

B. 药物生产过程的质量控制

C. 药物贮存过程的质量考察

D. 临床药物分析工作

E. 新药研究中药品质量标准的制定

3. 药物分析与检验机构的主要职能有(　　　)。

A. 承担依法实施药品审批所需的药品检验工作

B. 承担依法实施药品质量监督检查所需的药品检验工作

C. 承担本地药品生产企业、药品经营企业和医疗机构的药品检验机构或者人员的业务指导工作

D. 中国食品药品检定研究院除依法履行上述职能外，还需负责国家药品标准品、对照

品的标定工作

三、简答题

简述药物分析与检验工作程序。

[参考答案]

一、单项选择题

1. C   2. D

二、多项选择题

1. ABCD   2. ABCDE   3. ABCD

三、简答题

略。

第二章

药物质量标准

【案例导入】

2012 年 4 月 15 日，中央电视台《每周质量报告》曝光，河北一些企业用生石灰给皮革废料进行脱色漂白和清洗，随后熬制成工业明胶，卖给浙江新昌县药用胶囊生产企业，最终流向药品企业。由于皮革在工业加工时，要使用含铬的鞣制剂，因此这样制成的胶囊，往往重金属铬超标。铬是一种毒性很大的重金属，容易在人体内蓄积，具有致癌性并可能诱发基因突变。经调查发现，事件涉及的 9 家药厂的 13 个批次药品所用胶囊重金属铬含量超标，其中超标最多的达 90 多倍。关于药用胶囊的生产，《中国药典》明确规定，生产药用胶囊所用的原料明胶至少应达到食用明胶标准。按照食用明胶国家标准，食用明胶应当使用动物的皮、骨等作为原料，严禁使用制革厂鞣制后的任何工业废料。然而，为了牟取暴利，一些不法企业置公众的生命安全与身体健康于不顾，让制革厂的下脚料通过药用胶囊的伪装，进入患者体内。

讨论：

制定药品质量标准的目的和意义是什么？

药品质量标准（药品标准）系根据药物自身的理化与生物学特性，按照批准的处方来源、生产工艺、贮藏运输条件等所制定的，用以检测药品质量是否达到用药要求并衡量其质量是否稳定均一的技术规定。

§2-1 药品质量标准的制定

 学习目标

1. 掌握药品质量标准的概念及分类。

2. 熟悉药品质量标准制定的原则及主要内容。

3. 了解药品质量标准制定的目的。

一、药品质量标准的分类

药品从研发到成功生产与使用，是一个动态过程，主要包括临床前研究（非临床研究）、临床试验和生产上市 3 个阶段。与之相应，药品标准的制定也经过了研究起草、复核和注册的过程。药品标准分为国家药品标准和企业药品标准两种类型。

1. 国家药品标准

《中华人民共和国药品管理法》（1984 年 9 月 20 日第六届全国人民代表大会常务委员会第七次会议通过，2001 年 2 月 28 日第一次修订，2013 年 12 月 28 日第一次修正，2015 年 4 月 24 日第二次修正，2019 年 8 月 26 日第二次修订）第二十八条明确规定，药品应当符合国家药品标准。经国务院药品监督管理部门核准的药品质量标准高于国家药品标准的，按照经核准的药品质量标准执行；没有国家药品标准的，应当符合经核准的药品质量标准。

国务院药品监督管理部门颁布的《中国药典》和药品标准为国家药品标准。国家药品监督管理部门组织药典委员会，负责国家药品标准的制定和修订。国家药品监督管理部门设置或者指定的药品检验机构负责标定国家药品标准品、对照品。

国家市场监督管理总局于 2020 年 1 月 15 日审议通过并施行的《药品注册管理办法》进一步明确，国家药品标准是指国家药品监督管理局颁布的《中国药典》、药品注册标准和其他药品标准，其内容包括质量指标、检验方法以及生产工艺等技术要求。

2. 企业药品标准

由药品生产企业研究制定并用于其药品质量控制的标准，称为企业药品标准或企业内部标准。它仅在本企业的药品生产质量管理中发挥作用，属于非法定标准。企业药品标准必须符合或高于法定标准的要求，否则其产品的安全性、有效性和质量可控性不能得到有效的保障，不得销售和使用。企业药品标准在提高产品的质量、增加产品竞争力、优质产品自身保护以及严防假冒等方面均可发挥重要作用。国内外很多医药企业在药品的生产和管理中均有企业药品标准，并对外保密。

二、制定药品质量标准的目的

药品质量的优劣直接影响到药品的安全性和有效性，关系到用药者的生命安全和身体健康。药品的特殊性决定了对其进行质量控制的重要性，由于不同厂家生产工艺、技术水平及设备条件、运输与贮存条件的差异等都会影响药品的质量，所以国家必须制定对药品有强制执行力的统一的质量标准，即药品质量标准。药品质量标准是国家对药品质量、规格及检验方法所做的技术规定，是药品生产、供应、使用、检验和药政管理部门共同遵循的法定依据。制定并贯彻统一的药品质量标准，对医药科学技术、生产管理、经济效益和社会效益都会产生良好的影响。

药品质量标准随着科学技术和生产水平的发展与提高，也会不断地相应的完善，不是固定不变的。药品质量标准的制定是一项长期的不断完善的研究工作，它在创新药物研究和已上市药品的再评价中均发挥着重要的作用。

三、制定药品质量标准的原则

药品质量标准与药品总是同时产生的，是药品研发、生产、经营及临床应用等的综合成果。在进行新药研究时，除了对新药的生产工艺、药理和药效等方面进行研究外，还要对新药的质量控制方法进行系统的研究，并在此基础上制定药品质量标准。药品质量标准一经制定和批准，即具有法律效力。所以，药品质量标准的制定必须遵循科学性、先进性、规范性和权威性的原则。

药品质量标准的研究与制定，应着力解决制约药品质量与安全的突出问题，促进药品质量的提高；着力提高药品质量控制的水平，充分借鉴国际先进技术和经验，客观反映我国医药工业、临床用药及检验技术的水平；充分发挥保障药品质量与用药安全、维护人民健康的法律作用。

四、药品质量标准的主要内容

药品质量标准的主要内容有名称、性状、鉴别、检查、含量测定、类别和贮藏等。

1. 名称

药品质量标准中药品的名称包括中文名称、汉语拼音名称、英文名称和化学名称。中文名称是按照《中国药品通用名称》推荐的名称以及命名原则命名的，《中国药典》收载的中文名称均为法定名称。英文名称除另有规定，均采用世界卫生组织（WHO）制定的国际非专利药品名称。药物的中文名称应尽量与英文名称对应，可采用音译、意译或音意合译，一般以音译为主。列入国家药品标准的药品名称为药品通用名称。已经作为药品通用名称的，该名称不得作为药品商标使用。

有机药物的化学名称须根据中国化学会编撰的《有机化学命名原则》命名，母体的选定须与国际纯粹与应用化学联合会（IUPAC）的命名系统一致。药品化学结构式须采用世界卫生组织推荐的"药品化学结构式书写指南"书写。

2. 性状

药品的性状是药品质量标准的重要表征之一，主要包括药品的外观、臭、味、溶解度、一般稳定性及物理常数等。其中外观是对药品的色泽和外表感观的规定，具有一定的鉴别意义，可以在一定程度上反映药物的内在质量。臭、味是药品本身所固有的。一般稳定性指药物是否具有引湿、风化、遇光变质等与贮藏有关的性质；溶解度、物理常数一定程度上反映了药品的纯度。

3. 鉴别

鉴别是指根据药物的某些物理、化学或生物学等特性所进行的试验，包括区分药物类别的一般鉴别试验和证实具体药物的专属鉴别试验两种，是对药物的真伪进行判断，控制药品质量的重要环节。鉴别选用的方法应准确、灵敏、简便、快速。

4. 检查

药品的检查项目包括有效性、均一性、纯度和安全性 4 个方面。有效性检查是以动物试验为基础，最终以临床疗效来评价的。一般是针对某些药品的特殊药效需要进行的特定项目的检查，如抗酸药品需检查"制酸力"，主要控制除真伪、纯度和有效成分含量等因素以外其他可能影响疗效的因素。均一性检查主要是对制剂的均匀程度，如固体制剂的"重量差异"及"含量均匀度"的检查等。纯度检查是药品检查项下的主要内容，是对药物中的杂质进行检查。安全性检查的目的是在正常用药的情况下，保证用药的安全，如"热原检查""异常毒性检查""过敏反应检查"等。

5. 含量测定

含量测定主要是针对药品中有效成分含量的测定，是保证药品安全有效的重要手段。常用的含量测定方法有理化方法和生物学方法。使用理化方法测定药物的含量，称为"含量测定"，测定结果一般用含量百分率（%）表示。生物学方法是依据药物对生物或微生物作用的强度来测量含量的方法，常称为"效价测定"，测定结果通常用"效价"表示。

6. 类别

药品的类别通常按药品的主要作用、主要用途或学科的归属划分，不排除在临床实践的基础上作其他类别药物使用。如解热镇痛药、降血糖药、抗生素等。

7. 贮藏

药品的贮藏条件是药品能否有效用于临床的重要因素之一，是根据药物的稳定性，为避免污染和降解而对药品贮存与保管的基本要求。除另有规定外，贮藏项下未规定贮藏温度的一般系指常温。

§2-2　药品质量标准的查询和使用

 学习目标

1. 熟悉《中国药典》的基本结构和凡例的重要规定。
2. 了解《中国药典》的沿革。
3. 正确熟练使用《中国药典》查阅相关内容。

一、《中国药典》的沿革

《中华人民共和国药典》简称《中国药典》，其英文名称为 Chinese Pharmacopoeia，缩写为 Ch. P，不同版本以其后括号的年份来表示。《中国药典》由国家药典委员会编制，是记载药品质量标准的法典，是国家监督、管理药品质量的法定技术标准，具有法律约束力。自新中国成立至今，《中国药典》已经先后发行 11 版，分别为 1953 年版、1963 年版、1977 年版、1985 年版、1990 年版、1995 年版、2000 年版、2005 年版、2010 年版、2015 年版、2020 年版。其中 1953 年版仅为一册；1963、1977、1985、1990、1995、2000 年版分为一部、二部两册，一部收载中药材、中成药、由天然产物提取的药物纯品和油脂，二部收载化学合成药、抗生素、生化药品、放射性药品以及药物制剂，同时也收载血清疫苗；2005、2010 年版分为三部，一部收载中药材及饮片、植物油脂和提取物、成方制剂和单味制剂等；二部收载化学药品、抗生素、生化药品、放射性药品及药用辅料等；三部收载生物制品。为解决长期以来各部药典检测方法重复收录，方法间不协调、不统一、不规范的问题，2015 年版药典首次分为四部，对 2010 年版各部药典共性附录进行整合，将原附录更名为通则，包括制剂通则、检测方法、标准品、标准物质、试剂试药和指导原则，首次将通则和药用辅料单独作为药典四部。现行 2020 年版药典制定更加规范有序，共收载品种 5 911 种，在稳步推进药典品种收载，健全国家药品标准体系，紧跟国际前沿，不断扩大成熟检测技术在药品质量控制中的推广和应用，提高药品安全和有效控制要求，提升辅料标准水平，加强国际标准协调，强化药典导向等方面发挥了重要作用。

《中国药典》现行版本一经颁布实施，其同品种的上版标准或其原国家标准即同时停止使用。即：凡中国药典收载的品种，自执行之日起，原收载于历版药典、卫生部颁布药品标准、国家药品监督管理部门颁布的新药转正标准和地方标准上升为国家标准的同品种药品标准同时废止。

二、《中国药典》的结构与内容

《中国药典（2020 年版）》由一部、二部、三部和四部构成。一部收载中药 2 711 种；二部收载化学药 2 712 种；三部收载生物制品 153 种；四部收载通用技术要求 361 个，其中制剂通则 38 个、检测方法及其他通则 281 个、指导原则 42 个，药用辅料收载 335 种。本教材除特别注明版次外，《中国药典》均指现行 2020 年版。

《中国药典》按内容可分为凡例、品种正文及其引用的通用技术要求和索引等 4 部分。

1. 凡例

凡例是药典的总说明，是为解释和正确使用《中国药典》进行药品质量检定的基本原则，是对品种正文、通用技术要求以及药品质量检验和检定中有关共性问题的统一规定和基本要求。有关规定具有法定的约束力。

为了便于查阅和使用，《中国药典》将凡例中有关药品质量检定的项目规定进行归类，其内容包括：名称与编排，项目与要求，检验方法和限度，标准品、对照品、对照药材、对照提取物或参考品，计量，精确度，试药、试液、指示剂，动物试验，说明书、包装、标签等。各部药典所规定的项目类别和条目数具有一定的差异。药典一部为 9 类 39 条，二部为 9 类 29 条，三部为 7 类 25 条，四部为 9 类 26 条。举例如下。

（1）关于药品名称。品种正文收载的药品中文名称通常按照《中国药品通用名称》收载的名称及其命名原则命名，《中国药典》收载的药品中文名称均为法定名称；药典收载的原料药英文名除另有规定外，均采用国际非专利药品名称。有机药物的化学名称系根据中国化学会编撰的《有机化学命名原则》命名，母体的选定与国际纯粹与应用化学联合会的命名系统一致。

（2）关于药品的溶解度定义。当溶质1 g（mL）能在溶剂不到1 mL中溶解时，为极易溶解；当溶质1 g（mL）能在溶剂1～不到10 mL中溶解时，为易溶；当溶质1 g（mL）能在溶剂10～不到30 mL中溶解时，为溶解；当溶质1 g（mL）能在溶剂30～不到100 mL中溶解时，为略溶；当溶质1 g（mL）能在溶剂100～不到1 000 mL中溶解时，为微溶；当溶质1 g（mL）能在溶剂1 000～不到10 000 mL中溶解时，为极微溶解；当溶质1 g（mL）在溶剂10 000 mL中不能完全溶解时，为几乎不溶或不溶。

（3）关于制剂的规格。系指每一支、片或其他每一个单位制剂中含有主药的质量（或效价）或含量（%）或装量。注射液项下，如为"1 mL：10 mg"，系指1 mL中含有主药10 mg；对于列有处方或标有浓度的制剂，也可同时规定装量规格。

（4）关于贮藏项下的规定。遮光系指用不透光的容器包装，例如棕色容器或适宜黑色材料包裹的无色透明、半透明容器；避光系指避免日光直射；阴凉处系指不超过20 ℃；凉暗处系指避光并不超过20 ℃；冷处系指2～10 ℃；常温（室温）系指10～30 ℃。除另有规定外，贮藏项下未规定贮藏温度的一般系指常温。

（5）关于检验方法和限度。药典品种正文收载的所有品种，均应按规定的方法进行检验。采用药典规定的方法进行检验时，应对方法的适用性进行确认。如采用其他方法，应进行方法学验证，并与规定的方法比对，根据试验结果选择使用，但应以药典规定的方法为准。药典中规定的各种纯度和限度数值以及制剂的重（装）量差异，系包括上限和下限两个数值本身及中间数值。规定的这些数值不论是百分数还是绝对数字，其最后一位数字都是有效位。试验结果在运算过程中，可比规定的有效数字多保留一位数，而后根据有效数字的修约规则进舍至规定的有效位。计算所得的最后数值或测定读数值均可按修约规则进舍至规定的有效位，取此数值与标准中规定的限度数值比较，以判断是否符合规定的限度。原料药的含量（%），除另有注明者外，均按质量计。如规定上限为100%以上时，系指用药典规定的分析方法测定时可能达到的数值，它为药典规定的限度或允许偏差，并非真实含有量；如未规定上限时，系指不超过101.0%。

（6）关于滴定液和试液的浓度。以mol/L（摩尔/升）表示者，其浓度要求精密标定的滴定液用"XXX滴定液（YYY mol/L）"表示；作其他用途不需精密标定其浓度时，用"YYY mol/L XXX溶液"表示，以示区别。

（7）关于温度。水浴温度除另有规定外，均指98～100 ℃；热水系指70～80 ℃；室温（常温）系指10～30 ℃；冷水系指2～10 ℃。

（8）关于液体的滴。系在20 ℃时，以1.0 mL水为20滴进行换算。

（9）关于溶液后标示的"（1→10）"等符号，系指固体溶质1.0 g或液体溶质1.0 mL加溶剂使成10 mL的溶液；未指明用何种溶剂时，均系指水溶液；两种或两种以上液体的混合物，名称间用半字线"－"隔开，其后括号内所示的"："符号，系指各液体混合时的体积（质量）分数。

（10）关于取样量的准确度和试验精密度。药典中规定：试验中供试品与试药等"称重"或"量取"的量，均以阿拉伯数码表示，其精确度可根据数值的有效数位来确定，如称取"0.1 g"，系指称取质量可为 0.06～0.14 g；称取"2 g"，系指称取质量可为 1.5～2.5 g；称取"2.0 g"，系指称取质量可为 1.95～2.05 g；称取"2.00 g"，系指称取质量可为 1.995～2.005 g。"精密称定"系指称取质量应准确至所取质量的千分之一；"称定"系指称取质量应准确至所取质量的百分之一；"精密量取"系指量取体积的准确度应符合国家标准中对该体积移液管的精密度要求；"量取"系指可用量筒或按照量取体积的有效数位选用量具。取用量为"约"若干时，系指取用量不得超过规定量的 ±10%。

（11）关于试验中规定"按干燥品（或无水物，或无溶剂）计算"。系指除另有规定外，应取未经干燥（或未去水，或未去溶剂）的供试品进行试验，并将计算中的取用量按检查项下测得的干燥失重（或水分，或溶剂）扣除。

（12）关于试验中的"空白试验"。系指在不加供试品或以等量溶剂替代供试液的情况下，按同法操作所得的结果；含量测定中的"并将滴定的结果用空白试验校正"，系指按供试品所耗滴定液的量（mL）与空白试验中所耗滴定液的量（mL）之差进行计算。

（13）关于试药、试液、指示剂的规定。试验用水，除另有规定外，均系指纯化水。酸碱度检查所用的水，均系指新沸并放冷至室温的水。

练一练

《中国药典》中取用量为"约"若干时，是指该量不得超过规定量的（　　　）。

A. ±0.1%　　　　　B. ±0.3%　　　　　C. ±1%　　　　　D. ±10%

2. 正文

品种正文系根据药物自身的理化与生物学特性，按照批准的处方来源、生产工艺、贮藏运输条件等所制定的，用以检测药品质量是否达到用药要求并衡量其质量是否稳定均一的技术规定。品种正文内容根据品种和剂型的不同，主要包括品名（中文名、汉语拼音名与英文名）、有机药物的结构式、分子式与分子量、来源或有机药物的化学名称、含量或效价规定、处方、制法、性状、鉴别、检查、含量或效价测定、类别、规格、贮藏、制剂、标注、杂质信息等。下面以对乙酰氨基酚为例，描述正文体例。

对乙酰氨基酚

Duiyixian'anjifen

Paracetamol

$C_8H_9NO_2$ 151.16

本品为 4′ – 羟基乙酰苯胺。按干燥品计算，含 $C_8H_9NO_2$ 应为 98.0% ~ 102.0%。

【性状】 本品为白色结晶或结晶性粉末；无臭。

本品在热水或乙醇中易溶，在丙酮中溶解，在水中略溶。

熔点 本品的熔点（通则 0612）为 168 ~ 172 ℃。

【鉴别】（1）本品的水溶液加三氯化铁试液，即显蓝紫色。

（2）取本品约 0.1 g，加稀盐酸 5 mL，置水浴中加热 40 分钟，放冷；取 0.5 mL，滴加亚硝酸钠试液 5 滴，摇匀，用水 3 mL 稀释后，加碱性 β – 萘酚试液 2 mL，振摇，即显红色。

（3）本品的红外光吸收图谱应与对照的图谱（光谱集 131 图）一致。

【检查】酸度 取本品 0.10 g，加水 10 mL 使溶解，依法测定（通则 0631），pH 应为 5.5 ~ 6.5。

乙醇溶液的澄清度与颜色 取本品 1.0 g，加乙醇 10 mL 溶解后，溶液应澄清无色；如显浑浊，与 1 号浊度标准液（通则 0902 第一法）比较，不得更浓；如显色，与棕红色 2 号或橙红色 2 号标准比色液（通则 0901 第一法）比较，不得更深。

氯化物 取本品 2.0 g，加水 100 mL，加热溶解后，冷却，滤过，取滤液 25 mL，依法检查（通则 0801），与标准氯化钠溶液 5.0 mL 制成的对照液比较，不得更浓（0.01%）。

硫酸盐 取氯化物项下剩余的滤液 25 mL，依法检查（通则 0802），与标准硫酸钾溶液 1.0 mL 制成的对照液比较，不得更浓（0.02%）。

有关物质 照高效液相色谱法（通则 0512）测定。临用新制。

溶剂 甲醇 – 水（4:6）。

供试品溶液 取本品适量，精密称定，加溶剂溶解并定量稀释制成每 1 mL 中约含 20 mg 的溶液。

对照品溶液 取对氨基酚对照品适量，精密称定，加溶剂溶解并定量稀释制成每 1 mL 中约含 0.1 mg 的溶液。

对照溶液 精密量取对照品溶液与供试品溶液各 1 mL，置同一 100 mL 量瓶中，用溶剂稀释至刻度，摇匀。

色谱条件 用辛基硅烷键合硅胶为填充剂；以磷酸盐缓冲液（取磷酸氢二钠 8.95 g、磷酸二氢钠 3.9 g，加水溶解至 1 000 mL，加 10% 四丁基氢氧化铵溶液 12 mL）– 甲醇（90:10）为流动相；检测波长为 245 nm；柱温为 40 ℃；进样体积 20 μL。

系统适用性要求 理论板数按对乙酰氨基酚峰计算不低于 2 000。对氨基酚峰与对乙酰氨基酚峰之间的分离度应符合要求。

测定法 精密量取供试品溶液与对照溶液，分别注入液相色谱仪，记录色谱图至主峰保留时间的 4 倍。

限度 供试品溶液色谱图中如有与对氨基酚保留时间一致的色谱峰，按外标法以峰面积计算，含对氨基酚不得过 0.005%，其他单个杂质峰面积不得大于对照溶液中对乙酰氨基酚峰面积的 0.1 倍（0.1%），其他各杂质峰面积的和不得大于对照溶液中对乙酰氨基酚峰面积的 0.5 倍（0.5%）。

对氯苯乙酰胺 照高效液相色谱法（通则0512）测定。临用新制。

溶剂与供试品溶液 见有关物质项下。

对照品溶液 取对氯苯乙酰胺对照品与对乙酰氨基酚对照品各适量，精密称定，加溶剂溶解并定量稀释制成每1 mL中约含对氯苯乙酰胺1 μg与对乙酰氨基酚20 μg的混合溶液。

色谱条件 用辛基硅烷键合硅胶为填充剂；以磷酸盐缓冲液（取磷酸氢二钠8.95 g、磷酸二氢钠3.9 g，加水溶解至1 000 mL，加10%四丁基氢氧化铵12 mL）–甲醇（60∶40）为流动相；检测波长为245 nm；柱温为40 ℃；进样体积20 μL。

系统适用性要求 理论板数按对乙酰氨基酚峰计算不低于2 000。对氯苯乙酰胺峰与对乙酰氨基酚峰之间的分离度应符合要求。

测定法 精密量取供试品溶液与对照品溶液，分别注入液相色谱仪，记录色谱图。

限度 按外标法以峰面积计算，含对氯苯乙酰胺不得过0.005%。

干燥失重 取本品，在105 ℃干燥至恒重，减失重量不得过0.5%（通则0831）。

炽灼残渣 不得过0.1%（通则0841）。

重金属 取本品1.0 g，加水20 mL，置水浴中加热使溶解，放冷，滤过，取滤液加醋酸盐缓冲液（pH 3.5）2 mL与水适量使成25 mL，依法检查（通则0821第一法），含重金属不得过百万分之十。

【含量测定】 照紫外–可见分光光度法（通则0401）测定。

供试品溶液 取本品约40 mg，精密称定，置250 mL量瓶中，加0.4%氢氧化钠溶液50 mL溶解后，用水稀释至刻度，摇匀，精密量取5 mL，置100 mL量瓶中，加0.4%氢氧化钠溶液10 mL，用水稀释至刻度，摇匀。

测定法 取供试品溶液，在257 nm的波长处测定吸光度，按$C_8H_9NO_2$的吸收系数（$E_{1cm}^{1\%}$）为715计算。

【类别】 解热镇痛、非甾体抗炎药。

【贮藏】 密封保存。

【制剂】（1）对乙酰氨基酚片，（2）对乙酰氨基酚咀嚼片，（3）对乙酰氨基酚泡腾片，（4）对乙酰氨基酚注射液，（5）对乙酰氨基酚栓，（6）对乙酰氨基酚胶囊，（7）对乙酰氨基酚颗粒，（8）对乙酰氨基酚滴剂，（9）对乙酰氨基酚凝胶。

3. 通用技术要求

通用技术要求包括《中国药典》收载的通则、指导原则以及生物制品通则和相关总论等。通则主要包括制剂通则、其他通则、通用检测方法。制剂通则系为按照药物剂型分类，针对剂型特点所规定的基本技术要求。通用检测方法系为各品种进行相同项目检验时所应采用的统一规定的设备、程序、方法及限度等。指导原则系为规范药典执行，指导药品标准制定和修订，提高药品质量控制水平所规定的非强制性、推荐性技术要求。生物制品通则是对生物制品生产和质量控制的基本要求。总论是对某一类生物制品生产和质量控制的相关技术要求。

4. 索引

为方便使用和检索，《中国药典》均附有索引。《中国药典》一部包括中文索引、汉语拼音索引、拉丁名索引及拉丁学名索引。其余三部索引包括中文索引（按汉语拼音顺序排列）和英文索引（按英文名称首字母顺序排列）。使用药典时，既可以通过前面的品名（通则）目次查找，也可以通过索引查找。

【知识链接】

主要外国药典简介

对我国药品的生产和质量管理具有参考价值的主要外国药典有：《美国药典/国家处方集》《英国药典》《日本药局方》《欧洲药典》。

（1）《美国药典/国家处方集》（简称 USP/NF）。由美国药典委员会编写。美国药典是美国政府对药品质量标准和检定方法作出的技术规定，也是药品生产、使用、管理、检验的法律依据。USP 于 1820 年出第一版，中间经历过每 10 年一版和每 5 年一版，1950 年以后每 5 年出一次修订版，从 2002 年开始每年出版 1 次。NF 于 1883 年出第一版，1980 年从第 15 版起并入 USP，但仍分两部分，前面为 USP，后面为 NF。2002 年开始 USP/NF 每年出版，并同时发行光盘版。

（2）《英国药典》（简称 BP）。它是英国药品委员会正式出版的英国官方医学标准集，是英国制药标准的重要出处，也是药品质量控制、药品生产许可证管理的重要依据。该药典囊括了几千篇颇有价值的医学专题论文，其中有几百篇是医学新论。

（3）《日本药局方》（简称 JP）。由日本药局方编辑委员会编纂，厚生省颁布执行。分两部出版，第一部收载原料药及其基础制剂，第二部主要收载生药、家庭药制剂和制剂原料。日本药典最新版是 2021 年出版的第 18 版。

（4）《欧洲药典》（简称 EP）。由欧洲药典委员会编写，欧洲药品质量管理局负责出版和发行。《欧洲药典》为欧洲药品质量检测的唯一指导文献。所有药品和药用底物的生产厂家在欧洲范围内推销和使用过程中，必须遵循《欧洲药典》的质量标准。

实训二　《中国药典》的查询使用

一、实训目的

1. 掌握《中国药典》的查阅方法。
2. 熟悉《中国药典》的基本结构和主要内容。

二、基本知识

《中国药典》由一部、二部、三部和四部构成。一部收载中药；二部收载化学药；三部收载生物制品和生物制品通则；四部收载通用技术要求，包括制剂通则、检测方法及其他通则、指导原则以及药用辅料。

凡例对品种正文、通用技术要求以及药品质量检验和检定中有关共性问题作统一规定和基本要求。

品种正文系根据药物自身的理化与生物学特性，按照批准的处方来源、生产工艺、贮藏运输条件等所制定的，用以检测药品质量是否达到用药要求并衡量其质量是否稳定均一的技术规定。

通用技术要求包括《中国药典》收载的通则、指导原则以及生物制品通则和相关总论等。

《中国药典》均附有索引，使用药典时，既可以通过前面的品名（通则）目次查找，也可以通过索引查找。

三、实训准备

《中国药典》一部、二部、三部、四部。

四、实训内容与步骤

按照下列项目，查阅《中国药典》，记录其所在药典中位置及查阅结果。

序号	查阅项目	第几部	页码	查阅结果
1	避光、密闭、阴凉处、常温的规定			
2	人工牛黄的功能与主治			
3	一清颗粒的水分测定方法			
4	肉桂油折光率			
5	三七片含量测定方法			
6	消渴灵片规格			
7	重金属检查法			
8	高效液相色谱法			
9	对乙酰氨基酚片含量测定方法			
10	阿司匹林的检查项目			
11	注射用亚锡植酸钠的鉴别方法			
12	水痘减毒活疫苗的无菌检查			
13	重量差异检查法			
14	甲硝唑片的含量测定			
15	水浴的温度			
16	片剂的常规检查项目			
17	玉米淀粉的检查项目			
18	醋酸－醋酸钠缓冲液（pH 6.0）的配制方法			
19	热原检查法			
20	空白试验的含义			

【注意事项】

（1）药品可在品名目次中，按药品名称笔画为序查阅（同笔画的字按起笔笔形一丨丶ㄱ的顺序），也可在英文索引或中文索引（按汉语拼音的顺序）中查阅。

（2）每一版的《中国药典》都有增补，因此在最新的药典中都可以查到增补内容。

（3）《中国药典》收载的凡例与通则对未载入药典的其他药品国家标准具有同等效力。

五、实训测评

按表 2 – 1 所列评分标准进行测评，并做好记录。

表 2 – 1　　　　　　　　《中国药典》的查询使用实训评分标准

序号	考评内容	考评标准	配分	得分
1	实训态度	预习充分、实训认真、团队合作	10	
2	药典的使用	操作正确	10	
3	结果准确性	查询结果正确	50	
4	查阅时间	按时完成	10	
5	结果记录	真实准确，随做随记	10	
6	现场整理	操作台整洁，物品归位	10	
	合计		100	

六、思考题

如果有些药品制剂在《中国药典》查不到，还可以查阅哪些药品标准？

目标检测

一、单项选择题

1. 迄今为止《中国药典》共出版了（　　）部。

A. 8　　　　　　　　B. 9　　　　　　　　C. 10　　　　　　　　D. 11

2. 现行《中国药典》由（　　）部构成。

A. 1　　　　　　　　B. 2　　　　　　　　C. 3　　　　　　　　D. 4

3. 药品注册标准应当（　　）国家标准。

A. 低于　　　　　　　B. 高于　　　　　　　C. 等于　　　　　　　D. 不同于

4. 乙醇未指明浓度时，均系指乙醇的浓度为（　　）。

A. 50%（mL/mL）　　B. 75%（mL/mL）　　C. 95%（mL/mL）　　D. 100%（mL/mL）

5.《中国药典》中，阿司匹林"含量测定"部分收载在（　　　）。

A. 一部的凡例　　　　B. 一部的正文　　　　C. 二部的凡例　　　　D. 二部的正文

6. 与药品质量检定有关的共性问题的统一规定收载在《中国药典》的（　　　）。

A. 凡例部分　　　　B. 正文部分　　　　C. 前言部分　　　　D. 索引部分

7.《中国药典》规定，称取"2.0 g"系指（　　　）。

A. 称取质量可为 1.0 ~ 3.0 g

B. 称取质量可为 1.95 ~ 2.05 g

C. 称取质量可为 1.995 ~ 2.005 g

D. 称取质量可为 1.9 ~ 2.1 g

8. 下列属于《中国药典》二部收载的是（　　　）。

A. 中药　　　　　　B. 化学药　　　　　C. 生物制品　　　　D. 通则和药用辅料

9.《中国药典》凡例规定，室温的温度是指（　　　）。

A. 10 ~ 20 ℃　　　　B. 20 ~ 25 ℃　　　　C. 10 ~ 30 ℃　　　　D. 20 ~ 30 ℃

二、多项选择题

1. 制定药品质量标准必须遵循的原则有（　　　）。

A. 科学性　　　　　B. 先进性　　　　　C. 规范性　　　　　D. 权威性

2. 下列内容收载于《中国药典》四部的有（　　　）。

A. 计量单位　　　　　　　　　　B. 准确度与精密度要求

C. 通用检测方法　　　　　　　　D. 药用辅料

3. 下列属于《中国药典》正文内容的有（　　　）。

A. 性状　　　　　　B. 鉴别　　　　　C. 检查　　　　　D. 含量测定

4.《中国药典》二部收载的药品有（　　　）。

A. 抗生素　　　　　B. 化学药　　　　　C. 生物制品　　　　D. 中药成方制剂

三、简答题

简述《中国药典》的基本结构。

[参考答案]

一、单项选择题

1. D　2. D　3. B　4. C　5. D　6. A　7. B　8. B　9. C

二、多项选择题

1. ABCD　2. ABCD　3. ABCD　4. AB

三、简答题

略。

第三章

药物性状检查

【案例导入】

对乙酰氨基酚

Duiyixian'anjifen

Paracetamol

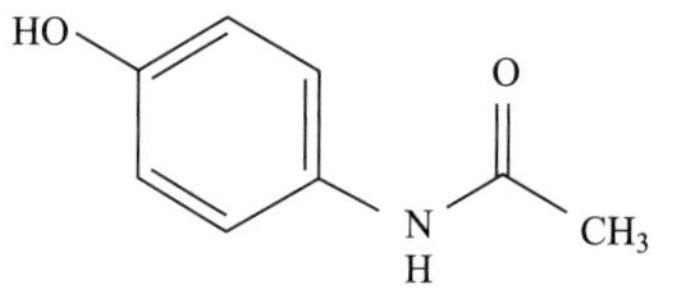

HO—⟨benzene ring⟩—NH—C(=O)—CH$_3$

$C_8H_9NO_2$ 151.16

本品为 4'-羟基乙酰苯胺。按干燥品计算，含 $C_8H_9NO_2$ 应为 98.0% ~ 102.0%。

【性状】本品为白色结晶或结晶性粉末；无臭。

本品在热水或乙醇中易溶，在丙酮中溶解，在水中略溶。

熔点　本品的熔点（通则 0612）为 168 ~ 172 ℃。

以上为《中国药典》中对乙酰氨基酚性状项下的内容。

讨论：

药物的性状检查包括哪些内容？

药物的性状是指药物的性质和形状，它反映了药物特有的物理性质，是药物质量的重要表征之一。一般包括外观、臭、味、一般稳定性、溶解度以及物理常数等。其中外观和物理常数常作为法定检测项目；臭、味、一般稳定性、溶解度等属于一般性描述，一般不属于法定检测项目。但遇异常情况时，需进行溶解度试验，并详细记录供试品的臭、味、一般稳定性以及溶解情况。

§3-1 药物的性状

 学习目标

掌握药物外观、臭、味的定义。

在药品质量标准的正文中，有关药品的外观、臭、味和一般稳定情况均作为一个自然段按次序描述，各项之间用分号隔开。

一、外观

外观是指对药品的色泽和外表感观的规定，包括药品的聚集状态、晶型、色泽等特征，在一定程度上可以反映药品的内在质量。

状态是指药物呈固体、半固体、液体还是气体，也可指剂型。晶型是指固体药物呈结晶型还是无定型。结晶型药物呈不同的晶态，有针状结晶、鳞片结晶、结晶型粉末等。如水杨酸为白色细微的针状结晶或白色结晶性粉末；葡萄糖注射液为无色或几乎无色的澄明液体。色泽是指药物呈现的颜色，如维生素 B_{12} 显深红色，阿司匹林片为白色片。样品的色泽应按照白色、类白色、微黄色、淡黄色、浅黄色、黄色这样的顺序排列（以黄色举例），如果两个色阶相邻，可用"或"来描述，如类白色或微黄色。如果色阶之间相隔两个以上，应采用"至"来描述，避免颜色的缺失造成误判，如类白色至淡黄色，包括类白色、微黄色和淡黄色。例如奥美拉唑为白色或类白色结晶性粉末；盐酸雷尼替丁为类白色至淡黄色结序晶性粉末；维生素 B_{12} 注射液为粉红色至红色的澄明液体。

对包衣片或胶囊，除去包衣层或胶囊壳，观察其片心或内容物的颜色，若与药品质量标准不符时，则存在问题。如乙酰螺旋霉素片，片心应显类白色或微黄色，当发现片心为纯白色或夹杂少量棕色、红色斑点时，即非常可疑。

二、臭、味

臭是指液态或低熔点的固态药物本身所固有的特殊之臭。如维生素 B_1 有微弱的特臭；二巯基丁二钠有类似蒜的特臭；盐酸雷尼替丁有异臭。阿莫西林胶囊、头孢氨苄胶囊的内容物均有微臭，手捻其粉末有粗涩感。硬脂酸镁微有特臭，为白色、轻松、无砂性的细粉，与皮肤接触有滑腻感。药品如出现不应有的异臭或不符合药品质量标准对应的要求时，就说明其质量有问题。当混有不应有的残留有机溶剂时也会带入异臭。

味是指具有特殊味觉的药品，应严格按药品质量标准进行检测，如甘油味甜，随后有温热的感觉；盐酸金霉素味苦；硫酸亚铁味咸、涩；双氢青蒿素，味苦。"毒、剧、麻、精"

药（毒性药物、强烈作用药物、麻醉药性、精神药物）不可口尝，该类药品质量标准中不作"味"的记述，故不作"味"的检测，如盐酸吗啡为"白色、有丝光的针状结晶或结晶性粉末；无臭；遇光易变质"。

当发现可疑药品时，口尝该药品内容物的味道，也为判断或发现假冒药品提供了有效手段。多数抗生素类药品味道很苦，如红霉素片、氯霉素片、硫酸庆大霉素片等，除去糖衣后，若无苦味或仅微苦，则明显有问题；头孢氨苄胶囊的内容物应有较特别的甜味，若无味则是假冒品。

三、其他外观特性

药典中对于有引湿、风化、遇光变质等与贮藏条件有关的稳定性性质，也会择要记述，并与贮藏项相呼应。如甘油有引湿性；盐酸金霉素遇光色渐变暗；硫酸亚铁在干燥空气中有风化性，在湿空气中迅速氧化变质，表面生成黄棕色的碱式硫酸铁。这些在外观性状观测时应引起注意。

遇有药品的晶型、细度或制成溶液后的颜色，对质量有较大影响而需做严格控制时，应在检查项下另做具体规定，不在性状项内记述。

四、药物外观性状描述举例

综合以上内容，对药物外观性状的具体描述举例如下。

（1）二氧化碳为无色气体；无臭；水溶液显弱酸性反应。

（2）甘油为无色、澄清的黏稠液体；有引湿性，水溶液（1→10）显中性反应。

（3）红霉素为白色或类白色的结晶或粉末；无臭；微有引湿性。

（4）左旋多巴为白色或类白色的结晶性粉末；无臭。

（5）盐酸金霉素为金黄色或黄色结晶；无臭；遇光色渐变暗。

（6）磷酸伯氨喹为橙红色结晶性粉末；无臭。

（7）硫酸亚铁为淡蓝绿色柱状结晶或颗粒；无臭；在干燥空气即风化，在湿空气中即迅速氧化变质，表面生成黄棕色的碱式硫酸铁。

（8）盐酸吗啡为白色，有丝光的针状结晶或结晶性粉末，无臭；遇光易变质。

（9）硬脂酸镁为白色轻松无砂性的细粉，微有特臭。

五、药物外观性状观测举例

通过观测药物的外观性状（色、状、味等形态），可以识别药物是否变质，如药物出现下列情况，表明药物已变质，不能再供药用。

（1）片剂。白色药片变黄，表面粗糙、疏散或潮解，或有结晶析出；药片上有斑点、发霉、虫蛀、有臭味等；糖衣片有黏片或见黑色斑点，糖衣层裂开、发霉、有臭味等即为变质。

（2）胶囊及胶丸。如维生素E胶丸、鱼肝油胶丸等，见有明显软化、破裂、漏油或互相粘连等现象时，即为变质。

（3）颗粒剂。如感冒颗粒剂、葡萄糖颗粒剂等，正常者都是能疏散流动的干燥颗粒。如见其发黏结块、溶化、有异味等，即为变质。

（4）糖浆剂。药液不论颜色深浅，都应澄清无异物。如见有较多沉淀物或发霉等即为变质。

（5）粉针剂。如青霉素、红霉素等，发现瓶内药粉有结块，经摇动不散开，药粉粘瓶壁或已变色等，即为变质。

（6）水针剂。如葡萄糖注射液、氯化钠注射液、维生素 C 注射液等，如药液颜色变深、浑浊、沉淀，或有霉点、絮状物等即为变质。有些针剂（如甘露醇）在冬季低温下，会产生结晶，经隔水加以微温后，可使之溶化，并非变质。

（7）口服混悬剂及口服乳剂。如有大量沉淀或出现分层，经摇亦不匀者，即为变质。

（8）栓剂、眼用制剂及其他药膏。若有异臭、酸败味，或见明显颗粒干涸及稀薄、变色、水油分离等即为变质。

（9）滴鼻剂。如药液中有絮状物或见浑浊即为变质。

药物性状观测中对其色泽、气味、澄清度等特征内容的界定或描述，在一定程度上综合反映了药品内在质量。有针对性地勘验药物性状，是当前识别假冒伪劣药品的重要手段和途径。

 练一练

试着说出甲硝唑原料药、对乙酰氨基酚片、板蓝根颗粒的药物外观性状。

§3-2 溶解度

学习目标

1. 掌握《中国药典》中溶解性能的描述。
2. 理解溶解度的测定方法。

在《中国药典》各品种的正文中，溶解度不列小标题，排在外观性状之下，作为性状项下的第二个自然段。

一、溶解度

溶解度是药品的一种物理性质，在一定程度上反映药物的纯度、晶型或粒度，也可供精制或制备溶液时参考。对在特定溶剂中的溶解性能需进行质量控制时，应在相应药品检查项下做具体规定。

《中国药典》采用"极易溶解、易溶、溶解、略溶、微溶、极微溶解、几乎不溶或不溶"来描述药品在不同溶剂中的溶解性能。

极易溶解系指溶质 1 g（mL）能在溶剂不到 1 mL 中溶解；易溶系指溶质 1 g（mL）能在溶剂 1～不到 10 mL 中溶解；溶解系指溶质 1 g（mL）能在溶剂 10～不到 30 mL 中溶解；略溶系指溶质 1 g（mL）能在溶剂 30～不到 100 mL 中溶解；微溶系指溶质 1 g（mL）能在溶剂 100～不到 1 000 mL 中溶解；极微溶解系指溶质 1 g（mL）能在溶剂 1 000～不到 10 000 mL中溶解；几乎不溶或不溶系指溶质 1 g（mL）在溶剂 10 000 mL 中不能完全溶解。

文字叙述中的顺序，按药品在不同溶剂中溶解度大小依次排列。如丙酸睾酮在三氯甲烷中极易溶解，在乙醇或乙醚中易溶，在乙酸乙酯中溶解，在植物油中略溶，在水中不溶。

当药品在不同溶剂中的溶解度相似时，则按溶剂极性大小依次排列（如按水、甲醇、乙醇、丙酮、乙酸乙酯、三氯甲烷、乙醚或环己烷等的顺序排列）；热水或热乙醇（不用其他的热溶剂）放在同一溶解度的各溶剂之前，如咖啡因在热水或三氯甲烷中易溶，在水、乙醇或丙酮中略溶，在乙醚中极微溶解。

在酸性或碱性溶液中的溶解度放在最后表述，使与前述溶剂中的溶解度相隔开，所用酸性或碱性溶液要注明名称，最好能写明浓度。

二、溶解度的测定方法

《中国药典》在凡例中规定了溶解度的测定方法，统一了溶解度的标准。

除另有规定外，称取研成细粉的固体供试品或量取液体供试品，置于 25 ℃ ±2 ℃一定容量的溶剂中，每隔 5 分钟强力振摇 30 秒；观察 30 分钟内的溶解情况，如无目视可见的溶质颗粒或液滴时，即视为完全溶解。

称取（或量取）供试品量，其准确度应为规定值的 ±2%；易于溶解的样品，取样可在 1～3 g；贵重药品及毒剧药可酌情减量，可采用逐渐加入溶剂的方法，溶剂品种也可适当减少，但至少要做水、酸、碱、乙醇等溶剂。一般常用的溶剂有水、乙醇、乙醚、三氯甲烷、甘油、无机酸和碱等。

溶解度试验如出现异常，常提示其纯度可能存在问题，如供试品为有机碱的盐，若在成盐工艺过程中加入的酸量不足，则影响其在水中的溶解度。药品的晶型不同及所含结晶水不同，药品的粒度差异，也会影响其在水中的溶解度。

示例 3－1：布洛芬在乙醇中溶解度的测定。

取布洛芬粉末 0.8 g，加入 10 mL 温度为 25 ℃ ±2 ℃的乙醇中，每隔 5 分钟强力振摇 30 秒（或置于恒温水浴振荡器中），30 分钟内看不到溶质颗粒，属易溶。

示例 3－2：普鲁卡因青霉素 G 在水中溶解度的测定。

取普鲁卡因青霉素 G 粉末 0.2 g，加入 50 mL 温度为 25 ℃ ±2 ℃的水中，每隔 5 分钟强力振摇 30 秒（或置于恒温水浴振荡器中），30 分钟内观察溶解情况。一般看不到溶质颗粒时，用电位滴定法测定已溶解的普鲁卡因青霉素 G 的量，其在水中溶解度为 1∶250，属微溶。

【知识链接】

相似相溶原理及应用

1. 原理

从广义上讲，相似相溶原理的意思是"结构相似者易互溶，结构越相似溶解得越好；结构不相似者不易互溶"。从狭义上讲，相似相溶原理的意思是"极性分子组成的溶质易溶于极性分子组成的溶剂；非极性分子组成的溶质易溶于非极性分子组成的溶剂"，如碳氢化合物在汽油中的溶解度很大，在乙醇中还可以溶解一些，在水中就不溶解，这就是由组成的相似与否造成的。原因是汽油为碳氢化合物组成的混合物，乙醇是碳氢基上加 – OH，至于水则和碳氢化合物就基本上无相同之处了。又如，多数无机盐都能溶于水，是因为无机盐类是极性极强的物质，而水是极性溶剂的缘故。相反，非极性溶质如碘等，则在苯、氯仿、四氯化碳等非极性溶剂中溶解度大。

2. 应用

在日常生活中，巧妙地利用相似相溶原理，往往可以起到事半功倍的效果。当衣服上不小心沾染油漆时，若在水中用洗涤剂清洗，即使费了九牛二虎之力，也不一定能见到效果。若用汽油来清洗，油漆就轻轻松松被洗掉了。这主要是因为油漆中绝大多数是有机溶剂，可以溶解在汽油等有机溶剂中，而难溶解在水中。

胡萝卜素是维持人的眼睛和皮肤健康不可缺少的营养成分之一，胡萝卜中因为含有胡萝卜素深受人们的欢迎。很多人喜欢生吃、凉拌或者是水煮，其实这些都不能够很好地吸收胡萝卜的营养成分，因为胡萝卜素是一种食用油溶性色素，根据相似相溶原理，在水中溶解性不好，只有吃用油炒的胡萝卜，才能更好地吸收它的营养。

§3–3　物理常数

 ## 学习目标

1. 掌握相对密度、熔点、旋光度、吸光系数、折光率的测定方法。
2. 了解《中国药典》收载的物理常数。

物理常数是表示药物物理性质的特征常数，其数值由药物分子结构及其聚集状态等因素所决定，在一定条件下是不变的。它是评价药品质量的主要指标之一，其测定结果不仅对药品具有鉴别意义，也反映了该药品的纯杂程度。《中国药典》收载的物理常数包括相对密度、馏程、熔点、凝点、比旋度、折光率、黏度、酸值、皂化值、碘值、吸收系数等。

一般固体药品需按要求测定熔点、吸收系数等，液体药品需按要求测定馏程、相对密度、黏度、折光率等。具有手性中心的药品，如天然物提取的单体或合成拆分得的单一旋光物，应测定比旋度并证明其光学纯度。凝点用来测某些在室温范围附近或为固体或为液体不易测其熔点的药品，如脂肪油、脂肪酸等，先加热使其液化，再测其凝点。油脂类药物，除相对密度、折光率、熔点、凝点等物理常数外，还要测定酸值、碘值、羟值、皂化值、过氧化物、不皂化物等一些化学常数。

以下重点讨论几项物理常数的测定，其他物理常数的测定方法可参阅《中国药典》四部通则。

一、相对密度

1. 概述

相对密度系指在相同的温度、压力等条件下，某物质的密度与水的密度之比。除另有规定外，水系指纯化水，温度为 20 ℃。

纯物质的相对密度在特定条件下是不变的常数。某些药品具有一定的相对密度，当药品不纯，其相对密度亦会改变。因此，测定相对密度，可以区别或检查药品的纯度。《中国药典》收载的相对密度测定法有 3 种，即比重瓶法（比重瓶如图 3 - 1 所示）、韦氏比重秤法（韦氏比重秤如图 3 - 2 所示）和振荡型密度计法。比重瓶法所用供试品量少，较常用；韦氏比重秤法仅用于测定易挥发液体的相对密度，如麻醉乙醚、三氯甲烷等；液体的相对密度也可采用振荡型密度计法测定。

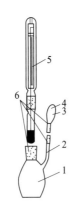

图 3 - 1　比重瓶
1—比重瓶主体；2—侧管；3—侧孔；
4—罩；5—温度计；6—玻璃磨口

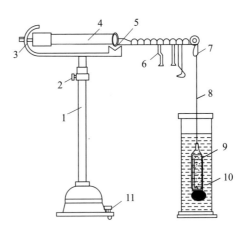

图 3 - 2　韦氏比重秤
1—支架；2—调节器；3—指针；4—横梁；
5—刀口；6—游码；7—小钩；8—白金丝；
9—玻璃锤；10—玻璃筒；11—调整螺钉

2. 比重瓶法

（1）称定比重瓶的质量。取洁净、干燥的比重瓶，精密称定其质量（记为 m_1）。

（2）测定供试品的质量。将上述称定质量的比重瓶装满供试品（温度应略低于 20 ℃或各品种项下规定的温度）后，装上温度计（瓶中应无气泡），置 20 ℃ （或各品种项下规定的温度）的水浴中放置 10 ~ 20 分钟，使内容物的温度达到 20 ℃ （或各品种项下规定的温度），用滤纸将溢出侧管的液体擦干，立即盖上罩。然后从水浴中取出比重瓶，用滤纸将比重瓶外壁的水擦干，精密称定其质量（记为 m_2）。则供试品的质量 $= m_2 - m_1$。

（3）测定水的质量。倾去供试品，洗净比重瓶，装满新沸过的冷水，再照上法测得同一温度时装满水的质量，记为 m_3。则水的质量 $= m_3 - m_1$。

（4）计算相对密度。按式（3 - 1）计算供试品的相对密度：

$$供试品的相对密度 = \frac{供试品的质量}{水的质量} = \frac{m_2 - m_1}{m_3 - m_1} \qquad (3 - 1)$$

（5）注意事项。①测定使用的比重瓶必须洁净、干燥；②供试品及水装瓶时应沿瓶倒入，避免产生气泡，如有气泡，应放置一会，等气泡消失后再调温称量；③从水浴中取出比重瓶时，应手指拿住瓶颈，而不能拿瓶肚，以免液体受手指温度影响，引起液体外溢；④当室温高于 20 ℃ 时，应快速称量，否则影响称量的准确性。

3. 韦氏比重秤法

（1）韦氏比重秤的安装、调整。按韦氏比重秤说明书或药品检验标准操作规程进行。

（2）韦氏比重秤的校准。用新沸过的冷纯化水将所附玻璃圆筒装至八成满，置 20 ℃ （或各品种项下规定的温度）的水浴中，搅动玻璃圆筒内的水，调节温度至 20 ℃ （或各品种项下规定的温度），将悬于秤端的玻璃锤浸入圆筒内的水中，秤臂右端悬挂游码于 1.000 0 处，调节秤臂左端平衡用的螺钉使平衡。

（3）供试品的测定。倒掉玻璃圆筒内的水，拭干，装入供试液至相同的高度，按上述（2）中相同的方法调节温度后，再把拭干的玻璃锤浸入供试品溶液中，调节秤臂上游码的数量与位置使平衡，读取数值，即得供试品的相对密度。

（4）注意事项。①韦氏比重秤应安装在固定的操作平台上，避免震动、受热及冷气流的影响；②玻璃锤应洁净，全部浸入液面下；③装水及供试液时高度应一致，使玻璃锤浸入液面深度前后一致；④如果使用在 4 ℃ 时相对密度为 1 的比重秤测定在 20 ℃ 时供试品的相对密度，则用水校准时游码应悬挂于 0.998 2 处，并应将在 20 ℃ 时测得的供试品相对密度除以 0.998 2。如测定温度为其他温度时，则用水校准时的游码应悬挂于该温度水的相对密度处，并应将在该温度测得的供试品相对密度除以该温度水的相对密度。

4. 振荡型密度计法

振荡型密度计主要由 U 形振荡管（一般为玻璃材质，用于放置样品）、电磁激发系统（使振荡管产生振荡）、频率计数器（用于测定振荡周期）和控温系统组成。

通过测定 U 形振荡管中液体样品的振荡周期（或频率）可以测得样品的密度。振荡频率（T）与密度（ρ）、测量管常数（c）、振荡管的质量（m）和体积（V）之间存在下述关系，见式（3 - 2）：

$$T^2 = \frac{m + \rho \times V}{c} \times 4\pi^2 \qquad (3 - 2)$$

如果将 $c/(4\pi^2 \times V)$ 定义为常数 A，m/V 定义为常数 B，则式（3-2）可简化如下，见式（3-3）：

$$\rho = A \times T^2 - B \qquad (3-3)$$

常数 A 和 B 可以通过往振荡管中加入两种已知密度的物质进行测定，常用的物质为脱气水（如新沸过的冷水）和空气。分别往样品管中加入干燥空气和脱气水（如新沸过的冷水），记录测得的空气的振动周期 T_a 和水的振动周期 T_w，由式（3-4）计算出空气的密度值 d_a：

$$d_a = 0.001\ 293 \times \frac{273.15}{t} \times \frac{p}{101.3} \qquad (3-4)$$

式中，d_a 为测试温度下的空气密度，g/mL；t 为测试温度，K；p 为大气压，kPa。

从表3-1中查出测得温度下水的密度值 d_w，照式（3-5）、式（3-6）可分别计算出常数 A 和常数 B：

$$A = \frac{T_w^2 - T_a^2}{d_w - d_a} \qquad (3-5)$$

$$B = T_a^2 - A \times d \qquad (3-6)$$

式中，T_w 为试样管内为水时观测的振荡周期，s；T_a 为试样管内为空气时观测的振荡周期，s；d_w 为测试温度下水的密度，g/mL；d_a 为测试温度下空气的密度，g/mL。如果使用其他校准液体，则使用相应的振荡周期 T 值和 d 值。如果仪器具有从常数 A 和 B 以及样品测得的振动周期计算密度的功能，则常数 A 和 B 无须计算，按照仪器生产商的操作说明直接读取供试品的密度值。物质的相对密度可根据式（3-7）计算：

$$相对密度 = \rho/0.998\ 2 \qquad (3-7)$$

式中，ρ 为被测物质在 20 ℃时的密度；0.998 2 为水在 20 ℃时的密度。

（1）对仪器的一般要求。用于相对密度测定的仪器的读数精度应不低于 ±0.001 g/mL，并应定期采用已知密度的两种物质（如空气和水）在 20 ℃（或各品种项下规定的温度）下对仪器常数进行校准。建议每次测量前用脱气水（如新沸过的冷水）对仪器的读数准确性进行确认，可根据仪器的精度设定偏差限度，例如精确到 ±0.000 1 g/mL 的仪器，水的测定值应在 0.998 2 g/mL ± 0.000 1 g/mL 的范围内，如超过该范围，应对仪器重新进行校准。

（2）测定法。照仪器操作手册所述方法，取供试品，在与仪器校准时相同的条件下进行测定。测量时应确保振荡管中没有气泡形成，同时还应保证样品实际温度和测量温度一致。如必要，测定前可将供试品温度预先调节至约 20 ℃（或各品种项下规定的温度），这样可降低在 U 形振荡管中产生气泡的风险，同时可缩短测定时间。

表3-1		不同温度下水的密度值			
温度/℃	密度/（g·mL⁻¹）	温度/℃	密度/（g·mL⁻¹）	温度/℃	密度/（g·mL⁻¹）
0.0	0.999 840	4.0	0.999 972	10.0	0.999 699
3.0	0.999 964	5.0	0.999 964	15.0	0.999 099

续表

温度/℃	密度/（g·mL^{-1}）	温度/℃	密度/（g·mL^{-1}）	温度/℃	密度/（g·mL^{-1}）
15.56	0.999 012	25.0	0.997 043	50	0.988 030
16.0	0.999 943	26.0	0.996 782	55	0.985 688
17.0	0.999 774	27.0	0.996 511	60	0.983 191
18.0	0.999 595	28.0	0.996 231	65	0.980 546
19.0	0.999 404	29.0	0.995 943	70	0.977 759
20.0	0.999 203	30.0	0.995 645	75	0.974 837
21.0	0.997 991	35.0	0.995 029	80	0.971 785
22.0	0.997 769	37.78	0.995 042	85	0.968 606
23.0	0.997 537	40	0.992 212	90	0.965 305
24.0	0.997 295	45	0.990 208	100	0.958 345

示例 3 - 3： 甘油的相对密度测定（比重瓶法）。

《中国药典》规定甘油的相对密度，在 25 ℃时为 1.258 ~ 1.268。

仪器与用具：分析天平、附温度计比重瓶、恒温水浴锅（温度控制在 25 ℃±0.1 ℃）。

m_1（比重瓶）= 25.487 6 g；m_2（比重瓶 + 供试品）= 89.578 8 g；m_3（比重瓶 + 水）= 75.657 4 g。

$$甘油的相对密度 = \frac{m_2 - m_1}{m_3 - m_1} = \frac{89.578\ 8 - 25.487\ 6}{75.657\ 4 - 25.487\ 6} = 1.277\ 5$$

结论：供试品的相对密度不符合规定。

【知识链接】

密度的概述及测量方法

1. 概述

密度是对单位体积内的质量的度量，密度等于物体的质量除以体积，可以用符号 ρ 表示。国际单位制和我国法定计量单位中，密度的单位为千克每立方米，符号是 kg/m^3。

2. 测量方法

（1）实验原理

$$\rho = \frac{m}{v}$$

（2）实验器材

天平、量筒、水、金属块（小）、细绳。

（3）需要测的物理量

金属块的体积、质量。

（4）实验步骤

1）用天平称出金属块的质量 m；

2）往量筒中注入适量水，读出体积v_1；

3）用细绳系住金属块放入量筒中，浸没，读出体积v_2；

4）计算金属块的体积$v = v_2 - v_1$；

5）计算金属块密度$\rho = \dfrac{m}{v}$。

二、熔点

1. 概述

熔点系指一种物质按规定方法测定由固体熔化为液体时的温度，熔融同时分解的温度，或在熔化时自初熔至终熔的一段温度。初熔温度系指供试品在毛细管内开始局部液化出现明显液滴时的温度；终熔温度系指供试品全部液化时的温度；熔融同时分解系指某一药品在一定温度下产生气泡、变色或浑浊等现象。熔距系指初熔与终熔的温度差值。某些药物具有一定的熔点，当药物中杂质含量增多，药物的熔点会降低，熔距会增大，因此测定熔点可以鉴别或检查药物的纯杂程度。

根据被测物质的性质不同，熔点测定方法可分为3种。第一法，测定易粉碎的固体药品；第二法，测定不易粉碎的固体药品，如脂肪、脂肪酸、石蜡、羊毛脂等；第三法，测定凡士林或其他类似物质。其中以第一法最为常用，各品种项下未注明时，均系指第一法。第一法分为传温液加热法（A法）和电热块空气加热法（B法）。若对B法测定结果持有异议，应以A法测定结果为准。

2. 第一法　测定易粉碎的固体药品

（1）传温液加热法（A法）。要点如下。

取供试品适量，研成细粉，除另有规定外，应按照各品种项下干燥失重的条件进行干燥。若该药品为不检查干燥失重、熔点范围低限在135 ℃以上、受热不分解的供试品，可采用105 ℃干燥；熔点在135 ℃以下或受热分解的供试品，可在五氧化二磷干燥器中干燥过夜或用其他适宜的干燥方法干燥，如恒温减压干燥。

分取供试品适量，置熔点测定用毛细管（简称毛细管，由中性硬质玻璃管制成，长9 cm以上，内径0.9～1.1 mm，壁厚0.10～0.15 mm，一端熔封；当所用温度计浸入传温液在6 cm以上时，管长应适当增加，使露出液面3 cm以上）中，轻击管壁或借助长短适宜的洁净玻璃管，垂直放在表面皿或其他适宜的硬质物体上，将毛细管自上口放入使自由落下，反复数次，使粉末紧密集结在毛细管的熔封端。装入供试品的高度约为3 mm。另将玻璃温度计（分浸型，具有0.5 ℃刻度，经熔点测定用对照品校正）放入盛装传温液（熔点80 ℃以下者，用水；熔点在80 ℃以上者，用硅油或液状石蜡）的容器中，使温度计汞球部的底端与容器的底部距离2.5 cm以上（用内加热的容器，温度计汞球与加热器上表面距离2.5 cm以上）或使用经对照品校正后的电阻式数字温度计；加入传温液以使传温液受热后的液面适在温度计的分浸线处。将传温液加热，俟温度上升至较规定的熔点低限约低10 ℃

时，将装有供试品的毛细管浸入传温液，贴附在温度计上（可用橡皮圈或毛细管夹固定），位置须使毛细管的内容物部分适在温度计测量区中部；继续加热，调节升温速率为每分钟上升 1.0~1.5 ℃，加热时须不断搅拌使传温液温度保持均匀，记录供试品在初熔至终熔时的温度，重复测定 3 次，取其平均值，即得。

当供试品存在多晶型现象时，在保证化学纯度的基础上，熔距值大小也可反映其晶型纯度。

测定熔融同时分解的供试品时，方法如上述，但调节升温速率使每分钟上升 2.5~3.0 ℃；供试品开始局部液化时（或开始产生气泡时）的温度作为初熔温度；供试品固相消失全部液化时的温度作为终熔温度。遇有固相消失不明显时，应以供试品分解物开始膨胀上升时的温度作为终熔温度。某些药品无法分辨其初熔、终熔时，可以将发生突变时的温度作为熔点。

（2）电热块空气加热法。要点如下。

该法系采用自动熔点仪的熔点测定法。自动熔点仪有两种测光方式：一种是透射光方式，一种是反射光方式；某些仪器兼具两种测光方式。大部分自动熔点仪可置多根毛细管同时测定。

分取经干燥处理（同 A 法）的供试品适量，置熔点测定用毛细管（同 A 法）中；将自动熔点仪加热块加热至较规定的熔点低限约低 10 ℃时，将装有供试品的毛细管插入加热块中，继续加热，调节升温速率为每分钟上升 1.0~1.5 ℃，重复测定 3 次，取其平均值，即得。

测定熔融同时分解的供试品时，方法如上述，但调节升温速率使每分钟上升 2.5~3.0 ℃。

遇有色粉末、熔融同时分解、固相消失不明显且生成分解物导致体积膨胀，或含结晶水（或结晶溶剂）的供试品时，可适当调整仪器参数，提高判断熔点变化的准确性。当透射和反射测光方式受干扰明显时，可允许目视观察熔点变化；通过摄像系统记录熔化过程并进行追溯评估，必要时，测定结果的准确性需经 A 法验证。

自动熔点仪的温度示值要定期采用熔点标准品进行校正。必要时，供试品测定应随行采用标准品校正仪器。

（3）影响熔点测定结果的主要因素。注意事项如下。

1）毛细管。通常选用内径为 0.9~1.1 mm，壁厚 0.10~0.15 mm，长 9 cm 以上的毛细管，一端熔封。毛细管要干净，内径不能过大，管壁不能太厚，封口要均匀。

2）样品的预处理、装填及用量。样品要研细并干燥，装填结实，装入样品的高度为 3 mm。

3）传温液。采用不同的传温液测定某些药品熔点，所得结果不一致。因此，A 法应按药典规定选择传温液。除另有规定外，供试品熔点在 80 ℃以下者，传温液用水；熔点在 80 ℃以上者，传温液用硅油或液状石蜡。

4）升温速率。毛细管浸入传温液（或插入加热块中）后，升温速率一般调节为每分钟上升 1.0 ~ 1.5 ℃；若供试品熔融同时分解，则控制升温速率使每分钟上升 2.5 ~ 3.0 ℃。

5）A 法中所用温度计为分浸型，分浸线的高度宜在 50 ~ 80 mm，具有 0.5 ℃ 刻度，并经熔点测定用标准品校正。B 法自动熔点仪的温度示值要定期采用熔点标准品进行校正。必要时，供试品测定应随行采用标准品校正。

此外，样品受热是否均匀，温度计的位置是否合适，毛细管的内容物部分是否恰在温度计汞球的中部等对熔点测定结果都有影响。

当采用毛细管法测定难以判断熔点时，需辅以差示扫描量热分析法（DSC）的结果。一类新药的熔点则需采用毛细管法和 DSC 法同时测定。

3. 第二法　测定不易粉碎的固体药品（如脂肪、脂肪酸、石蜡、羊毛脂等）

取供试品，注意用尽可能低的温度熔融后，吸入两端开口的毛细管（同第一法，但管端不熔封）中，使高达约 10 mm。在 10 ℃ 或 10 ℃ 以下的冷处静置 24 小时，或置冰上放冷不少于 2 小时，凝固后用橡皮圈将毛细管紧缚在温度计（同第一法）上，使毛细管的内容物部分适在温度计汞球中部。照第一法将毛细管连同温度计浸入传温液中，供试品的上端应适在传温液液面下约 10 mm 处；小心加热，俟温度上升至较规定的熔点低限尚低约 5 ℃ 时，调节升温速率使每分钟上升不超过 0.5 ℃，至供试品在毛细管中开始上升时，检读温度计上显示的温度，即得。

4. 第三法　测定凡士林或其他类似物质

取供试品适量，缓缓搅拌并加热至温度达 90 ~ 92 ℃ 时，放入一平底耐热容器中，使供试品厚度达到 12 mm ± 1 mm，放冷至较规定的熔点上限高 8 ~ 10 ℃；取刻度为 0.2 ℃、水银球长 18 ~ 28 mm、直径 5 ~ 6 mm 的温度计（其上部预先套上软木塞，在塞子边缘开一小槽），使冷至 5 ℃ 后，擦干并小心地将温度计汞球部垂直插入上述熔融的供试品中，直至碰到容器的底部（浸没 12 mm），随即取出，直立悬置，俟黏附在温度计汞球部的供试品表面浑浊，将温度计浸入 16 ℃ 以下的水中 5 分钟，取出，再将温度计插入一外径约 25 mm、长 150 mm 的试管中，塞紧，使温度计悬于其中，并使温度计汞球部的底端距试管底部约为 15 mm；将试管浸入约 16 ℃ 的水浴中，调节试管的高度使温度计上分浸线同水面相平；加热使水浴温度以每分钟 2 ℃ 的速率升至 38 ℃，再以每分钟 1 ℃ 的速率升温至供试品的第一滴脱离温度计为止；检读温度计上显示的温度，即可作为供试品的近似熔点。再取供试品，照前法反复测定数次；如前后 3 次测得的熔点相差不超过 1 ℃，可取 3 次的平均值作为供试品的熔点；如 3 次测得的熔点相差超过 1 ℃ 时，可再测定 2 次，并取 5 次的平均值作为供试品的熔点。

示例 3 - 4：马来酸氯苯那敏的熔点测定（第一法 传温液加热法）。

《中国药典》规定马来酸氯苯那敏的熔点应为 131.5 ~ 135 ℃。

检测方法：通则 0612，第一法传温液加热法。

熔点仪型号：YRT - 3 熔点仪；升温速率为 1.2 ℃/min；传温液为硅油。

供试品的干燥条件：在 105 ℃ 干燥。

检验结果：本品熔点为 131.5 ~ 135 ℃，见表 3 - 2。

表 3 - 2　　　　　　　　　　　　供试品熔点测定结果

	第一次	第二次	第三次	平均值	修约值
初熔温度/℃	131.6	131.5	131.7	131.6	131.5
终熔温度/℃	134.6	135.0	134.8	134.8	135.0

结论：供试品的熔点符合规定。

说明：中国药品检验标准操作规程规定，熔点测定结果的数据按修约间隔为 0.5 进行修约，即 0.1 ~ 0.2 ℃ 舍去，0.3 ~ 0.7 ℃ 修约为 0.5 ℃，0.8 ~ 0.9 ℃ 进为 1 ℃；并以修约后的数据报告。

【知识链接】

熔点数值的表示

熔点数值的精度一般为 1 ℃（例①、例②），也可书写至 0.5 ℃（例③）；限度范围要包括该品种的初熔温度和终熔温度，一般为 2 ~ 4 ℃，个别品种可放宽至 6 ℃，再宽则失去对控制药品纯度的意义。除非是另加"熔距"的限制（例④），否则绝对不用"约××℃"或"不低于××℃"（但在鉴别项下，单纯为了鉴别的目的，可用"约××℃"）（例⑤）。测定熔点的药品，应是在熔点以下遇热时的晶型不转化，其初熔点和终熔点易于判断的品种；对熔融分解且不易明确判断的品种，可不定"熔点"。对于熔融时同时分解（例⑥和例⑦）或另有要求（例⑤、例⑦至例⑨）的品种，均应标明。

现举例如下。

①羊毛脂的熔点为 36 ~ 42 ℃。

②磺胺甲噁唑的熔点为 168 ~ 172 ℃。

③布洛芬的熔点为 74.5 ~ 77.5 ℃。

④甲基炔诺酮的熔点为 204 ~ 212 ℃。熔距在 5 ℃ 以内。

⑤取盐酸布比卡因约 0.15 g，加水 10 mL 溶解后，加三硝基苯酚试液 15 mL，即析出黄色沉淀，滤过，沉淀用少量水洗涤后，再以少量甲醇和乙醚冲洗，在 105 ℃ 干燥后，依法测定，熔点约为 194 ℃。

⑥溴新斯的明的熔点为 171 ~ 176 ℃。熔融时同时分解。

⑦取盐酸利多卡因溶液 10 mL，加三硝基苯酚试液 10 mL，即生成沉淀；滤过，沉淀用水洗涤后，干燥，依法测定，熔点为 228 ~ 232 ℃，熔融时同时分解。

⑧取环磷酰胺，不经干燥，依法测定，熔点为 48.5 ~ 52 ℃。

⑨取枸橼酸喷托维林，装入熔点测定毛细管中，减压熔封，依法测定，熔点为 88 ~ 93 ℃。

三、旋光度

1. 概述

具有光学异构体分子的药物，常常具有相同的物理性质和化学性质，但旋光性能不同，一般分为左旋体、右旋体和消旋体。有些药物的两种不同光学异构体的药理作用相同，如左旋和右旋的可待因具有相同的局部麻醉作用；但很多药物的左旋体和右旋体的生物活性却有较大差异，如奎宁和奎尼丁的结构完全相同，但奎宁是左旋体，主要用于治疗疟疾，奎尼丁是右旋体，临床上用于治疗心律不齐、心房性纤维性颤动。为了保证药品的质量，《中国药典》规定：具有旋光性的药物要做比旋度测定，以鉴别药物或检查纯度。

平面偏振光通过含有某些光学活性化合物的液体或溶液时，偏振光的平面向左或向右旋转，即发生旋光现象，旋转的度数称为旋光度，常用符号 α 表示。使偏振光的平面向右旋转者，称为右旋物质，常用"＋"表示；使偏振光的平面向左旋转者，称为左旋物质，常用"－"表示。旋光度的大小除与分子的结构有关外，还与测定时所使用的溶剂、溶液的浓度、厚度（旋光管的长度）、温度以及光源的波长等因素有关。在一定波长与温度下，偏振光通过长 1 dm 且每 1 mL 中含有旋光性物质 1 g 的溶液时测得的旋光度称为比旋度，常用符号 $[\alpha]_D^t$ 表示。最常用的光源是采用钠灯在可见光区的 D 线（589.3 nm），但也可使用较短的波长，如光电偏振计使用滤光片得到汞灯波长约为 578 nm、546 nm、436 nm、405 nm 和 365 nm 处的最大透射率的单色光，其具有更高的灵敏度，可降低被测化合物的浓度。还有一些其他光源，如带有适当滤光器的氙灯或卤钨灯。t 为测定时温度，一般测定温度为 20 ℃。

【知识链接】

对映体

手性是指实物和镜像不能重叠的一种性质，我们把具有手性，在空间上不能重叠，互为镜像关系的立体异构体称为对映体。对映体是两种不同的化合物，它们的化学性质、物理性质无差别，差别在于对偏振光有不同的反映。一个把偏振光向左旋，另外一个则把偏振光向右旋，但二者发生偏转的程度相同。

自然界中存在大量的对映体，如氨基酸、蛋白质、生物碱、抗体、糖苷、糖等，大多以对映体的形式存在。生物大分子如酶、生物受体等通常为手性物质，总是表现出对一种对映体的立体选择性，因此，对映体可在药理学与毒理学方面有差异。如外消旋体一般由等量的对映异构体构成，旋光度净值为零，其物理性质也可能与其对映体不同。

2. 测定方法

（1）旋光仪的检定。旋光仪的检定可用 +5°和 −1°标准石英旋光管进行检定，要求在规定温度下记录仪器的零点值，再放上标准石英管读数，如此反复测定 6 次，按规定处理结果，平均测定结果不得超出示值 ±0.01°。此外，要求将测定管旋转不同角度和方向测定，结果均不得超出示值 ±0.04°。或者用蔗糖作基准物质检定旋光仪的性能。

（2）比旋度的测定。旋光度测定一般应在溶液配制后 30 分钟内进行。测定旋光度时，使用读数至 0.01°并经过检定的旋光仪。将测定管用供试液体或溶液（取固体供试品，按药典各品种项下的方法制成）冲洗数次，缓缓注入供试液体或溶液适量（注意勿使发生气泡），置于旋光仪内检测读数，即得供试液的旋光度。按同法读取旋光度 3 次，取 3 次的平均值，按式（3-8）、式（3-9）计算，即得供试品的比旋度。

$$液体供试品：[\alpha]_D^t = \frac{\alpha}{l \times d} \tag{3-8}$$

$$固体供试品：[\alpha]_D^t = \frac{100 \times \alpha}{l \times c} \tag{3-9}$$

式中，$[\alpha]_D^t$ 为比旋度，D 为钠光谱的 D 线，589.3 nm；t 为测定时的温度，℃；l 为测定管长度，dm；α 为测得的旋光度；d 为液体的相对密度；c 为每 100 mL 溶液中含有被测物质的质量（按干燥品或无水物计算），g。

旋光法多用于比旋度的测定，按上式计算出的比旋度不超出药典规定的上下限度或最低限度，即可判为符合规定。

（3）注意事项。要点如下。

1）测定零点或停点时，按动复测按钮数次，使检偏镜向左或向右偏离光学零位，减小误差。

2）每次测定前应以溶剂作空白校正，测定后，再校正一次，如第二次校正时发现旋光度差值超过 ±0.01°时，则应重新测定旋光度。

3）配制溶液及测定时，均应调节温度至 20 ℃ ±0.5 ℃（或各品种项下规定的温度）。

4）供试液体或固体供试品的溶液应澄清；如有浑浊，则应预先滤过，并弃去初滤液。一般应在供试品溶液配制后 30 分钟内进行测定。

5）测定供试品溶液与空白时，测定管放在旋光仪内的位置、方向应一致，测定管上的玻璃片应保持清洁、光亮，否则影响测定结果。

6）钠灯有一定的使用寿命，连续使用不要超过 4 小时，也不准瞬间内反复开关。

7）测定结束后，测定管必须洗净晾干以备下次再用。仪器不用时，样品室可置硅胶吸潮。

示例 3-5：盐酸左氧氟沙星的比旋度测定。

方法：取供试品，精密称定，加水溶解并定量稀释制成每 1 mL 中约含 20 mg 的溶液，依法测定（通则 0621），比旋度应为 -52° ~ -47°。

测试仪器及型号：数字式自动旋光仪，WZZ-2 型；室温为 20.5 ℃。

旋光管长度（l）：2 dm。

试样配制：取供试品约 2 g，精密称定，置 100 mL 量瓶中，用水溶解并稀释至刻度，摇匀。

称量数值：供试品（c）2.012 g；供试品温度（t）为 20 ℃；水分为 4.0%。

测得旋光度（α, 3次）：-1.90、-1.89、-1.91，平均值（$\bar{a}$）为-1.90。

计算比旋度：

$$[\alpha]_{D}^{20} = \frac{100 \times \bar{a}}{l \times c} = \frac{100 \times (-1.90)}{2 \times 2.012 \times (1 - 4.0\%)} = -49.2°$$

结论：供试品的比旋度符合规定。

【知识链接】

比旋度书写格式

凡具有光学异构体的药品，在其性状项下的物理常数中，应尽可能对其比旋度作出明确规定。由于在附录"旋光度测定法"的计算公式下已说明"按干燥品或无水物计算"，因此正文中除个别特殊品种（例⑥）外，一般可不再写"按干燥品计算"，但必须写明供试品溶液的浓度（用定量稀释制成每1 mL中约含0.××g或××mg的溶液）及其所用的溶剂（例①）；测定温度不在20 ℃时，要注明温度（例②）；在操作中另有特殊要求时，也要注明（例③至例⑤）；限度范围数值的精度要求，应在依法测定旋光度的读数时，能准确至0.01°。

书写格式举例如下：

①取维生素C，精密称定，加水溶解并定量稀释制成每1 mL中约含0.10 g的溶液，依法测定，比旋度为+20.5°至+21.5°。

②取罗通定，精密称定，加乙醇溶解并定量稀释制成每1 mL中约含8 mg的溶液，在25 ℃时依法测定，比旋度为-300°至-290°。

③取盐酸土霉素，精密称定，加盐酸溶液（9→1 000）溶解并定量稀释制成每1 mL中约含10 mg的溶液，避光放置1小时，依法测定，比旋度为-200°至-188°。

④取维生素D₂，精密称定，加无水乙醇溶解并定量稀释制成每1 mL中约含40 mg的溶液，依法测定，比旋度为+102.5°至+107.5°（应于容器开启后30分钟内取样，并在溶液配制后30分钟内测定）。

⑤避光操作。取维生素B₂，精密称定，加无碳酸盐的氢氧化钾溶液（取氢氧化钾20 g，加无醛乙醇制成20%的溶液，放置过夜后，吸取上清液，加无醛乙醇稀释成0.1 mol/L，经标定后，再精密量取相当于18 mL，加新沸过的冷水至100 mL，摇匀）溶解并定量稀释制成每1 mL中约含5 mg的溶液，依法测定，并严格控制温度，比旋度为-140°至-120°。

⑥取秋水仙碱，精密称定，加水溶解并定量稀释制成每1 mL中含10 mg的溶液，依法测定，按无溶剂的干燥品计算，比旋度为-450°至-425°。

四、吸收系数

1. 概述

物质对光的选择性吸收波长和相应的吸收系数是该物质的物理常数。在一定条件下，物质的吸收系数是恒定不变的，且与入射光的强度、吸收池厚度及样品浓度无关。吸收系数有两种表示方法：摩尔吸收系数和百分吸收系数。百分吸收系数（$E_{1cm}^{1\%}$）系指在一定波长下，溶液浓度为 1%（g/mL），液层厚度为 1 cm 时的吸光度。《中国药典》采用百分吸收系数，列入某些有紫外 – 可见光吸收的药物的性状项下。通常制剂的含量测定、溶出度和含量均匀度测定采用吸收系数法时，测定原料的吸收系数。测定吸收系数可鉴别药物或检查药物的纯度。

2. 测定方法

吸收系数可由分光光度法测量。分光光度法是利用物质对光吸收的特征及吸收的程度而进行定性、定量分析的一类分析方法。根据测定时所用的光源不同，分光光度法可分为可见分光光度法、紫外分光光度法及红外分光光度法等。分光光度法灵敏度高，特别适用于微量组分的测定。对微量组分的测定已能达到 1 ~ 10 μg/L 的数量级，若事先经分离、富集，可测定含量更少的物质。分光光度法测量的相对误差一般为 2% ~ 5%，精密的仪器可减至 1% ~ 2%，完全能满足测定微量组分的要求。

3. 注意事项

影响吸收系数的因素较多，除药物本身的结构性质外，还有入射光波长、溶剂、温度、溶液 pH 值等，因此测定吸收系数时应严格按照药典要求配制供试品溶液，并注意以下几点。

（1）校正仪器。紫外 – 可见分光光度计应定期校正，在测定前校正仪器波长。常用仪器自带氘灯的 486.02 nm、656.10 nm 两谱线校正。

（2）检查溶剂。在测定前，先检查所用溶剂在测定波长附近是否有干扰，应符合药典要求。

（3）核对最大吸收波长。除另有规定外，吸收峰波长应在待测药物规定波长 ±2 nm 以内，并以吸光度最大的波长作为测定波长。

（4）测定要求。测定时吸收池应配对，供试品平行测定 2 份，每份结果对平均值的偏差应在 ±0.5% 以内，以平均值报告结果。百分吸收系数（$E_{1cm}^{1\%}$）的计算公式见式（3 – 10）：

$$E_{1cm}^{1\%} = \frac{A}{c \times l} \tag{3 – 10}$$

式中，A 为吸光度；c 为每 100 mL 溶液中含有被测物质的质量（按干燥品或无水物计算），g；l 为液层厚度，cm。

【知识链接】

朗伯 – 比尔定律

1. 概念

朗伯 – 比尔定律是分光光度法的基本定律，是描述物质对某一波长光吸收的强弱与吸光物质的浓度及其液层厚度间的关系，又称比尔定律、比耳定律、布格 – 朗伯 – 比尔定律，适用于所有的电磁辐射和吸光物质，包括气体、固体、液体、分子、原子和离子。朗伯 – 比尔定律是比色分析及分光光度法的理论基础。

2. 数学表达式

$$A = \lg\left(\frac{1}{T}\right) = Kbc$$

式中，A 为吸光度；T 为透射比（透光度）；K 为摩尔吸光系数，它与吸收物质的性质及入射光的波长 λ 有关；c 为吸光物质的浓度，mol/L；b 为吸收层厚度，cm。

3. 物理意义

当一束平行单色光垂直通过某一均匀非散射的吸光物质时，其吸光度 A 与吸光物质的浓度 c 及吸收层厚度 b 成正比，而与透光度 T 成反比。

五、折光率

1. 概述

光线自一种透明介质进入另一种透明介质的时候，由于两种介质的密度不同，光在两种介质中的传播速度也不同，在两种介质的平滑界面发生折射，如图 3 - 3 所示，折射的方向和程度与两种介质的密度有关。

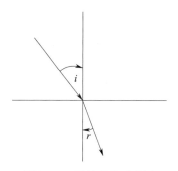

图 3 - 3 折射现象示意图

一般折光率系指光线在空气中行进的速度与在供试品中行进速度的比值。根据折射定律，折光率（n）是光线入射角的正弦与折射角的正弦的比值，见式（3 - 11）。

$$n = \frac{\sin i}{\sin r} \tag{3 - 11}$$

式中，n 为折光率；$\sin i$ 为光线入射角的正弦；$\sin r$ 为光线折射角的正弦。

物质的折光率因温度或光线波长的不同而改变，透光物质的温度升高，折光率变小；光线的波长越短，折光率越大。折光率常以 n_D^t 表示，D 为钠光谱的 D 线，t 为测定时的温度。《中国药典》采用钠光谱的 D 线（589.3 nm）测定供试品相对于空气的折光率（如用阿培折光计，可用白光光源），除另有规定外，供试品温度为 20 ℃。某些液体药物，如植物油、挥发油、油脂、有机溶剂等一般有特定的折光率，测定折光率可以区别不同的油类或检查某些药品的纯杂程度。例如《中国药典》规定：大豆油的折光率为 1.472 ~ 1.476；维生素 E 的折光率为 1.494 ~ 1.499。

折光计的种类有普氏折光计、浸入式折光计和阿培折光计等。最常用的折光计为阿培折光计。其主要由两个折射棱镜、色散棱镜、观察镜筒、刻度盘和仪器支架等组成。两个折射棱镜中间可放入液体样品，当光线从液层以90°射入棱镜时，则其折射角为临界角。由于临界光线的缘故，会产生受光与不受光照射的地方，因而在观察镜筒内视野有明暗区域，将明暗交界面恰好调至镜筒视野内的十字形发丝交叉处，此值在仪器上即显示为折光率。

【知识链接】

折光计相关知识

折光计又名折射仪，是较早出现的商品分析仪器之一，在20世纪60年代前，使用的仪器大都是国外厂家生产的。读数可读至0.000 1，测定范围1.300 0~1.700 0，上下棱镜可以用恒温水调节，使用比较方便。之后我国也能生产阿培折光计，并不断提高质量，满足了药品分析的需要。20世纪80年代后期又出现数字式阿培折光计，观察读数方便可靠，减少了读数的误差。

目前国内折光计测量范围多为1.3~1.7，最小读数为0.000 1，能符合《中国药典》要求。仪器的准确度，可用仪器附有的标准折光率玻璃校正，上面注有使用温度和规定值，使用时核对读数值与规定值是否相符。如有误差，可由测定后加减误差值，或调整仪器读数使其符合规定值。最简单的校正方法是用纯水校正，20 ℃纯水折光率为1.333 0，温度每上升或下降1 ℃，折光率降低或升高0.000 1。

2. 测定方法

将折光计下棱镜拉开，用干净的脱脂棉蘸丙酮或乙醚轻揩折射镜表面，用擦镜纸擦干或吹干，把测试液用滴管滴1~2滴于下棱镜磨砂面上，立即合上折射棱镜组（挥发性强的液体和沸点低的液体用细的滴管，从旁边小孔注入供试品），锁紧扳手，注意待测液应均匀充满于两棱镜的夹层间而无气泡。调节反光镜使目镜视野明亮，旋转手轮以转动折射棱镜，至在观察镜筒中观察到明暗分界线后，再转动消色棱镜手轮，使虹彩色散消除。仔细调节折射棱镜手轮至明暗分界线正在十字线交叉点上，即可由读数目镜中读出折光率度数。

3. 注意事项

（1）测定折光率用的折光计应能读数至0.000 1，测量范围1.3~1.7，如用阿培折光计或与其相当的仪器。

（2）测定前，折光计读数应用校正用棱镜或纯化水进行校正，纯化水的折光率20 ℃时为1.333 0，25 ℃时为1.332 5，温度每上升或下降1 ℃，折光率降低或升高0.000 1。

（3）测定时注意调节温度至20 ℃±0.5 ℃（或各品种项下规定的温度），测量后再重复读数2次，3次读数的平均值即为供试品的折光率。

（4）仪器必须置于有充足光线和干燥的房间，不可在有酸碱气或潮湿的实验室中使用，更不可放置仪器于高温炉或水槽旁。

（5）上下棱镜必须清洁，勿用粗糙的纸或酸性乙醚擦拭棱镜，勿用折光计测试强酸性或强碱性供试品，或有腐蚀性的供试品。

（6）滴加供试品时，注意棒或滴管尖不要触及棱镜，防止划伤棱镜。加入量要适中，勿使气泡进入样品，以免影响测定。

（7）测定挥发性液体折光率时，可将上下棱镜关闭，将测定液沿棱镜进样孔流入，要随加随读；测定固体样品或用标准玻片校正仪器时，只能将供试品或标准玻片置于测定棱镜上，而不能关闭上下棱镜。

（8）测定结束时，必须用能溶解供试品的溶剂如水、乙醇或乙醚将上下棱镜擦拭干净，晾干，放入仪器箱内，并放入硅胶防潮。

【知识链接】

折光率影响因素

物质的折光率与它的结构和光线波长有关，而且也受温度、压力等因素的影响。日常大气压的变化对折光率的影响不显著，所以只在很精密的工作中，才考虑压力的影响。

一般当温度增高 1 ℃时，液体有机化合物的折光率会减小 3.5×10^{-4} 至 5.5×10^{-4}。不同温度测定的折光率，可换算成另一温度下的折光率。为了便于计算，一般采用 4×10^{-4} 为温度每变化 1 ℃的校正值。这个粗略计算，所得的数值可能略有误差，但却有参考价值。通常文献中列出的某物质的折光率是温度在 20 ℃ 的数值。当实际测定时的温度高于（或低于）20 ℃ 时，所测折光率值应加上（或减去）$\Delta t \times 4 \times 10^{-4}$。

实训三　水杨酸熔点的测定

一、实训目的

1. 了解水杨酸熔点测定的方法原理。
2. 熟悉水杨酸熔点测定的操作方法并依据标准规范操作。
3. 掌握水杨酸熔点测定原始数据的记录和检验报告的书写要求。

二、实训准备

1. 器材

研钵、毛细管、熔点测定仪、干燥器。

2. 试剂与试药

水杨酸。

三、实训内容与步骤

1. 供试品的预处理

取供试品水杨酸，置研钵中研细，移至扁形称量瓶中，105 ℃ 干燥失重，置于五氧化二磷干燥器中干燥过夜。

2. 熔点测定仪的准备

（1）开机。将自动熔点测定仪的电源开关置于 I 位置，电源指示灯亮，仪器启动；预热约 30 分钟。

（2）温度预置。按一下"△"或"▽"键增加或降低预置温度。温度预置完毕后约 5 秒，自动恢复显示实际温度数值。仪器的温度预置数值为被测样品的熔点数值，仪器再次开启后，经过一定时间，温度自动控制在比预置数值低 10 ℃ 的位置上；启动仪器开始测试以后，仪器即以预置的升温速率等速控制温度上升。

（3）温度控制。仪器开机后，系统处于初始状态，自动控温系统自动预置为 125.0 ℃ 或上次预置与存储的温度数值，温度数码管显示窗显示温度数值为传温液杯内传温液体的实际温度。按一下控温键，控温指示灯亮，仪器内部自动控制温度系统打开，仪器开始加热及自动控制温度，经过一定时间以后，温度稳定在比预置数值低 10 ℃ 的位置上；仪器内部的蜂鸣器短响报警，提示此时传温液体已到达预置温度，可以开始测试。

（4）升温速率预置。仪器首次开机后，系统处于初始状态，控制温度系统自动预置升温速率为 1.5 ℃/min，"速率（1.5）"指示灯亮。如需改变预置升温速率数值，则可按速率键进行改变。

3. 供试品的装样

取两端熔封的毛细管，于临用前锯断其一端，将开口的一端插入上述预处理后的供试品中，再反转毛细管，并将熔封一端轻叩桌面，使供试品落入管底，再借助长短适宜（约 60 cm）的洁净玻璃管，垂直放在表面皿或其他适宜的硬质物体上，将上述装有供试品的毛细管放入玻璃管上口使其自由落下，反复数次，使供试品紧密集结于毛细管底部；装入供试品的高度约为 3 mm。

4. 毛细管安装

将装有供试品的毛细管插在毛细管支架上，放入传温液体内并利用支架上的磁铁吸牢。供试品应放置在尽量接近温度传感器的陶瓷部分的中间位置。

5. 供试品熔点的测定

毛细管放好后，按一下熔点测定仪启动键，启动指示灯亮，仪器处于测试状态；仪器内部自动控制温度系统开始以预置的升温速率等速控制传温液体的温度上升，此时可通过传温液杯前放置的放大镜仔细观察供试品的熔化过程。

6. 结果判断

平行测定 3 次，记录初熔、终熔的温度，计算平均值。根据测得的结果判断其熔点是否符合规定。

【注意事项】

（1）供试品必须按要求烘干，在干燥和洁净的研钵中碾碎，用自由落体法敲击毛细管，使供试品填装结实，供试品填装高度为 3 mm。同一批号供试品高度应一致，以确保测量结果的一致性。

（2）设定起始温度切勿超过仪器使用范围（<300 ℃），否则会损坏仪器。

（3）测定时根据供试品熔融同时分解与否，调节传温液的升温速度为 $2.5\sim3.0$ ℃/min 或 $1.0\sim1.5$ ℃/min。

四、实训测评

按表 3 - 3 所列评分标准进行测评，并做好记录。

表 3 - 3　　　　　　　　水杨酸熔点的测定实训评分标准

序号	考评内容	考评标准	配分	得分
1	供试品的预处理	正确处理供试品	10	
2	熔点测定仪的准备	熔点测定仪操作正确	10	
3	供试品装样	供试品装样操作正确	10	
4	毛细管安装	毛细管安装操作正确	20	
5	供试品熔点的测定	供试品熔点的测定操作正确	20	
6	原始记录	真实准确，随做随记	10	
7	检验报告	清晰、完整、规范	10	
8	清洁	依据规定实训前后清洁	10	
合计			100	

五、思考题

实训过程中，影响水杨酸熔点的测定结果有哪些？

【知识链接】---

认识水杨酸

水杨酸为白色细微的针状结晶，易溶于乙醇，在水中微溶，在沸水中溶解。存在于自然界的柳树皮、白珠树叶及甜桦树中。水杨酸的作用具体如下：①抗真菌剂，有抗微生物作用，对毛发癣菌、念珠菌、链球菌、金黄色葡萄球菌、大肠杆菌及绿脓杆菌均有抑制作用；②抗炎作用；③对角质层的作用，体积分数小于3%的低浓度，有促成作用，体积分数超过5%的高浓度后，随着水杨酸浓度的增加，具有角质溶解作用、角质剥脱作用和腐蚀作用；④助渗作用，与其他药物配伍应用，可促进药物经皮吸收，尤其是类固醇皮质激素。水杨酸的适应证有低浓度水杨酸制剂有角质形成作用，中浓度水杨酸有角质溶解作用，因此可用于银屑病的治疗。水杨酸和苯甲酸合用，具有抗真菌的作用。高浓度水杨酸软膏有角质剥脱作用，可用于掌跖角化症的治疗。体积分数为50%的水杨酸软膏具有腐蚀作用，可用于鸡眼、胼胝的治疗。

实训四　葡萄糖旋光度的测定与比旋度的计算

一、实训目的

1. 了解旋光度测定的方法原理。

2. 熟悉测定旋光度的操作方法并依据标准规范操作。

3. 掌握旋光度测定原始数据的记录和检验报告的书写要求。

二、实训准备

1. 器材

自动旋光仪、旋光管、电子天平（千分之一）、药匙、称量纸、小烧杯、洗瓶、胶头滴管、量筒、滤纸、玻璃棒、容量瓶（100 mL）、水浴锅等。

2. 试剂与试药

葡萄糖、氨试液、纯化水等。

三、实训内容与步骤

1. WZZ－1S 型数字式自动旋光仪的使用

（1）操作前准备。要点如下。

1）如测定对温度有严格要求的供试品，在测定前应将仪器及供试品置规定温度的恒温室内至少 2 小时，使温度恒定。

2）未接通电源前应确定样品室内无异物，电源开关和示数开关应放在关的位置，为了便于钠光灯起辉，应将钠光灯置于交流电路处，并检查仪器旋转位置是否合适。钠光灯起辉后，不许再搬动仪器，以免损坏钠光灯。

（2）接通电源。要点如下。

1）将仪器电源插头插入 220 V 交流电源插座上，并接好地线，如使用的交流电压变化较大，可通过 1 kV 电子稳压器使电压达到规定电压值，便于钠光灯的起辉。

2）开启电源开关，钠光灯经辉光放电，瞬间起辉点燃，但发光不稳。等待 5 分钟，待钠光灯呈现稳定的橙黄色后，将钠光灯开关扳向直流，如钠光灯熄灭，可能是预热时间不够，可将直流开关上下重复扳动 1～2 次使点燃。测定时应使钠光灯在直流电下工作。

（3）测定操作。要点如下。

1）按下"测量"按键。指示灯发亮，同时数码管将出现数字。

2）清零。将试样管一端螺帽放上皮垫和盖玻片（盖玻片紧靠试样管）拧紧。从另一端注入水或空白溶液，洗涤试样管数次后注满，将另一盖玻片盖上，放上皮垫，拧紧螺帽

（注意不要太紧），用擦镜纸将两端通光面盖玻片擦干净，如有气泡可摇动试样管，使气泡浮入凸颈内，放入仪器试样室的试样槽中，盖好，按下清零按键，使数码管示数为零。试样管安放时应注意标记的位置和方向。

3）测试。取出试样管，倒出空白溶液，注入少量供试液润洗数次后，装满供试液，盖好玻片拧紧螺帽，将旋光管按相同的位置和方向放入试样室的试样槽中，盖好。仪器的伺服系统动作，数码管显示所测得旋光度值，等到示数稳定后读取读数。

4）复测。按下复测键，仪器显示第二次测量结果，再次按下复测键，仪器显示第三次测量结果。取 3 次平均值再扣除空白溶液的读数，即为供试品的旋光度。

5）如供试品超出仪器测量范围，仪器在 ±45° 处会自动停止，此时取出试样管，按一下复位开关按钮，仪器即能自动回零。

（4）关机。要点如下。

1）测试结束后，应先将示数开关关闭，然后再关电源，将电源开关拨至交流挡（AC）。取出试样管洗净晾干，样品室内可放硅胶吸湿。

2）登记使用时间及仪器状况。

（5）仪器保养。仪器应放在干燥的地方，避免经常接触腐蚀性气体，及受到剧烈振动。

2. 葡萄糖旋光度的测定与比旋度的计算

取供试品约 10 g，精密称定，置 100 mL 容量瓶中，加水适量与氨试液 0.2 mL，溶解后，用水稀释至刻度，摇匀，放置 10 分钟，在 25 ℃时，依法测定（通则 0621）。按式（3-9）计算比旋度。《中国药典》规定葡萄糖的比旋度应为 +52.6° 至 +53.2°。

【注意事项】

（1）每次测定前应以溶剂作空白校正，测定后，再校正一次，如第二次校正时发现旋光度差值超过 ±0.01°，则应重新测定旋光度。

（2）本实验配制溶液及测定时，均应调节温度至 25 ℃ ±0.5 ℃。

（3）供试品溶液应不显浑浊或含有混悬的小粒；否则应预先滤过，并弃去初滤液。

（4）测定供试品溶液与空白时，测定管放在旋光仪内的位置、方向应一致，测定管上的玻璃片应保持清洁、光亮，否则影响测定结果。

（5）测定结束后，测定管必须洗净晾干以备下次再用。仪器不用时，样品室可置硅胶吸潮。

四、实训测评

按表 3-4 所列评分标准进行测评，并做好记录。

表 3-4　　　　葡萄糖旋光度的测定与比旋度的计算实训评分标准

序号	考评内容	考评标准	配分	得分
1	实训态度	预习充分，实训认真	10	
2	实训准备	正确选用器材、试剂、试药	10	

续表

序号	考评内容	考评标准	配分	得分
3	称量、溶解、稀释、定容	操作正确、熟练	20	
4	测定旋光度、计算比旋度	操作熟练，读数准确，计算正确	20	
5	原始记录	真实准确，随做随记	15	
6	检验报告	清晰、完整、规范	15	
7	清洁	依据规定实训前后清洁	10	
合计			100	

五、思考题

1. 测定葡萄糖的旋光度时，为什么要在溶液中加入少量的氨试液，并放置 10 分钟后才测定？

2. 旋光度测定时，称取葡萄糖 9.665 g 制成 100 mL 溶液，如果测得葡萄糖的干燥失重为 8.0%，按干燥品计算，该葡萄糖的质量浓度（g/100 mL）是多少？

实训五 甘油相对密度的测定

一、实训目的

1. 了解甘油相对密度测定的方法原理。
2. 熟悉甘油相对密度测定的操作方法并依据标准规范操作。
3. 掌握甘油相对密度测定原始数据的记录和检验报告的书写要求。

二、实训准备

1. 器材

电子天平、比重瓶、水浴锅、滤纸等。

2. 试剂与试药

甘油。

三、实训内容与步骤

1. 测定前将比重瓶清洗干净，并烘干。

2. 精密称定比重瓶，记录读数为 m_1。

3. 装供试品称重：将比重瓶装满甘油（温度应低于 20 ℃），装上温度计（瓶中应无气泡），置 20 ℃的水浴中放置 10~20 分钟，用滤纸除去溢出侧管的液体，立即盖上罩，将比重瓶自水浴中取出（用手指拿住瓶颈，而不是瓶肚），用滤纸将比重瓶的外面擦净，精密称定质量，记录读数为 m_2。

4. 装水称重：将甘油倾去，洗净比重瓶，装满新沸过的冷水，再按"3"步要求精密称定质量，记录读数为 m_3。

5. 按式（3 – 1）计算供试品相对密度。平行测两份，取其平均值。

6. 清场，器材、试剂、试药归位，实验废弃物分类处理。

【注意事项】

（1）比重瓶必须洁净、干燥，必要时可用铬酸洗液洗涤。

（2）测定时，先称空比重瓶，再装供试品称量，最后装水称重。装过供试液的比重瓶必须冲洗干净，再依法测定水重。

（3）供试品及水装入比重瓶时，应小心沿壁倒入瓶内，避免产生气泡，如有气泡应稍放置待气泡消失后再调温称重。

（4）测定有腐蚀性供试品时，为避免腐蚀天平秤盘，可在称量时用一表面皿放置天平盘上，再放比重瓶称量。

（5）将比重瓶从水浴中取出时，应用手指拿住瓶颈，而不能拿瓶肚，以免供试液因手温影响体积膨胀而外溢。

四、实训测评

按表 3 – 5 所列评分标准进行测评，并做好记录。

表 3 – 5　　　　　　　　甘油相对密度的测定实训评分标准

序号	考评内容	考评标准	配分	得分
1	空比重瓶烘干	达到烘干要求	10	
2	空比重瓶称重	精密称定，操作规范	10	
3	装供试品称重，装水称重	精密称定，操作规范	20	
4	相对密度计算	计算正确	20	
5	原始记录	真实准确，随做随记	15	
6	检验报告	清晰、完整、规范	15	
7	清洁	依据规定实训前后清洁	10	
	合计		100	

五、思考题

将比重瓶从水浴中取出时，为什么用手指拿住瓶颈，而不能拿瓶肚？

【知识链接】 ....

电子天平的使用方法

一、称量前的检查

1. 取下天平罩，叠好，放于天平后。

2. 检查天平盘内是否干净，必要的话予以清扫。

3. 检查天平是否水平，若不水平，调节底座螺钉，使观察气泡位于中心位置。

4. 检查硅胶是否变色失效，若是，应及时更换。

二、开机

开机前需预热 30 分钟。关好天平门，轻按 ON/OFF 键，LTD 指示灯全亮，松开手，先显示型号，稍后显示 0.000 0 g，即可开始使用。

三、电子天平的一般使用方法

1. 直接称量

在 LTD 指示灯显示为 0.000 0 g 时，打开天平侧门，将被测物小心置于秤盘上，关闭天平门，待数字不再变动后即得被测物的质量。打开天平门，取出被测物，关闭天平门。

2. 去皮称量

将容器至于秤盘上，关闭天平门，待天平稳定后按 TAR 键清零，LTD 指示灯显示为 0.000 0 g，取出容器，变动容器中物质的量，将容器放回托盘，不关闭天平门粗略读数，看质量变动是否达到要求，若在所需范之内，则关闭天平门，读出质量变动的准确值。以质量增加为正，减少为负。

四、基本的样品称量方法

1. 直接称量法

用于称量洁净干燥的不易潮解或升华的固体试样的质量。如称量某小烧杯的质量：关好天平门，按 TAR 键清零。打开天平左门，将小烧杯放入托盘中央，关闭天平门，待稳定后读数。记录后打开左门，取出烧杯，关好天平门。

2. 固定质量称量法

用于称量某一固定质量的试样。适用于称量不易吸潮，在空气中能稳定存在的粉末或小颗粒（最小颗粒应小于 0.1 mg）样品，以便精确调节其质量。该操作可以在天平中进行，用左手手指轻击右手腕部，将牛角匙中样品慢慢震落于容器内，当达到所需质量时停止加样，关上天平门，显示平衡后即可记录所称取试样的质量。记录后打开左门，取出容器，关好天平门。

固定质量称量法要求称量精度在 ±5% 以内。如称取 0.500 0 g 水泥样品，则允许质量的范围是 0.475 ~ 0.525 g。超出这个范围的样品称量均不合格。若加入量超出，则需重称试样，已用试样必须弃去，不能放回到试剂瓶中。操作中不能将试样撒落到容器以外的地方。称好的试样必须定量的转入接收器中，不能有遗漏。

3. 减重称量法（递减称量法）

又称减量法。用于称量一定范围内的试样。主要称量易挥发、易吸水、易氧化和易与二氧化碳反应的物质。

用滤纸条从干燥器中取出称量瓶，用纸片夹住瓶盖柄打开瓶盖，用牛角匙加入适量试样（多于所需总量，但不超过称量瓶容积的 2/3），盖上瓶盖，置入天平中，显示稳定后，按 TAR 键清零。用滤纸条取出称量瓶，在接收器的上方倾斜瓶身，用瓶盖轻击瓶口使试样缓缓落入接收器中。当估计试样接近所需量时，继续用瓶盖轻击瓶口，同时将瓶身缓缓竖直，用瓶盖敲击瓶口上部，使粘于瓶口的试样落入瓶中，盖好瓶盖。将称量瓶放入天平，显示的质量减少量即为试样质量。

若敲出质量多于所需质量时，则需重称，已取出试样不能收回，须弃去。

五、称量结束后的工作

称量结束后，按ON/OFF键关闭天平，将天平还原。在天平的使用记录本上记下称量操作的时间和天平状态，并签名。整理好台面之后方可离开。

六、使用天平的注意事项

1. 在开关门，放取称量物时，动作必须轻缓，切不可用力过猛或过快，以免造成天平损坏。

2. 对于过热或过冷的称量物，应使其回到室温后方可称量。

3. 称量物的总质量不能超过天平的称量范围。在用固定质量称量法称量时要特别注意。

4. 所有称量物都必须置于一定的洁净干燥容器（如烧杯、表面皿、称量瓶等）中进行称量，以免试样沾染腐蚀天平。

目标检测

一、单项选择题

1. 下列不属于物理常数的是（　　　）。

A. 吸收系数　　　　B. 溶解度　　　　　C. 比旋度　　　　　D. 相对密度

2. 相对密度测定法中的比重瓶法适于测定（　　　）。

A. 不发挥或挥发性小的液体药物的相对密度

B. 麻醉乙醚的相对密度

C. 挥发性强的液体药物的相对密度

D. 固体或气体药物的相对密度

3. 《中国药典》四部规定，测定液体药物的相对密度时应选择的参考物质为（　　　）。

A. 乙醚　　　　　　B. 乙醇　　　　　　C. 甘油　　　　　　D. 纯化水

4. 比旋度是指（　　　）。

A. 偏振光透过长1 dm、体积分数为1%的溶液，在一定波长与温度下测得的旋光度

B. 偏振光透过长1 dm、质量浓度为1 g/100 mL的溶液，在一定波长与温度下测得的旋光度

C. 偏振光透过长1 cm、质量浓度为1 g/mL的溶液，在一定波长与温度下测得的旋光度

D. 偏振光透过长 1 dm、质量浓度为 1 g/mL 的溶液，在一定波长与温度下测得的旋光度

5. 供试品在毛细管内全部液化时的温度为（　　）。

A. 终熔温度　　　　　B. 熔距　　　　　　　C. 初熔温度　　　　　D. 熔点

6. 下列关于熔点测定方法的表述，正确的是（　　）。

A. 取供试品，直接装入玻璃毛细管中，装管高度为 1 cm，置传温液中，升温速率为 1.0 ~ 1.5 ℃/min

B. 取经干燥的供试品，装入玻璃毛细管中，装管高度为 1 mm，置传温液中，升温速率为 1.0 ~ 1.5 ℃/min

C. 取供试品，直接装入玻璃毛细管中，装管高度为 3 mm，置传温液中，升温速率为 3.0 ~ 5.0 ℃/min

D. 取经干燥的供试品，装入玻璃毛细管中，装管高度为 3 mm，置传温液中，升温速率为 1.0 ~ 1.5 ℃/min

7. 《中国药典》规定，熔点测定所用温度计（　　）。

A. 采用分浸型温度计

B. 采用具有 0.5 ℃刻度的温度计

C. 若为普通温度计，必须进行校正

D. 采用分浸型、具有 0.5 ℃刻度的温度计，并预先用熔点测定用对照品校正

8. 《中国药典》收载的熔点测定方法有（　　）种，测定易粉碎固体药品的熔点应采用（　　）。

A. 2，第一法　　　　B. 4，第二法　　　　C. 3，第一法　　　　D. 4，第一法

9. 比旋度计算公式中 c 的单位是（　　）。

A. g/L　　　　　　　B. mg/mL　　　　　　C. 100 mg/L　　　　D. g/100 mL

10. 测定旋光度的药物分子结构特点是（　　）。

A. 含杂原子（如氮、氧、疏等）

B. 不饱和结构

C. 具有光学活性（含不对称碳原子）

D. 共轭结构

二、多项选择题

1. 测定熔点一般所需仪器有（　　）。

A. 温度计　　　　　B. 搅拌器　　　　　　C. b 型玻璃管

D. 毛细管　　　　　E. 传温液

2. 下列何种形态药品可测其熔点？（　　）

A. 易粉碎的固体药品

B. 不易粉碎的固体药品，如脂肪、石蜡、羊毛脂等

C. 凡士林

D. 低凝点的液体

E. 超临界液体

3. 液体药物的鉴别或纯度检查，可用下列哪些物理常数？（　　）

A. 比旋度　　　　　　B. 折光率　　　　　　C. 熔点

D. 旋光度　　　　　　E. 馏程

4. 熔融同时分解是指样品在一定温度下熔融同时分解并产生（　　）。

A. 变色　　　　　　　B. 浑浊　　　　　　　C. 气泡

D. 气化　　　　　　　E. 液化

5. 熔点是指物质（　　）。

A. 由固体熔化成液体的温度

B. 熔融同时分解的温度

C. 在熔化时自初熔至终熔的一段温度

D. 自加热开始至终熔的全程温度区间

E. 分解的温度

6. 若药品的熔点在 90 ℃以上时，测定其熔点时可以选用的传温液有（　　）。

A. 水　　　　　　　　B. 乙醇　　　　　　　C. 硅油

D. 液体石蜡　　　　　E. 乙醚

7. 药品的熔点测定可用于（　　）。

A. 药品含量测定　　　B. 药品的鉴别　　　　C. 药品的纯度检查

D. 评价药品质量　　　E. 评价药品疗效

8. 下列关于旋光度测定的表述，正确的是（　　）。

A. 测定前后应以溶剂作空白校正

B. 对测定管注入供试液时，勿使发生气泡

C. 使用日光作光源

D. 配制溶液及测定时，温度均应在 20 ℃ ± 0.5 ℃

E. 读数 3 次，取平均值

三、简答题

1. 药物的性状包括哪些内容？

2. 测定药品的相对密度有何作用？

3. 影响熔点测定结果的主要因素有哪些？

4. 旋光度和比旋度有何不同？

5. 测定折光率有何意义？

[**参考答案**]

一、单项选择题

1. B　2. A　3. D　4. D　5. A　6. D　7. D　8. C　9. D　10. C

二、多项选择题

1. ABCDE　2. ABC　3. BCDE　4. ABC　5. ABC　6. CD　7. BCD　8. ABDE

三、简答题

略。

第四章

药物鉴别

【案例导入】

2011年3月27日，无锡市食品药品监督管理局在监控互联网信息时获取一条线索，有人在互联网上开设名为"同济药房"的网店，兜售所谓产自巴西、印度的"易瑞沙""特罗凯"等抗肿瘤药物，并留有归属地为无锡市的联系电话。从该网店宣称的有关信息上初步判断，其销售的所谓进口药品涉嫌假冒。无锡市食品药品监督管理局随即将这一线索通报给无锡市公安局治安支队。经侦查，抓获涉案人员11人，查获的10余种药品外包装与正品多处不符，其内在质量经中国食品药品检定研究院鉴别，均为假药。

讨论：

什么是药物鉴别？药物鉴别的目的是什么，有什么特点？

药物的鉴别试验是根据药物的分子结构、理化性质，采用物理、化学或生物学方法来判断药物的真伪。它是药品质量检验工作中的首项任务，只有在药物鉴别无误的情况下，进行药物的杂质检查、含量测定等分析才有意义。《中国药典》和世界各国药典所收载的品种项下的鉴别试验方法，均为用来证实贮藏在有标签容器中的药物是否为其所标示的药物，而不是对未知物进行定性分析。这些试验方法虽有一定的专属性，但不足以确证其结构，因此不能赖以鉴别未知物。

§4−1 常用药物鉴别方法

 学习目标

1. 掌握化学、光谱、色谱等常用的药物鉴别方法。

2. 熟悉鉴别实验的影响因素与注意事项。

3. 了解鉴别试验方法的验证。

药物的鉴别方法要求专属性强，耐用性好，灵敏度高，操作简便、快速等。对于化学药物，常用的鉴别方法有化学鉴别法、光谱鉴别法、色谱鉴别法、质谱鉴别法和生物学鉴别法。对于中药材及其提取物和制剂，常用的鉴别方法还有显微鉴别法、指纹图谱与特征图谱鉴别法。

原料药的鉴别试验常用的方法有化学鉴别法、色谱鉴别法和光谱鉴别法等。光学异构体药物的鉴别应具有专属性。对一些特殊品种，如果用以上 3 类方法尚不能鉴别时，可采用其他方法，如用粉末 X 射线衍射法鉴别矿物药的不同晶型等。

制剂的鉴别同原料药，通常尽可能采用与原料药相同的方法，但需用灵敏度高、专属性强、操作较简便的方法，如色谱鉴别法等。

一、化学鉴别法

化学鉴别法即根据药物与化学试剂在一定条件下发生化学反应产生的外观现象进行鉴别，如溶液颜色的改变、沉淀的产生或溶解、荧光的出现或消失、特殊气体的生成等，从而对供试品作出定性分析结论。如果供试品的鉴别试验现象与药品质量标准中的鉴别项目及相应的反应现象相同，则认定为同一种药物。

化学鉴别法有一定的灵敏度和专属性，且所用仪器简单，操作简便易行，是药物分析与检验中最常用的鉴别方法。化学鉴别法要注意鉴别反应的条件，如溶液的浓度、酸碱性、温度、反应介质、反应时间和干扰物质的影响等。药典中应用较多的化学鉴别反应有各种无机阴阳离子的鉴别反应、典型官能团反应。有关这些反应的方法、原理及条件等将在后面相关章节讲述。

化学鉴别法必须具有反应迅速、现象明显的特点才有实用价值，至于反应是否完全则不是主要的。化学鉴别试验应明确反应原理，特别是在研究结构相似的系列药物时，应注意与结构相似的化合物的区别，并要进行试验验证。化学鉴别法包括在适当条件下使供试品产生颜色、荧光或使褪色、发生沉淀反应或产生气体，测定生成物的熔点等方法。

1. 呈色反应鉴别法

在供试品溶液中加入适当的试剂溶液，在一定条件下进行反应，生成易于观测的有色产物。如酚羟基的三氯化铁呈色反应；芳香第一胺的重氮化 - 偶合反应；托烷生物碱类的 Vitali 反应；肾上腺皮质激素类的四氮唑反应；含羰基结构的苯肼反应；氨基酸及氨基糖苷类的茚三酮反应；氨基醇结构的双缩脲反应等。

2. 沉淀生成反应鉴别法

在供试品溶液中加入适当的试剂溶液，在一定条件下进行反应，生成不同颜色的沉淀，有的具有特殊的沉淀形状。如丙二酰脲类的硝酸银反应；氯化物的银盐沉淀反应；还原性基团的银镜反应（如异烟肼）、生成氧化亚铜红色沉淀反应（如肾上腺皮质激素类、葡萄糖）；苯甲酸盐类的三氯化铁反应；与重金属离子的沉淀反应（如利多卡因）；含氮杂环类的生物

碱沉淀剂（碘化铋钾、硅钨酸等）反应；磺胺类药物的铜盐反应等。

3. 荧光反应鉴别法

在适当的溶剂中药物本身可在可见光下发射荧光，如硫酸奎宁的稀硫酸溶液显蓝色荧光；药物与适当试剂反应后发射出荧光，如氯普噻吨加硝酸后用水稀释，在紫外灯下显绿色荧光；维生素 B_1 的硫色素反应等。

4. 气体生成反应鉴别法

大多数的胺（铵）类药物、酰脲类药物以及某些酰胺类药物可经强碱处理后加热产生氨（胺）气（如巴比妥类药物）；化学结构中含硫的药物可经强酸处理后加热产生硫化氢气体（如盐酸雷尼替丁）；含碘有机药物经直火加热可生成紫色碘蒸气（如碘苷）；含乙酸酯和乙酰胺类药物，经硫酸水解后，加乙醇可产生乙酸乙酯的香味（如对乙酰氨基酚）。

5. 使试样褪色鉴别法

如维生素 C 的二氯靛酚反应；氧烯洛尔的高锰酸钾反应；司可巴比妥钠的碘试液反应。

6. 测定生成物熔点鉴别法

该法操作烦琐、费时，应用较少。

二、光谱鉴别法

光谱鉴别法包括紫外－可见分光光度法、红外分光光度法、近红外分光光度法、原子吸收分光光度法和核磁共振波谱法等，均可用于鉴别。《中国药典》鉴别药物的光谱鉴别法主要是紫外－可见分光光度法和红外分光光度法。含有生色团和助色团的药物吸收一定波长的紫外－可见光（波长 190~750 nm），会引起分子外层电子能级跃迁产生特征吸收光谱，如图 4-1 所示。红外光能量较低，化合物受红外光（通常是中红外光，波长 2.5~25 μm，即波数为 4 000~400 cm^{-1}）照射后，引起分子的振动－转动能级跃迁产生红外吸收光谱，如图 4-2 所示。几乎所有的有机物都有其特征红外光谱，可供鉴别。

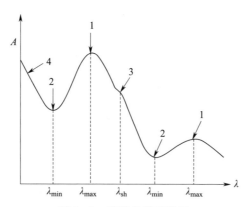

图 4-1 紫外光谱示意图

1—吸收峰；2—吸收谷；3—肩峰；4—末端吸收

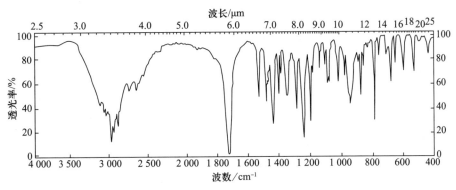

图 4 - 2　红外光谱示意图

1. 紫外－可见分光光度法

紫外－可见分光光度法有较高的灵敏度和一定的专属性，仪器普及率高，操作简便快速，广泛用于药物的鉴别、检查和含量测定。用于药物的鉴别时，因紫外光谱较为简单、曲线形状变化不大，用作鉴别的专属性远不如红外光谱。通常采用以下做法可以提高方法的专属性。

（1）对比吸收光谱的一致性。按药品质量标准的规定，将供试品与对照品用规定溶剂分别配成一定浓度的溶液，在规定波长区域内绘制吸收光谱，供试品光谱与对照品光谱应一致。所谓一致是指吸收光谱曲线中吸收峰的数目、峰位、峰形和相对强度均一致。例如，地蒽酚软膏的鉴别：取含量测定项下的溶液，照紫外－可见分光光度法测定，供试品溶液在 440 ~ 470 nm 波长范围内的吸收光谱与对照品溶液的吸收光谱一致；阿替洛尔的鉴别：将供试品与对照品分别用甲醇制成 20 μg/mL 溶液，在 200 ~ 400 nm 波长扫描两溶液，供试品的紫外光谱应与阿替洛尔对照品的紫外光谱一致。

（2）对比最大吸收波长、最小吸收波长与肩峰的一致性。例如鉴别布洛芬片时，取片粉适量，用 0.4% 氢氧化钠溶液制成每 1 mL 约含布洛芬 0.25 mg 的溶液，滤过，取续滤液，照紫外－可见分光光度法测定，在 265 nm 与 273 nm 的波长处有最大吸收，在 245 nm 与 271 nm 的波长处有最小吸收，在 259 nm 处有一肩峰。

（3）对比最大吸收波长及其相应的吸光度值。鉴别时按药品质量标准的规定，将供试品用规定溶剂配成一定浓度的溶液，在规定波长区域内测定最大吸收波长及相应的吸光度，应与药品质量标准中规定的最大吸收波长及其相应的吸光度一致。例如盐酸美西律的鉴别：取本品，加 0.01 mol/L 盐酸溶液溶解并稀释制成每 1 mL 中约含 0.4 mg 的溶液，照紫外－可见分光光度法测定，在 261 nm 的波长处有最大吸收，吸光度为 0.44 ~ 0.48。

（4）对比最大吸收波长及吸光度比值的一致性。例如氢氯噻嗪的鉴别：取本品 50 mg，置 100 mL 量瓶中，加 0.1 mol/L 氢氧化钠溶液 10 mL 使溶解，用水稀释至刻度，摇匀，精密取 2 mL，置 100 mL 量瓶中，用 0.01 mol/L 氢氧化钠溶液稀释至刻度，摇匀，照紫外－可见分光光度法测定，在 273 nm 与 323 nm 波长处有最大吸收，273 nm 波长处的吸光度与 323 nm 波长处的吸光度比值为 5.4 ~ 5.7。

示例 4 - 1：盐酸布比卡因的紫外 - 可见分光光度法鉴别：取本品适量，精密称定，按干燥品计算，加 0.01 mol/L 盐酸溶液溶解并定量稀释，制成每 1 mL 中含有 0.40 mg 的溶液，在 263 nm 与 271 nm 的波长处有最大吸收；其吸光度分别为 0.53 ~ 0.58 与 0.43 ~ 0.48。

示例 4 - 2：地蒽酚的紫外 - 可见分光光度法鉴别：取含量测定项下的溶液，于 240 ~ 400 nm 的波长范围内测定吸光度，在 257 nm、289 nm 与 356 nm 的波长处有最大吸收。在 257 nm 与 289 nm 处的吸光度比值应为 1.06 ~ 1.10；在 356 nm 与 289 nm 处的吸光度比值应为 0.90 ~ 0.94。

示例 4 - 3：氯贝丁酯的紫外 - 可见分光光度法鉴别：取本品，加无水乙醇制成每 1 mL 中含 0.10 mg 的溶液（1）与每 1 mL 中含 10 μg 的溶液（2），溶液（2）在 226 nm 的波长处有最大吸收；溶液（1）在 280 nm 与 288 nm 的波长处有最大吸收。

上述 3 个示例中示例 4 - 2 最严谨，不仅规定了测定波长范围，同时规定了两个波长处的吸光度比值，因为是同一溶液两个波长处的吸光度比值，故测定液的浓度不必严格要求。示例 4 - 1 中虽然规定了用干燥品计算，但其测定液浓度没有严格规定数值范围，且以吸光度计而非吸收比计，因此取样量稍有变化就会使吸光度偏离，该例的供试液制备中"制成每 1 mL 中约含 0.40 mg 的溶液"较难把握。示例 4 - 3 中仅仅规定了某处有最大吸收，没有吸光值的规定，故浓度没有严格规定，其专属性较差，其他药物也有可能在这几个波长处有最大吸收。

《美国药典》（USP38）采用对照品法，将样品与对照品按同法处理，在 200 ~ 400 nm 波长范围内扫描两溶液，要求在相同的波长处有最大吸收、最小吸收和相同的吸收系数，或吸收比在规定的限度内。

示例 4 - 4：USP38 中阿替洛尔的紫外 - 可见分光光度法鉴别：本品 20 μg/mL 甲醇溶液显示的紫外光谱图与同样条件下测得的 USP 阿替洛尔对照品的紫外光谱图一致。

示例 4 - 5：USP38 中呋塞米的紫外 - 可见分光光度法鉴别：本品 8 μg/mL 的 0.02 mol/L 氢氧化钠溶液，在 271 nm 处的吸收系数，按干燥品计，与 USP 呋塞米对照品的吸收系数相差不得超过 3.0%。

《日本药局方》（JP18）与《中国药典》利用紫外 - 可见分光光度法进行药物鉴别的方法相似，大部分品种均采用与标准图谱特征比对的方法进行。

示例 4 - 6：JP18 中氟胞嘧啶的紫外 - 可见分光光度法鉴别：取本品的 0.1 mol/L 盐酸溶液（1→125 000），照紫外 - 可见分光光度法测定，所得光谱与标准光谱比较，在相同的波长处应有一致的吸收。

《中国药典》通常规定在一定波长范围内扫描，寻找最大吸收，并测定其吸收系数。

示例 4 - 7：《中国药典》中盐酸吗啡的紫外 - 可见分光光度法鉴别：取本品 25 mg，加水溶解并稀释成 25.0 mL，作为供试品溶液 A。

鉴别一：取供试品溶液 A 10.0 mL，加水稀释成 100.0 mL 的溶液，作为供试品溶液（1），于 250 ~ 350 nm 波长范围内测定，溶液显示在 285 nm 处有一最大吸收峰，其吸收系数应为 37 ~ 43。

鉴别二：取供试品溶液 A 10.0 mL，加 0.1 mol/L 氢氧化钠溶液稀释成 100.0 mL 的溶液，作为供试品溶液（2），在 250~350 nm 波长范围内测定，溶液显示在 298 nm 处有一最大吸收峰，其吸收系数应为 64~72。

在《中国药典》中也有采用比较不同最大吸收的吸收度比值的方法。

示例 4-8：《中国药典》中阿替洛尔的紫外-可见分光光度法鉴别：取本品 0.100 g 用甲醇溶解并稀释至 100 mL，取上述溶液 10.0 mL 用甲醇稀释至 100 mL。在 230~350 nm 波长范围内测定，溶液显示在 275 nm 和 282 nm 处有最大吸收峰，其吸收度比值为 1.15~1.20。

2. 红外分光光度法

又称红外光谱法。红外分光光度法可以测定固体、液体或气体，以固体最为常用，其特征性强，应用范围广。红外分光光度法主要用于组成单一、结构明确的原料药鉴别，特别是结构复杂、相互之间差异较小，用化学鉴别法或紫外-可见分光光度法不易区分的药物，如甾体激素类药物、磺胺类药物等。红外分光光度法也可用于制剂的鉴别。

用红外分光光度法鉴别药物时，可采用标准图谱对照法或对照品比较法。《中国药典》多采用标准图谱对照法，少数品种采用对照品比较法。标准图谱对照法是将供试品的红外吸收光谱与相应的标准红外光谱直接比对。比对时，一般先看最强峰，核对其吸收峰数目、位置（波数值）、峰形和相对强度是否一致，再核对中等强度的吸收峰和弱吸收峰是否对应，如不一致，应按光谱图中备注的方法或该药品正文项下规定的方法进行预处理以后，再行录制比对。对照品比较法是将供试品与相应的对照品在同样条件下绘制红外光谱图，直接对比是否一致。

《中国药典》规定，绘制红外光谱图时使用仪器的标称分辨率，除另有规定外，应不低于 2 cm^{-1}。测定光谱图前，先用聚苯乙烯薄膜校正仪器。光谱图的横坐标为波数、纵坐标为透光率（T,%）。基线一般控制在 90% 透光率以上，供试品取用量一般控制在使其最强吸收峰在透光率 10% 以下。

在用红外光谱进行鉴别试验时，《中国药典》采用标准图谱对照法，《美国药典》则采用对照品比较法。

示例 4-9：《美国药典》中阿莫西林的红外分光光度法鉴别：取本品，经干燥后用溴化钾压片法测定，所得图谱与 USP 阿莫西林对照品的图谱一致。

JP18 将红外光谱鉴别分为 3 种：用对照品的鉴别法、用对照光谱的鉴别法、用吸收波数的鉴别法。正文规定方法有的可选择，如地塞米松的红外光谱鉴别用溴化钾压片法，可与对照光谱比对；也可与对照品同法测定比对，如有差异，样品与对照品用丙酮重结晶，干燥后再测定。

示例 4-10：《日本药局方》中劳拉西泮（lorazepam）的红外分光光度法鉴别：取本品，经干燥后用溴化钾压片法测定，其红外光吸收图谱与标准图谱比较在相同波数处应有相似吸收度。

《英国药典》中红外分光光度法鉴别项下规定有 3 种方法：用化学对照品的鉴别法、用 EP 对照光谱的鉴别法和用 BP 对照光谱的鉴别法。在正文中有具体规定。

示例 4-11：《英国药典》中喷他佐辛（pentazocine）的红外分光光度法鉴别：原料药的红外光谱应与 EP 中 pentazocine（A 型）的标准光谱一致。

示例 4-12：《英国药典》中西咪替丁的红外分光光度法鉴别：供试品的红外光谱与西咪替丁对照品制得的光谱比较，应一致；若有差异，将供试品与对照品分别溶于异丙醇，干燥后重新测定红外光谱进行比较。

《中国药典》收载的光谱图，系用分辨率为 2 cm^{-1} 条件绘制，基线一般控制在 90% 透光率以上，供试品取样量一般控制在使其最强吸收峰在 10% 透光率以下。《中国药典》收载的药品红外光谱图的波数范围为 4 000～400 cm^{-1}，而《英国药典》收载的光谱图绝大部分波数范围为 2 000～400 cm^{-1}。

（1）试样制备方法。要点如下。

1）压片法：取供试品约 1 mg，置玛瑙研钵中，加入干燥的溴化钾或氯化钾细粉约 200 mg，充分研磨混匀，移置于直径为 13 mm 的压模中（也可采用其他直径的压模制片，样品与分散剂的用量可相应调整以制得浓度合适的片），使铺布均匀，抽真空约 2 分钟后，加压至 0.8～1 GPa，保持 2～5 分钟，除去真空，取出制成的供试片，目视检查应均匀透明，无明显颗粒。

将供试片置于仪器的样品光路中，并扣除用同法制成的空白溴化钾或氯化钾片的背景，绘制光谱图。要求空白片的光谱图的基线应大于 75% 透光率；除在 3 440 cm^{-1} 及 1 630 cm^{-1} 附近因残留或附着水而呈现一定的吸收峰外，其他区域不应出现大于基线 3% 透光率的吸收谱带。

2）糊法：取供试品约 5 mg，置玛瑙研钵中，滴加少量液状石蜡或其他适宜的液体，制成均匀的糊状物，取适量（重约 150 mg）夹于两个溴化钾片之间，作为供试片；以溴化钾约 300 mg 制成空白片作为背景补偿，绘制光谱图。亦可用其他适宜的盐片夹持糊状物。

3）膜法：参照上述糊法所述的方法，将液体供试品铺展于溴化钾片或其他适宜的盐片中，或将供试品置于适宜的液体池内，进行光谱测定。若供试品为高分子聚合物，可先制成适宜厚度的薄膜，然后置于样品光路中测定。

4）溶液法：将供试品溶于适宜的溶剂内，制成 1%～10% 浓度的溶液，置于 0.1～0.5 mm 厚度的液体池中绘制光谱图，并以相同厚度装有同一溶剂的液体池作为背景补偿。

（2）原料药鉴别。除另有规定外，应按照中国药典委员会编订的《药品红外光谱集》各卷收载的各光谱图所规定的方法制备样品。具体操作技术参见《药品红外光谱集》的说明。

采用固体制样技术时，最常碰到的问题是多晶现象，固体样品的晶型不同，其红外光谱往往也会产生差异。当供试品的实测光谱与《药品红外光谱集》所收载的标准光谱不一致时，在排除各种可能影响光谱的外在或人为因素后，应按该药品光谱图中备注的方法或各品种正文中规定的方法进行预处理，再绘制光谱，进行比对。如未规定该品供药用的晶型或预处理方法，则可使用对照品，并采用适当的溶剂对供试品与对照品在相同的条件下同时进行重结晶，然后依法绘制光谱，比对。如已规定特定的药用晶型，则应采用相应晶型的对照品依法比对。当采用固体制样技术不能满足鉴别需要时，可改用溶液法测定光谱后进行比对。

（3）制剂鉴别。《美国药典》《英国药典》已广泛采用红外分光光度法鉴别制剂，《中国药典》也收载了制剂鉴别的红外分光光度法。与原料药的红外分光光度法鉴别相比，制剂的鉴别一般需提取分离，经适当干燥后再压片绘制图谱。提取时应选择适宜的溶剂，以尽可能减少辅料的干扰，并力求避免导致可能的晶型转变。

制剂红外光谱鉴别存在以下 4 种可能：①辅料无干扰，待测成分的晶型不变化，此时可直接与原料药的标准光谱进行比对。②辅料无干扰，但待测成分的晶型有变化，此种情况可用对照品经同法处理后的光谱比对。③待测成分的晶型不变化，而辅料存在不同程度的干扰，此时可参照原料药的标准光谱，在指纹区内选择 3～5 个不受辅料干扰的待测成分的特征谱带，以这些谱带的位置（波数值）作为鉴别的依据。鉴别时，实测谱带的波数误差应小于规定值的 0.5%。④若待测成分的晶型有变化，辅料也存在干扰，此种情况一般不宜采用红外分光光度法鉴别。

常见制剂中采用红外分光光度法鉴别总结如下。

1）直接用有机溶剂提取主成分，去除辅料干扰后作红外图谱与对照图谱比较。目前《中国药典》二部用红外分光光度法鉴别的制剂品种多采用此种方法。如布洛芬片（丙酮提取）、甲苯磺丁脲片（丙酮提取）、环磷酰胺片（乙醚提取）、氯氮平片（三氯甲烷提取）、盐酸四环素片（热乙醇提取）、螺内酯片剂（三氯甲烷提取）、螺内酯胶囊（三氯甲烷提取）、硫酸特布他林气雾剂（三氯甲烷提取）。

2）对于有机酸的碱盐或有机碱的酸盐，可以相应加酸液或碱液来使有机酸或碱游离沉淀，直接取沉淀干燥或采用有机溶剂提取有机酸或碱并干燥后制作红外图谱与相应的有机酸或碱对照图谱比较。

示例 4-13：氨茶碱及注射液、片剂、缓释片的红外分光光度法鉴别：均采用氨茶碱经盐酸处理即析出茶碱，然后制备红外光谱图与茶碱的标准红外光谱比较鉴别。这不仅避免了各类辅料的干扰，操作也简便易行。

示例 4-14：磷酸氯喹片的红外分光光度法鉴别：采用先加水溶解，加碱（氢氧化钠试液）使氯喹游离，用乙醚提取干燥并制作红外图谱与氯喹的对照图谱比较鉴别。

如果不便于直接和有机碱盐酸盐的标准图谱比较，可对有机碱进行有效提取后，采用盐酸甲醇溶液（如 0.01 mol/L）进行重结晶，形成有机碱盐酸盐后，再和相应对照图谱比较，如《中国药典》中盐酸布比卡因注射液便采用该方法进行鉴别。

3）对于主成分为有机酸的品种，可先加碱使主成分溶解，再加过量的酸使主成分游离并沉淀，干燥后作红外图谱与对照图谱比较。

示例 4-15：吉非罗齐胶囊的红外分光光度法鉴别：采用先加碱液使吉非罗齐溶解，滤过，滤液加酸酸化，主成分沉淀，干燥后制作红外图谱与对照图谱比较鉴别。

4）对于未加辅料或辅料干扰较小的制剂，可直接取样品制作红外图谱与对照图谱比较。如氨甲环酸胶囊为直接取内容物制作红外光谱图。

5）其他方法。

示例 4 – 16：棕榈氯霉素（B 型）片的红外分光光度法鉴别：利用棕榈氯霉素不溶于水的性质，加水使主成分沉淀，取沉淀制作红外图谱和对照图谱比较鉴别。

示例 4 – 17：氨甲环酸片的红外分光光度法鉴别：采用加水使主成分溶解，滤过，取滤液加乙醚和甲醇使主成分结晶，去除辅料后制作红外图谱与对照图谱比较鉴别。

示例 4 – 18：《英国药典》中沙丁胺醇气雾剂（salbutamol pressurized inhalation）的红外分光光度法鉴别：喷出适量（相当于沙丁胺醇 2 mg），加 0.1 g KBr 研匀，另加 0.2 g KBr 粉末混合均匀后制作红外图谱，与对照图谱在 1 650 ~ 400 cm^{-1} 范围比较鉴别。

（4）注意事项。要点如下。

1）采用压片法时，影响图谱形状的因素较多，使用标准光谱集对照时，应注意供试片的制备条件对图谱形状及各谱带的相对吸收强度可能产生的影响。压片时，若样品（盐酸盐）与溴化钾之间不发生离子交换反应，则采用溴化钾作为制片基质。否则，盐酸盐样品制片时必须使用氯化钾基质。

2）由于各种型号的仪器性能不同，供试品制备时研磨程度的差异或吸水程度不同等原因，均会影响光谱的形状。因此，进行光谱比对时，应考虑各种因素可能造成的影响。如针对二氧化碳和水汽等的大气干扰，必要时，应采取适当措施（如采用干燥氮气吹扫）予以改善。

3）仪器间分辨率的差异及不同的操作条件（如狭缝程序、扫描速度等）可能影响药品光谱图的判断。为便于光谱的比对，《药品红外光谱集》收载了聚苯乙烯薄膜的光谱图。在比对所测药品的光谱图与光谱集所收载的药品的光谱图时，宜首先在测定药品所用的仪器上录制聚苯乙烯薄膜的光谱图，并与光谱集收载的聚苯乙烯薄膜的光谱图加以比较，进行仪器校正。

4）红外分光光度法对于存在多晶现象而又无可重复转晶方法的药物不适用。多组分原料药鉴别，不能采用全光谱比对，有时可选择主要成分的若干个特征谱带进行比对，用于组成相对稳定的多组分原料药的鉴别。

5）在《中国药典》中各品种项下规定"应与对照的图谱（光谱集××图）一致"，系指《药品红外光谱集》第一卷（1995 年版）、第二卷（2000 年版）、第三卷（2005 年版）、第四卷（2010 年版）、第五卷（2015 年版）和第六卷（2020 年版）的图谱。同一化合物的图谱若在不同卷上均有收载时，则以后卷所收的图谱为准。

3. 近红外分光光度法

近红外分光光度法系通过测定被测物质在近红外谱区 750 ~ 2 500 nm（12 800 ~ 4 000 cm^{-1}）的特征光谱并利用适宜的化学计量学方法提取相关信息后，对被测物质进行定性、定量分析的一种分析技术。近红外分光光度法具有快速、准确、对样品无破坏的检测特性，不仅可用于"离线"供试品的检验，还能直接对"在线"样品进行检测，可广泛地应用于药品的理化分析。

应用近红外分光光度法对药物进行定性分析首先要建立参考谱库，然后进行数据预处理和数据评估，最后对数据库的专属性和耐用性进行验证。

其定性分析方法的建立通常可按以下程序进行：选择适宜的代表性样品建立定性分析模型；采用数学方法进行谱图预处理和降维处理；将样品的性质与光谱的变化相关联，采用模式识别的方法建立定性分析模型；使用一些与谱库中的物质在化学结构上相近的化合物，对模型进行专属性验证，另外需对方法的重现性进行验证。

4. 原子吸收分光光度法

原子吸收分光光度法系利用原子蒸气可以吸收由该元素作为阴极的空心阴极灯发出的特征谱线的特性，根据供试品在特征谱线处的最大吸收和特征谱线的强度减弱程度进行定性、定量分析。

例如《美国药典》对微量元素注射液（trace elements injection）的鉴别即采用原子吸收分光光度法。微量元素注射液是由下列两种或多种元素组成的注射用灭菌水溶液：氯化锌或硫酸锌，氯化铜或硫酸铜，氯化铬，氯化锰或硫酸锰，硒酸，碘化钠和钼酸铵。按各元素含量测定项下方法测定，在特定波长处有最大吸收。

示例 4 - 19：《美国药典》中氯化锌注射液的鉴别：按氯化锌注射液含量测定项下方法配制对照液和供试液，以水为空白进行原子吸收分光光度法测定，在锌的发射波长 213.8 nm 处应有最大吸收。

5. 核磁共振波谱法

核磁共振波谱法是利用原子核的物理性质，采用当代先进的电子和计算机技术，用于各种分子物理和化学结构的研究。近年来核磁共振（NMR）仪在灵敏度、分辨率、动态范围等方面不断提高，NMR 分析在药学中的应用范围日益广泛。

NMR 可检测的原子有很多，如 ^1H、^{13}C、^{15}N、^{19}F、^{23}Na、^{31}P 等。但由于大多数药物都含有质子，因此最常用的是 ^1H-NMR，其光谱中的化学位移 δ、峰面积、偶合常数、弛豫时间均是鉴定化合物结构的重要参数，而峰面积或峰高也可直接用于被测组分定量。

基于超导强磁场的多脉冲 FT-NMR 技术，尤其是二维 NMR（2D-NMR）技术的开发应用，显著地提高了检测灵敏度，使得 ^1H-NMR 谱与 ^{13}C-NMR 谱互相关联，建立了不依赖任何经验规则预测的方法，可获得关于分子骨架、构型及构象等直接信息。核磁共振波谱法已在《英国药典》和《美国药典》中用于药物的鉴别。

示例 4 - 20：《美国药典》中肝素钠（heparin sodium）用重水作溶剂，采用 ^1H-NMR 光谱，用标准品对照法进行鉴别；依诺肝素钠（enoxaparin sodium）采用 ^{13}C-NMR 谱进行鉴别。

示例 4 - 21：《英国药典》中促性腺激素释放激素类似物布舍瑞林（buserelin）和戈舍瑞林（goserelin），以及人工三文鱼油（farmed salmon oil）均采用核磁共振波谱法鉴别。

《中国药典》四部通则也列入该方法，在新药的研制中，如药物结构确证，更是重要的定性分析方法之一，必要时也可用于定量分析。

6. 粉末 X 射线衍射法

X 射线是伦琴在 1895 年发现的，曾称为伦琴射线，是波长为 0.01 ~ 1 nm 的电磁波。作为波，X 射线可以产生衍射即绕过障碍物边缘向前传播的现象。一束准直的单色 X 射线照射旋转单晶或粉末晶体时，便发生衍射现象，如图 4 - 3 所示。

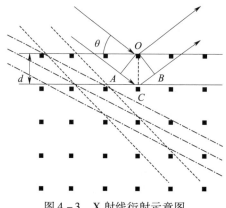

图 4-3 X 射线衍射示意图

化合物的晶体无论是单晶还是多晶，都有其特定的 X 射线衍射图。衍射极大点（或线）间的距离及其相对强度可用于进行结晶物质的定性或定量分析。其中粉末 X 射线衍射（X-ray powder diffraction）用于结晶物质鉴别和纯度检查，单晶 X 射线衍射（X-ray single-crystal diffraction）主要用于分子式和晶体结构的测定。

结晶物质的鉴别可通过比较供试品与已知物质的粉末 X 射线衍射图来完成。各衍射线的衍射角、相对强度和面间距是进行鉴别的依据。供试品与参照品的衍射角偏差应在衍射仪的允差范围内，但衍射线的相对强度偏差有时可达 20%。

影响衍射强度的因素除药物本身的特性外，还包括入射 X 射线的波长及其强度，供试品的结晶度、密度和体积，实验温度，记录强度数据的实验装置等。另外还要注意研磨供试品的压力，以免造成晶型转变而导致衍射图变化。

对于大多数有机结晶物质，衍射角的记录范围通常取 3°~63°；对于无机盐，如有必要可把记录范围适当放宽。

《美国药典》对卡马西平（carbamazepine）、镁加铝（magaldrate）、盐酸普罗替林（protriptyline hydrochloride）、盐酸金刚乙胺（rimantadine hydrochloride）等药物均采用了粉末 X 射线衍射法鉴别。

示例 4-22：USP38 中氨苄西林的粉末 X 射线衍射图谱鉴别：氨苄西林具有 4 种不同的固相晶型状态，如图 4-4 所示。

三、色谱鉴别法

色谱鉴别法是利用不同物质在不同色谱条件下，产生各自的特征色谱行为（R_f 值或保留时间）进行的鉴别试验。采用与对照品（或经确证的已知药品）在相同的条件下进行色谱分离，并进行比较，根据两者保留行为和检测结果是否一致来验证药品的真伪。此法操作较费时，一般在检查或含量测定项下已采用色谱法的情况下，采用此法鉴别。常用的方法如下。

1. 薄层色谱法

薄层色谱法系将供试品溶液点于薄层板上，在展开容器内用展示剂展开，使供试品所含

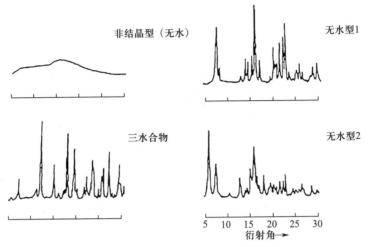

图 4 - 4 氨苄西林 4 种晶型的粉末 X 射线衍射图谱

成分分离，所得色谱图与适宜的标准物质按同法所得的色谱图对比，亦可用薄层色谱仪进行扫描，用于鉴别、检查或含量测定。

在《中国药典》中，对采用薄层色谱法用于药物鉴别作出了明确要求。

（1）供试品溶液和对照标准溶液，在同一薄层板上点样、展开与检视，供试品色谱图中所显斑点的位置和颜色（或荧光）应与标准物质色谱图的斑点一致。

（2）必要时化学药品可采用供试品溶液与标准溶液混合点样、展开，与标准物质相应斑点应为单一、紧密斑点。

（3）选用与供试品化学结构相似药物对照品或杂质对照品，两者的比移值应不同（例如芬布芬与酮洛芬，地塞米松磷酸钠与泼尼松龙磷酸钠，醋酸氢化可的松与醋酸可的松，泼尼松龙与氢化可的松，甲睾酮与睾酮，左旋多巴与酪氨酸）；上述两种溶液等体积混合，应显示两个清晰分离的斑点。

以上测定方法如图 4 -5 所示。

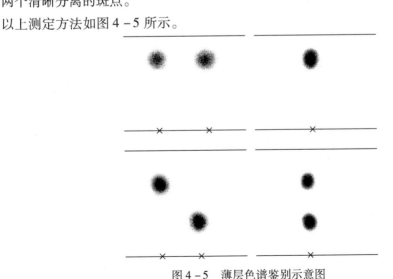

图 4 -5 薄层色谱鉴别示意图

示例 **4 – 23**：硫酸阿米卡星的薄层色谱法鉴别试验：取本品与硫酸阿米卡星标准品适量，分别加水制成每 1 mL 中约含 5 mg 的溶液。照有关物质项下的色谱法试验，吸取上述两种溶液各 2 μL，分别点于同一硅胶 H 薄层板上，以三氯甲烷 – 甲醇 – 浓氨溶液 – 水（1∶4∶2∶1）为展开剂，展开，晾干，喷以 0.2% 茚三酮的水饱和正丁醇溶液，在 100 ℃ 加热 10 分钟。供试品溶液所显主斑点的颜色和位置应与标准品溶液主斑点的颜色和位置相同。

注意事项：由于受到薄层板质量、边缘效应等因素的影响，实际操作中有时会遇到同一物质在同一块薄层板上的 R_f 值不一的情况，操作中可增加将供试品溶液与对照品溶液等量混合，点样后出现单一斑点作为鉴别依据。

单独使用薄层色谱法鉴别时，需要进行色谱系统适应性试验内容，对斑点的比移值（R_f）[见式（4 – 1）]和分离效能进行考察。必要时进行灵敏度考察。

$$R_f = \frac{基线至展开斑点中心的距离}{基线至展开剂前沿的距离} \qquad (4-1)$$

薄层色谱法除色谱行为外，还可将斑点颜色作为鉴别依据，由以上两个因素把握供试品与对照品的同一性，简便易行，堪称一个很好的鉴别方法。

2. 高效液相色谱法和气相色谱法

高效液相色谱法系采用高压输液泵将规定的流动相泵入装有填充剂的色谱柱，对供试品进行分离测定的色谱方法。注入的供试品，由流动相带入色谱柱内，各组分在柱内被分离，并进入检测器检测，由积分仪或数据处理系统记录和处理色谱信号。

气相色谱法系采用气体为流动相（载气）流经装有填充剂的色谱柱进行分离测定的色谱方法。物质或其衍生物气化后，被载气带入色谱柱进行分离，各组分先后进入检测器，用数据处理系统记录色谱信号。

一般规定按供试品含量测定项下的色谱条件进行试验。要求供试品和对照品色谱峰的保留时间应一致。例如维生素 E 的气相色谱法鉴别和复方磺胺甲噁唑片中两主成分的高效液相色谱法鉴别。含量测定方法为内标法时，也可要求供试品溶液和对照品溶液色谱图中药物峰的保留时间与内标物峰的保留时间比值应相一致。

采用上述方法进行鉴别时应注意，色谱系统的稳定性要好，同一物质不同时间进样的保留时间重现性必须有保证。这就要求流动相与固定相相匹配，例如疏水性固定相 C_{18} 链在水相环境中易卷曲，故在常规 C_{18} 柱的反相色谱系统中，流动相有机溶剂比例通常不应低于 5%，否则将造成色谱保留行为不稳定，不利于鉴别。

在实际操作中，由于条件不明原因的微小变化，有时存在同一物质在表面完全相同的色谱系统中保留时间不一致的情况，尤其梯度洗脱时此种现象更为常见。

而《中国药典》中对保留时间的一致性未予具体规定，此时可增加将供试品溶液与对照品溶液等量混合，进样后出现单一色谱峰作为鉴别依据。

四、质谱鉴别法

质谱鉴别法是将被测物质离子化后，在高真空状态下按离子的质荷比（m/z）大小分离，而实现物质成分和结构分析的方法。质谱图通过离子谱峰及相互关系，提供与分子结构有关的信息。质谱信息是物质的固有特性之一，不同的物质除一些异构体外，均有不同的质谱信息，因此利用这一性质可进行定性分析。如果一个中性分子丢失或得到一个电子，则分子离子的质荷比与该分子质量数相同，使用高分辨率质谱可得到离子的精确质量数，然后计算出该化合物的分子式。

分子离子的各种化学键发生断裂后形成碎片离子，由此可推断其裂解方式，得到相应的结构信息。《中国药典》《美国药典》《英国药典》均收载了质谱鉴别法。

质谱广泛应用于药物的定性鉴别和定量测定。

质谱鉴别法常用的鉴别方式为：用准分子离子峰确认化合物，进行二级质谱扫描，推断结构化合物断裂机制，确定碎片离子的合理性，并结合其他相关信息，推测化合物分子结构。

《美国药典》已将该方法应用于大分子多肽或蛋白类药物的鉴别。

示例 4 – 24：《美国药典》中重组人白蛋白（recombinant albumin human，rHA）的质谱鉴别法鉴别。

rHA（$C_{2936}H_{4624}N_{786}O_{889}S_{41}$，66 438 Da）是通过重组 DNA 在啤酒酵母中表达产生。其结构与人血清白蛋白在一级结构、二级结构、三级结构上相当，由 3 片段 585 个氨基酸组成，结构中含有 1 个色氨酸（Trp214）、1 个游离巯基（Cys34）和 17 个二硫键。质谱鉴别方法如下。

溶液的配制：①溶液 A，取三氟醋酸 200 μL 溶于 200 mL 水中；②溶液 B，乙腈 – 水 – 三氟醋酸（140 mL∶60 mL∶180 μL）；③溶液 C，乙腈 – 水（50∶50）；④溶液 D，取 5 mL 溶液 C，加 10 μL 甲酸。

供试品溶液：取样品用水稀释制成 10 mg/mL 的溶液。

脱盐的供试品溶液：照质谱系统项下方法制备。

系统适用性溶液：精密称取 2 mg 马心肌红蛋白，加 589 μL 注射用水，取上述溶液 25 μL 用溶液 D 475 μL 稀释。

液 – 质系统：LC/MS 采用电喷雾接口，鞘气辅助雾化，正离子模式，流速可以适当调节。其中 HPLC 系统的紫外检测器波长为 280 nm，采用 Perkin Elmer（2.1 mm×3 cm）C_8 脱盐柱。色谱洗脱程序见表 4 – 1，流速为 0.2 mL/min，用溶液 C 平衡毛细管，取 20 μL 供试品溶液进样，记录色谱图。收集单一的蛋白质峰洗脱液，即得脱盐的供试品溶液。

表 4 – 1 色谱洗脱程序

时间/min	溶液 A/%	溶液 B/%	洗脱方式
0 ~ 5	95	5	等度
5 ~ 10	95→0	5→100	线性梯度
10 ~ 15	0	100	等度

系统适用性：取系统适用性溶液 50 μL 进样，获得质谱图，在质荷比 16 949 ~ 16 953 Da 范围内应有一单峰。

测定：取脱盐供试品溶液 50 μL 注入质谱仪，测得质量与理论质量的偏差不得过 20 Da。

示例 4 - 25：《美国药典》中醋酸去氨加压素（desmopressin acetate）的质谱鉴别法鉴别。

醋酸去氨加压素是合成的八肽激素类抗尿剂，其分子式为 $C_{48}H_{68}N_{14}O_{14}S_2$（无水物）或 $C_{48}H_{68}N_{14}O_{14}S_2 \cdot 3H_2O$，相对分子质量分别为 1 129.27 和 1 183.31。质谱鉴别方法如下。

稀释剂：水 - 甲醇（1:1）。

标准溶液：精密称取醋酸去氨加压素对照品，用稀释剂溶解并稀释制成 5 μg/mL 的溶液。

供试品溶液：精密称取醋酸去氨加压素，用稀释剂溶解并稀释制成 5 μg/mL 的溶液（浓度可依据质谱的灵敏度适当调节）。

液 - 质系统：LC-MS/MS 采用电喷雾接口，鞘气辅助雾化，正离子模式。

测定法：分别将标准溶液和供试品溶液以 5 μL/min 速率注入质谱仪，获得质荷比为 1 069 的离子的一级质谱和二级质谱的谱图。在一级质谱图中应能观察到质荷比为 1 069 的主峰，并且在二级质谱中应有其质荷比为 641、742 和 995 的碎片离子。

五、生物学鉴别法

生物学鉴别法就是利用药效学和分子生物学等有关技术来鉴定药物品质的一种方法，主要用于抗生素、生化药物以及中药的鉴别，通常分为生物效应鉴别法和基因鉴别法两大类。按照鉴定的目的和对象不同，也可分为免疫鉴别法、细胞生物学鉴别法、生物效价测定法、纯指标测定法、DNA 遗传标记鉴别法、mRNA 差异显示鉴别法等。

生物学鉴别法往往用于效价测定的同时亦可用于定性鉴别。

示例 4 - 26：《中国药典》和《美国药典》中缩宫素（oxytocin）的鉴别：均采用缩宫素生物测定法进行鉴定，规定应有子宫收缩反应。

示例 4 - 27：尿促性素的鉴别：照其效价测定项下卵泡刺激素生物测定法和黄体生成素生物测定法的方法试验，测定结果应能使未成年雌性大鼠卵巢增大，使未成年雄性大鼠的精囊和前列腺增重。

生物免疫鉴别技术主要是利用不同种动物药都含有各自的特异性蛋白质，具有免疫特异性来进行分析。生物学鉴别法可用于亲缘关系比较接近的动物药之间的鉴别与分析。例如，采用对流免疫电泳法及琼脂免疫扩散法可准确地对虎、豹、猞猁、猫、牛和猪等骨骼进行检测，又如采用斑点酶联免疫分析技术，对牡蛎制剂中牡蛎精粉进行鉴别。

随着分子生物技术的迅速发展，DNA 分子标记技术已越来越多地应用于中药材的鉴别研究，并且具有准确性高、重复性好的特点。它是指通过比较药材间 DNA 分子遗传多样性差异来鉴别药材基源、确定学名的方法。适用于采用性状、显微、理化以及色谱鉴别等方法难以鉴定的样品的鉴别，如同属多基源物种、动物药等的鉴别。一般方法如下。

1. DNA 提取、纯化方法的考察

通过多种方法的优化，建立切实可行的 DNA 提取、纯化方法，确定最佳条件，获取高质量的药材总 DNA，并提供研究数据。

2. DNA 分子标记方法的确定

通过多种方法对多样品的比较，确定适于目的物鉴别的分子标记方法，优化各种条件、参数，并提供研究数据。

3. 聚合酶链式（PCR）反应条件的确定

通过实验，优化 PCR 反应条件、参数，并提供研究数据。

4. 电泳检查

通过实验，优化琼脂糖凝胶电泳条件、参数，并提供研究数据。

示例 4-28：蕲蛇的 PCR 鉴别，采用聚合酶链式反应法。

模板 DNA 提取：取本品粉末约 0.5 g，置乳钵中，加液氮适量，充分研磨使成粉末，取 0.1 g，置 1.5 mL 离心管中，加入 275 μL 消化液〔细胞核裂解液 200 μL，0.5 mol/L 乙二胺四醋酸二钠溶液 50 μL，蛋白酶 K（20 mg/mL）20 μL，RNA 酶溶液 5 μL〕，在 55 ℃水浴保温 1 小时，加入裂解缓冲液 250 μL，混匀，加到 DNA 纯化柱中，离心（转速为每分钟 10 000 转）3 分钟；弃去过滤液，加入洗脱液 800 μL〔5 mol/L 醋酸钾 26 μL，1 mol/L Tris - 盐酸溶液（pH 7.5）18 μL，0.5 mol/L 乙二胺四醋酸二钠溶液（pH 8.0）3 μL，无水乙醇 480 μL，灭菌双蒸水 273 μL〕，离心（转速为每分钟 10 000 转）1 分钟；弃去过滤液，用洗脱液反复洗脱 3 次，每次离心（转速为每分钟 10 000 转）1 分钟；弃去过滤液，再离心 2 分钟，将 DNA 纯化柱转移入另一离心管中，加入无菌双蒸水 100 μL，室温放置 2 分钟后，离心（转速为每分钟 10 000 转）2 分钟，取上清液，作为供试品溶液，置零下 20 ℃保存备用。另取蕲蛇对照药材约 0.5 g，同法制成对照药材模板 DNA 溶液。

PCR 反应：①鉴别引物：5′GGCAATTCACTACACAGCCAACATCAACT3′ 和 5′CCATAGT-CAGGTGGTTAGTGATAC3′；②PCR 反应体系：25 μL 反应体系包括 10×PCR 缓冲液 2.5 μL，dNTP（2.5 mmol/L）2 μL，鉴别引物（10 μmol/L）各 0.5 μL，高保真 TaqDNA 聚合酶（5 U/μL）0.2 μL，模板 0.5 μL，无菌双蒸水 18.8 μL；③PCR 反应参数：95 ℃预变性 5 分钟后，进行 30 次循环（95 ℃ 30 秒，63 ℃ 45 秒），延伸（72 ℃）5 分钟。

电泳检测：用琼脂糖凝胶电泳法，胶浓度为 1%，胶中加入核酸凝胶染色剂 GelRed；供试品与对照药材鉴别 PCR 产物的上样量分别为 8 μL，DNA 分子量标记上样量为 2 μL（0.5 μg/μL）。电泳结束后，凝胶在凝胶成像仪上或紫外透射仪上观察，供试品与对照药材凝胶电泳图谱在 300~400 bp 之间应有单一 DNA 条带。

六、指纹图谱与特征图谱鉴别法

中药指纹图谱建立的目的是通过对所得到的能够体现中药整体特性的图谱识别，提供一种能够比较全面地控制中药质量的方法，从化学物质基础的角度保证中药制剂的稳定和可靠。其具体实践是采用指纹图谱模式，将中药内在物质特性转化为常规数据信息，用于中药鉴别和质量评价。

指纹图谱有其实际意义，但不能适应全部中药自身的特点。人的指纹是终生不变的，而中药尤其是复方制剂，成分复杂，绝大部分中药材成分就更复杂，如果要求中药成分分析图谱也始终不变是不合逻辑的。此外，不同制药企业对同种药材工艺不能保证一致，要求同一个品种用同一个指纹图谱来进行质量控制几乎是做不到的。

特征图谱通常是指主要有效成分的特征峰谱图，而指纹图谱除了主要有效成分的特征峰外，还包括更多内容，更具有专一性。

中药指纹图谱建立的内容包括：中药指纹图谱分析方法的建立、指纹图谱方法认证、方法验证、数据处理和分析。中药指纹图谱按照测试样品来源可以分为中药材、饮片、提取物或中间体、成方制剂指纹图谱。其中中药材、饮片及中间体指纹图谱主要是用于生产的内部控制、质量调整以及质量相关性考察。中药指纹图谱按照获取方式可以分为色谱、光谱及其他分析手段，其中色谱方法是中药指纹图谱建立的首选和主要方式。例如，《中国药典》对木芙蓉叶、红花龙胆、岩白菜 3 种药材，三七伤药颗粒、双黄连胶囊、复方丹参丸、益母草片、鱼腥草滴眼液、灯盏花素片、刺五加颗粒、复方丹参滴丸、天舒胶囊、注射用双黄连、桂枝茯苓胶囊、诺迪康胶囊、腰痛宁胶囊等中药制剂，三七三醇皂苷、三七总皂苷、丹参总酚酸提取物、丹参酮提取物、莪术油、积雪草总苷、薄荷素油等植物油脂和提取物均制定了指纹图谱。

人参茎叶总皂苷、人参总皂苷、山楂叶提取物、连翘提取物、肿节风浸膏、茵陈提取物、满山红油等品种则加入了特征图谱鉴别，在质控的内容和具体方法等方面，接近指纹图谱。

示例 4 - 29：人参总皂苷特征图谱鉴别。

色谱条件与系统适用性试验：以十八烷基硅烷键合硅胶为填充剂（柱长 25 cm，内径 4.6 mm，粒径 5 μm，载碳量 11%）；以乙腈为流动相 A，以 0.1% 磷酸溶液为流动相 B，以表 4 - 2 进行梯度洗脱；柱温为 30 ℃；检测波长为 203 nm；流量为每分钟 1.3 mL。理论板数按人参皂苷 Re 峰计算应不低于 6 000，按人参皂苷 Rd 峰计算应不低于 200 000。

表 4 - 2 人参总皂苷梯度洗脱参数

时间/min	流动相 A/%	流动相 B/%
0 ~ 30	19	81
30 ~ 35	19→24	81→76
35 ~ 60	24→40	76→60

参照物溶液的制备：取人参皂苷 Rg₁ 对照品、人参皂苷 Re 对照品和人参皂苷 Rd 对照品适量，精密称定，分别加甲醇制成每 1 mL 含人参皂苷 Rg₁ 0.3mg、人参皂苷 Re 0.5 mg 和人参皂苷 Rd 0.2 mg 的溶液，即得。

供试品溶液的制备：取本品 30 mg，精密称定，置 10 mL 量瓶中，加甲醇超声处理使溶解并稀释至刻度，摇匀，滤过，取滤液，即得。

测定法：精密吸取供试品溶液及参照物溶液各 10 μL，分别注入液相色谱仪，测定，即得。供试品特征图谱中应呈现 7 个特征峰，其中 3 个峰应分别与相应的参照物峰保留时间相同；与人参皂苷 Rd 参照物峰相应的峰为 S 峰，计算特征峰 3 ~ 7 的相对保留时间，其相对保留时间应在规定值的 ± 5% 之内，规定值为：0.84（峰 3）、0.91（峰 4）、0.93（峰 5）、0.95（峰 6）、1.00（峰 7），如图 4 - 6 所示。

在《欧洲药典》《英国药典》中，很多植物药及其提取物也采用了特征图谱鉴别的方法。

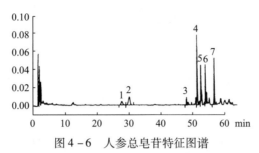

图 4 - 6　人参总皂苷特征图谱

峰 1：人参皂苷 Rg_1；峰 2（S1）：人参皂苷 Re；峰 3：人参皂苷 Rf；峰 4：人参皂苷 Rb_1；

峰 5：人参皂苷 Rc；峰 6：人参皂苷 Rb_2；峰 7（S2）：人参皂苷 Rd

示例 4 - 30：《英国药典》茴香油的特征图谱鉴别：采用气相色谱法。

供试液的制备：取本品 200 μL 至 1.0 mL 正己烷中。

参比溶液的制备：取芫荽醇 20 μL、草蒿脑 20 μL、香油脑 20 μL、茴香脑 60 μL 和茴香醛 30 μL 至 1.0 mL 正己烷中（上述试剂均应符合 BP 要求）。

色谱条件：熔融石英毛细管柱，30 m×0.25 mm；聚乙二醇 20 000 固定液，液膜厚度 0.25 μm，载气为氦气，流量 1.0 mL/min；汽化室 200 ℃，分流比 1∶100；火焰离子化检测器 220 ℃，进样 0.2 m。采用温度程序：60 ℃（5 min）- 2 ℃/min - 210 ℃（5 min）。

供试品溶液与参比溶液同法测试，记录各组分的色谱保留时间。

系统适用性试验：参比溶液中草蒿脑与 α - 松油醇的分离度不得低于 1.5。

供试品溶液与参比溶液所得色谱峰相对映（除去溶剂峰），反式茴香脑和伪异丁子香基 2 - 甲基丁酸酯的色谱峰保留时间也应一致。按归一化法计算含量，下列化合物含量分别为：芫荽醇：不少于 1.5%；草蒿脑：0.5%～5.0%；α - 松油醇：不少于 1.2%；顺式茴香脑 0.1%～0.4%；反式茴香脑：87%～94%；茴香醛：0.1%～1.4%；伪异丁子香基 2 - 甲基丁酸酯：0.3%～2.0%。茴香油的特征气相色谱图如图 4 - 7 所示。

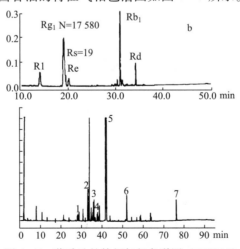

图 4 - 7　茴香油的特征气相色谱图（BP2015）

峰 1：芫荽醇；峰 2：草蒿脑；峰 3：α - 松油醇；峰 4：顺式茴香脑；

峰 5：反式茴香脑；峰 6：茴香醛；峰 7：伪异丁子香基 2：甲基丁酸酯

七、鉴别试验的影响因素及方法验证

鉴别试验的目的是判断药物的真伪，它以所采用的化学反应或物理特性产生的明显易于觉察的特征变化为依据，因此，鉴别试验必须在规定条件下完成，否则将会影响结果的判断。

1. 鉴别试验的影响因素

（1）试样浓度。在鉴别试验中加入的各种试剂一般是过量的，试样浓度主要是指被鉴别药物的浓度。鉴别试验多采用观察沉淀、颜色或测定各种光学参数（λ_{max}、λ_{min}、A、$E\%$）的变化来判定结果，药物的浓度直接影响上述参数的变化，必须严格规定。

（2）试样的温度。温度对化学反应的影响很大，一般温度每升高 10 ℃，可使反应速度增加 2~4 倍。但温度的升高也可使某些生成物分解，导致颜色变浅，甚至观察不到阳性结果。

（3）试样的酸碱度。许多鉴别反应都需要在一定酸碱度的条件下才能进行。酸碱度的作用，在于能使各反应物有足够的浓度处于反应活化状态，使反应生成物处于稳定和易于观测的状态。

（4）试验时间。有机化合物的化学反应和无机化合物不同，一般反应速度较慢，达到预期试验结果需要较长的时间。这是因为有机化合物是以共价键相结合，化学反应能否进行，依赖于共价键的断裂和新价键形成的难易，这些价键的更替需要一定的反应时间和条件。同时，在化学反应过程中有时存在着许多中间阶段，甚至需加入催化剂才能启动反应。因此，使鉴别反应完成需要一定时间。

2. 鉴别方法的验证

鉴别的目的在于判定被分析物是目标化合物，而非其他物质，因此用于鉴别的分析方法要求具有较强的专属性。鉴别试验一般需要对方法的专属性和耐用性进行验证。

（1）专属性。专属性是指在其他成分（其他药物成分、杂质、降解产物、辅料等）存在的情况下，采用的鉴别方法能否正确地鉴别出被测物质的特性。专属性试验要求证明能与可能共存的物质或结构相似化合物区分，需确证含被分析物的供试品呈正反应，而不含被分析物的阴性对照品呈负反应，结构相似或组分中的有关化合物也应呈负反应。如果方法不够专属，需要补充其他方法。由于每种鉴别方法都存在一定的局限性，因此鉴别试验一般至少采用两种以上不同类型的方法。对异构体药物应有专属性更强的鉴别试验，例如色谱鉴别法。

（2）耐用性。耐用性是指测定条件发生小的变动时，测定结果受到的影响程度。只有当测定条件有小的变动时也不至于影响测定结果才行。

在鉴别试验中，如果药物结构中的其他部分或药物制剂中的其他组分也可发生反应，则会干扰鉴别试验现象的观察，难以作出正确的判断。这时，必须选择专属性更高的鉴别方法或将其分离后再进行试验。

§4-2 一般鉴别试验与专属鉴别试验

 学习目标

1. 掌握一般鉴别试验的方法和原理。
2. 了解专属鉴别试验的意义和特点。

一、一般鉴别试验

一般鉴别试验是依据某一类药物的化学结构或理化性质的特征，通过化学反应来鉴别药物的真伪。对无机药物是根据其组成的阴离子和阳离子的特殊反应；对有机药物则大都采用典型的官能团反应。因此，一般鉴别试验只能证实是某一类药物，而不能证实是哪一种药物。

通常一般鉴别试验仅供确认药物质量标准中单一的化学药物，若为数种化学药物的混合物或有干扰物质存在时，除另有规定外，一般是不适用的。一般鉴别试验所包括的项目有：丙二酰脲类、托烷生物碱类、芳香第一胺类、有机氟化物、无机金属盐类（钠盐、钾盐、锂盐、铵盐、镁盐、钙盐、钡盐、铁盐、铝盐、锌盐、铜盐、银盐、汞盐、铋盐、锑盐、亚锡盐）、有机酸盐（水杨酸盐、枸橼酸盐、乳酸盐、苯甲酸盐、酒石酸盐）、无机酸盐（亚硫酸盐或亚硫酸氢盐、硫酸盐、硝酸盐、硼酸盐、碳酸盐与碳酸氢盐、醋酸盐、磷酸盐、氯化物、溴化物、碘化物）。现以几个典型的无机离子及有机物官能团为例来阐明鉴别试验原理。

1. 有机氟化物

鉴别方法：取供试品约 7 mg，照氧瓶燃烧法进行有机破坏，用水 20 mL 与 0.01 mol/L 氢氧化钠溶液 6.5 mL 为吸收液，使燃烧完全后，充分振摇，取吸收液 2 mL，加茜素氟蓝试液 0.5 mL，再加 12% 醋酸钠的稀醋酸溶液 0.2 mL，用水稀释至 4 mL，加硝酸亚铈试液 0.5 mL，即显蓝紫色，同时作空白对照试验。

反应原理：有机氟化物经氧瓶燃烧法破坏，被碱性溶液吸收成为无机氟化物，与茜素氟蓝、硝酸亚铈在 pH 4.3 溶液中形成蓝紫色络合物。

（茜素氟蓝） （蓝紫色络合物）

2. 有机酸盐

（1）水杨酸盐。

鉴别方法一：取供试品的稀溶液，加三氯化铁试液 1 滴，即显紫色。

反应原理：本品在中性或弱酸性条件下，与三氯化铁试液生成配位化合物，在中性时呈红色，弱酸性时呈紫色。

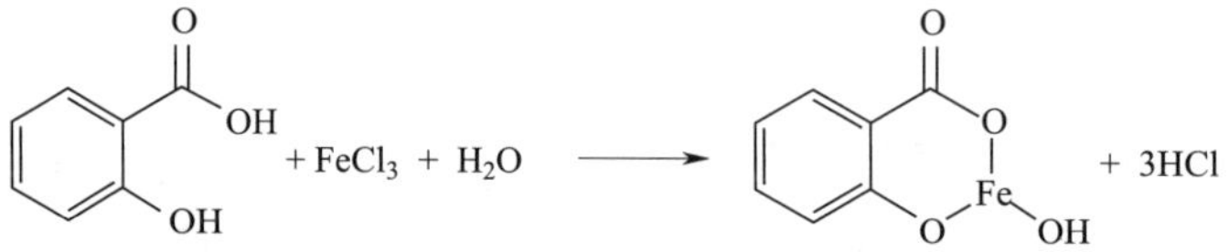

鉴别方法二：取供试品溶液，加稀盐酸，即析出白色水杨酸沉淀；分离，沉淀在醋酸铵试液中溶解。

（2）酒石酸盐。

鉴别方法：取供试品的中性溶液，置洁净的试管中，加氨制硝酸银试液数滴，置水浴中加热，银即游离并附在试管的内壁成银镜。

反应原理：

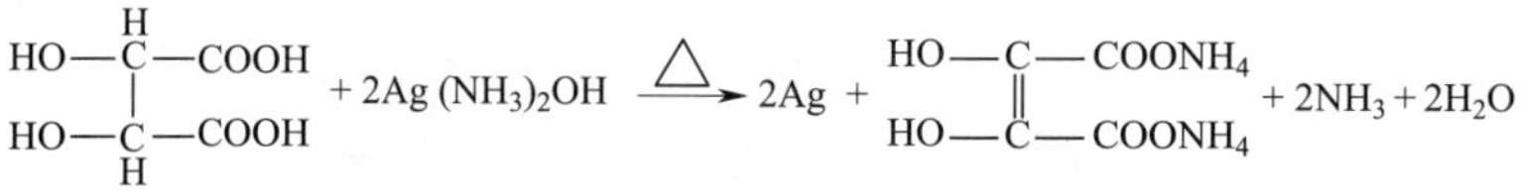

3. 芳香第一胺类

鉴别方法：取供试品约 50 mg，加稀盐酸 1 mL，必要时缓缓煮沸使溶解，加 0.1 mol/L 亚硝酸钠溶液数滴，加与 0.1 mol/L 亚硝酸钠溶液等体积的 1 mol/L 脲溶液，振摇 1 分钟，滴加碱性 β - 萘酚试液数滴，视供试品不同，生成由粉红到猩红色沉淀。

反应原理：

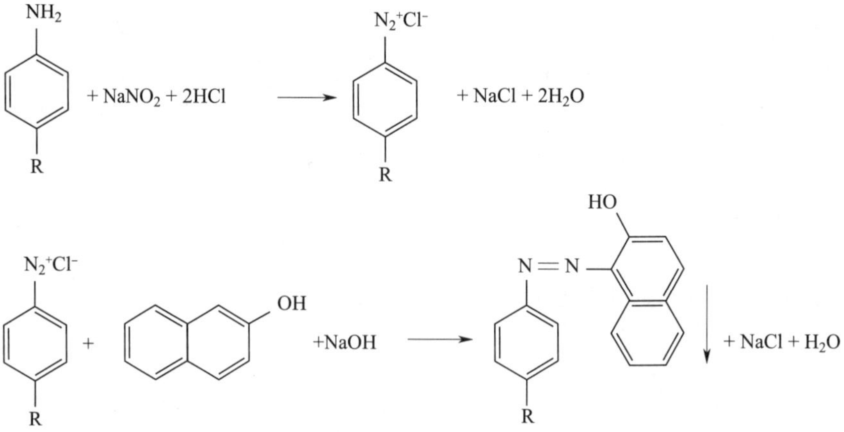

4. 托烷生物碱类

鉴别方法：取供试品约 10 mg，加发烟硝酸 5 滴，置水浴上蒸干，得黄色的残渣，放冷，加乙醇 2～3 滴湿润，加固体氢氧化钾一小粒，即显深紫色。

反应原理：托烷生物碱类均具有莨菪酸结构，可发生 Vitali 反应，水解后生成莨菪酸，经发烟硝酸加热处理，转变为三硝基衍生物，再与氢氧化钾醇溶液作用，转变成醌型产物而显深紫色。后马托品水解产物没有莨菪酸，不能发生此反应，可以此作为区别。

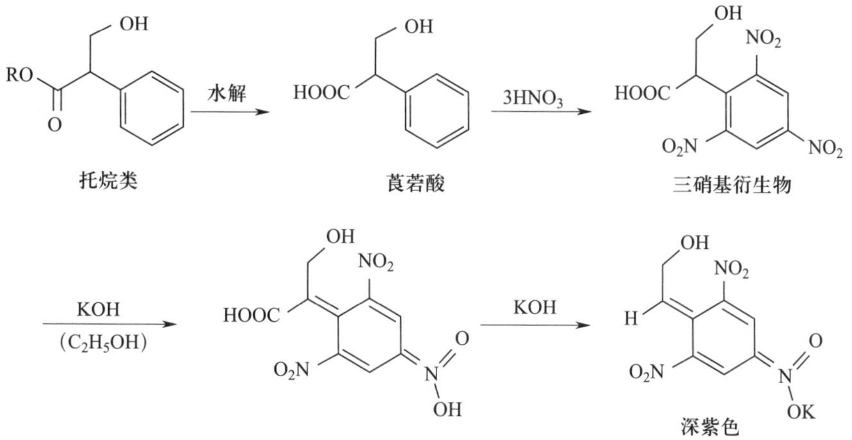

5. 无机金属盐

（1）钠盐、钾盐、钙盐、钡盐的焰色反应。

鉴别方法：取铂丝，用盐酸湿润后，蘸取供试品，在无色火焰中燃烧，火焰即显各离子的特征颜色。钠离子火焰显鲜黄色；钾离子火焰显紫色；钙离子火焰显砖红色；钡离子火焰显黄绿色，自绿色玻璃中透视，火焰显蓝色。

反应原理：钠的火焰光谱的主要谱线有 589.0 nm、589.6 nm，显黄色。钾的火焰光谱的主要谱线有 766.49 nm、769.90 nm 等，由于人眼在此波长附近敏感度较差，故显紫色。如有钠盐混存，因钠焰灵敏度很高，遮盖了钾焰的紫色，需透过蓝色钴玻璃将钠焰的黄色滤去，此时火焰显粉红色。钙的火焰光谱的主要谱线有 622 nm、554 nm、442.67 nm 与 602 nm，其中 622 nm 的谱线最强，显砖红色。钡的火焰光谱在可见光区有 533.56 nm、513 nm、488 nm 这几条主要谱线，其中以 533.56 nm 波长的谱线最强。

（2）铵盐。

鉴别方法：取供试品，加过量的氢氧化钠试液后，加热，即分解，发生氨臭；遇用水湿润的红色石蕊试纸，能使之变蓝色，并能使硝酸亚汞试液湿润的滤纸显黑色。

反应原理：

$$NH_4^+ + OH^- \rightarrow NH_3 \uparrow + H_2O$$
$$Hg_2Cl_2 + 2NH_3 \rightarrow Hg（黑色） + Hg（NH_2）Cl + NH_4Cl$$

6. 无机酸根

（1）氯化物。

鉴别方法一：取供试品溶液，加稀硝酸使成酸性后，滴加硝酸银试液，即生成白色凝乳状沉淀；分离，沉淀加氨试液即溶解，再加稀硝酸酸化后，沉淀复生成。如供试品为生物碱或其他有机碱的盐酸盐，须先加氨试液使成碱性，将析出的沉淀滤过除去，取滤液进行试验。

鉴别方法二：取供试品少量，置试管中，加等量的二氧化锰，混匀，加硫酸湿润，缓缓加热，即产生氯气，能使用水湿润的碘化钾淀粉试纸显蓝色。

（2）硫酸盐。

鉴别方法一：取供试品溶液，滴加氯化钡试液，即生成白色沉淀；分离，沉淀在盐酸或硝酸中均不溶解。

鉴别方法二：取供试品溶液，滴加醋酸铅试液，即生成白色沉淀；分离，沉淀在醋酸铵试液或氢氧化钠试液中溶解。

鉴别方法三：取供试品溶液，加盐酸，不生成白色沉淀（与硫代硫酸盐区别）。

（3）硝酸盐。

鉴别方法一：取供试品溶液，置试管中，加等量的硫酸，小心混合，冷却后，沿管壁加硫酸亚铁试液，使成两液层，接界面显棕色。

鉴别方法二：取供试品溶液，加硫酸与铜丝（或铜屑），加热，即发生红棕色的蒸气。

鉴别方法三：取供试品溶液，滴加高锰酸钾试液，紫色不应褪去（与亚硝酸盐区别）。

二、专属鉴别试验

药物的专属鉴别试验是证实某一种药物的依据，它是根据每一种药物化学结构的差异及其所引起的物理化学特性不同，选用某些特有的灵敏的定性反应来鉴别药物的真伪。如巴比妥类药物含有丙二酰脲母核，主要的区别在于 5,5 - 位取代基和 2 - 位取代基的不同：苯巴比妥含有苯环，司可巴比妥含有双键，硫喷妥钠含有硫原子，可根据这些取代基的性质，采用各自的专属反应进行鉴别。又如甾体激素类药物含有环戊烷骈多氢菲母核，主要的结构差别在 A 环和 D 环的取代基不同，可利用这些结构特征进行鉴别确证。以上详细内容可见相关章节。

综上所述，一般鉴别试验是以某些类别药物的共同化学结构为依据，根据其相同的物理化学性质进行药物真伪的鉴别，以区别不同类别的药物。而专属鉴别试验，则是在一般鉴别试验的基础上，利用各种药物的化学结构差异，来鉴别药物，以区别同类药物或具有相同化学结构部分的各个药物单体，达到最终确证药物真伪的目的。

实训六　维生素 C 注射液的薄层色谱法鉴别

一、实训目的

1. 了解维生素 C 注射液的性质与用途。

2. 掌握薄层色谱法的鉴别原理和方法。

3. 掌握薄层板铺制、溶液制备、点样、展开和检测等操作技术。

二、实训准备

1. 器材

玻璃板（10 cm×20 cm）、研钵、10 μL 定量毛细管或平口微量注射器、紫外分析仪、双槽底展开缸、电子天平、托盘天平、烧杯（250 mL）、干燥器、量筒（100 mL、20 mL、10 mL）、容量瓶（100 mL、10 mL）、铅笔、直尺。

2. 试剂与试药

维生素 C 对照品、乙酸乙酯、乙醇、纯化水、羧甲基纤维素钠（CMC-Na）、硅胶 GF_{254}、均为 AR 级，维生素 C 片（市售）。

三、实训内容与步骤

1. 硅胶薄层板铺制

称取羧甲基纤维素钠（CMC-Na）0.75 g，置于烧杯中，加水 100 mL，加热使 CMC-Na 溶解，放置一周，待澄清备用。取上述 CMC-Na 上清液 30 mL（或适量）置研钵中，称取 10 g 硅胶 GF_{254}，分次加入研钵中，在研钵中按同一方向研磨混合，调成均匀糊状物，除去表面的气泡。取糊状物适量放在清洁的玻璃板上，轻轻振动玻璃板，使硅胶均匀地流布于整块玻璃板上（厚度 0.2～0.3 mm），或倒入涂布器中，在玻璃板上平稳地移动涂布器进行涂布，将涂布好的薄层板置水平台上，室温下晾干。

2. 薄层板活化

将晾干的玻璃板置于烘箱中，110 ℃活化 30 分钟，取出后置于有干燥剂的干燥器中备用。薄层板使用前应检查其均匀度，表面应均匀、平整、光滑、无麻点、无气泡、无破损、无污染。

3. 溶液制备

（1）对照液的配制。取维生素 C 对照品适量，加水溶解并稀释制成每 1 mL 中约含 1 mg 的溶液。

（2）样品液的配制。取本品细粉适量（约相当于维生素 C 10 mg），加水 10 mL，振摇使维生素 C 溶解，滤过，取滤液。

4. 点样

在距薄层板底边 2.0 cm 处，用铅笔轻轻划一起始线，并将其分为三等分。用微量注射器（或毛细管）分别吸取对照液及样品液各 5 μL，分别点于同一薄层板的两个等分点上，边点边用洗耳球吹干，样点为圆点，直径 2～3 mm，位置应正确、集中。点样时不能损伤薄层板表面。

5. 展开

分别量取乙酸乙酯、乙醇和纯化水适量，配成体积比为乙酸乙酯:乙醇:纯化水 = 5:4:1

的展开剂置于双槽底展开缸中底部一侧槽内（展开剂只需满足薄层板浸入 0.3 ~ 0.5 cm 的用量即可），把点好样的薄层板置于展开缸底部另一侧槽内，密封顶盖（否则溶剂挥发，改变展开剂比例，影响分离效果），饱和 15 分钟后，倾斜展开缸，展开剂进入薄层板一侧，使点有样品的一端浸入展开剂（点样点不能浸入展开剂中），展开。待展开剂移行约 12 cm，取出薄层板，立即用铅笔划出溶剂前沿，将薄层板置于通风橱中晾干。

6. 检测

待展开剂挥散后，在紫外分析仪 254 nm 下观察，标出各斑点的位置、外形。

7. 结果判定

供试品溶液所显主斑点的位置和颜色应与对照品溶液的主斑点相同。

8. 数据处理与结果

检品名称		规　格	
批　号		检验项目	鉴别
检验日期		温度/湿度	
检验依据	《中国药典》二部、四部		
结果判定	供试品溶液所显主斑点的位置和颜色应与对照品溶液的主斑点相同		
检验结果			
分析结果	本批次维生素 C 注射液＿＿＿＿＿＿（是/否）符合标准		
检验员		复核员	

[注意事项]

（1）展开缸应预先用展开剂饱和。

（2）点样后，应待溶剂挥发完，再放入展开缸中展开。

（3）展开剂不可浸过样点。

（4）CMC-Na 溶液加热后不能再用冷水兑，否则，几天以后就会变绿，起霉。注意放置时间太长的 CMC-Na 溶液可能会发黄，而且可能有霉菌出现，绝对不能再使用。

（5）如果有抽滤装置可以直接把 CMC-Na 溶液过滤，不必等它沉淀再取上清液（一是节省 CMC-Na 溶液，二是倒滤过的 CMC-Na 溶液的时候不必担心会把下层的不溶物倒出来）。

（6）CMC-Na 是一种高分子材料，而高分子材料的溶解必然都会有一个溶胀、溶解的过程，所以配制的时候，应该将称好的 CMC-Na 少量地撒在水的表面，让其自然沉降，注意要散开平铺，这样能够充分浸润，使其溶胀，之后可以置于水浴锅内加热溶解，也可将其溶解成所需浓度加热后超声处理，再抽滤，可快速得到上清液。

四、实训测评

按表 4 - 3 所列评分标准进行测评，并做好记录。

表 4 – 3　　　　　　　　　　维生素 C 注射液的薄层色谱法鉴别实训评分标准

序号	考评内容	考评标准	配分	得分
1	文明操作	符合 HSE 规定	5	
2	薄层板铺制	正确配制固定相	10	
		正确完成固定相涂布	10	
3	薄层板活化	正确完成活化操作	5	
4	溶液制备	正确配置对照液、样品液	10	
5	点样	点样位置选择正确	10	
		点样直径控制在 2~3 mm	10	
6	展开	正确配置展开液	10	
		正确添加展开液（点样点不能浸入展开液中）	10	
7	检测	选择正确的检测波长	5	
8	结果记录	及时记录结果（发现篡改数据本实训计 0 分）	10	
9	结束工作	完成整理和清洗工作	5	
	合计		100	

目标检测

一、单项选择题

1. 薄层色谱法中，用于鉴别药物的参数是(　　　)。

A. 斑点大小　　　　　　　　　　B. 比移值

C. 样品斑点迁移距离　　　　　　D. 展开剂迁移距离

2. 下列物质燃烧显鲜黄色火焰的是(　　　)。

A. 钾盐　　　　B. 锌盐　　　　C. 钠盐　　　　D. 钙盐

二、多项选择题

1. 化学鉴别法通过供试品与规定的试剂发生化学反应，对药物进行定性分析，可观察的外观现象有(　　　)。

A. 颜色改变　　　　　　　　　　B. 产生沉淀

C. 产生气体　　　　　　　　　　D. 出现荧光

E. 固体熔化成液体

2. 评价药物分析所用鉴别方法的验证指标通常包括( )。

A. 耐用性　　　　　B. 精密度　　　　　C. 准确度

D. 专属性　　　　　E. 定量限

三、简答题

1. 鉴别药物常用的方法有哪些?

2. 一般鉴别试验和专属鉴别试验有哪些区别?

3. 为什么要进行分析方法的验证? 验证指标有哪些?

[参考答案]

一、单项选择题

1. B　2. C

二、多项选择题

1. ABCD　2. AD

三、简答题

略。

第五章

药物杂质检查

【案例导入】

2007 年 7 月 6 日，国家药品不良反应监测中心陆续收到广西、上海等地部分医院的药品不良反应报告：一些白血病患儿使用上海医药（集团）有限公司华联制药厂生产的部分批号的注射用甲氨蝶呤后出现下肢疼痛、乏力，进而行走困难等症状。9 月 14 日，药监、卫生部门联合专家组基本查明，华联制药厂生产现场操作人员将硫酸长春新碱尾液混于注射用甲氨蝶呤及盐酸阿糖胞苷药品中，导致了多个批次的药品被硫酸长春新碱污染，造成重大药品生产质量责任事故。

讨论：

1. 上述不良事件主要是因为什么所导致的？

2. 什么是药物杂质检查？

药物的纯度是反映药品质量的一项重要指标，药物中含有超过限量的杂质，就有可能使理化常数变动，外观性状产生变异，并影响药物的稳定性；杂质增多也会使药物含量明显偏低或活性降低，毒副作用显著增加。所以药物杂质检查是药品质量检查的重要内容之一。

§5-1 杂质来源及分类

 学习目标

1. 掌握药物杂质的来源。

2. 熟悉药物杂质的分类。

3. 了解药物纯度与化学试剂纯度的区别。

一、药物杂质的来源

药物中的杂质主要有两个来源，药物生产过程中引入和贮藏过程中产生。

1. 生产过程中引入

在药物生产过程中引入的杂质主要包括：①原料不纯引入的杂质；②生产中的中间体或副反应产物；③精制时未除去的剩余原料；④生产中加入的其他化学试剂。

例如，用水杨酸合成阿司匹林时，会由于乙酰化反应的不完全而引入水杨酸、乙酰水杨酸酐等杂质；用阿片生产吗啡时有可能引入罂粟碱等生物碱；生产中接触金属器皿、工具、设备等易引入重金属及砷盐；以工业氯化钠生产药用氯化钠时，会将钾、溴、碘、镁等元素的化合物作为杂质带入产品中。

2. 贮藏过程中产生

在药物的贮藏中，因外界条件的变化，如温度、湿度、阳光、空气和微生物等，会使药物易发生诸如水解、氧化、分解、聚合、潮解、发霉及晶型转变等化学及物理上的变化，从而产生杂质。例如，含有芳香胺结构、亚硝基、酚羟基、巯基、醛基及长链共轭双键结构的药物（如磺胺类药、二巯基丙醇等）在空气中易被氧化，使其变色、失效甚至产生毒性；阿司匹林在潮气中易水解为水杨酸和醋酸；硫酸阿托品可水解为莨菪醇和消旋莨菪酸；普鲁卡因可水解为对氨基苯甲酸和二乙氨基乙醇。有些药物，本身会发生异构化或晶型转变，如甲苯咪唑有 A、B、C 3 种晶型，在长期贮藏中无效的 A 晶型会增多。

严格监控药品的生产过程、生产工艺，严格控制药品的贮藏条件，都是降低药品杂质含量的有效措施。

二、药物杂质的分类

药物中的杂质多种多样，其分类方法也有多种。

1. 按来源分类

药物杂质按照其来源，可分为一般杂质和特殊杂质。

（1）一般杂质。指在自然界中分布较广泛，在多数药物的生产和贮藏过程中容易引入的杂质。它们含量的高低与生产工艺水平密切相关，所以也常被称为信号杂质。《中国药典》在杂质的限量检查法中规定了氯化物、硫酸盐、硫化物、硒、氟、氰化物、铁盐、铵盐、重金属、砷盐以及干燥失重、水分、炽灼残渣、易炭化物和残留溶剂等项目的检查方法。

（2）特殊杂质。指在特定药物的生产和贮藏过程中引入的杂质，也常被称为有关物质，这类杂质随药物的不同而不同。如阿司匹林（乙酰水杨酸）在生产和贮存过程中会引入水杨酸；甲硝唑中的 2 - 甲基 - 5 - 硝基咪唑等。

按照来源的不同还可将杂质分为工艺杂质（包括合成中未反应完全的反应物及试剂、中间体、副产物等）、降解产物、从反应物及试剂中混入的其他外来杂质等。

2. 按毒性分类

杂质按照其毒性，可分为毒性杂质和信号杂质。如重金属、砷盐为毒性杂质。信号杂质一般无毒（如氯化物、硫酸盐等），但其含量的多少可反映出药物的纯度、生产工艺水平以及生产过程中的问题。如果药物中信号杂质含量过多，则提示该药的生产工艺或生产控制有问题。

3. 按化学性质分类

杂质按照化学类别和特性，可分为无机杂质、有机杂质和有机挥发性杂质。

（1）无机杂质。大多属于一般杂质，主要来源于生产过程中涉及的无机物质。如反应试剂、配位体、催化剂、重金属、其他残留的金属、无机盐、助滤剂、活性炭等，它们均是已知的物质。由于许多无机杂质直接影响药品的稳定性，并可反映生产工艺水平的情况，了解药品中无机杂质的情况对评价药品生产工艺的状况有重要意义。

（2）有机杂质。主要包括合成中未反应完全的原料、中间体、副产物、降解产物等，即有关物质。有机杂质又可分为特定杂质和非特定杂质。特定杂质是指在药品质量标准中分别规定了明确的限度，并单独进行控制的杂质；特定杂质包括结构已知的杂质和结构未知的杂质。如阿司匹林检查中的"游离水杨酸"和"有关物质"，均属于特定杂质。非特定杂质是指在药品质量标准中未单独列出，而仅采用一个通用的限度进行控制的一系列杂质，其在药品中出现的种类与概率并不固定。如阿司匹林检查中的"易炭化物"属于非特定杂质。

（3）有机挥发性杂质。多为残留在药物中的有机溶剂。

三、药物纯度与化学试剂纯度

药物纯度即药物的纯净程度，是反映药品质量的一项重要指标。药物纯度与化学试剂纯度是不同的。药物的纯杂程度是为了保证用药的安全性和有效性而提出的，要求检测药物本身及所含成分是否对生物体造成生理及毒副作用，它的检测标准只有合格与不合格之分。而化学试剂的纯度则可按本质含量的高低分为不同等级，如优级纯、分析纯、化学纯等。化学试剂的等级标准，仅考虑了试剂所含杂质对化学反应发生的影响因素，而没考虑对生物体的影响。若要将化学试剂直接用于治疗，则会发生毒副反应，导致医疗事故。因此严禁用化学试剂的规格代替药品质量检查标准，更不能将化学试剂当作药品用于临床治疗。这是两个不同领域的质量标准。

练一练

1. 药物杂质的来源都有哪些？
2. 药物杂质按化学性质可分为哪几类？

§5−2 杂质限量及计算

 学习目标

掌握杂质限量的计算方法及应用。

一、杂质的限量

一种药物其杂质的含量当然是越少越好。但是，要把药物的杂质完全除净，势必增加操作步骤和生产成本，在经济上加重病人的负担。只要把杂质的量控制在一定限度以内，仍然能够保证用药的安全与有效。因此，在不影响疗效和不发生毒性的前提下，对于药物中可能存在的杂质，允许有一定的量。药物中所含杂质的最大允许量，叫做杂质限量。

药物中杂质的检查，一般也不要求测定其含量，而只检查杂质的含量是否超过限量，这种杂质检查的方法叫做杂质的限量检查。在药品质量标准中，杂质的检查多数为限量检查。《中国药典》对药物中每种杂质的检查均规定了限量，其表示方法有百分之几或百万分之几两种。在制定药品的质量标准或进行药物的杂质检查时，经常会遇到杂质限量的计算问题。杂质限量计算的关键是能正确地找到并算出杂质的含量，而杂质的含量根据检查时所用方法不同，计算方法也不同。

对危害人体健康，影响药物稳定性的杂质，必须严格控制其限量。如砷对人体有毒，其限量规定较严，一般不超过百万分之十；重金属（其中以铅为主）易在体内积蓄，引起慢性中毒，并影响药物的稳定性，允许存在的含量也很低。杂质的限量检查，最常用的方法是取一定量被检杂质的对照品溶液，与供试品溶液在完全相同的条件下反应，即反应温度、所加试剂、放置时间等完全一致，然后对反应结果进行比较，从而得出结论。另外，也有不与杂质对照品进行比较的，例如纯水中含 Cl^- 测定，是取 50 mL 水样加入硝酸与硝酸银试剂，以不发生浑浊为合格。因为当 50 mL 水中含有 0.2 mg Cl^- 时，其产生的氯化银沉淀已可造成溶液的明显浑浊。此项检查，将氯化物的含量限于 4 μg/mL 以下。

二、杂质限量的计算

药物中杂质限量的控制方法一般分两种：一种为限量检查法，另一种是定量测定法。本部分主要介绍限量检查法。

限量检查法通常不要求测定药物杂质的准确含量，只需检查杂质是否超过限量。进行限量检查时，多数采用对照法，此外还可采用灵敏度法和比较法。

对照法系指取一定量的被检杂质标准溶液和一定量供试品溶液，在相同条件下处理，比较反应结果，以确定杂质含量是否超过限量。供试品（S）中所含杂质的最大允许量可以通过杂质标准溶液浓度（c）和体积（V）的乘积表达，杂质限量（L）的计算公式见式（5-1）。

$$L = \frac{cV}{m_s} \times 100\% \qquad (5-1)$$

式中，L 为杂质限量；c 为标准溶液质量浓度，g/mL；V 为标准溶液体积，mL；m_s 为供试品量，g。

灵敏度法系指在供试品溶液中加入一定量的试剂，在一定反应条件下，不得有正反应出现，从而判断供试品中所含杂质是否符合限量规定。该法不需用杂质对照品溶液对比。如乳酸中枸橼酸、草酸、磷酸或酒石酸的检查：取本品 0.5 g，加水适量使成 5 mL，混匀，用氨试液调至微碱性，加氯化钙试液 1 mL，置水浴中加热 5 分钟，不得产生浑浊。

比较法系指取供试品一定量依法检查，测定特定待检杂质的参数（如吸光度等）与规定的限量比较，不得更大。如维生素 B_2 中检查感光黄素，利用维生素 B_2 几乎不溶于三氯甲烷，而感光黄素溶于三氯甲烷的性质，用无乙醇三氯甲烷提取供试品中的感光黄素，在 440 nm 波长处测定三氯甲烷液的吸光度，不得超过 0.016。

下面举例说明杂质限量计算公式的应用。

示例 5 – 1：对乙酰氨基酚中硫酸盐的检查：取对乙酰氨基酚 2.0 g，加水 100 mL，加热溶解后冷却，滤过。取滤液 25 mL，依法检查，与标准硫酸钾溶液 1.0 mL（每 1 mL 相当于 100 μg 的 SO_4^{2-}）制成的对照液比较，浊度不得更大。求硫酸盐的限量为多少？

解：
$$L = \frac{cV}{m_s} \times 100\% = \frac{100 \times 10^{-6} \times 1}{2 \times \frac{25}{100}} \times 100\% = 0.02\%$$

示例 5 – 2：丙磺舒中检查重金属：取丙磺舒 1.0 g，依法检查，重金属不得超过百万分之十，应取标准铅液多少毫升（每 1 mL 相当于 10 μg 的 Pb）？

解：
$$L = \frac{cV}{m_s} \times 100\%$$

则：
$$V = \frac{Lm_s}{c} = \frac{10 \times 10^{-6} \times 1}{10 \times 10^{-6}} = 1 \text{ mL}$$

示例 5 – 3：磷酸可待因中检查吗啡：取本品 0.1 g，加盐酸溶液（9→1 000）使溶解成 5 mL，加亚硝酸钠试液 2 mL，放置 15 分钟，加氨试液 3 mL，所显颜色与吗啡溶液〔取无水吗啡 2.0 mg，加盐酸（9→1 000）使溶解成 100 mL〕5.0 mL 用同一方法制成的对照液比较，不得更深，问吗啡限量为多少？

解：
$$L = \frac{cV}{m_s} \times 100\% = \frac{\frac{2.0 \times 10^{-3}}{100} \times 5.0}{0.1} \times 100\% = 0.1\%$$

示例 5 – 4：茶苯海明中氯化物的检查：取本品 0.30 g 置 200 mL 量瓶中，加水 50 mL、氨试液 3 mL 与 10% 硝酸铵溶液 6 mL，置水浴上加热 5 分钟，加硝酸银试液 25 mL，摇匀；再置水浴上加热 15 分钟，并时时振摇，放冷，用水稀释至刻度，摇匀；放置 15 分钟，滤过，取续滤液 25 mL，置 50 mL 纳氏比色管中，加稀硝酸 10 mL，用水稀释成 50 mL，摇匀；在暗处放置 5 分钟，依法检查（通则 0801），与标准氯化钠溶液（10 μg/mL）5 mL 制成的对照液比较，不得更浓。求氯化物限量。

解：
$$L = \frac{cV}{m_s} \times 100\% = \frac{10 \times 10^{-6} \times 1.5}{0.3 \times \frac{25}{200}} \times 100\% = 0.04\%$$

练一练

卡比马唑片（规格：5 mg）中甲巯咪唑的检查：取本品 20 片，研细，加三氯甲烷适量，研磨使卡比马唑溶解，滤过，用三氯甲烷洗涤滤器，合并滤液与洗液，置 10 mL 量瓶中，用三氯甲烷稀释至刻度，摇匀，作为供试品溶液；另取甲巯咪唑对照品，加三氯甲烷制成每1 mL中含10 μg的溶液，作为对照品溶液；分别吸取上述两种溶液各10 μL，点于同一硅胶 G 薄层板上，以三氯甲烷－丙酮（4:1）为展开剂，展开后，晾干，喷以稀碘化铋钾试液使显色。供试品溶液如显与对照品溶液相应的杂质斑点，其颜色与对照品主斑点比较，不得更深。求杂质的限量。

§5-3 一般杂质检查

 学习目标

1. 掌握一般杂质检查的原理及方法。
2. 熟悉一般杂质检查的反应方程式及反应条件。

一般杂质是指在药物的生产、贮藏过程中，极易引入的杂质。主要有氯化物、硫酸盐、铁盐、砷盐、硫化物、重金属、酸、碱及水分等。《中国药典》将它们的检查方法收载于通用技术要求中。在日常检测中，注意遵循平行操作的原则，注意所用仪器、器皿的对称性及供试品与对照品的平行操作。下面就一般杂质检查的原理、检测方法简单加以介绍。

一、酸碱度检查法

在药物生产工艺中经酸或碱处理的药物，如果控制不当，就会在产品中引入酸碱性杂质。酸碱性杂质的存在，可能影响药物的疗效或稳定性。因此，对在工艺中使用过酸或碱处理的药物，或对酸、碱不稳定的药物，如酯类、酰胺类等，一般需进行酸碱度的检查。

在酸碱度检查中，规定 pH 值低于 7.0 的称为"酸度"，高于 7.0 的称为"碱度"，在7.0 上下两侧的称为"酸碱度"。《中国药典》规定，酸碱度检查所用的水应是新沸并放冷至室温的水。酸碱度检查的方法有以下几种。

1. 酸碱滴定法

酸碱滴定法，是在一定指示剂的条件下，用酸或碱的滴定液滴定样品中的碱性或酸性杂质，用消耗滴定液的体积来测定样品酸碱杂质的量。如氯化钠酸碱度检查的方法为：取本品5.0 g，加水 50 mL 溶解后，加溴麝香草酚蓝指示剂（pH = 6.0 ~ 7.6，黄色－蓝色）2 滴，如显黄色，加氢氧化钠滴定液（0.02 mol）0.10 mL，应变为蓝色；如显蓝色或绿色，加盐酸滴定液（0.02 mol/L）0.20 mL，应变为黄色。

2. pH 值法

pH 值法是通过测定一定浓度供试品溶液的 pH 值，来测定药物中酸碱性杂质的方法。

常用于制备注射剂原料药中酸碱性杂质的测定。如青霉素钠酸碱度的检查方法为：取本品加水制成每 1 mL 中含 30 mg 的溶液，依法测定，pH 值应为 5.0 ~ 7.5。

3. 指示剂法

指示剂法是利用酸碱指示剂在不同 pH 值条件下颜色的改变，来检查酸碱性杂质的方法。如蒸馏水的酸碱度检查方法为：取本品 10 mL，加甲基红指示液 2 滴，不得显红色（pH 值在 4.4 以上），另取 10 mL，加溴麝香草酚蓝指示液 5 滴，不得显蓝色（pH 值在 7.6 以下）。

二、溶液颜色检查法

药物在生产过程中可能引入有色杂质，或在贮藏过程中产生有色杂质。溶液颜色检查法，是控制和测量药物中有色杂质含量的一种方法。溶液颜色检查法主要有以下两种。

（1）与标准比色液进行比较。检查时，取规定量的供试品，置于 25 mL 纳氏比色管中，加水溶解并稀释至 10 mL，另取规定色调色号的标准比色液 10 mL，置纳氏比色管中。将两管同置白色背景上，自上向下透视或平视观察，供试品管呈现的颜色与标准管比较，不得更深。

标准比色液是由 3 种有色无机盐配成的，分别是重铬酸钾液（黄色）、硫酸铜液（蓝色）、氯化钴液（红色）。按《中国药典》分别取以上 3 种溶液，配成黄绿、黄、橙黄、橙红和棕红 5 种色调的贮备液，贮备液再加水稀释配成颜色深浅不同的 10 个色号的标准比色液。检查时根据药物中有色杂质的颜色及限量要求，选择一定色调、色号的标准比色液作为对照，进行比较。

（2）使用分光光度法检查有色杂质。取规定量的供试品，加水溶解使成 10 mL，滤过，取滤液按照分光光度法于规定波长处测定吸光度，不得超过规定值。如维生素 C 在贮存过程中受到氧化易变色，检查时，取本品 3.0 g，加水 15 mL，振摇使溶解，溶液经 4 号垂熔玻璃漏斗滤过，滤液于 420 nm 波长处测定吸光度，不得过 0.03。

三、澄清度检查法

在不少药物的澄清度检查中，要求供试品溶液应澄清。《中国药典》规定，"澄清"系指供试品溶液的澄清度相当于所用溶剂，或未超过 0.5 号浊度标准液。

浊度标准贮备液的制备：配制 1.0% 硫酸肼水溶液，放置 4 ~ 6 小时，待浊度稳定后，取此溶液和 10.0% 乌洛托品水溶液等量混溶。于 25 ℃ 避光静置 24 小时，即可。浊度标准贮备液应在暗处保存，在 2 个月内使用，用前摇匀。

取浊度标准贮备液 15.0 mL，置 1 000 mL 量瓶中，加水稀释至刻度，配制成浊度标准原液。浊度标准原液的浑浊度用紫外 – 可见分光光度法检查。将浊度标准原液置 1 cm 吸收池中，在 550 nm 处测定吸光度，应为 0.12 ~ 0.15。浊度标准原液应在配制后 48 小时内使用。临用时取浊度标准原液适量，加水稀释制成不同级号的浊度标准液，见表 5 – 1。浊度标准液应在配制后 5 分钟内使用，供试品则应在溶解后立即检视。

表 5 – 1 不同级号浊度标准液

浊度标准液级号	0.5	1	2	3	4
浊度标准原液/mL	2.5	5	10	30	50
水/mL	97.50	97.50	90.0	70.0	50.0

多数药品的澄清度检查以水为溶剂，但也有用酸、碱或有机溶剂（如乙醇、甲醇、丙酮）的。供制备注射用的原料药往往既要检查溶液的澄清度又要检查溶液的颜色，如华法林钠的检查：取本品 0.20 g，加丙酮 10 mL 溶解后，溶液应澄清无色。如显浑浊与 1 号浊度标准液比较，不得更浓；如显色，照紫外 – 可见分光光度法，依法检查（通则 0401），在 460 nm 处测定吸光度，不得过 0.03。

四、氯化物检查法

1. 原理

药物中的微量氯化物在硝酸酸性条件下与硝酸银反应，生成氯化银胶体微粒而显白色浑浊，与一定量的标准氯化钠溶液在相同条件下产生的氯化银浑浊程度进行比浊，判定供试品中氯化物是否符合限量规定。

$$Cl^- + Ag^+ \rightarrow AgCl \downarrow \text{（白）}$$

2. 方法

除另有规定外，取各品种项下规定量的供试品，加水溶解使成 25 mL（溶液如显碱性，可滴加硝酸使成中性），再加稀硝酸 10 mL；溶液如不澄清，应滤过；置 50 mL 纳氏比色管中，加水使成约 40 mL，摇匀，即得供试品溶液。另取该品种项下规定量的标准氯化钠溶液，置 50 mL 纳氏比色管中，加稀硝酸 10 mL，加水使成 40 mL，摇匀，即得对照溶液。于供试品溶液与对照溶液中，分别加入硝酸银试液 1.0 mL，用水稀释至 50 mL，摇匀，在暗处放置 5 分钟，同置黑色背景上，从比色管上方向下观察，比较，即得。

3. 注意事项

（1）标准氯化钠溶液为氯化钠的水溶液，质量浓度为 10 μg/mL。此浓度氯化物所显浑浊度明显，便于比较。

（2）加硝酸可避免弱酸银盐，如碳酸银、磷酸银及氧化银沉淀的干扰，且可加速氯化银沉淀的生成并产生较好的乳浊。酸度以 50 mL 供试品溶液中含稀硝酸 10 mL 为宜。

（3）溶液不澄清，用滤纸滤过时，滤纸中如含有氯化物，将干扰检查。滤纸可预先用含有硝酸的水洗净后使用。

（4）供试品溶液如带颜色，可采用内消色法消除干扰，进行测定：除另有规定外，可取供试品溶液两份，分别置 50 mL 纳氏比色管中，一份中加硝酸银试液 1.0 mL，摇匀，放置 10 分钟，如显浑浊，可反复滤过，至滤液完全澄清，再加入规定量的标准氯化钠溶液与水适量使成 50 mL，摇匀，在暗处放置 5 分钟，作为对照溶液；另一份中加硝酸银试液 1.0 mL 与水适量使成 50 mL，摇匀，在暗处放置 5 分钟，按上述方法与对照溶液比较，即得。

五、硫酸盐检查法

1. 原理

药物中微量的硫酸盐在稀盐酸酸性条件下与氯化钡反应，生成硫酸钡微粒显白色浑浊，与一定量标准硫酸钾溶液在相同条件下产生的硫酸钡浑浊程度进行比浊，判定供试品硫酸盐是否符合限量规定。

$$SO_4^{2-} + Ba^{2+} \rightarrow BaSO_4 \downarrow \text{（白）}$$

2. 方法

除另有规定外，取各品种项下规定量的供试品，加水溶解成约 40 mL（溶液如显碱性，可滴加盐酸使成中性）；溶液如不澄清，应滤过；置 50 mL 纳氏比色管中，加稀盐酸 2 mL，摇匀，即得供试品溶液。另取该品种项下规定量的标准硫酸钾溶液，置 50 mL 纳氏比色管中，加水使成约 40 mL，加稀盐酸 2 mL，摇匀，即得对照溶液。于供试品溶液与对照溶液中，分别加入 25% 氯化钡溶液 5 mL，用水稀释至 50 mL，充分摇匀，放置 10 分钟，同置黑色背景上，从比色管上方向下观察，比较，即得。

3. 注意事项

（1）标准硫酸钾溶液为硫酸钾的水溶液，质量浓度为 100 μg/mL。

（2）溶液制备过程中需添加盐酸，目的是防止碳酸钡或磷酸钡等弱酸形成钡盐沉淀对比浊的影响。但酸度过大可使硫酸钡溶解，降低检查灵敏度；以 50 mL 溶液中含 2 mL 稀盐酸为宜。

（3）供试品溶液如带颜色，可采用内消色法消除干扰，进行测定：除另有规定外，可取供试品溶液两份，分别置 50 mL 纳氏比色管中，一份中加 25% 氯化钡溶液 5 mL，摇匀，放置 10 分钟，如显浑浊，可反复滤过，至滤液完全澄清，再加入规定量的标准硫酸钾溶液与水适量使成 50 mL，摇匀，放置 10 分钟，作为对照溶液；另一份中加 25% 氯化钡溶液 5 mL 与水适量使成 50 mL，摇匀，放置 10 分钟，按上述方法与对照溶液比较，即得。

（4）如果药物在水中不易溶解，可加入适量的与水互溶的有机溶剂将药物溶解，使被包裹的待检查杂质释放后，再依法检查。

六、铁盐检查法

微量铁盐的存在可能会加速药物的氧化和溶解，因而要控制铁盐的限量。《中国药典》和《美国药典》均采用硫氰酸盐法检查，《英国药典》则采用巯基乙酸法检查。两个方法相比较，后者的灵敏度较高，但试剂臭味浓重，易污染环境。下面简要介绍硫氰酸盐法。

1. 原理

铁盐在盐酸溶液中与硫氰酸盐作用生成红色可溶性的硫氰酸铁配位离子，与一定量标准铁溶液用同法处理后进行比色。

$$Fe^{3+} + 6SCN^- \rightarrow [Fe(SCN)_6]^{3-}$$

2. 方法

除另有规定外，取各品种项下规定量的供试品，加水溶解使成 25 mL，置于 50 mL 纳氏比色管中，加稀盐酸 4 mL 与过硫酸铵 50 mg，用水稀释使成 35 mL 后，加 30% 硫氰酸铵溶液 3 mL，再加水适量稀释成 50 mL，摇匀；如显色，立即与标准铁溶液一定量制成的对照溶液（取该品种项下规定量的标准铁溶液，置 50 mL 纳氏比色管中，加水使成 25 mL，加稀盐酸 4 mL 与过硫酸铵 50 mg，用水稀释使成 35 mL，加 30% 硫氰酸铵溶液 3 mL，再加水适量稀释成 50 mL，摇匀）比较，即得。

3. 注意事项

（1）用硫酸铁铵 $[FeNH_4(SO_4)_2 \cdot 12H_2O]$ 配制标准铁溶液（每 1 mL 相当于 10 μg 的铁），并加入硫酸防止铁盐水解，便于保存。方法如下。

称取硫酸铁铵 $[FeNH_4(SO_4)_2 \cdot 12H_2O]$ 0.863 g，置 1 000 mL 量瓶中，加水溶解后，加硫酸 2.5 mL，用水稀释至刻度，摇匀，作为贮备液。临用前，精密量取贮备液 10 mL，置 100 mL 量瓶中，加水稀释至刻度，摇匀，即得。

（2）当 50 mL 溶液中含 Fe^{3+} 为 5 ~ 90 μg 时，溶液的吸光度与浓度呈良好线性关系。目视比色时以 50 mL 溶液中含 10 ~ 50 μg Fe^{3+} 为宜。在此范围内，溶液的色泽梯度明显，易于区别。

（3）在盐酸酸性条件下反应，可防止 Fe^{3+} 的水解，经试验以 50 mL 溶液中含稀盐酸 4 mL 为宜。

（4）加入过硫酸铵氧化剂既可氧化供试品中的 Fe^{2+} 成 Fe^{3+}，同时可防止由于光线使硫氰酸铁还原或分解褪色。

$$2Fe^{2+} + (NH_4)_2S_2O_8 \rightarrow 2Fe^{3+} + (NH_4)_2SO_4 + SO_4^{2-}$$

（5）某些药物（如葡萄糖、糊精和硫酸镁等）在检查过程中需加硝酸处理，硝酸也可将 Fe^{2+} 氧化成 Fe^{3+}。因硝酸中可能含亚硝酸，它能与硫氰酸根离子作用，生成红色亚硝酰硫氰化物，影响比色，所以剩余的硝酸必须加热煮沸除去。

$$HNO_2 + SCN^- + H^+ \rightarrow NO \cdot SCN + H_2O$$

（6）铁盐与硫氰酸根离子的反应为可逆反应，加入过量的硫氰酸铵，不仅可以增加生成的配位离子的稳定性，提高反应灵敏度，还能消除因其他阴离子（Cl^-、PO_4^{3-}、SO_4^{2-}、枸橼酸根离子等）与铁盐形成配位化合物而引起的干扰。

（7）若供试品溶液管与对照溶液管色调不一致，或所呈硫氰酸铁的颜色较浅不便比较时，可分别转移至分液漏斗中，各加正丁醇（或异戊醇）20 mL 提取，俟分层后，将正丁醇层移置 50 mL 纳氏比色管中，再用正丁醇稀释至 25 mL，比较，即得。因硫氰酸铁配位离子在正丁醇等有机溶剂中的溶解度较大，上述处理能增加颜色深度，同时也排除上述酸根阴离子的影响。

（8）某些有机药物特别是具环状结构的有机药物，在实验条件下不溶解或对检查有干扰，则需经炽灼破坏，使铁盐转变成 Fe_2O_3 留于残渣中，处理后再依法检查。

七、重金属检查法

重金属系指在实验条件下能与硫代乙酰胺或硫化钠作用显色的金属杂质。如银、铅、汞、铜、镉、铋、锑、锡、砷、锌、钴、镍等。重金属影响药物的稳定性及安全性。

因为在药品生产中遇到铅的机会较多，且铅易积蓄中毒，故各国药典中对重金属检查时，均以铅为重金属的代表，以铅的限量表示重金属限度。

如需对某种特定金属离子或上述方法不能检测到的金属离子作限度要求，可采用原子吸收分光光度法或其他专属性的方法进行针对性的检查和控制。《中国药典》对重金属检查有3种方法：硫代乙酰胺法、炽灼后的硫代乙酰胺法和硫化钠法。

1. 第一法　硫代乙酰胺法

该法适用于溶于水、稀酸或与水互溶有机溶剂，并且不含有可与金属离子强配位基团的药物。为重金属检查最常用的方法。

（1）原理。硫代乙酰胺在弱酸性（pH 3.5）条件下水解，产生硫化氢，与重金属离子生成黄色到棕黑色的硫化物混悬液，与一定量标准铅溶液经同法处理后所呈颜色比较，判定供试品中重金属是否符合限量规定。

$$CH_3CSNH_2 + H_2O（pH 3.5）\rightarrow CH_3CONH_2 + H_2S$$

$$Pb^{2+} + H_2S \rightarrow PbS \downarrow + 2H^+$$

（2）方法。除另有规定外，取25 mL纳氏比色管3支，甲管（标准管）中加标准铅溶液一定量与醋酸盐缓冲液（pH 3.5）2 mL后，加水或各品种项下规定的溶剂稀释成25 mL；乙管（供试品管）中加入按各品种项下规定的方法制成的供试品溶液25 mL；丙管（标准加样管）中加入与乙管相同重量的供试品，加配制供试品溶液的溶剂适量使溶解，再加与甲管相同量的标准铅溶液与醋酸盐缓冲液（pH 3.5）2 mL后，用溶剂稀释成25 mL；再在甲、乙、丙3管中分别加硫代乙酰胺试液各2 mL，摇匀，放置2分钟，同置白纸上，自上向下透视，当丙管中显现的颜色不浅于甲管时，乙管中显现的颜色与甲管比较，不得更深。如丙管中显现的颜色浅于甲管，应取样按第二法重新检查。

（3）注意事项。要点如下。

1）用硝酸铅配制标准铅溶液（每1 mL相当于10 μg的铅），加硝酸防止铅盐水解，便于保存。

2）供试品溶液如带颜色，应在加硫代乙酰胺试液前，在甲管中滴加少量稀焦糖溶液或其他无干扰的有色溶液，使之与乙管、丙管的颜色一致；然后再加硫代乙酰胺试液比色。如按以上方法仍不能使各管颜色一致时，应取样按第二法检查。

3）供试品如含高铁盐，在弱酸性溶液中易氧化硫化氢析出硫，产生浑浊，影响重金属检查。这时，可先在各管中分别加入维生素C 0.5~1.0 g，使高铁离子还原为亚铁离子后，再按上述方法检查。

4）重金属离子与硫化氢的呈色，受溶液酸碱度影响较大。当pH为3.0~3.5时，硫化铅沉淀较完全。酸度增大，重金属离子与硫化氢呈色变浅，甚至不显色。因此，供试品若用强酸溶解，或在处理过程中用了强酸，在加入硫代乙酰胺试液前，应先加氨水至溶液对酚酞指示液显中性，再加 pH 3.5 醋酸盐缓冲液调节溶液的酸度。

5）配制供试品溶液时，如使用的盐酸超过 1 mL，氨试液超过 2 mL，或加入其他试剂进行处理者，为避免标准管的基质差异，应当进行平行处理：除另有规定外，甲管溶液应取同样同量的试剂置瓷皿中蒸干后，加醋酸盐缓冲液（pH 3.5）2 mL 与水 15 mL，微热溶解后，移置纳氏比色管中，加标准铅溶液一定量，再用水或各品种项下规定的溶剂稀释成 25 mL。

2. 第二法　炽灼后的硫代乙酰胺法

该法适用于难溶于水、稀酸或与水互溶有机溶剂的有机药物，以及含有可与重金属离子强配位基团的芳环、杂环药物。

（1）原理。重金属可能会与含有强配位基团的芳环、杂环药物形成牢固的价键作用，影响直接溶样检查；或者供试品不溶解，可能包裹重金属。这时，需先将供试品炽灼破坏为重金属的氧化物残渣，并加硝酸进一步破坏，蒸干。加盐酸转化为易溶于水的氯化物，再按第一法进行检查。

（2）方法。除另有规定外，当需改用第二法检查时，取各品种项下规定量的供试品，按炽灼残渣检查法进行炽灼处理，然后取遗留的残渣；或直接取炽灼残渣项下遗留的残渣；如供试品为溶液，则取各品种项下规定量的溶液，蒸发至干，再按上述方法处理后取遗留的残渣；加硝酸 0.5 mL，蒸干，至氧化氮蒸气除尽后（或取供试品一定量，缓缓炽灼至完全炭化，放冷，加硫酸 0.5 ~ 1 mL，使恰湿润，用低温加热至硫酸除尽后，加硝酸 0.5 mL，蒸干，至氧化氮蒸气除尽后，放冷，在 500 ~ 600 ℃炽灼使完全灰化，放冷，加盐酸 2 mL，置水浴上蒸干后加水 15 mL，滴加氨试液至对酚酞指示液显微粉红色，再加醋酸盐缓冲液（pH 3.5）2 mL，微热溶解后，移置纳氏比色管中，加水稀释成 25 mL 作为乙管（供试品管）；另取配制供试品溶液的试剂，置瓷皿中蒸干后，加醋酸盐缓冲液（pH 3.5）2 mL 与水 15 mL，微热溶解后，移置纳氏比色管中，加标准铅溶液一定量，再用水稀释成 25 mL，作为甲管（标准管）；再在甲、乙两管中分别加硫代乙酰胺试液各 2 mL，摇匀，放置 2 分钟，同置白纸上，自上向下透视，乙管中显出的颜色与甲管比较，不得更深。

（3）注意事项。要点如下。

1）炽灼残渣处理过程中，温度越高，重金属损失越多。例如铅在 700 ℃经 6 小时炽灼，回收率仅为 32%。因此，炽灼温度对重金属的检查结果影响较大。炽灼残渣用于重金属检查时，炽灼处理中，既应控制炽灼温度在 500 ~ 600 ℃，同时应控制炽灼时间。

2）炽灼残渣加硝酸加热处理后，必须蒸干，除尽氧化氮，否则亚硝酸可氧化硫化氢析出硫，影响比色。

3）为了消除盐酸或其他试剂中夹杂重金属的影响，在配制供试品溶液时，如使用盐酸超过 1 mL（或与盐酸 1 mL 相当的稀盐酸），使用氨试液超过 2 mL，以及用硫酸与硝酸进行有机破坏或其他试剂处理者，除另有规定外，甲管（标准管）应取同样同量试剂置瓷皿中蒸干后，依法检查。

4）含钠盐或氟的有机药物，在炽灼时会腐蚀瓷坩埚而引入重金属，应改用铂坩埚或硬质玻璃蒸发皿。

示例 5 - 5：乳酸钠溶液中重金属的检查，因乳酸根对重金属离子有配位掩蔽作用，不宜采用第一法检查，故采用第二法检查；因本品是碱金属盐，所以规定用铂或石英坩埚，制备炽灼残渣后，进行检查：取本品适量（约相当于乳酸钠 2.0 g），置石英坩埚（或铂坩埚）中，依法检查，含重金属不得过百万分之十。

3. 第三法　硫化钠法

该法适用于溶于碱性水溶液而难溶于稀酸或在稀酸中即生成沉淀的药物。如磺胺类、巴比妥类药物等。

（1）原理。在碱性介质中，以硫化钠为沉淀剂，使 Pb^{2+} 生成 PbS 微粒的混悬液，与一定量标准铅溶液经同法处理后所呈颜色比较，判定供试品中重金属是否符合限量规定。

$$Pb^{2+} + S_2 \rightarrow PbS \downarrow$$

（2）方法。除另有规定外，取供试品适量，加氢氧化钠试液 5 mL 与水 20 mL 溶解后，置纳氏比色管中，加硫化钠试液 5 滴，摇匀，与一定量的标准铅溶液同法处理后的颜色比较，不得更深。

（3）注意事项。要点如下。

1）硫化钠试液对玻璃有一定的腐蚀性，且久置后会产生絮状物，应临用新制。

2）该方法中使用的硫化钠试液或硫代乙酰胺试液，均可以使用新制的饱和硫化氢水溶液替代。硫化氢气体均使用硫化亚铁细粒与稀盐酸作用新鲜制得，经导气管引入纯净水中被吸收，即得饱和硫化氢水溶液，应现配现用，否则硫化氢易被氧化析出硫，产生浑浊，影响重金属检查。

八、砷盐检查法

砷盐是有毒的物质，多由药物生产过程所使用的无机试剂引入。《中国药典》中砷盐检查有两种方法：古蔡氏法和二乙基二硫代氨基甲酸银法。

1. 第一法　古蔡氏法

（1）原理。利用锌粉与酸作用产生新生态的氢，与药物中微量砷盐反应，生成具有挥发性的砷化氢气体，遇溴化汞试纸，产生黄色至棕色的砷斑，与一定量标准砷溶液在相同条件下所生成的砷斑比较，判定供试品中砷盐是否符合限量规定。

$$AsO_3^{3-} + 3Zn + 9H^+ \rightarrow AsH_3 \uparrow + 3Zn^{2+} + 3H_2O$$

$$AsH_3 + 3HgBr_2 \rightarrow 3HBr + As(HgBr)_3$$

$$2As(HgBr)_3 + AsH_3 \rightarrow 3AsH(HgBr)_2$$

$$As(HgBr)_3 + AsH_3 \rightarrow 3HBr + As_2Hg_3$$

古蔡氏法检查砷盐的装置如图 5 - 1 所示；A 为 100 mL 标准磨口锥形瓶；B 为中空的标准磨口塞，上连导气管 C（外径 8.0 mm，内径 6.0 mm），全长约 180 mm；D 为具孔的有机玻璃旋塞，其上部为圆形平面，中央有一圆孔，孔径与导气管 C 的内径一致，其下部孔径与导气管 C 的外径相适应，将导气管 C 的顶端套入旋塞下部孔内，并使管壁与旋塞的圆孔相吻合，黏合固定；E 为中央具有圆孔（孔径 6.0 mm）的有机玻璃旋塞盖，旋塞盖与 D 紧密吻合。

测试时，于导气管 C 中装上醋酸铅棉花 60 mg（装管高度为 60～80 mm），再于旋塞 D 的顶端平面上放一片溴化汞试纸（试纸大小以能覆盖孔径而不露出平面外为宜），盖上旋塞盖 E 并旋紧，即得。

（2）方法。精密量取标准砷溶液 2 mL 置于 A 瓶中，加盐酸 5 mL 与水 21 mL，再加碘化钾试液 5 mL 与酸性氯化亚锡试液 5 滴，在室温放置 10 分钟后，加锌粒 2 g，立即装上导气管 C 密塞于 A 瓶上，并将 A 瓶置 25～40 ℃水浴中反应 45 分钟，取出溴化汞试纸，即完成标准砷斑制备。测定时，另取按品种项下规定方法制成的供试品溶液置 A 瓶中，照标准砷斑制备方法自"再加碘化钾试液 5 mL"起，依法操作，将生成的砷斑与标准砷斑比较，不得更深。

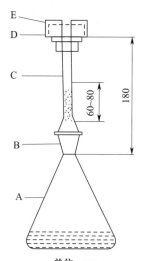

单位：mm

图 5 - 1　古蔡氏法检砷装置

A—磨口锥形瓶；B—中空磨口塞；C—导气管；
D—具孔有机玻璃塞（孔径与导气管内径一致）；E—具孔有机玻璃旋塞盖

（3）注意事项。要点如下。

1）药物中存在的砷盐杂质若为三价砷，它被金属锌还原为砷化氢的速度较快；若药物中存在的为五价砷，它生成砷化氢的速度较三价砷慢，故在反应液中加入碘化钾与氯化亚锡试液，将供试品中可能存在的三价砷还原成五价砷，而碘化钾被氧化生成的碘又可被氯化亚锡还原为碘离子，碘离子可与反应中产生的锌离子形成稳定的配位离子，有利于生成砷化氢的反应不断进行。

$$AsO_4^{3-} + 2I^- + 2H^+ \rightarrow AsO_3^{3-} + I_2 + H_2O$$
$$AsO_4^{3-} + Sn^{2+} + 2H^+ \rightarrow AsO_3^{3-} + Sn^{4+} + H_2O$$
$$I_2 + Sn^{2+} \rightarrow 2I^- + Sn^{4+}$$
$$4I^- + Zn^{2+} \rightarrow \left[ZnI_4 \right]^{2-}$$

氯化亚锡与碘化钾还能抑制锑化氢的生成，锑化氢会与溴化汞试纸作用生成锑斑，但在实验条件下，100 μg 锑存在也不干扰测定。氯化亚锡又可与锌作用，因为纯锌与纯盐酸作用较慢，加入氯化亚锡，锌置换出锡沉积在锌的表面，形成局部电池，可加快锌与盐酸作用，使氢气均匀而快速地生成，有利于生成砷化氢的反应进行。

2）供试品及锡粒中可能含有少量的硫化物。在酸性条件下硫化物会产生硫化氢气体，其可使溴化汞试纸产生硫化汞色斑，干扰检查结果。为避免硫化氢气体与溴化汞试纸作用，《中国药典》规定用醋酸铅棉花 60 mg，装管高度为 60～80 mm，并控制醋酸铅棉花填充的松紧度，使之既能消除硫化氢的干扰，又可使砷化氢以适当的速度通过。导气管中的醋酸铅棉花应保持干燥，如有润湿，应重新更换。

3）溴化汞试纸与砷化氢作用较氯化汞试纸灵敏，其灵敏度为 1 μg（以 As_2O_3 计），但所呈砷斑不够稳定，反应中应保持干燥及避免强光，反应完毕立即比色。制备溴化汞的滤纸宜采用质地疏松的定性滤纸。

4）供试品若为硫化物、亚硫酸盐、硫代硫酸盐等，在酸性液中能产生硫化氢气体，与溴化汞作用生成黑色硫化汞，干扰比色。应先加硝酸处理，使其氧化成硫酸盐，再检查。过量的硝酸及产生的氮的氧化物必须蒸干除尽，以免影响检查结果。

5）供试品若为铁盐，会消耗碘化钾、氯化亚锡等还原剂，并会氧化砷化氢，影响测定条件，干扰测定。应先加酸性氯化亚锡试液，将高铁离子还原成低铁离子后再进行检测，如枸橼酸铁铵中砷盐的检查。

6）多数环状结构的有机药物，因砷在分子中可能以共价键结合，要先进行有机破坏，否则检出结果偏低或难以检出。常用的有机破坏方法有碱破坏法和酸破坏法。《中国药典》采用碱破坏法，如检查酚磺酞、呋塞米等药物的砷盐时，于供试品中加适量氢氧化钙，先小火灼烧使炭化，再于 500～600 ℃ 炽灼至完全炭化后再检查。环状结构的有机酸碱的金属盐，如苯甲酸钠、对氨基水杨酸钠，用石灰法不能破坏完全，需用无水碳酸钠进行碱融破坏。此外，也有用硝酸镁乙醇溶液进行灼烧破坏分解有机物，使砷成为非挥发性的砷酸镁 $[Mg_3(AsO_4)_2]$，残渣加盐酸后易于溶解。该法操作简便，易于灰化，用于有机药物破坏后，砷能定量回收。但在操作中需注意充分炭化，使硝酸镁完全分解为氧化镁，如有硝酸盐或亚硝酸盐残留，则在酸性溶液中能生成具氧化性的硝酸或亚硝酸，可影响砷化氢的生成。若供试品需经有机破坏后再进行检砷的，则制备标准砷斑时，应取标准砷溶液 2 mL 代替供试品，照供试品规定的方法同法处理后，再依法制备标准砷斑。

7）砷斑遇光、热及湿气则褪色。如需保存，可将砷斑在石蜡饱和的石油醚溶液中浸过、晾干或避光置于干燥器内，也可将砷斑用滤纸包好夹在记录本中保存。

2. 第二法　二乙基二硫代氨基甲酸银法

（1）原理。利用金属锌与酸作用产生新生态氢，与微量砷盐反应生成具有挥发性的砷化氢，砷化氢还原二乙基二硫代氨基甲酸银，产生红色的胶态银，与同条件下处理的标准砷溶液所呈色进行目视比色或在 510 nm 波长处测定吸光度，进行比较，判定供试品中砷盐是否符合限量规定。

（2）方法。二乙基二硫代氨基甲酸银法检查砷盐的装置如图5-2所示。在砷化氢发生瓶 A 中，供试品溶液，或标准砷溶液的试验条件（如加酸量及试剂用量等）均同于古蔡法，加锌粒后立即将生成的砷化氢导入 5.0 mL 的 D 管中，将 A 瓶置水浴中，反应45分钟后，取出 D 管，添加三氯甲烷至 5.0 mL（部分三氯甲烷在操作中挥发损失），混匀，将供试品溶液 D 管和对照溶液 D 管同置于白色背景上，自管的上方向下方观察颜色。必要时，可将供试溶液与标准砷对照溶液分别移入 1 cm 吸收池中，以试液为空白，于 510 nm 波长处，测定吸光度，供试溶液的吸光度不得大于标准砷溶液的吸光度。该法在范围内线性关系良好，显色在 2 小时内稳定，重现性好，并可测得砷盐含量。锑化氢与二乙基二硫代氨基甲酸银的反应灵敏度较低，约为砷化氢的1/35。测定时，反应液中加入40%氯化亚锡溶液 3 mL 和15%碘化钾溶液 5 mL，在此条件下，500 μg 的锑也不致干扰测定。

砷盐检查除以上两种方法外，也可以采用白田道夫法及次磷酸法，但检测灵敏度较低，在此不再赘述。

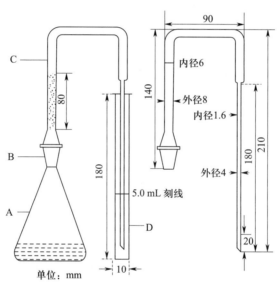

图 5-2 二乙基二硫代氨基甲酸银法检砷装置
A—砷化氢发生瓶；B—中空磨口塞；C—导气管；D—平低玻璃管（具 5.0 mL 刻度）

九、炽灼残渣检查法

炽灼残渣检查法用于检查有机药物中混入的各种无机杂质，如金属的氧化物或盐等。

1. 方法

取供试品1.0~2.0 g 或各品种项下规定的质量，置已炽灼至恒重的坩埚（如供试品分子结构中含有碱金属或氟元素，则应使用铂坩埚）中，精密称定，缓缓炽灼至完全炭化，放冷，除另有规定外，加硫酸 0.5~1 mL 使湿润，低温加热至硫酸蒸气除尽后，在 700~800 ℃炽灼使完全灰化，移置干燥器内，放冷，精密称量后，再在 700~800 ℃炽灼至恒重。根据遗留残渣的量和供试品的量，计算炽灼残渣的百分率。

有机药物经加硫酸、高温炽灼破坏，成为挥发性物质逸出。遗留的非挥发性无机杂质

（多为金属氧化物或无机盐类）成为硫酸盐，称为炽灼残渣。由于加硫酸处理是使杂质转化为稳定的硫酸盐，所以有的国家药典称为硫酸灰分（如《英国药典》）。

2. 注意事项

（1）供试品的取用量：应根据炽灼残渣限量和称量误差决定。样品量过多，炭化和灰化时间太长；样品量过少，称量误差增大。

（2）炭化过程控制：《美国药典》《英国药典》《日本药局方》均先加硫酸炭化，而后加硫酸炽灼、消化两次。而《中国药典》规定为先炭化后再加硫酸炽灼，易导致灰化困难，时间延长，不易恒重。为了避免供试品在炭化时，骤然膨胀而逸出，可采用将坩埚斜置方式，缓缓加热，直至完全灰化（不产生烟雾）。

在进行高温炉内炽灼操作前，务必蒸发除尽硫酸，以免硫酸蒸气腐蚀炉膛，造成漏电事故。除尽硫酸蒸气，应低温加热，以防由于温度过高，供试品飞溅，而影响测定结果。

（3）坩埚的选用：通常使用瓷坩埚。含氟的药品对瓷坩埚有腐蚀作用，应采用铂坩埚。瓷坩埚编号，可采用蓝墨水与 $FeCl_3$ 溶液的混合液涂写，烘烤、恒重后使用。

（4）一些重金属（如铅）于高温下易挥发，如需将炽灼残渣留作重金属检查，则炽灼温度必须控制在 $500 \sim 600\ ^\circ\text{C}$。

（5）炽灼残渣达恒重后，进行限量计算。

十、干燥失重测定法

干燥失重是指药物在规定条件下，经干燥后所减失的质量，通常以百分率表示。干燥失重检查法主要检查药物中的水分，也包括其他挥发性物质，如残留的有机溶剂（三氯甲烷、乙醇）等。测定的方法有以下几种。

1. 常压干燥法

将供试品置于已在相同条件下干燥至恒重的扁形称量瓶内，精密称定，于烘箱内在规定温度下干燥至恒重（"恒重"指供试品连续两次干燥或炽灼后的质量差异在 0.3 mg 以下）。干燥温度一般在达到指定温度后，再连续烘 $2 \sim 4$ 小时，取出置干燥器中冷至室温再称量。第二次及以后各次称重均应在规定条件下继续干燥 1 小时后进行。干燥温度一般为 $105\ ^\circ\text{C}$。有的药物含结晶水，在 $105\ ^\circ\text{C}$ 水分不易除去，可提高干燥温度，如枸橼酸钠含结晶水，要求在 $180\ ^\circ\text{C}$ 干燥至恒重。为了使水分及挥发性物质易于挥散，供试品应平铺于扁形称量瓶中，其厚度不超过 5 mm；如为疏松物质，厚度不超过 10 mm。如为大颗粒结晶，需研细至粒度约 2 mm。放入烘箱进行干燥时，应将瓶盖取下，置称量瓶旁，或将瓶盖半开进行干燥。取出时，需先将瓶盖盖好，置干燥器中放冷至室温，然后称其质量。

某些药物中含有较大量的水分，熔点又较低，如直接在 $105\ ^\circ\text{C}$ 干燥，供试品即熔化，表面结成一层薄膜，使水分不易继续挥发。此类药物应先在低温下干燥，使大部分水分除去后，再于规定温度干燥至恒重。如测定硫代硫酸钠的干燥失重，需先在 $40 \sim 50\ ^\circ\text{C}$ 干燥，使结晶水缓缓失去，然后渐次升温，最后于 $105\ ^\circ\text{C}$ 干燥至恒重。

该法适用于受热较稳定的药品，《中国药典》中磺胺嘧啶银、磷酸二氢钠、胆茶碱、核黄素磷酸钠等40余种药物，采用该法测定。

2. 干燥剂干燥法

干燥剂干燥法适用于受热易分解或易挥发的药物，如《中国药典》收载的盐酸洛贝林、盐酸丁丙诺啡、氯化铵、苯佐卡因、硝酸异山梨酯、马来酸麦角新碱等。采用该法操作，是将供试品置干燥器内，利用器内贮放的干燥剂，吸收供试品中的水分，干燥至恒重。

常用的干燥剂有硅胶、硫酸和五氧化二磷等。其中五氧化二磷的吸水效力、吸水容量和吸水速度均较好，但价格较贵；在使用时将其铺于培养皿中，置干燥器内，如发现表层已结块或出现液滴，即需更换新的五氧化二磷再使用；弃去的五氧化二磷应埋入土中，不可直接倒掉。硫酸的吸水效力与吸水速度次于五氧化二磷，但吸水容量比五氧化二磷大，价格也较便宜；使用时应盛于培养皿或烧杯中，不能直接倾入干燥器；搬动干燥器时，应注意勿使硫酸溅至称量瓶或供试品上；用过的硫酸，经加热除去水分后可再用，其除水的方法是：将含水硫酸置烧杯中加热至冒白烟，在110 ℃时保持30分钟即可。硅胶吸水效力次于五氧化二磷，但大于硫酸，且使用方便、价廉，实验室常用加了氯化钴的变色硅胶。变色硅胶无水时显蓝色，吸水后显浅红色。1 g硅胶吸水约20 mg开始变色，吸水200 mg时完全变色，吸水300～400 mg时达到饱和。吸水后的硅胶在105 ℃干燥后可再使用。

3. 减压干燥法

减压干燥法适用于熔点低、受热不稳定及水分难赶除的药物。《中国药典》收载的多种药物如山梨醇、洛莫司汀、盐酸丁丙诺啡等适用于此方法。减压干燥法可使干燥温度降低，干燥时间缩短。当遇到对热不稳定，不能加热的药物时，可在减压干燥器中采用减压下干燥剂干燥的方法。如布洛芬熔点为74.5～77.5 ℃，规定在五氧化二磷干燥器中减压干燥至恒重。肾上腺素规定在五氧化二磷干燥器中减压干燥18小时。能耐受一定温度的药品，可采用减压下加热干燥的方法，如地高辛规定在105 ℃减压干燥1小时。减压下加热干燥时使用恒温减压干燥箱。采用减压干燥器或恒温减压干燥箱时，除另有规定外，压力应在2.67 kPa（20 mmHg）以下。开盖取出供试品时，因外压大于箱内压力，应先将干燥器活塞缓缓旋开，使空气慢慢进入，防止气流太快吹散干燥的药品，取样后立即关闭活塞。

十一、水分测定法

药物中存在水分，可使药物发生水解及霉变等。《中国药典》采用费休氏法、烘干法、减压干燥法、甲苯法及气相色谱法测定药物中的水分。本部分主要介绍费休氏法。

费休氏法适用于受热易破坏的药物。此方法的特点是操作简便、专属性强、准确性高，可用于青霉素钠等系列药品的水分含量测定。

费休水分测定，是非水溶液中的氧化还原滴定，采用的标准滴定液称费休氏试液。它是由碘、二氧化硫、吡啶和甲醇按一定比例组成。测定原理是利用碘氧化二氧化硫为三氧化硫时，需要一定量的水分参加反应。

$$I_2 + SO_2 + H_2O \rightarrow 2HI + SO_3$$

由于上述反应是可逆的反应，为了使反应向右进行完全，需加入无水吡啶，定量地吸收

HI 和 SO_3，以形成氢碘酸吡啶和硫酸酐吡啶。为了使反应进行得完全，生成物更加稳定，常加入无水甲醇，以生成甲基硫酸氢吡啶。

总反应为：

$$I_2 + SO_2 + 3C_5H_5N + CH_3OH + H_2O \longrightarrow 2C_5H_6N \cdot HI + C_5H_5N \cdot HSO_4CH_3$$

由滴定总反应可知，每 1 mol 水需与 1 mol 碘、1 mol 二氧化硫及 3 mol 吡啶、1 mol 甲醇作用。甲醇与吡啶不仅参与了反应，而且还起到了溶剂的作用。

指示反应终点的方法有两种：①自身作指示剂，利用碘的颜色指示终点，终点前溶液为浅黄色，终点时为红棕色（微过量的费休氏试液中碘的颜色）；②永停滴定法，使用永停滴定仪操作，终点时以电流计指针突然偏转，并持续数分钟不退回，记录滴定液体积。该法灵敏、准确，尤其适合在有色溶液的测定中使用。

配制费休氏试液对试剂的纯度要求较高，特别对试剂含水量的要求应控制在 0.1% 以下。所用的碘应置硫酸干燥器内干燥 48 小时以上，所用二氧化硫、甲醇及吡啶均需严格无水。所配试剂要求暗处放置 24 小时以后再标定，下次临用前再重新标定，并做空白校正。

供试品中水分含量的计算公式见式（5-2）。

$$供试品中水分含量（\%） = \frac{(A - B) \times F}{m_s} \times 100\%　　　　　（5-2）$$

式中，A 为供试品所消耗费休氏试液的容积，mL；B 为空白所消耗费休氏试液的容积，mL；F 为每 1 mL 费休氏试液相当于水的质量，mg；m_s 为供试品的质量，mg。

示例 5-6：注射用青霉素钠的水分测定。精密称取注射用青霉素钠 0.754 0 g，置干燥具塞玻璃瓶中，加无水甲醇 5 mL，充分振摇后，用费休氏试液滴至溶液由浅黄色变为红棕色，消耗费休氏试液 2.15 mL，另取无水甲醇 5 mL，做空白对照，消耗费休氏试液 0.15 mL，求青霉素钠的含水量（已知每 1 mL 费休氏试液相当于 3.52 mg 的水）。

解：$H_2O（\%） = \dfrac{(2.15 - 0.15) \times 3.52}{0.754 0 \times 1 000} \times 100\% = 0.93\%$

测定供试品的水分时可根据费休氏试剂的 F 值及供试品的含水限量来确定供试品的取样量，供试品的取样量一般以消耗费休氏试液 1~5 mL 为宜，费休试液的 F 值应在 4.0 mg/mL 上下为宜，F 值降低至 3.0 mg/mL 以下时，滴定终点不敏感，不宜再用。测定过程应迅速，且不宜在阴雨或空气湿度太大时进行，以避免空气中的水分侵入。

费休氏法不适用于氧化剂、还原剂以及能与试液生成水的化合物的测定，如铬酸盐、过氧化物、硫代硫酸盐、硫化物、碱性氧化物以及含氧弱酸盐等。一些羰基化合物如活泼的酮、醛可与试剂中的甲醇作用，生成缩醛和水，也会干扰测定。

十二、易炭化物检查法

药物中存在的遇硫酸易炭化或易氧化而呈色的微量有机杂质称为易炭化物。这类杂质多为未知结构的化合物，用硫酸呈色的方法可以简便地测定它们的含量。《中国药典》《美国药典》《日本药局方》中易炭化物的检查方法基本相同，均采用目视比色法。

1. 方法

取内径一致的比色管两支；甲管中加入各品种项下规定的对照溶液 5 mL；乙管中加硫酸［含 H_2SO_4 94.5% ~ 95.5%（质量分数）］5 mL 后，分次缓缓加入规定量的供试品，振摇使溶解。除另有规定外，静置 15 分钟后，将甲、乙两管同置白色背景前，平视观察，乙管中所显颜色不得较甲管更深。

供试品如为固体，应先研成细粉。如需加热才能溶解时，可取供试品与硫酸混合均匀，加热溶解后，放冷，再移入比色管中。

2. 比色用对照液

对照液主要有 3 类：①"溶液颜色检查"项下的不同色调色号的标准比色液；②由比色用氯化钴液、比色用重铬酸钾液和比色用硫酸铜液按规定方法配制成的对照液；③高锰酸钾液。

示例 5-7：阿司匹林中易炭化物的检查：取本品 6.50 g，依法检查，与对照液（取比色用氯化钴液 0.25 mL、比色用重铬酸钾液 0.25 mL、比色用硫酸铜液 0.40 mL，加水使成 5 mL）比较，不得更深。

十三、残留溶剂测定法

药品中的残留溶剂是指在原料药或辅料的生产中，以及在制剂制备过程中使用的，但在工艺过程中未能完全去除的有机溶剂。《中国药典》规定，残留溶剂测定法照气相色谱法（通则 0521）测定，可分为毛细管柱顶空进样等温法、毛细管柱顶空进样程序升温法、溶液直接进样法 3 种。

练一练

1. 试述氯化物检查的基本原理和反应条件。
2. 请写出硫酸盐检查的反应方程式和反应条件。
3. 砷盐检查中，加入的碘化钾和氯化亚锡所起的作用是什么？

§5-4　特殊杂质检查

 学习目标

1. 掌握特殊杂质及特殊杂质的检查方法。
2. 了解特殊杂质检查限度制定的考虑因素。

药物中特殊杂质（或有关物质）的研究是药物质量控制的重要部分。该研究可以为药物的生产工艺优化、质量研究与控制、稳定性考察、药理毒理及临床研究等提供重要的参考依据。所以，特殊杂质研究直接体现创新药物研究的水平。

一、特殊杂质研究的规范

根据人用药品技术要求国际协调理事会（ICH）的要求，对创新药物原料和新制剂中表观含量在 0.1%（质量分数）及其以上的杂质，以及表观含量在 0.1%（质量分数）以下的具强烈生物作用的杂质或毒性杂质，均要求进行定性分析、鉴定结构。这些杂质一般包括药物合成中的有机杂质和稳定性试验中的分降解产物，即药物中的有关物质。

对药物中的特殊杂质/有关物质进行定性研究具有重要意义。通过研究与鉴定，可以获得特殊杂质/有关物质的结构信息，分析其形成机制，以便优化生产过程（原料药的合成工艺与精制纯化条件，制剂的处方、相容性和加工工艺），尽量避免有关物质的形成；优化设置贮藏条件，减少分降解产物的产生，使它们的含量达到合理的限度水平要求。

即使是仿制药品，在其研制和生产过程中，也必须研究其杂质谱与原研药品的一致性。如出现新增杂质，应按上述 ICH 的基本要求进行全面研究，制定适宜的检查控制项目。

多组分药物中共存的异构体，或抗生素多组分，一般不作为杂质检查项目。必要时，这些共存物质可在质量标准中规定其比例，以保证原料药的质量一致性。

但当共存物质为毒性杂质时，该物质就不再认为是共存物质。例如，单一对映体药物中可能共存的其他对映体，应作杂质检查，并设置"比旋度"或"光学异构体"检查项目；对消旋体药物的质量标准，必要时，则应该设置旋光度检查项目。

二、特殊杂质检查方法

1. 聚合物和高分子杂质检查

青霉素钠、青霉素钾等药物中的二聚物、三聚物是内源性致敏杂质，必须严格控制其限量。头孢他啶、头孢曲松钠等药物中的聚合物也是有害杂质。重组人生长激素、重组人胰岛素中的高分子蛋白也是有害杂质。为了保证用药安全，《中国药典》用分子排阻色谱法对 14 种原料药及其 28 种制剂进行检查。

2. 有关物质检查

有关物质是指存在于药品中的少量与主药密切相关的原料药、中间体、副产物及降解产物等特殊杂质，广泛存在于多种药品中。有关物质的具体成分多数是未知的，只有少数药品的有关物质是已知的。《中国药典》用高效液相色谱法对 305 种药品检查有关物质，用薄层色谱法对 219 种药品检查有关物质。

3. 其他生物碱检查

生物碱类药物多数是从植物药中提取或经提取合成的，产品中常混有其他生物碱。为了控制其质量，《中国药典》列出"其他生物碱"和"其他金鸡纳碱"等项目检查此类特殊杂质。如硫酸奎宁检查其他金鸡纳碱，硫酸阿托品检查其他生物碱。

4. 吸光度检查

（1）酮体检查。拟肾上腺素类药物中有 4 种药（肾上腺素、去甲肾上腺素、盐酸去氧肾上腺素和盐酸异丙肾上腺素）的主要特殊杂质是它们相应的中间体：肾上腺酮、去甲肾上腺酮、去氧肾上腺酮和异丙肾上腺酮，总称为酮体。《中国药典》规定其一定浓度的溶液在 310 nm 波长处的吸光度不得大于规定数值，以控制药品中酮体的限量。

（2）杂质吸光度检查。《中国药典》规定用检查吸光度的方法控制药物的纯度。检查时用一定浓度的供试品在该药的最大吸收波长处测定吸光度，吸光度应在一定范围内；或者通过检查吸光度之比来加以控制，方法为在药品的两个最大吸收波长处分别测定吸光度，求出二者的比值，规定其比值的范围。如青霉素钠在 257 nm 和 264 nm 处有最大吸收，而在 280 nm 处无吸收峰，其杂质青霉噻唑多肽在 280 nm 处有最大吸收。药典规定青霉素钠 1.80 mg/mL 的水溶液在 280 nm 波长处的吸光度不得大于 0.10，以此控制杂质青霉噻唑多肽不超出限量；在 264 nm 波长处的吸光度应在 0.80 ~ 0.88，以此控制青霉素 G 的含量。又如头孢噻吩钠 20 μg/mL 水溶液在 237 nm 波长处的吸光度应在 0.65 ~ 0.72，大于 0.72 说明未除尽特殊杂质噻吩乙酸，低于 0.65 说明降解产物超出限量。

药物的特殊杂质检查应按药典有关规定进行，需检查的项目可查阅品种项下相关检查项目，检查方法也应严格按品种项下的要求进行。

三、特殊杂质检查限度的制定

特殊杂质检查限度的制定应考虑如下因素：①杂质及含一定限量杂质药品的毒理学研究结果；②给药途径；③每日剂量；④给药人群；⑤杂质药理学可能的研究结果；⑥原料药的来源；⑦治疗周期；⑧在保证安全有效的前提下，药品生产企业对生产高质量药品所需成本和消费者对药品价格的承受能力等。

在综合考虑上述因素的情况下，制定合理的检查限度，保障药品质量可靠、使用安全、疗效明确。尤其对于毒性杂质和毒性残留有机溶剂应严格规定限度。

【知识链接】

特殊杂质的鉴定

药物中的微量特殊杂质，大都首先使用现代联用技术检测和分析解析，推测其可能的结构；并结合药物的合成工艺路线、化学反应机制等，分析杂质的引入环节，推定或确证它们的结构。

当然，必要时应当尽可能制得它们的纯净对照品，进行全面的色谱和光谱测定，并解析确证它们的结构。在获得足够量的情况下，可以对特殊杂质进一步进行安全性评价和质量控制研究，为药品质量标准的制定提供参考依据。

分离纯化杂质对照品法：当药物中待鉴定杂质的含量较大时，可以使用制备色谱法进行分离纯化，得到特定杂质，然后再通过色谱和光谱分析确证结构。

合成杂质对照品法：当样品中的杂质含量较小，且杂质的分离纯化较为困难时，可以合成杂质对照品，通过比较杂质与对照品的色谱和光谱特征，判断杂质与对照品是否完全一致，从而确证杂质的结构。

实训七 葡萄糖的一般杂质检查

一、实训目的

1. 掌握药物中氯化物、硫酸盐、铁盐等一般杂质检查的操作技术。

2. 熟悉葡萄糖原料药的杂质检查项目及方法。

3. 能及时正确记录实验数据，会结果计算和判断。

二、实训准备

1. 器材

恒温水浴锅、纳氏比色管（50 mL、25 mL）、烧杯（50 mL）、量筒（25 mL、50 mL）、容量瓶（100 mL）、刻度吸管（1 mL、2 mL、10 mL 等）、恒温干燥箱、分析天平、高温电炉、坩埚、检砷瓶等。

2. 试剂与试药

葡萄糖原料、氨试液、酚酞指示液、氢氧化钠滴定液（0.02 mol/L）、1 号浊度标准液、稀硝酸、标准氯化钠溶液、硝酸银、稀盐酸、标准硫酸钾溶液、25%的氯化钡溶液、碘试液、硫酸、磺基水杨酸溶液（1→5）、硫氰酸铵、硝酸、标准铁溶液、醋酸盐缓冲液（pH 3.5）、硫代乙酰胺、标准砷溶液、溴化钾溴试液、盐酸、碘化钾试液、酸性氯化亚锡试液、锌粒、醋酸铅棉花、溴化汞试纸等。

三、实训内容与步骤

1. 纳氏比色管

纳氏比色管是比色管的一种，又称奈斯勒比色管，是用优质的钠碱无硼、无色玻璃制成平底细长管，管身上刻有两条标线，常以 6 支、12 支组成一组，如图 5 - 3 所示。在每一组的比色管中，它们相互之间的刻线高低都是一致的，并编有同一号码。比色管分为有塞子和无塞子两种，常见的规格有 10 mL、25 mL、50 mL 等。

纳氏比色管不需要精密仪器，凭肉眼观察就能进行比色分析。观察颜色的方法有两种，一种是自上而下，从管口内向底部观察颜色深浅，另一种是从管侧面平行观察颜色深浅，或者是在有灯光背景的场合下观察。必须注意：比色的溶液，不应有沉淀物和妨碍比色的其他颜色，不要将其他组号的比色管相互混合掺杂使用，以免造成误差。

2. 葡萄糖的一般杂质检查方法

（1）酸度检查。取本品 2.0 g，加水 20 mL 溶解后，加酚酞指示液 3 滴与氢氧化钠滴定液（0.02 mol/L）0.20 mL，应显粉红色。

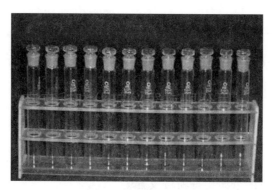

图 5-3 纳氏比色管

（2）溶液的澄清度与颜色检查。取本品 5.0 g，加热水溶解后，放冷，用水稀释至 10 mL，溶液应澄清无色；如显浑浊，与 1 号浊度标准液（通则 0902 第一法）比较不得更浓；如显色，与对照液（取比色用氯化钴液 3.0 mL、比色用重铬酸钾液 3.0 mL 与比色用硫酸铜溶液 6.0 mL，加水稀释成 50 mL）1.0 mL 加水稀释至 10 mL 比较，不得更深。

（3）乙醇溶液的澄清度检查。取本品 1.0 g，加乙醇 20 mL，置水浴上加热回流约 40 分钟，溶液应澄清。

（4）氯化物检查。取本品 0.60 g，加水溶解使成 25 mL，加稀硝酸 10 mL；溶液如不澄清，应过滤；置 50 mL 纳氏比色管中，加水使成约 40 mL，摇匀，即得供试品溶液。取标准氯化钠溶液 6.0 mL 置另一 50 mL 纳氏比色管中，加稀硝酸 10 mL，加水使成约 40 mL，摇匀，即得对照溶液。分别向上述两支比色管中各加入硝酸银试液 1.0 mL，用水稀释成 50 mL，摇匀，暗处放置 5 分钟，同置黑色背景上，从比色管上方向下观察、比较，供试品溶液不得比对照液更浓（0.01%）。

（5）硫酸盐检查。取本品 2.0 g，加水溶解使成约 40 mL，溶液如不澄清，应过滤；置 50 mL 纳氏比色管中，加稀盐酸 2.0 mL，摇匀，即得供试品溶液。取标准硫酸钾溶液 2.0 mL 置另一 50 mL 纳氏比色管中，加水使成约 40 mL，加稀盐酸 2.0 mL，摇匀，即得对照溶液。分别向上述两支比色管中各加入 25% 的氯化钡溶液 5 mL，用水稀释成 50 mL，摇匀，放置 10 分钟，同置黑色背景上，从比色管上方向下观察、比较，供试品溶液不得比对照液更浓（0.01%）。

（6）亚硫酸盐与可溶性淀粉检查。取本品 1.0 g，加水 10 mL 溶解，加碘试液 1 滴，应即显黄色。

（7）干燥失重检查。取本品 1~2 g，置于 105 ℃ 干燥至恒重的扁形称量瓶中，精密称定。并将供试品平铺于瓶底，将称量瓶放入洁净的培养皿中，瓶盖半开或将瓶盖取下置称量瓶旁，放入恒温干燥箱内，在 105 ℃ 干燥 2 小时。取出后迅速盖好瓶盖，置干燥器内放冷至室温，迅速精密称重。再于 105 ℃ 干燥 1 小时，直至恒重，减失质量为 7.5%~9.5%。

（8）蛋白质检查。取本品 1.0 g，加水 10 mL 溶解后，加磺基水杨酸溶液（1→5）3 mL，不得发生沉淀。

（9）铁盐检查。取本品 2.0 g，置 50 mL 小烧杯中，加水 20 mL 溶解后，加硝酸 3 滴，缓缓煮沸 5 分钟，放冷，移入 50 mL 纳氏比色管中，用水洗涤烧杯，洗液并入比色管中，加水稀释使成 45 mL，加硫氰酸铵溶液（30→100）3 mL，摇匀。如显色，与标准铁溶液 2.0 mL 用同一方法制成的对照溶液比较，不得更深（0.001%）。

（10）重金属检查。取 25 mL 纳氏比色管 3 支，甲管中加入 2.0 mL 标准铅溶液及醋酸盐缓冲液（pH 3.5）2 mL，加水使成 25 mL，作为对照溶液；乙管中加入本品 4.0 g，加水 23 mL 溶解后，加醋酸盐缓冲液（pH 3.5）2 mL，摇匀，作为供试品溶液；丙管中加入与乙管相同量的供试品，加水适量使溶解，再加与甲管相同量的标准铅溶液与醋酸盐缓冲液后，用水稀释成 25 mL。分别向甲、乙、丙三管中加入硫代乙酰胺试液各 2 mL，摇匀，放置 2 分钟，比色，当丙管中显出的颜色不浅于甲管时，乙管中显示的颜色与甲管比较，不得更深（含重金属不得超过百万分之五）。如丙管中显出的颜色浅于甲管，应取样按通则 0822 第二法重新检查。

（11）砷盐检查。精密量取标准砷溶液 2 mL，置检砷瓶中，加盐酸 5 mL 与水 21 mL，再加碘化钾试液 5 mL 与酸性氯化亚锡试液 5 滴，室温放置 10 分钟，加锌粒 2 g，立即将准备好的导气管密塞于检砷瓶上，将检砷瓶置 25～40 ℃ 水浴中，反应 45 分钟，取出溴化汞试纸，即制备得标准砷斑。另取本品 2.0 g，置检砷瓶中，加水 5 mL 溶解后，加稀硫酸 5 mL 与溴化钾溴试液 0.5 mL，置水浴上加热约 20 分钟，使保持稍过量的溴存在，必要时再补加溴化钾溴试液适量，并随时补充蒸散的水分，放冷，加盐酸 5 mL 与水适量使成 28 mL，重复标准砷斑制备的操作（自"再加碘化钾试液 5 mL 与酸性氯化亚锡试液 5 滴"起，至反应 45 分钟），取出溴化汞试纸，与标准砷斑比较不得更深（0.000 1%）。

【注意事项】

（1）限度检查应遵循平行操作原则，即供试管和对照管的实验条件应一致，包括：实验用具的选择（纳氏比色管应配对、无色，管的直径大小相等、刻度高低一致，如有差别，不得超过 2 mm）、试剂的量取方法、操作顺序及反应时间等。

（2）比色、比浊前应将比色管内试剂充分混匀。比色方法是将两管同置白色背景上，从侧面或自上而下观察；比浊方法是将两管同置于黑色背景上，从上向下垂直观察。使用过的比色管应及时清洗，注意不能用毛刷刷洗，可用重铬酸钾洗液浸泡。

（3）一般情况下供试品取样 1 份进行检查即可。如结果不符合规定或在限度边缘时，应对供试品和对照管各复检 2 份，方可判定。

（4）砷盐检查，应注意：

1）新购置的检砷仪器使用前应检查是否符合要求，同一套仪器应能辨别出标准砷溶液 1.5 mL 与 2.0 mL 所显砷斑的差异，所使用的检砷仪器和试剂应依法做空白试验，均不得生成砷斑。

2）不能使用定性滤纸制备溴化汞试纸，因为所显的砷斑色暗、梯度不规律。

3）应使用干燥的导气管；检砷装置应严密不漏气，必要时可在各接头处涂少量熔化的石蜡。

4）锌粒的大小以通过 1 号筛为宜，锌粒太大时，用量应酌情增加。

5）砷斑遇光、热、湿气等即颜色变浅或褪色。因此，砷斑制成后应立即观察比较。

（5）干燥失重检查，应注意：

1）供试品颗粒较大或结块，应研细后干燥。

2）称量时应尽量缩短称量时间，防止供试品吸收空气中的水分，特别是空气湿度较大时，更须注意。

3）如供试品采用其他方法干燥时，应严格按操作规程进行。

四、实训测评

按表 5-2 所列评分标准进行测评，并做好记录。

表 5-2 葡萄糖的一般杂质检查实训评价标准

序号	考评内容	考评标准	配分	得分
1	实训态度	预习充分，实训认真，与他人合作良好	5	
2	实训准备	正确选用仪器、试剂、试药，数量足够而不多余	5	
3	酸度检查	掌握酸度计的使用方法，操作正确、熟练，操作前准备、标定、测量、判断正确	5	
4	溶液的澄清度与颜色检查	操作正确、熟练，判断正确	5	
5	乙醇溶液的澄清度检查	操作正确、熟练，判断正确	5	
6	氯化物检查	掌握移液管的使用方法，操作正确、熟练，判断正确	10	
7	硫酸盐检查	掌握吸量管、移液管、电子天平使用方法，操作正确、熟练，判断正确	5	
8	亚硫酸盐与可溶性淀粉检查	操作正确、熟练，判断正确	5	
9	干燥失重检查	操作正确、熟练，判断正确	5	
10	蛋白质检查	操作正确、熟练，判断正确	5	
11	铁盐检查	操作正确、熟练，判断正确	5	
12	重金属检查	掌握酸度计使用方法，操作正确、熟练，判断正确	10	
13	砷盐检查	操作正确、熟练，判断正确	10	
14	操作现场整理	操作台面整洁，仪器洗涤或复原，试剂及时归位	5	
15	数据记录与报告	记录完整，结果正确	15	
	合计		100	

五、思考题

1. 用对照法检查药物中的杂质，供试品管和对照管应如何遵循平行操作原则？

2. 进行葡萄糖的铁盐检查时，在加显色剂之前应如何操作？为什么？

3. 测定药物的干燥失重应注意什么？

实训八　阿司匹林中游离水杨酸的检查

一、实训目的

1. 掌握阿司匹林中游离水杨酸的检查项目及方法。

2. 能及时正确记录实验数据，会结果计算和判断。

二、实训准备

1. 器材

电子天平（感量 0.1 mg）、托盘天平、容量瓶（100 mL、1 000 mL）、纳氏比色管（50 mL）、称量瓶、干燥器、比色管架、量筒（50 mL）、量杯（10 mL）、刻度吸量管（1 mL、2 mL）、烧杯（100 mL）、洗耳球及玻璃棒。

2. 试剂与试药

乙醇、盐酸、硫酸铁铵、冰醋酸及水杨酸。

3. 实训用试液的制备

盐酸溶液（9→100）：取盐酸 9 mL，加水稀释至 100 mL，摇匀即得。

硫酸铁铵指示液：取硫酸铁铵 8 g，加水 100 mL 使溶解，即得。

稀硫酸铁铵溶液：取盐酸液（9→100）1 mL，加硫酸铁铵指示液 2 mL 后，再加水适量使成 100 mL，即得。

三、实训内容与步骤

1. 电子天平的使用

（1）操作前准备。要点如下。

1）预热：通电 30 分钟。

2）检查。

①查看天平的最大载荷，避免称量过重物品损坏天平。

②清洁：用小毛刷轻轻扫去灰尘或残留的药粉。

③水平：顺高逆低，气泡始终偏向高的一侧；小气泡位于圆圈正中心时，代表天平位置水平。

（2）开机：显示 0.000 0 g。

（3）放称量纸：注意随手关门。

（4）清零：按 TARE（TAR、O/T）键。

（5）加样：打开一侧门，用药勺取适量样品轻轻倒在称量纸的中央，接近样品取用量时，注意轻敲手腕，使药粉慢慢落下，以免加入量过多。

（6）关门读数。

（7）记录：注意记录的数字位数。

（8）关机。

（9）清扫。

2. 容量瓶的使用

容量瓶常用于配制一定体积浓度准确的溶液。

容量瓶为细颈、磨口梨形平底瓶，瓶口配有与磨口吻合的玻璃塞或塑料塞。容量瓶上标有温度和体积，表示在所指温度下，液体的凹液面与容量瓶颈部的刻度线相切时，液体体积恰好与瓶上标注的体积相等。常用的容量瓶有 100 mL、250 mL、1 000 mL 等多种，如图 5 - 4 所示。

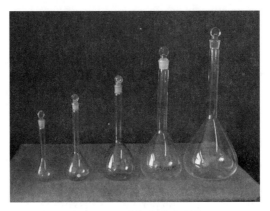

图 5 - 4　几种规格的容量瓶

（1）检漏。在瓶中放水到标线附近，塞紧瓶塞，使其倒立 2 分钟，用干滤纸片沿瓶口缝处检查，看有无水珠渗出。如果不漏，再把塞子旋转 180°，塞紧，倒置，试验这个方向有无渗漏。这样做两次检查是必要的，因为有时瓶塞与瓶口，不是在任何位置都是密合的。合用的瓶塞必须妥为保护，最好用绳把它系在瓶颈上，以防跌碎或与其他容量瓶搞混。

（2）溶解。用容量瓶配制标准溶液时，先将精确称重的试样放在小烧杯中，加入少量溶剂（大约1/3），搅拌使其溶解（若难溶，可盖上表面皿，稍加热，但必须放冷后才能转移）。

（3）转移。用一干净的玻璃棒插入容量瓶，玻璃棒下端接触容量瓶瓶颈内壁，使溶液沿玻璃棒流入。

（4）清洗并液。溶液全部流完后，用少量溶剂冲洗烧杯 2～3 次，洗液一并转入容量瓶，当溶液加到瓶中2/3 处后，将容量瓶水平方向摇转几周（勿倒转），使溶液大体混匀。

（5）定容。向容量瓶内加入溶剂，当溶液液面离刻度线 1 cm 左右时，等待 1～2 分钟，使黏附在瓶颈内壁的溶液流下，改用滴管小心滴加，眼睛平视刻度线，最后使溶液的凸液面与刻度线正好相切。若溶液液面超过刻度线，则需重新配制。

（6）摇匀。立即盖好瓶塞，用一只手的食指按住瓶塞，另一只手的手指托住瓶底，注意不要用手掌握住瓶身，以免体温使液体膨胀，影响配制的准确性（对于容积小于100 mL的容量瓶，不必托住瓶底）。随后将容量瓶倒转，使气泡上升到顶，此时可将瓶振荡数次。再倒转过来，仍使气泡上升到顶。如此反复10次以上，混合均匀。

须注意的是：①容量瓶不能用来加热，假如配制溶液时需要加热，应事先在烧杯中加热，并且必须待溶液冷却后才能转移到容量瓶里。②容量瓶是一种量具，不能用来贮存溶液，特别是碱性溶液。故溶液配好后，应立即倒入洁净的试剂瓶内，贴上标签存放备用，并随即把容量瓶洗净，以便下次再用。如长期不用，磨口处应洗净擦干，并用纸片将磨口与瓶塞隔开。

3. 阿司匹林中游离水杨酸的检查

（1）供试品溶液的制备。称取阿司匹林0.095～0.105 g于干燥的50 mL比色管中，加乙醇1 mL溶解后，加冷水（10 ℃以下）适量使成50 mL，摇匀，即得。

（2）对照溶液的制备。精密称取水杨酸0.1 g，加水溶解后，加冰醋酸1 mL，摇匀，再加水使成1 000 mL，摇匀，精密量取1 mL，加乙醇1 mL、水48 mL与新制的稀硫酸铁铵溶液1 mL，摇匀，即得。

（3）于供试品溶液与对照溶液中，立即加新制的稀硫酸铁铵溶液1 mL，摇匀，30秒内比色。

（4）结果判断。若供试品溶液颜色浅于对照溶液颜色或持平，则判定检品中游离水杨酸符合规定；若供试品溶液颜色深于对照溶液颜色，则判定检品中游离水杨酸不符合规定。

【注意事项】

（1）应选玻璃质量较好、无色（尤其管底）、管的直径大小相等、管上的刻度高低一致的纳氏比色管进行实训，且纳氏比色管应配对使用，每对比色管不得有色差。

（2）供试品须用乙醇溶解以后才可以加水稀释至刻度，否则供试品难以溶解。

（3）加入的冷水应符合要求（10 ℃以下），否则会造成阿司匹林水解，出现检验误差。

四、实训测评

按表5-3所列评分标准进行测评，并做好记录。

表5-3　　　　　　　　　阿司匹林中游离水杨酸的检查实训评价标准

序号	考评内容	考评标准	配分	得分
1	实训态度	预习充分，实训认真，与他人合作良好	5	
2	实训准备	正确选用仪器、试剂、试药，数量足够而不多余	5	
3	电子天平的使用	操作正确，包括操作前准备、操作中、操作结束清扫；数据判断正确	10	

续表

序号	考评内容	考评标准	配分	得分
4	盐酸溶液配制	操作正确、熟练	10	
5	硫酸铁铵指示液配制	操作正确、熟练	10	
6	稀硫酸铁铵溶液配制	操作正确、熟练	10	
7	供试品溶液的制备	操作正确、熟练	10	
8	对照溶液的制备	操作正确、熟练	10	
9	结果判断	操作正确、熟练，判断正确	10	
10	操作现场整理	操作台面整洁，仪器洗涤或复原，试剂及时归位	5	
11	数据记录与报告	记录完整，结果正确	15	
合计			100	

五、思考题

1. 何为特殊杂质？药品中特殊杂质的来源途径有哪些？

2. 检查阿司匹林中的水杨酸，为什么要用冷水？检查时间过长或室温过高，会出现什么结果？

目标检测

一、单项选择题

1. 对葡萄糖进行重金属检查时，适宜的条件是（　　）。

A. 用硫代乙酰胺为标准对照液　　　　　B. 用稀硝酸 10 mL/50 mL 酸化

C. 在 pH 3.5 醋酸盐缓冲溶液中进行　　　D. 用硫化钠作试液

E. 结果需在黑色背景下观察

2. 古蔡氏法检查所用的溶液是（　　）。

A. 强碱性溶液　　　　　　　　　　　B. 强酸性溶液

C. 含稀盐酸 10 mL/50 mL 溶液　　　　　D. 含稀硝酸 10 mL/50 mL 溶液

3. 古蔡氏法检砷时，需加入酸性氯化亚锡试液，目的是（　　）。

A. 还原剂，防止溶液中高价硫的干扰

B. 氧化剂，使 As^{3+} 转变为 As^{5+}，加快反应速度

C. 防止溶液中低价硫的干扰

D. 还原剂，使 As^{5+} 转变为 As^{3+}，加快反应速度

4. 对药物进行硫酸盐检查时，所用的标准对照液是（   ）。

A. 标准氯化钡溶液

B. 标准醋酸铅溶液

C. 标准硝酸银溶液

D. 标准硫酸钾溶液

二、简答题

简述药物一般杂质检查方法有哪些。

[**参考答案**]

一、单项选择题

1. C   2. B   3. D   4. D

二、简答题

略。

第六章

药物含量测定技术

【案例导入】

安徽省滁州市有一位77岁的吕先生，自11年前查出脑梗后便遵医嘱每天服用阿司匹林，以降低脑梗的发病风险。2018年的春天，吕先生在家附近的药房购买了3盒阿司匹林肠溶片，取出一片含在嘴里，喝水送服竟然立马化了，而且原本应该无味的药"还有点甜"。服药一个月后，吕先生开始"走路发飘、头脑糊涂"，连别人讲话都听不大懂。吕先生家人向当地食品药品稽查支队举报。经滁州食品药品稽查支队调查，吕先生购买了假冒原厂厂名、厂址、批准文号和注册商标的假药，进而牵出涉21省份特大假药案，涉案金额超过1 000万元。经安徽省食品药品检验研究院鉴定，被查获的假"阿司匹林肠溶片""硝苯地平控释片"有效药物含量为零，不具有任何疗效。

讨论：

1. 阿司匹林肠溶片应该采用什么方法进行含量测定？合格标准是多少？
2. 药物含量测定方法有哪些？

药物含量测定是指测定药物中的有效成分或指标成分的含量。含量测定需在鉴别无误，检查符合药品质量标准规定的基础上进行，是评价药物质量的主要手段，也是药品质量标准的重要内容。

§6-1 药物含量测定方法概述

 学习目标

掌握药物含量测定方法，会运用计算公式解决计算问题。

药物含量测定可分为两大类，包括基于化学或物理学原理的"含量测定"和基于生物学原理的"效价测定"。药物含量测定的分析方法主要包括容量分析法、光谱分析法和色谱分析法。效价测定法（包括生物检定法、微生物检定法、酶法）的方法建立与验证过程各具特殊性。本章主要探讨基于化学或物理学原理的"含量测定"。

药物的含量测定所采用的分析方法一般要求操作简便、结果准确、重现性好。但对于药物的不同形式，其含量测定方法的选择依据有所侧重。对于化学原料药的含量测定，因为纯度较高、杂质较少，故强调测定结果的准确和重现，通常要求方法具有更高的准确度和精密度，首选容量分析法；对于药物制剂的含量测定，尤其复方制剂因为其组分复杂，干扰物质多，且含量限度一般较宽，故更加强调方法的灵敏度和专属性或选择性，首选采用具有分离能力的色谱分析法，但当辅料不干扰测定时，单方制剂的含量测定也可选用光谱分析法；而对于药物制剂的定量检查，如溶出度、含量均匀度检查中药物的溶出量或含量的测定，因为分析样本量较大且限度亦较宽，在辅料不干扰测定时宜选用光谱分析法。

练一练

药物含量测定的分析方法包括下列哪几种？（　　　　）

A. 容量分析法　　　　B. 光谱分析法　　　　C. 色谱分析法　　　　D. 效价测定法

§6-2　容量分析法

学习目标

1. 掌握常见药物含量测定的容量分析法，并能选择合适的定量分析法完成含量计算。
2. 理解滴定度、浓度校正因子概念。
3. 了解容量分析法的特点。

一、容量分析法的特点

容量分析法亦称滴定分析法，该方法操作简便、快速、所用仪器价廉易得；方法耐用性高，影响该法测定的试验条件与环境因素较少；测定结果准确，通常情况下该法的相对误差小于 0.2%，适用于对准确度要求较高的试样分析。但是，容量分析法的专属性稍差，对结构相近的有关物质或其他干扰测定的杂质缺乏选择性；且灵敏度低，也不适于微量分析。

《中国药典》中常用的容量分析法有非水溶液滴定法、酸碱滴定法、配位滴定法、氧化还原滴定法、沉淀滴定法等。常用的滴定方式有 3 种：直接滴定法、剩余滴定法（返滴定法或回滴定法）、置换滴定法。

二、容量分析法的相关计算

1. 滴定度（T）

滴定度系指每 1 mL 规定浓度的滴定液所相当的被测药物的质量，《中国药典》用毫克（mg）表示。例如，用碘量法测定维生素 C 的含量时，《中国药典》规定：每 1 mL 碘滴定液（0.05 mol/L）相当于 8.806 mg 的 $C_6H_8O_6$（维生素 C）。

2. 浓度校正因子（F）

滴定液的实际配制浓度与规定浓度的比值称为校正因子，常用 "F" 表示。《中国药典》中给出的滴定度都是滴定液的规定浓度，而在实际工作中，所配制的滴定液的浓度不可能恰好与滴定液的规定浓度一致，而且也没有必要。因此，计算时需引入滴定液的浓度校正因子，计算公式见式（6-1）。

$$F = \frac{滴定液的实际浓度}{滴定液的规定浓度} \tag{6-1}$$

3. 含量的计算

用容量分析法测定药物含量时，常用直接滴定法和剩余滴定法，其测定结果的计算方法分别如下。

（1）直接滴定法。该法是用滴定液直接滴定被测药物，根据消耗滴定液的体积、浓度以及滴定度，即可求出被测药物的百分含量。原料药的百分含量可按式（6-2）计算。

$$含量（\%） = \frac{TVF}{m_s \times 1\,000} \times 100\% \tag{6-2}$$

式中，T 为滴定度，mg/mL；V 为供试品消耗滴定液的体积，mL；F 为滴定液浓度校正因子；m_s 为供试品的取样量，g。

示例 6-1：维生素 C 的含量测定。

精密称取维生素 C 供试品 0.223 8 g，加新沸过的冷水 100 mL 与稀醋酸 10 mL 使溶解，加淀粉指示液 1 mL，立即用碘滴定液（0.050 22 mol/L）滴定至溶液显蓝色并在 30 秒内不褪，消耗碘滴定液（0.050 22 mol/L）25.12 mL。已知每 1 mL 碘滴定液（0.05 mol/L）相当于 8.806 mg 的 $C_6H_8O_6$。《中国药典》规定本品含 $C_6H_8O_6$ 不得少于 99.0%。请计算供试品维生素 C 的含量并判断是否符合规定。

解：

$$含量（\%） = \frac{TVF}{m_s \times 1\,000} \times 100\%$$

$$= \frac{8.806 \times 25.12 \times \dfrac{0.050\,22}{0.05}}{0.223\,8 \times 1\,000} \times 100\% = 99.3\%$$

结论：供试品维生素 C 的含量为 99.3%，符合规定。

想一想

1. 用直接滴定法测定片剂的含量，应如何计算标示量百分含量？

2. 用直接滴定法测定注射剂的含量，应如何计算标示量百分含量？

（2）剩余滴定法。该法是先加入定量过量的第一种滴定液 A，使其与被测药物定量反应，待反应完成后，再用第二种滴定液 B 回滴定反应后剩余的滴定液 A。剩余滴定法在滴定过程中，常涉及化学反应或加热、过滤、分取等操作，使得测定误差显著增加，因此常需做空白试验校正。原料药的百分含量可按式（6-3）计算。

$$含量（\%）= \frac{T \times (V_{空白} - V_{样品}) \times F}{m_s \times 1\,000} \times 100\% \qquad (6-3)$$

式中，T 为滴定度，mg/mL；$V_{空白}$ 为空白试验消耗滴定液 B 的体积，mL；$V_{样品}$ 为样品消耗滴定液 B 的体积，mL；F 为滴定液浓度校正因子；m_s 为供试品的取样量，g。

示例 6-2：司可巴比妥钠的含量测定。

取本品约 0.1 g，精密称定，置 250 mL 碘瓶中，加水 10 mL，振摇使溶解，精密加溴滴定液（0.05 mol/L）25 mL，再加盐酸 5 mL，立即密塞并振摇 1 分钟，在暗处静置 15 分钟后，注意微开瓶塞，加碘化钾试液 10 mL，立即密塞，摇匀后，用硫代硫酸钠滴定液（0.1 mol/L）滴定，至近终点时，加淀粉指示液，继续滴定至蓝色消失，并将滴定的结果用空白试验校正。每 1 mL 溴滴定液（0.05 mol/L）相当于 13.01 mg 的 $C_{12}H_{17}N_2NaO_3$。

已知供试品的取样量为 0.102 2 g，硫代硫酸钠滴定液（0.1 mol/L）浓度校正因子为 1.038，供试品消耗硫代硫酸钠滴定液 15.73 mL，空白试验消耗硫代硫酸钠滴定液 23.21 mL。《中国药典》规定本品含 $C_{12}H_{17}N_2NaO_3$ 不得少于 98.5%。请计算供试品司可巴比妥钠的含量并判断是否符合规定。

解：

$$含量（\%）= \frac{T \times (V_{空白} - V_{样品}) \times F}{m_s \times 1\,000} \times 100\%$$

$$= \frac{13.01 \times (23.21 - 15.73) \times 1.038}{0.102\,2 \times 1\,000} \times 100\% = 98.8\%$$

结论：供试品司可巴比妥钠的含量为 98.8%，符合规定。

想一想

1. 用剩余滴定法测定片剂的含量，应如何计算标示量百分含量？
2. 用剩余滴定法测定注射剂的含量，应如何计算标示量百分含量？

§6-3　光谱分析法

 学习目标

1. 理解紫外-可见分光光度法和荧光分光光度法的特点。

2. 了解紫外－可见分光光度法和荧光分光光度法的药物含量测定适用范围。

3. 会运用紫外－可见分光光度法完成药物含量的测定。

当物质吸收电磁辐射后，其内部发生量子化能级之间的跃迁。记录由能级跃迁所产生的发射、吸收或散射辐射的强度随波长的变化所得到的图谱称为光谱，利用物质的光谱进行定性、定量分析的方法称为光谱分析法。通过测定被测物质在光谱的特定波长处或一定波长范围内的吸光度或发光强度，对该物质进行定性或定量分析的方法称为分光光度法。

光谱分析法所用的波长范围包括从紫外光区至红外光区。为了叙述方便，光谱范围大致分为紫外区（190～400 nm）、可见区（400～800 nm）、近红外区（800～2 500 nm）、红外区（2.5～40 μm 或 4 000～250 cm^{-1}）。所用仪器为紫外分光光度计、可见分光光度计（或比色计）、近红外分光光度计、红外分光光度计、荧光分光光度计或原子吸收分光光度计，以及光散射计和拉曼光谱仪。

《中国药典》收载的常用的分光光度法有：紫外－可见分光光度法、红外分光光度法、荧光分光光度法和原子吸收分光光度法等。其中，紫外－可见分光光度法虽专属性稍差，但其定量测量的准确度和灵敏度高于红外分光光度法，适用于定量分析；荧光分光光度法具有比紫外－可见分光光度法更高的灵敏度。本部分主要介绍紫外－可见分光光度法和荧光分光光度法。

一、紫外－可见分光光度法

紫外－可见分光光度法是基于物质分子对紫外光区和可见光区的单色光辐射的吸收特性建立的光谱分析方法。

1. 朗伯－比尔定律

单色光辐射穿过被测物质溶液时，在一定的浓度范围内被该物质吸收的量与该物质的浓度和液层的厚度（光路长度）成正比，其关系式可用朗伯－比尔定律描述，见式（6－4）。

$$A = \lg \frac{1}{T} = Ecl \qquad\qquad (6-4)$$

式中，A 为吸光度；T 为透光度；E 为吸收系数；c 为溶液质量浓度，g/mL；l 为液层厚度，cm。吸收系数 E 不能直接测得，而必须采用适宜的已知准确浓度的稀溶液测得吸光度 A 后计算求得。

2. 方法特点

（1）波长范围为 190～800 nm；

（2）灵敏度高，可达 $10^{-7} \sim 10^{-4}$ g/mL；

（3）准确度高，相对误差为 2%～5%；

（4）仪器价格较低廉，操作简单，易于普及；

（5）应用广泛。许多化合物都可以采用该法进行测定，同时，还可以应用计算分光光度法不经分离而直接测定混合物中各组分的含量。

3. 仪器的校正与检定

由于环境因素对机械部分的影响，仪器的波长经常会略有变动。因此除应定期对所用仪器进行全面校正检定外，还应于测定前校正测定波长。常用汞灯中的较强谱线 237.83、253.65、275.28、296.73、313.16、334.15、365.02、404.66、435.83、546.07、576.96 nm，或用仪器中氘灯的 486.02 nm 与 656.10 nm 谱线进行校正。

吸光度的准确度可用重铬酸钾的硫酸溶液检定。取在 120 ℃ 干燥至恒重的基准重铬酸钾约 60 mg，精密称定，用 0.005 mol/L 硫酸溶液溶解并稀释至 1 000 mL，在表 6-1 规定的波长处测定并计算其吸收系数，并与规定的吸收系数比较，应符合表 6-1 的规定。

表 6-1　　　　　　　　　　　标准重铬酸钾的硫酸溶液的吸收系数

波长/nm	235（最小）	257（最大）	313（最小）	350（最大）
吸收系数（$E_{1cm}^{1\%}$）的规定值	124.5	144.0	48.6	106.6
吸收系数（$E_{1cm}^{1\%}$）的许可范围	123.0～126.0	142.8～146.2	47.0～50.3	105.5～108.5

杂散光的检查可按表 6-2 的试剂和浓度，配制成水溶液，置 1 cm 石英吸收池中，在规定的波长处测定透光率，应符合表 6-2 的规定。

表 6-2　　　　　　　　　　　　　规定试剂的透光率

试剂	浓度/（g·mL^{-1}）	测定用波长/nm	透光率/%
碘化钠	1.00	220	<0.8
亚硝酸钠	5.00	340	<0.8

4. 对溶剂的要求

测定供试品之前，应先检查所用的溶剂在供试品所用的波长附近是否符合要求，即用 1 cm 石英吸收池盛溶剂，以空气为空白（即空白光路中不置任何物质）测定其吸光度，溶剂和吸收池的吸光度在 220～240 nm 范围内不得超过 0.40；在 241～250 nm 范围内不得超过 0.20；在 251～300 nm 范围内不得超过 0.10；在 300 nm 以上时不得超过 0.05。

5. 测定法

除另有规定外，测定时应以制备供试品溶液的同批溶剂为空白对照，采用 1 cm 的石英吸收池，在规定的吸收峰波长 ±2 nm 以内测试几个点的吸光度，或由仪器在规定波长附近自动扫描测定，以核对供试品的吸收峰波长位置是否正确。除另有规定外，吸收峰波长应在该品种项下规定的波长 ±2 nm 以内，并以吸光度最大的波长作为测定波长。一般供试品溶液的吸光度读数，以在 0.3～0.7 为宜。

用于含量测定的方法一般有以下几种。

（1）对照品比较法。按各品种项下的方法，分别制备供试品溶液和对照品溶液，对照品溶液中所含被测成分的量应为供试品溶液中被测成分规定量的 100%±10%，所用溶剂也应完全一致，在规定的波长测定供试品溶液和对照品溶液的吸光度后，按式（6-5）计算供试品溶液的浓度。

$$c_X = \frac{c_R \times A_X}{A_R} \qquad (6-5)$$

式中，c_X 为供试品溶液的浓度；A_X 为供试品溶液的吸光度；c_R 为对照品溶液的浓度；A_R 为对照品溶液的吸光度。

原料药百分含量的计算公式见式（6-6）。

$$含量（\%）= \frac{c_R \times A_X \times D}{A_R \times W} \times 100\% \qquad (6-6)$$

式中，D 为稀释体积；W 为供试品取样量；其他符号的意义同式（6-5）。其中，稀释体积 D 需根据供试品溶液的浓度要求或制备过程计算。

固体制剂含量相当于标示量的质量分数可按式（6-7）计算。

$$标示量（\%）= \frac{c_R \times A_X \times D \times \overline{W}}{A_R \times W \times B} \times 100\% \qquad (6-7)$$

式中，$\overline{W}$ 为单位制剂的平均质量（片剂）装量（胶囊剂、注射用无菌粉末）；B 为制剂的标示量，即规格；其他符号的意义同式（6-5）、式（6-6）。

（2）吸收系数法。按各品种项下的方法制备供试品溶液，在规定的波长处测定其吸光度，再以该品种在规定条件下的吸收系数计算含量。供试品溶液的浓度按式（6-8）计算。

$$c_X = \frac{A_X}{E_{1cm}^{1\%} \times 100} \qquad (6-8)$$

式中，c_X 为供试品溶液的浓度；A_X 为供试品溶液的吸光度；$E_{1cm}^{1\%}$ 为供试品中被测物质的百分吸收系数；100 为浓度换算因子（系将 g/100 mL 换算成 g/mL）。

用该法测定时，吸收系数通常应大于 100，并注意仪器的校正和检定。供试品的含量，可根据供试品溶液的浓度，按对照品比较法，同法计算即得。

（3）计算分光光度法。采用计算分光光度法应慎重。方法有多种，使用时均应按各品种项下规定的方法进行。当吸光度处在吸收曲线的陡然上升或下降的部位测定时，影响精度的因素较多，故对照品和供试品测试条件应尽可能一致。若测定时不用对照品，如维生素 A 测定法，则应在测定时对仪器做仔细的校正和检定。

（4）比色法。供试品本身在紫外 - 可见光区没有强吸收，或在紫外光区虽有吸收但为了避免干扰或提高灵敏度，可加入适当的显色剂，使反应产物的最大吸收移至可见光区，这种测定方法称为比色法。

用比色法测定时，由于显色时影响显色深浅的因素较多，应取供试品与对照品或标准品同时操作。除另有规定外，比色法所用的空白系指用同体积的溶剂代替对照品或供试品溶液，然后依次加入等量的相应试剂，并用同样方法处理。在规定的波长处测定对照品和供试品溶液的吸光度后，按上述对照品比较法计算供试品浓度。

当吸光度和浓度关系不呈良好线性时，应取数份梯度量的对照品溶液，用溶剂补充至同一体积，显色后测定各份溶液的吸光度，然后以吸光度与相应的浓度绘制标准曲线，再根据供试品的吸光度在标准曲线上查得其相应的浓度，并求出其含量。

二、荧光分光光度法

某些物质受紫外光或可见光照射激发后能发射出比激发光波长更长的荧光。当激发光停止照射后，荧光随之消失。物质的激发光谱和荧光发射光谱，可以用于该物质的定性分析。当激发光强度、波长、所用溶剂及温度等条件固定时，物质在一定浓度范围内，其发射光强度（荧光强度）与溶液中该物质的浓度成正比关系，可以用于该物质的含量测定。

1. 方法特点

（1）灵敏度高。荧光分光光度法的灵敏度一般比紫外 – 可见分光光度法高，其灵敏度可达 $10^{-12} \sim 10^{-10}$ g/mL。

（2）浓度太大的溶液有"自熄灭"作用，以及由于在液面附近溶液会吸收激发光，使荧光强度下降，导致荧光强度与浓度不成正比，因此荧光分光光度法应在低浓度溶液中应用。

（3）荧光分光光度法因灵敏度高，故干扰因素也多，因此必须做空白试验。

（4）对易被光分解的样品，在测定供试品溶液时用基准溶液代替对照品溶液校正仪器的灵敏度。

（5）采用荧光衍生化试剂，常使无荧光或弱荧光物质得到强荧光性产物，可提高分析方法的灵敏度和选择性，扩大荧光分光光度法的应用范围。

（6）取样少，方法快速，在药物分析领域中是重要的分析手段之一。

2. 测定法

由于不易测定绝对荧光强度，故荧光分光光度法都是在一定条件下，用对照品溶液测定荧光强度与浓度的线性范围后，再在每次测定前，用一定浓度的对照品溶液校正仪器的灵敏度，然后在相同条件下，读取对照品溶液及其试剂空白的荧光读数与供试品溶液及其试剂空白的荧光读数，按式（6 – 9）计算供试品溶液的浓度。

$$c_X = \frac{R_X - R_{Xb}}{R_r - R_{rb}} \times c_r \tag{6-9}$$

式中，c_X 为供试品溶液的浓度；c_r 为对照品溶液的浓度；R_X 为供试品溶液的荧光强度；R_{Xb} 为供试品溶液试剂空白的荧光强度；R_r 为对照品溶液的荧光强度；R_{rb} 为对照品溶液试剂空白的荧光强度。

因荧光分光光度法中的浓度与荧光强度的线性范围较窄，故 $(R_X - R_{Xb}) / (R_r - R_{rb})$ 应控制在 $0.5 \sim 2$ 为宜，如有超过，应在调节溶液浓度后再测。

§6 – 4　色谱分析法

 学习目标

1. 掌握高效液相色谱法和气相色谱法的色谱条件、系统适应性实验内容、含量测定方法。

2. 理解高效液相色谱法和气相色谱法含量测定的计算公式。

色谱法即色谱分析法，是一种物理或物理化学的现代分离分析技术。根据分离原理可以分为吸附色谱法、分配色谱法、离子交换色谱法和分子排阻色谱法等。根据分离方法可以分为纸色谱法、薄层色谱法、柱色谱法、高效液相色谱法、气相色谱法等。还可以根据流动相的不同分为气相色谱法、液相色谱法和超临界流体色谱法等。

色谱法分离能力强，能将各组分从混合物中分离出再逐个分析，是分离混合物的最有力手段。该法具有高灵敏度（最小检测量可达 $10^{-11} \sim 10^{-9}$ g）、高选择性、高效能、分析速度快，应用范围广等特点。本部分主要介绍高效液相色谱法和气相色谱法在药物分析含量测定中的应用。

一、高效液相色谱法

高效液相色谱法（HPLC）系采用高压输液泵将规定的流动相泵入装有填充剂的色谱柱，对供试品进行分离测定的色谱方法。注入的供试品，由流动相带入色谱柱内，各组分在柱内被分离，并进入检测器检测，由积分仪或数据处理系统记录和处理色谱信号。高效液相色谱法最常用的是化学键合相色谱法。根据化学键合相与流动相极性的相对强弱，分为正相色谱和反相色谱。流动相极性大于固定相极性称为反相色谱，反之，为正相色谱。最常用反相色谱。

1. 对仪器的一般要求和色谱条件

（1）色谱系统。所用仪器为高效液相色谱仪，由高压输液泵、进样器、色谱柱、检测器、积分仪或数据处理系统组成。色谱柱内径一般为 3.9 ~ 4.6 mm，填充剂粒径为 3 ~ 10 μm。仪器应定期检定并符合有关规定。

常用的色谱柱填充剂有硅胶和化学键合硅胶，在反相高效液相色谱中，以十八烷基硅烷键合硅胶（C_{18}）最常用。最常用检测器为紫外 - 可见分光检测器，包括二极管阵列检测器。使用紫外 - 可见分光检测器，则所用流动相应符合紫外 - 可见分光光度法项下对溶剂的要求；采用低波长检测时，还应考虑有机溶剂的截止使用波长，并选用色谱级有机溶剂。反相色谱系统的流动相常用甲醇 - 水系统和乙腈 - 水系统；采用紫外末端波长检测时，宜选用乙腈 - 水系统。

品种项下规定的条件除填充剂种类、流动相组分、检测器类型不得任意改变外，其余如色谱柱内径与长度、填充剂粒径、流动相流速、混合流动相各组分比例、柱温、进样量、检测器灵敏度等均可适当改变，以适用具体品种并达到系统适用性试验的要求。

（2）仪器及色谱柱维护注意事项。要点如下。

1）流动相使用前应采用 0.45 μm 滤膜滤过并经脱气处理，流动相中应尽可能不用缓冲盐，如需用时，应尽可能使用低浓度缓冲盐，每日使用后应充分冲洗。

2）用十八烷基硅烷键合硅胶色谱柱时，流动相中有机溶剂一般不低于 5%，否则 C_{18} 链随机卷曲将导致柱效下降、组分保留值变化，造成色谱系统不稳定。

3）色谱柱保存时应保持填料在湿润状态，两端密塞，如 C_{18} 柱可在甲醇中保存。

2. 系统适用性试验

色谱系统的适用性试验通常包括理论板数、分离度、灵敏度、拖尾因子和重复性等 5 个参数。其中分离度和重复性尤为重要。

按各品种项下要求对色谱系统进行适用性试验，即用规定的对照品溶液或系统适用性试验溶液在规定的色谱系统进行试验，必要时，可对色谱系统进行适当调整，以符合要求。

（1）色谱柱的理论板数（n）。

按供试品主成分计算色谱柱的理论板数，用于评价色谱柱的分离效能，$n \geq 2\ 000$。计算公式见式（6-10）和式（6-11）。

$$n = 5.54 \left(\frac{t_R}{W_{h/2}} \right)^2 \tag{6-10}$$

$$n = 16 \left(\frac{t_R}{W} \right)^2 \tag{6-11}$$

式中，t_R 为保留时间；$W_{h/2}$ 为半高峰宽；W 为峰宽。t_R、$W_{h/2}$、W 可用时间或长度计（下同），但要取相同单位。色谱峰相关参数如图6-1所示。

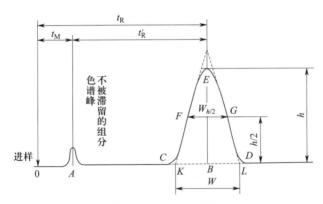

图6-1 色谱峰相关参数

（2）分离度（R）。用于评价待测组分与被分离组分之间的分离程度，是衡量色谱系统分离效能的关键指标。定量分析时，为便于准确测量，一般要求待测组分色谱峰与相邻色谱峰或内标峰之间的分离度应不小于1.5。计算公式见式（6-12）和式（6-13）。

$$R = \frac{2 \times (t_{R_2} - t_{R_1})}{W_1 + W_2} \tag{6-12}$$

$$R = \frac{2 \times (t_{R_1} - t_{R_2})}{1.70 \times (W_{1,h/2} + W_{2,h/2})} \tag{6-13}$$

式中，t_{R_1} 为相邻两峰前一峰保留时间；t_{R_2} 为相邻两峰后一峰的保留时间；W_1、W_2 及 $W_{1,h/2}$、$W_{2,h/2}$ 为相邻两峰的峰宽及半高峰宽，如图6-2所示。

当对测定结果有异议时，色谱柱的理论板数（n）和分离度（R）均以峰宽（W）的计

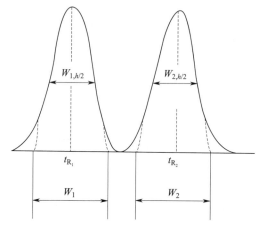

图 6 - 2 色谱峰分离度计算示意图

算结果为准。

（3）灵敏度。用于评价色谱系统检测微量物质的能力，通常以信噪比（S/N）表示。通过测定一系列不同浓度的供试品或对照品溶液来测定信噪比。定量测定时信噪比应不小于 10。

（4）拖尾因子（T）。用于评价色谱峰的对称性。为保证测量精度，特别是当采用峰高法测量时，应检查待测峰的拖尾因子（T）是否符合各品种项下的规定。拖尾因子（T）计算公式见式（6 - 14）。

$$T = \frac{W_{0.05h}}{2d_1} \tag{6 - 14}$$

式中，$W_{0.05h}$ 为 5% 峰高处的峰宽；d_1 为峰顶在 5% 峰高处横坐标平行线的投影点至峰前沿与此平行线交点的距离。

以峰高作定量参数时，除另有规定外，T 值应在 0.95 ~ 1.05。

（5）重复性。用于评价色谱系统连续进样时响应值的重复性能。除另有规定外，通常取各品种项下的对照品溶液，连续进样 5 次，其峰面积测量值（或内标比值或其校正因子）的相对标准偏差应不大于 2.0%。视进样溶液的浓度和/或体积、色谱峰响应和分析方法所能达到的精度水平等，对相对标准偏差的要求可适当放宽或收紧，放宽或收紧的范围以满足品种项下检测需要的精密度要求为准。

3. 测定法

定量测定时，可以根据供试品或仪器的具体情况采用峰面积法或峰高法。一般多采用峰面积法。测定供试品中主要成分含量时，常采用以下两种方法。

（1）内标法。按品种项下的规定，精密称（量）取对照品和内标物质，分别配成溶液，各精密量取适量，混合配成校正因子测定用的对照溶液。取一定量进样，记录色谱图。测量对照品和内标物质的峰面积或峰高，按式（6 - 15）计算校正因子（f）。

$$f = \frac{A_S/c_S}{A_R/c_R} \tag{6 - 15}$$

式中，f 为内标法校正因子；A_S 为内标物质的峰面积或峰高；A_R 为对照品的峰面积或峰高；c_S 为内标物质的浓度；c_R 为对照品的浓度。

再取各品种项下含有内标物质的供试品溶液，进样，记录色谱图，测量供试品中待测成分和内标物质的峰面积或峰高，按式（6-16）计算含量。

$$c_X = f \times \frac{A_X}{A'_S / c'_S} \qquad (6-16)$$

式中，c_X 为供试品的浓度；A_X 为供试品的峰面积或峰高；A'_S 为内标物质的峰面积或峰高；c'_S 为内标物质的浓度；f 为内标法校正因子。

采用内标法可以避免因供试品前处理及进样体积误差对测定结果的影响。

（2）外标法。按各品种项下的规定，精密称（量）取对照品和供试品，分别配成溶液，各精密量取一定量，注入色谱仪，记录色谱图。测量对照品溶液和供试品溶液中待测成分的峰面积或峰高，按式（6-17）计算含量。

$$c_X = c_R \times \frac{A_X}{A_R} \qquad (6-17)$$

式中，c_X 为供试品的浓度；A_X 为供试品的峰面积或峰高；A_R 为对照品的峰面积或峰高；c_R 为对照品的浓度。

外标法简便，但要求进样准确、操作条件稳定。由于微量注射器不易精确控制进样量，所以，当采用外标法测定时，以手动进样器定量环或自动进样器进样为宜。《中国药典》收载的头孢拉定、头孢羟氨苄、头孢唑林钠等均采用外标法测定含量。

【知识链接】

用内标法测定原料药、片剂、注射液含量，如何计算？

原料药：含量（%） $= \dfrac{f \times \dfrac{A_X}{A_S / c_S} \times V \times D}{m_S} \times 100\%$

片剂：标示量（%） $= \dfrac{f \times \dfrac{A_X}{A_S / c_S} \times V \times D \times 平均片重}{m_S \times 标示量} \times 100\%$

注射液：标示量（%） $= \dfrac{f \times \dfrac{A_X}{A_S / c_S} \times D}{标示量} \times 100\%$

式中，V 为固体供试品初次配制溶液的体积；D 为稀释倍数；m_S 为固体供试品取样量；其他符号含义同前。计算时注意单位统一。

二、气相色谱法

以气体为流动相的色谱法称为气相色谱法（GC）。气相色谱法适合于对热稳定、受热易气化的药物测定。

1. 对仪器的一般要求

所用仪器为气相色谱仪，由载气源、进样部分、色谱柱、柱温箱、检测器和数据处理系统等组成。进样部分、色谱柱和检测器的温度均应根据分析要求适当设定。

（1）载气源。气相色谱法的流动相为气体，称为载气，常用载气为氮气。

（2）进样部分。进样方式一般可采用溶液直接进样、自动进样和顶空进样。溶液直接进样采用微量注射器、微量进样阀或有分流装置的气化室进样；采用溶液直接进样或自动进样时，进样口温度应高于柱温 30 ~ 50 ℃；进样量一般不超过数微升；柱径越小，进样量应越少，采用毛细管柱时，一般应分流以免过载。顶空进样适用于固体和液体供试品中挥发性组分的分离和测定。将固态或液态的供试品制成溶液后，置于密闭小瓶中，在恒温控制的加热室中加热至供试品中挥发性组分在液态和气态达到平衡后，由进样器自动吸取一定体积的顶空气注入色谱柱中。

（3）色谱柱。色谱柱为填充柱或毛细管柱。填充柱的材质为不锈钢或玻璃，内径为 2 ~ 4 mm，柱长 2 ~ 4 m，内装吸附剂、高分子多孔小球或涂渍固定液的载体，粒径 0.18 ~ 0.25 mm、0.15 ~ 0.18 mm 或 0.125 ~ 0.15 mm。常用载体一般经酸洗并硅烷化处理的硅藻土或高分子多孔小球，常用固定液有甲基聚硅氧烷、聚乙二醇等。毛细管柱的材质为玻璃或石英，内壁或载体经涂渍或交联固定液，内径一般为 0.25 mm、0.32 mm 或 0.53 mm，柱长 5 ~ 60 m，固定液膜厚 0.1 ~ 5.0 μm，常用的固定液有甲基聚硅氧烷、不同比例组成的苯基甲基聚硅氧烷、聚乙二醇等。

新填充柱和毛细管柱在使用前需老化处理，以除去残留溶剂及易流失的物质。长期未用的色谱柱在使用前应老化处理，使基线稳定。

（4）柱温箱。柱温箱温度的波动会影响色谱分析结果的重现性，故柱温箱控温精度应在 ±1 ℃，且温度波动小于每小时 0.1 ℃。温度控制系统分为恒温和程序升温两种。

（5）检测器。适合气相色谱法使用的检测器有火焰离子化检测器（FID）、热导检测器（TCD）、氮磷检测器（NPD）、火焰光度检测器（FPD）、电子捕获检测器（ECD）、质谱检测器（MS）等。其中，FID 对碳氢化合物响应良好，适合检测大多数的药物；NPD 对含氮、磷元素的化合物灵敏度高；FPD 检测器对磷、硫元素的化合物灵敏度高；ECD 适于含卤素的化合物；MS 还能给出供试品某个成分相应的结构信息，用于结构确证。除另有规定外，一般用 FID，用氢气气作为燃气，空气作为助燃气。在使用 FID 时，检测器温度一般高于柱温，并不得低于 150 ℃，以免水汽凝结，通常为 250 ~ 350 ℃。

（6）数据处理系统。可分为记录仪、积分仪及计算机工作站等。

2. 系统适用性试验

同高效液相色谱法项下规定。

3. 测定法

测定法有内标法、外标法和标准溶液加入法等。前面两种方法同高效液相色谱法。下面简单介绍标准溶液加入法。

标准溶液加入法：精密称（量）取待测组分对照品适量，配成适当浓度的对照品溶液，取一定量精密加入供试品溶液中，根据外标法或内标法测定待测组分含量，再扣除加入的对照品溶液含量，即得供试品溶液中待测组分含量。

也可以按式（6－18）计算，加入对照品溶液前后校正因子应相同，即：

$$\frac{A_{is}}{A_X} = \frac{c_X + \Delta c_X}{c_X} \tag{6－18}$$

则待测组分的浓度 c_X，可通过式（6－19）进行计算。

$$c_X = \frac{\Delta c_X}{A_{is}/A_X - 1} \tag{6－19}$$

式中，c_X 为供试品中组分 X 的浓度；A_X 为供试品中组分 X 的峰面积；Δc_X 为所加入的已知浓度的待测组分对照品的浓度；A_{is} 为加入对照品后组分 X 的峰面积。

气相色谱法的进样量一般仅数微升，为减小进样误差，尤其当采用手工进样时，由于留针时间和室温等对进样量也有影响，故以内标法定量为宜；采用自动进样器时，由于进样重复性提高，在保证分析误差的前提下，也可采用外标法定量。当采用顶空进样时，由于供试品和对照品处于不完全相同的基质中，可采用标准溶液加入法以消除基质效应的影响；当标准溶液加入法与其他定量方法结果不一致时，应以标准溶液加入法结果为准。

《中国药典》收载的维生素 E 及其制剂、月桂氮䓬酮、甲酚皂溶液、丁香等均采用了气相色谱法测定含量。

小提示

用内标法定量测定主成分含量时，用未试验过的仪器初次测定前，建议按照规定配制相当于80%、100%、120%浓度的对照品溶液，加入规定量的内标溶液，配成3种不同浓度的溶液，注入仪器，计算3种不同浓度的校正因子的变异，这样既可较全面地考察系统适用性，又可考察进样技术。实际上这相当于实验方法中的线性范围试验，之所以仅取相当于标示量的±20%，是因为一般制剂规定标示量理化分析最大偏差范围为85%～115%，超过即不合规定。选此范围是既不要求太严，又可满足分析精度要求，试验者在实际工作中，不妨从严要求在±20%范围以外再选浓度点，考察所用系统的线性范围。

实训九　氢氧化钠标准溶液的配制与标定

一、实训目的

1. 掌握氢氧化钠标准溶液（0.1 mol/L）配制与标定的原理及方法。
2. 熟悉标准溶液配制及标定要求，熟悉酚酞指示剂判断滴定终点的方法。
3. 能够及时正确记录实验数据，会处理数据和判定结果。

二、基本原理

氢氧化钠纯度不够且性质不稳定，能吸收空气中的二氧化碳和水，因此采用间接法配制。由于氢氧化钠易吸收二氧化碳而生成碳酸氢钠，为除去碳酸氢钠，通常将氢氧化钠配制成饱和溶液，碳酸氢钠在氢氧化钠饱和溶液中的溶解度很小，会沉淀在溶液底部。取上层清液稀释即可得到纯净的氢氧化钠溶液。

标定氢氧化钠标准溶液的基准物质有多种。《中国药典》采用基准邻苯二甲酸氢钾标定，邻苯二甲酸氢钾为一元弱酸，其反应原理为：

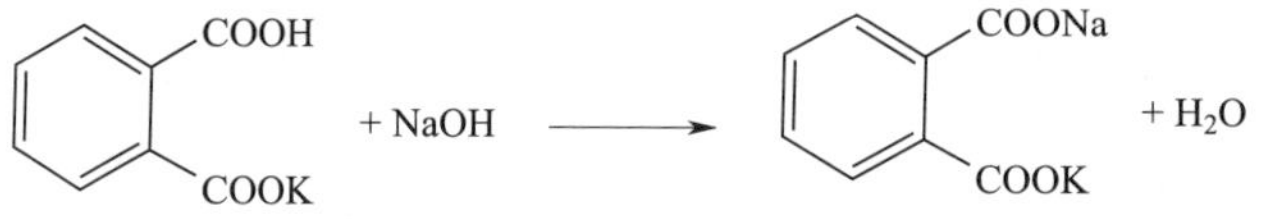

当达到化学计量时，溶液呈碱性，pH 约为 9.1，可选用酚酞指示剂来指示滴定终点。

三、实训准备

1. 器材

分析天平、托盘天平、称量瓶、滴定管、锥形瓶、刻度吸管、药匙、烧杯、量筒、玻璃棒、聚乙烯试剂瓶。

2. 试剂与试药

氢氧化钠（分析纯）、基准邻苯二甲酸氢钾、酚酞指示剂。

四、实训内容与步骤

1. 配制

（1）配制要求。滴定液浓度的标定值应与名义值相一致，若不一致时，其最大与最小标定值应在名义值的 ±5% 之间或浓度校正因子（F）为 0.95 ~ 1.05。

（2）配制方法。取氢氧化钠 500 g，加水 450 ~ 500 mL 振摇使溶解成饱和溶液，冷却后，置聚乙烯塑料瓶中，静置数日，澄清后备用。取澄清氢氧化钠饱和溶液 5.6 mL，加新沸过的冷水使成 1 000 mL，搅拌均匀，转移至聚乙烯试剂瓶中，盖紧瓶塞，待标定。标定后，贴好标签，备用。

2. 标定

（1）标定要求。由配制人标定的份数为 3 份，相对平均偏差不得大于 0.1%。滴定液由第一人标定后，必须由第二人进行再标定（称为复标），复标份数为 3 份，相对平均偏差不得大于 0.1%。初标平均值与复标平均值的相对偏差不得大于 0.1%。标定结果按初、复标的平均值计算，取 4 位有效数字。

（2）标定方法。取在 105 ℃ 干燥至恒重的基准邻苯二甲酸氢钾约 0.6 g，精密称定，加新沸过的冷水 50 mL，振摇，使其尽量溶解；加酚酞指示液 2 滴，用本液滴定；在接近终点时，应使邻苯二甲酸氢钾完全溶解，滴定至溶液显粉红色。每 1 mL 氢氧化钠滴定液（0.1 mol/L）相当于 20.42 mg 的邻苯二甲酸氢钾。根据本液的消耗量与邻苯二甲酸氢钾的取用量，按式（6-20）计算出本液的浓度 c，即得。

$$c = \frac{m_s \times 0.1}{20.42 \times 10^{-3} \times V} \tag{6-20}$$

式中，m_s 为邻苯二甲酸氢钾的质量，g；V 为滴定所消耗滴定液的体积，mL。

【注意事项】

（1）固体氢氧化钠应放在表面皿上或小烧杯中称量，不能在称量纸上称量，因为氢氧化钠极易吸潮，因而称量速度尽量快。

（2）配制本液，采用量取澄清的氢氧化钠饱和溶液和新沸过的冷水制成，其目的在于排除碳酸钠和二氧化碳的干扰。

（3）邻苯二甲酸氢钾在水中溶解缓慢，故基准邻苯二甲酸氢钾在干燥前应尽量研细，以利于标定时的溶解。

（4）在滴定接近终点之前，必须使邻苯二甲酸氢钾完全溶解，否则，在滴定至酚酞指示剂显粉红色后，将因邻苯二甲酸氢钾的继续溶解而迅速褪色。

（5）滴定液应置于聚乙烯试剂瓶中，密封保存；塞中有 2 孔，孔内各插入玻璃管 1 支，一管与钠石灰管相连，一管供吸出本液使用。

五、实训测评

按表 6-3 所列评分标准进行测评，并做好记录。

表 6-3　　　　　　　　氢氧化钠标准溶液的配制与标定实训评分标准

序号	考评内容	考评标准	配分	得分
1	实训态度	预习充分，实训认真，团队合作	10	
2	实训准备	正确选择仪器和试剂，正确清洗玻璃仪器	5	
3	天平的使用	操作规范、熟练	10	
4	滴定液的配制	操作规范、熟练	15	
5	滴定操作	操作规范、熟练	15	
6	滴定终点判断	操作规范、熟练	5	
7	原始数据	真实准确，随做随记	15	
8	检验报告	清晰、完整、规范	15	
9	操作现场整理	操作台整洁，仪器洗涤或复原，试剂及时归位	10	
	合计		100	

六、思考题

1. 如何配制标定氢氧化钠滴定液（0.5 mol/L）？每 1 mL 氢氧化钠滴定液（0.5 mol/L）

相当于多少的邻苯二甲酸氢钾？

2. 什么是基准物质？对基准物质有什么要求？

实训十　水杨酸的含量测定

一、实训目的

1. 掌握水杨酸含量测定的原理及操作方法。

2. 熟悉酚酞指示剂判断滴定终点的方法。

3. 能够及时正确记录实验数据，会处理数据和判定结果。

二、基本原理

水杨酸结构中具有游离的羧基，可采用酸碱滴定法直接滴定测定其含量。《中国药典》规定，用氢氧化钠滴定液（0.1 mol/L）和酚酞指示液，来测定水杨酸的含量。

水杨酸的水溶液显酸性反应，易溶于乙醇，故使用乙醇为指示剂。因乙醇对酚酞指示剂可能显酸性，可消耗氢氧化钠而使测定结果偏高。所以，乙醇在使用之前先用氢氧化钠中和至对酚酞指示剂显中性。

三、实训准备

1. 器材

分析天平、称量纸、滴定管、锥形瓶、量筒、药匙、烧杯、玻璃棒。

2. 试剂与试药

水杨酸、乙醇、酚酞指示液、氢氧化钠滴定液（0.1 mol/L）。

四、实训内容与步骤

1. 中性乙醇的配制

取95%乙醇529 mL，加水稀释至1 000 mL，摇匀，即为稀乙醇。取此液，加酚酞指示液，用氢氧化钠滴定液（0.1 mol/L）滴定至溶液显微红色，即得。

2. 水杨酸含量测定

取供试品约0.3 g，精密称定，加中性稀乙醇（对酚酞指示液显中性）25 mL溶解后，加酚酞指示液3滴，用氢氧化钠滴定液（0.1 mol/L）滴定。每1 mL氢氧化钠滴定液（0.1 mol/L）相当于13.81 mg的$C_7H_6O_3$。《中国药典》规定水杨酸含$C_7H_6O_3$不得少于99.5%。平行测定2份，按式（6-21）计算供试品含量。

$$含量（\%） = \frac{T \times V \times F}{m_s \times 1\ 000} \times 100\% \qquad (6-21)$$

式中，m_s 为供试品的称样量，g；V 为滴定液消耗的体积，mL；T 为滴定度，本测定中为 13.81 mg/mL；F 为氢氧化钠滴定液的浓度校正因子。

【注意事项】

（1）有机溶剂的使用应在通风橱内进行。

（2）水杨酸在生产和贮藏的过程中可能引入未完全反应的原料、中间体和副产物，包括苯酚、4-羟基苯甲酸、4-羟基间苯二甲酸等酸性物质，在滴定过程中也会消耗氢氧化钠滴定液，从而使测定结果偏高。

（3）《中国药典》规定，原料药的百分含量，如规定上限为 100% 以上，系指用药典规定的分析方法测定时可能达到的数值，它为药典规定的限度或允许偏差，并非真实含有量；如未规定上限，不超过 101.0% 都视为符合要求。

五、实训测评

按表 6-4 所列评分标准进行测评，并做好记录。

表 6-4　　　　　　　　水杨酸的含量测定实训评分标准

序号	考评内容	考评标准	配分	得分
1	实训态度	预习充分，实训认真，团队合作	10	
2	实训准备	正确选择仪器、试剂、试药，正确清洗玻璃仪器	5	
3	中性乙醇的配制	操作规范、熟练	10	
4	含量测定	操作规范、熟练	40	
5	原始数据	真实准确，随做随记	10	
6	检验报告	清晰、完整、规范	15	
7	操作现场整理	操作台整洁，仪器洗涤或复原，试剂及时归位	10	
合计			100	

六、思考题

1. 如何配制中性稀乙醇？为什么要用中性稀乙醇溶解样品？
2. 水杨酸是否可以采用其他方法进行含量测定？其测定原理是什么？

目标检测

一、单项选择题

1. 每 1 mL 规定浓度的滴定液所相当于的被测药物的质量，用符号（　　　）表示。

A. *E*　　　　　　　　B. *T*　　　　　　　　C. *t*　　　　　　　　D. *R*

2. 制剂分析含量测定结果用（　　　）表示。

A. 百分含量　　　　　　　　　　　　B. 相当于标示量的百分含量

C. 效价　　　　　　　　　　　　　　D. 浓度

3. 片剂或注射液含量测定结果用（　　　）表示。

A. 百分含量　　　　B. 百分标示量　　　　C. g/100 mL　　　　D. g/100 g

4. 西药原料药的含量测定首选的分析方法是（　　　）。

A. 容量分析法　　　　B. 色谱法　　　　C. 分光光度法　　　　D. 重量法

5. 测定药物含量时，取（　　　）份样品。

A. 1　　　　　　　　B. 2　　　　　　　　C. 3　　　　　　　　D. 4

6. 碘量法测定维生素 C 的含量时，应选（　　　）。

A. 酚酞指示剂　　　　B. 邻二氮菲指示剂　　　　C. 二苯胺指示剂　　　　D. 淀粉指示剂

7. 可用酸碱溶液滴定法测定的药物为（　　　）。

A. 维生素 C　　　　B. 盐酸普鲁卡因　　　　C. 阿司匹林　　　　D. 异烟肼

8. 符合朗伯－比尔定律的有色溶液稀释时，摩尔吸光系数的数值（　　　）。

A. 增大　　　　　　B. 减小　　　　　　C. 不变　　　　　　D. 无法确定变化值

9. 下列对摩尔吸光系数的表述，正确的是（　　　）。

A. 摩尔吸光系数是化合物吸光能力的体现，与测量波长无关

B. 摩尔吸光系数的大小取决于化合物本身性质和浓度

C. 摩尔吸光系数越大，测定的灵敏度越高

D. 摩尔吸光系数越小，测定的灵敏度越高

10. 紫外－可见吸收光谱主要决定于（　　　）。

A. 原子核外层电子能级间的跃迁

B. 分子的振动、转动能级的跃迁

C. 分子的电子结构

D. 原子的电子结构

11. 若需测定生物试样中的微量氨基酸应选用（　　　）。

A. 荧光分光光度法　　　　　　　　　B. 化学发光法

C. X－荧光光谱法　　　　　　　　　D. 原子荧光光谱法

12. 高效液相色谱法的英文缩写为（　　　）。

A. LC　　　　　　B. GC　　　　　　C. TLC　　　　　　D. HPLC

13. 高效液相色谱中常用的检测器为（　　　）。

A. 红外检测器　　　　B. 紫外检测器　　　　C. 热导检测器　　　　D. 电子捕获检测器

14. 在反相高效液相色谱法中，常用的固定相是（　　　）。

A. 硅胶　　　　　　　　　　　　　　B. 十八烷基硅烷键合硅胶

C. 氧化铝　　　　　　　　　　　　　D. 甲醇

15. 在色谱分析中，与被测组分含量成正比关系的参数是（　　　）。

A. 保留时间　　　　　B. 分离度　　　　　C. 分配系数 K　　　　D. 色谱峰高或峰面积

16. 气相色谱法常用的载气为（　　　）。

A. 氢气　　　　　　B. 氧气　　　　　　C. 氮气　　　　　　D. 氦气

二、多项选择题

1. 高效液相色谱系统适用性试验包括（　　　）。

A. 理论板数　　　　B. 拖尾因子　　　　C. 分离度

D. 重复性　　　　　E. 准确性

2. 按分离机理，高效液相色谱法可分为（　　　）。

A. 吸附色谱法　　　B. 分配色谱法　　　C. 薄层色谱法

D. 离子交换色谱法　E. 反相色谱法

三、简答题

简述气相色谱仪的结构组成。

四、计算题

精密称取供试品水杨酸 0.323 8 g，加中性稀乙醇 25 mL 溶解后，加酚酞指示液 3 滴，用氢氧化钠滴定液（0.102 2 mol/L）滴定至终点，消耗氢氧化钠滴定液（0.102 2 mol/L）22.92 mL。已知每 1 mL 氢氧化钠滴定液（0.1 mol/L）相当于 13.81 mg 的 $C_7H_6O_3$，《中国药典》规定本品含水杨酸（$C_7H_6O_3$）不得少于 99.5%。试计算供试品水杨酸的含量并判断是否符合规定。

［参考答案］

一、单项选择题

1. B　2. B　3. B　4. A　5. B　6. D　7. C　8. C　9. C　10. C　11. A　12. D　13. B

14. B　15. D　16. C

二、多项选择题

1. ABCD　2. ABD

三、简答题

略。

四、计算题

99.9%，符合规定。

第七章

药物制剂分析检验

【案例导入】

从原料药制成制剂，要经过一定的生产工艺，加入了一定的附加成分，如赋形剂、稀释剂、稳定剂、抗氧剂、防腐剂和着色剂等，由于有这些附加成分的存在，会对主药分析产生影响，因此药物制剂的质量检验也是保障用药安全、有效的重要环节。

以阿司匹林为例，《中国药典》对阿司匹林原料药采用直接滴定法测定含量，而对阿司匹林片采用高效液相色谱法测定含量。原因是阿司匹林片剂中加入了附加成分酒石酸，且制剂生产过程中也可能有酸性水解产物（水杨酸、醋酸）产生，为了准确测定其含量，有效排除制剂中附加成分的干扰，采用了专属性强的高效液相色谱法测定其含量。

讨论：

药物制剂的质量检验与原料药的质量检验有何不同？

药物制剂是用原料药物或与适宜的辅料制成的供临床使用的剂型，是活性药物成分的临床使用形式。制剂质量的优劣直接影响药物的疗效和患者的安全，因此，控制药物制剂质量非常重要。本章重点讲解片剂及注射剂的质量分析检验。

§7-1 概述

 学习目标

1. 掌握药物制剂分析检验项目和要求。
2. 理解药物制剂分析检验的特点。
3. 了解药物制剂含量测定结果的表示要求。

药物制剂可以分为多种制剂类型，即剂型。《中国药典》制剂通则中收载了38种剂型，如片剂、注射剂、酊剂、栓剂、胶囊剂等。药物制剂分析检验具有与原料药不同的特点，而且剂型不同，分析检验特点也不尽相同。由于辅料、共存药物的干扰，药物含量低，剂型检查等原因，制剂与原料药的分析检验相比，具有以下特点。

一、分析检验的复杂性

制剂分析检验需考虑药物、辅料及剂型等多种因素的干扰，一般需选择专属性强、灵敏度高的分析检验方法。同一药物的不同制剂，由于辅料、工艺及给药途径的不同，其检测项目、指标、分析方法及样品前处理方法也有所区别。一些新剂型如脂质体、微球、骨架型制剂等，由于药物存在于一定的"载体"中，测定时需采用适当的方法使药物完全释放。总之，在进行药物制剂的分析检验时，应根据剂型、附加剂的种类、药物的理化性质及含量的多少，综合考虑，选择和设计适当的方法。表7-1列举了《中国药典》中醋酸氢化可的松及其制剂的相关分析检验项目。

表7-1　　　　　　　　　　　　醋酸氢化可的松及其制剂的分析

药品名称	性状	鉴别	检查	含量测定
醋酸氢化可的松	本品为白色或类白色结晶性粉末；无臭。在甲醇、乙醇或三氯甲烷中微溶，在水中不溶	（1）与硫酸苯肼试液反应显色 （2）与硫酸反应显色 （3）高效液相色谱法 （4）红外分光光度法	（1）有关物质 （2）干燥失重	高效液相色谱法
醋酸氢化可的松片	本品为白色片	本品细粉用三氯甲烷提取，滤过，滤液蒸干，残渣照醋酸氢化可的松项下的鉴别（1）、（2）项试验	（1）含量均匀度 （2）照片剂项下的有关规定检查：崩解时限	紫外-可见分光光度法
醋酸氢化可的松注射液	本品为微细颗粒的混悬液。静置后微细颗粒下沉，振摇后均匀的乳白色混悬液	（1）本品用三氯甲烷提取，滤过，滤液蒸干，残渣照醋酸氢化可的松项下的鉴别（1）、（2）项试验 （2）高效液相色谱法	（1）酸碱度 （2）有关物质 （3）细菌内毒素 （4）照注射剂项下的有关规定检查：装量、可见异物、无菌	高效液相色谱法
醋酸氢化可的松眼膏	本品为黄色软膏	（1）取本品加石油醚充分振摇使基质溶解，滤过，滤渣用石油醚分次洗涤后，加无水乙醇，加热搅拌使醋酸氢化可的松溶解，冰浴冷却，滤过，滤液蒸干，残渣按醋酸氢化可的松项下的鉴别（1）、（2）项试验 （2）高效液相色谱法	照眼用制剂项下的有关规定检查：粒度、金属性异物、装量、无菌	高效液相色谱法

二、分析项目和要求

制剂与原料药的分析项目都包括性状、鉴别、检查及含量测定。但两者要求不同。

1. 性状

原料药的性状包括药品的外观、臭、味、溶解度及物理常数等。物理常数对药品具有鉴别意义，也可反映药品的纯度。

制剂的性状包括样品的外形和颜色。如片剂的性状描述为××颜色的压制片或包衣片（薄膜衣或糖衣），除去包衣后片芯的颜色，以及片子的形状（长条形、椭圆形或三角形等），片面有无印字或刻痕或商标记号等；硬胶囊剂的性状描述为内容物的颜色、形状等；注射液的性状描述为××颜色的澄明液体（水溶液）、混悬液或黏稠性溶液等。

2. 鉴别

原料药的鉴别一般采用化学法、光谱法和色谱法。《中国药典》中原料药鉴别，一般收载3~5种方法，一般情况下红外分光光度法是必不可少的，同时兼顾利用官能团进行鉴别的化学法、光谱法和色谱法。如阿司匹林原料药利用酯基水解的性质和红外分光光度法鉴别。

制剂的鉴别一般采用化学法、紫外－可见分光光度法和色谱法，部分制剂采用了红外分光光度法。用化学法、紫外－可见分光光度法鉴别固体制剂时需采用提取或过滤的方法排除辅料的干扰。《中国药典》中制剂的鉴别，一般收载2~3种方法。由于辅料的干扰，制剂一般不采用红外分光光度法鉴别。若制剂的含量测定采用了高效液相色谱法，则制剂鉴别项下一般有高效液相色谱法。如阿司匹林制剂一般选用化学法和高效液相色谱法。

3. 检查

原料药的检查包括杂质检查及安全性检查。制剂的检查包括杂质检查、制剂常规检查和安全性检查。

（1）杂质检查。原料药的杂质检查主要包括一般杂质及特殊杂质的检查。原料药检查的杂质原则上制剂一般不再检查。若制剂生产过程中，杂质的量有变化，制剂仍需检查该杂质，但杂质限量比原料药宽。如阿司匹林原料药检查7项杂质，而其各制剂均只检查游离水杨酸，且其限量均比原料药宽。

（2）制剂常规检查和安全性检查。为了保证药物制剂的稳定性、均一性、有效性和安全性，《中国药典》制剂通则中规定了不同剂型的检查及安全性检查项目。如醋酸氢化可的松片需检查含量均匀度、崩解时限等；醋酸氢化可的松注射液需检查酸碱度、细菌内毒素等；醋酸氢化可的松眼膏剂需检查金属性异物、粒度等。

4. 含量测定

药物制剂的含量测定常常受其辅料干扰，一般须采用适当的样品预处理方法排除辅料干扰后进行。缓、控释制剂的含量测定多采用超声等方法促使药物释放完全后进行。药物制剂的辅料不干扰其含量测定时，可直接采用其原料药物的含量测定方法。

药物制剂中活性药物成分的含量（按质量计算）一般较低，原料药物含量测定常用的滴定分析法多不能满足药物制剂含量测定对灵敏度的要求。所以，药物制剂的含量测定方法多不同于其原料药物的含量测定方法。小剂量制剂的含量测定可经浓缩等预处理后进行，或改用灵敏度更高的分析方法；复方制剂的含量测定一般采用专属性强的分离分析方法，如高效液相色谱法。

三、含量测定结果的表示及限度

对于含量测定结果，原料药以百分含量表示，制剂以相对标示量的百分含量表示。原料药的含量限度一般要求低限接近于100.0%，高限除另有规定外，均为101.0%。如阿司匹林含量限度要求，按干燥品计算，含阿司匹林不得少于99.5%。又如阿司匹林片含量限度为标示量的95.0%～105.0%，肠溶片含量限度为标示量的93.0%～107.0%，栓剂含量限度为标示量的90.0%～110.0%，均宽于原料药。

§7-2 片剂分析检验

 学习目标

1. 掌握片剂常见辅料的干扰和排除方法。
2. 理解片剂的常规检查项目及方法。

片剂是指药物与适宜的辅料混匀压制而成的圆片状或异形片状的固体制剂。片剂以口服普通片为主，另有含片、舌下片、口腔贴片、咀嚼片、分散片、可溶片、泡腾片、阴道片、阴道泡腾片、缓释片、控释片与肠溶片等。片剂辅料作为药物片剂的一部分，其质量直接影响药物片剂的质量。

片剂的分析检验包括性状检查、鉴别试验、剂型检查、含量测定。片剂的质量除要求外观完整光洁、色泽均匀，有适宜的硬度和耐磨性外，还要求符合药典品种项下的规定。

一、性状检查

《中国药典》四部"制剂通则"片剂项下规定，片剂为圆形或异形的片状固体制剂，其外观应完整光洁、色泽均匀。此外，片剂还应符合正文各品种项下的性状描述。

二、鉴别试验

鉴别药物片剂时，各国药典一般采用提取、过滤、取续滤液制备供试品溶液的方法排除片剂辅料的干扰，依据其原料药的性质，参考其原料药的鉴别试验，从化学法、光谱法、色谱法及其他方法中选择2～4种不同原理的分析方法组成一组鉴别试验。比如《中国药典》中阿司匹林及其普通片的鉴别。

示例7-1： 阿司匹林及其普通片的鉴别。

阿司匹林的鉴别法：①取本品约0.1 g，加水10 mL，煮沸，放冷，加三氯化铁试液1

滴，即显紫堇色；②取本品约 0.5 g，加碳酸钠试液 10 mL，煮沸 2 分钟后，放冷，加过量的稀硫酸，即析出白色沉淀，并发生醋酸的臭气；③本品的红外光吸收图谱应与对照的图谱一致。

阿司匹林片的鉴别法：①取本品的细粉适量（约相当于阿司匹林 0.1 g），加水 10 mL，煮沸，放冷，加三氯化铁试液 1 滴，即显紫堇色；②在含量测定项下记录的色谱图中，供试品溶液主峰的保留时间应与对照品溶液主峰的保留时间一致。

该示例中，片剂的鉴别直接采用原料药的鉴别试验①，取消了原料药的鉴别试验②和③，增加了具有分离分析功能的高效液相色谱法鉴别试验。

三、剂型检查

《中国药典》四部"制剂通则"片剂项下规定，除另有规定外，口服普通片应进行两项常规的剂型检查：重量差异和崩解时限。当原料药与片剂辅料难以混合均匀时，应以含量均匀度替代重量差异；当片剂中的活性药物成分难溶于水时，应以溶出度替代崩解时限。

1. 重量差异和含量均匀度检查

药物片剂各片中活性药物成分的含量可能因制剂生产中的多种原因（例如颗粒的流动性及均匀性较差、生产设备的性能未达到要求）而产生差异，从而影响药物片剂的疗效。因此，需要控制药物制剂的剂量单位均匀度，即多个剂量单位中所含活性药物成分的均匀程度，主要以重量差异或含量均匀度表示。

1）重量差异。药物片剂中的原料药与辅料能够混合均匀时（按质量计算），检查重量差异是检查药物片剂的剂量单位均匀度的简便方法。

①检查方法：取 20 片供试品，精密称定 20 片的总质量。求出平均片重（$\overline{m}$，保留 3 位有效数字）。再分别精密称定每片的质量。根据 $\overline{m}$ 选择重量差异限度：$\overline{m} < 0.30$ g 时，重量差异限度为 $\pm 7.5\%$；$\overline{m} \geqslant 0.30$ g 时，重量差异限度为 $\pm 5\%$。

②结果判断：每片质量均未超出允许范围（$\overline{m} \pm \overline{m} \times$ 重量差异限度）；或与平均片重相比（凡无含量测定的片剂，每片质量应与标示片质量相比较），均未超出规定的重量差异限度；或超出重量差异限度的药片不多于 2 片，且均未超出质量差异限度的 1 倍，均判为符合规定。

③注意事项。要点如下。

a. 平均片重 < 0.30 g 时，选用感量 0.1 mg 的分析天平；平均片重 $\geqslant 0.30$ g 时，选用感量 1 mg 的分析天平。

b. 称量过程中，避免用手直接接触供试品；已取出的药片，不得放回供试品原包装容器内。超出重量差异限度的药片另器保存。

c. 糖衣片在包衣前检查片芯的重量差异，符合规定后包衣，包衣后不再检查重量差异；薄膜衣片在包衣前、后均检查重量差异。

d. 超出允许片重范围并处于边缘的药片，与平均片重比较，计算该片的重量差异，再与规定的重量差异限度比较。

2）含量均匀度。药物片剂中的原料药与辅料难以混合均匀（按质量计算）时（如小剂量片剂），重量差异便不能准确反映药物片剂的剂量单位均匀度，此时应以含量均匀度替代重量差异。凡检查含量均匀度的制剂，一般不再检查重量差异。含量均匀度系指单剂量的固体、半固体和非均相液体制剂，其含量符合标示量的程度。

《中国药典》规定，除另有规定外，片剂的每一个单剂标示量小于 25 mg 或主药含量小于每一个单剂质量的 25% 者均应检查含量均匀度。

①检查方法。

a. 取样，初试取供试品 10 片；复试取 20 片。

b. 测单剂含量，照药典正文中各品种项下规定的方法，分别测定每片的响应值（如吸光度或峰面积等）或含量。

c. 结果计算，根据测得的响应值，分别计算出每片以标示量为 100 的相对含量 X，求其均值 $\bar{X}$、标准差 S、标示量与均值之差的绝对值 A（$A = |100 - \bar{X}|$）及 $A + 2.2S$、$A + S$，复试时计算 30 片的均值 $\bar{X}$、标准差 S、A 及 $A^2 + S^2$ 或 $A + 1.7S$。X、$\bar{X}$、S、A 值均保留至小数点后 2 位；$A + 2.2S$、$A + S$、$A^2 + S^2$ 及 $A + 1.7S$ 计算结果修约至小数点后 1 位。

②结果判断。设含量差异限度为 L。

a. 初试判断方法：

• 若 $A + 2.2S \leq L$（含量差异限度），即判为符合规定。

• 若 $A + S > L$，即判为不符合规定。

• 若 $A + 2.2S > L$，且 $A + S \leq L$，则应另取 20 片（个）复试。

b. 复试判断方法：根据初、复试结果，计算 30 片（个）的均值 $\bar{X}$、标准差 S 和标示量与均值之差的绝对值 A。再按下述公式计算并判断。

• 当 $A \leq 0.25L$ 时，若 $A^2 + S^2 \leq 0.25 L^2$，即判为符合规定；若 $A^2 + S^2 > 0.25 L^2$，则判为不符合规定。

• 当 $A > 0.25L$ 时，若 $A + 1.7S \leq L$，即判为符合规定；若 $A + 1.7S > L$，则判为不符合规定。

除另有规定外，L 为 15.0。如该品种项下规定含量均匀度的限度为 ±20% 或其他数值时，应将上述各判定式中的 L 定为 20.0 或其他相应的数值，但各判定式中的系数不变。

当各品种正文项下含量限度规定的上下限的平均值（T），大于 100.0（%）时，若 $\bar{X} < 100.0$，则 $A = 100 - \bar{X}$；若 $100.0 \leq \bar{X} \leq T$，则 $A = 0$；$\bar{X} > T$，则 $A = \bar{X} - T$，同上法计算和判定结果。当 $T < 100.0$（%）时，应在正文中规定 A 的计算方法。

示例 7 - 2：盐酸三氟拉嗪片含量均匀度的检查。

避光操作。取本品 1 片（规格 1 mg），置乳钵中，加盐酸溶液（1→20）适量，研磨，使盐酸三氟拉嗪溶解；除去不溶物，用盐酸溶液（1→20）定量稀释至 100 mL；用紫外 – 可见分光光度法，在 256 nm 的波长处测定吸光度，测得 10 片的吸光度值（A_X）分别为 0.641、0.634、0.629、0.627、0.631、0.625、0.622、0.643、0.612、0.619。盐酸三氟拉嗪（$C_{21}H_{24}F_3N_3S \cdot 2HCl$）的吸收系数（$E_{1cm}^{1\%}$）为 630。请判断供试品含量均匀度是否符合规定。

解：标示量（%）$= \dfrac{A_X \times 1\% \times 100}{E_{1cm}^{1\%} \times 1 \times 1 \times 10^{-3}} \times 100\%$

$= \dfrac{0.641 \times 1\% \times 100}{630 \times 1 \times 1 \times 10^{-3}} \times 100\%$

$= 101.75\%$

计算其余 9 片的相对标示量含量分别为：100.63%、99.84%、99.52%、100.16%、99.21%、98.73%、102.06%、97.14%、98.25%。

利用 Excel 的统计功能得 $\bar{X} = 99.73$，$S = 1.52$，则：

$$A = |100 - \bar{X}| = 0.27$$

$$A + 2.2S = 0.27 + 2.2 \times 1.52 = 3.6 < 15.0$$

结论：供试品含量均匀度符合规定。

2. 崩解时限和溶出度检查

（1）崩解时限。崩解系指口服固体制剂在规定条件下全部崩解溶散或成碎粒，除不溶性包衣材料或破碎的胶囊壳外，应全部通过筛网。如有少量不能通过筛网，也应已软化或轻质上漂且无硬心。崩解时限是口服药物片剂的常规剂型检查项。

1）检查方法。

①采用升降式崩解仪，主要结构为一能升降的金属支架与下端镶有筛网的吊篮，并附有挡板。将吊篮通过上端的不锈钢轴悬挂于金属支架上，浸入 1 000 mL 烧杯中，保证吊篮下降至最低处时，筛网距烧杯底部 25 mm。烧杯内盛有温度为 37 ℃ ± 1 ℃ 的纯化水（或规定介质），液面高度按仪器说明书执行，保证吊篮上升至最高点时，筛网在液面下 15 mm 处，吊篮顶部不可浸没于溶液中。按规定时限要求设定好时间：口服普通片 15 分钟，糖衣片 1 小时，含片 10 分钟，舌下片 5 分钟，中药浸膏片、半浸膏片 1 小时，中药全粉片 30 分钟，化药薄膜衣片 30 分钟，中药薄膜衣片（加挡板）1 小时。

②用温度计测定烧杯内纯化水（或规定介质）的温度，待温度达到 37 ℃ ± 1 ℃ 时，取供试品 6 片，分别置吊篮的玻璃管中，每管各加 1 片，立即启动崩解仪。

③观察并记录各片崩解的时间。

④到规定时限后，如有 1 片不能完全崩解，应另取 6 片复试。复试时将烧杯及吊篮清洗干净，并重新换水（或规定介质），另取 6 片供试品重复上述操作。

2）结果判断。

①初试时，6 片供试品均在规定时限内崩解；或有少量不能通过筛网，但已软化或轻质上浮且无硬芯者均判为符合规定。

②复试时，6 片在规定时限内全部崩解判为符合规定。

3）注意事项。

①凡规定检查溶出度的制剂均不再检查崩解时限。

②用崩解仪检查滴丸剂的溶散时限时更换细筛网。

③检查中药胶囊剂崩解时限时，需加挡板。检查化学药胶囊剂崩解时限时，如胶囊上浮，可加挡板。

（2）溶出度。对于难溶性药物的片剂，片剂崩解后，药物并不能立即完全溶解。此时，与片剂的崩解相比，药物的溶出与其吸收及产生疗效具有更高的相关性。因此，难溶性药物片剂的崩解时限检查应以溶出度检查替代。除另有规定外，凡规定检查溶出度/释放度的制剂，不再进行崩解时限检查。溶出度系指活性药物成分从片剂（或胶囊剂等普通制剂）中在规定条件下溶出的速率和程度。在缓释制剂、控释制剂及肠溶制剂等中也称为释放度。

《中国药典》溶出度与释放度测定法共收载 7 种方法：第一法（篮法）、第二法（桨法）、第三法（小杯法）、第四法（桨碟法）、第五法（转筒法）、第六法（流池法）、第七法（往复筒法）。下面主要介绍前两种方法。

1）检查方法。

①开机。将溶出仪水槽注入纯化水至标记位置，打开电源开关。

②转轴的安装。扬起机头，插入转轴，溶出杯中放入调节高度的专用装置，放下机头，调整转篮或桨叶底部距溶出杯内底部的距离 25 mm ± 2 mm，固定好离合器。拔起转轴，扬起机头，取出转篮及调节高度的专用装置。

③仪器参数的设置。按仪器说明书设置参数（温度、转速）。

④溶出介质的制备及脱气。按要求制备溶出介质，然后脱气。溶出介质的脱气采用在缓慢搅拌下加热至约 41 ℃，并在真空条件下不断搅拌 5 分钟以上；或采用煮沸、超声、抽滤等方法。分别量取经脱气后的溶出介质，放入 6 个溶出杯内。

⑤检查温度。用温度计逐一测量溶出杯中的温度，使溶出介质的温度保持在 37.0 ℃ ± 0.5 ℃范围内，且 6 个溶出杯之间的差异在 0.5 ℃之内。

⑥溶出。当溶出介质温度恒定在 37.0 ℃ ± 0.5 ℃时，取 6 片供试品投药：篮法分别放入 6 个干燥的转篮中，立即将转篮降入溶出杯中，同时按下"转动""计时"键，仪器开始转动并计时；桨法分别投入 6 个溶出杯中，立即按下"转动""计时"键，仪器开始转动并计时。

⑦取样及过滤。到达规定的时间，按仪器说明书选择取样针及注射器，在仪器开动的情况下，在规定位置吸取适量溶出介质。实际取样时间与规定时间的差异不得超过 ±2%。取样后立即用微孔滤膜滤过（每个容器自取样至滤过应在 30 秒内完成，6 杯中完成取样的时间一般应在 1 分钟内），滤液应澄清。

⑧计算溶出量。取澄清滤液，按该品种项下规定的方法测定响应值，按式（7 - 1）计算每片的溶出量。

$$溶出量（\%）=\frac{溶出质量}{标示量}×100\% \tag{7 - 1}$$

2）结果判断。

①初试时，6 片的溶出量均不低于规定限度（Q）；或 6 片中有 1 ~ 2 片低于 Q，但不低于 Q – 10%，且平均溶出量不低于 Q，均判为符合规定。6 片中有 1 ~ 2 片低于 Q，其中

仅有 1 片低于 $Q-10\%$ ，且不低于 $Q-20\%$ ，且其平均溶出量不低于 Q 时，另取 6 片复试。

②复试时，初、复试的 12 片中有 1～3 片低于 Q ，其中仅有 1 片低于 $Q-10\%$ ，且不低于 $Q-20\%$ ，且平均溶出量不低于 Q ，判为符合规定。

示例 7－3：盐酸环丙沙星片溶出度的检查。

取本品（规格 0.25 g），照溶出度测定法（通则 0931 第二法），以 0.1 mol/L 盐酸溶液 900 mL 为溶出介质，转速为每分钟 50 转，依法操作。经 30 分钟时，取溶液 10 mL，滤过，精密量取续滤液 5 mL，用 0.1 mol/L 盐酸溶液定量稀释至 200 mL，用紫外－可见分光光度法，在 277 nm 的波长处测定吸光度（A_X），6 片的吸光度值分别为：0.715、0.709、0.720、0.718、0.714 和 0.712。按环丙沙星（$C_{17}H_{18}FN_3O_3$）的吸收系数（$E_{1cm}^{1\%}$）为 1 278 计算每片的溶出量。限度为标示量的 80%。请判断该产品溶出度是否符合规定。

解：溶出量 $=\dfrac{溶出质量}{标示量}\times100\%$

$$=\frac{A_X\times1\%\times200\times900}{E_{1cm}^{1\%}\times1\times5\times0.25}\times100\%$$

$$=\frac{0.715\times1\%\times200\times900}{1\ 278\times5\times0.25}\times100\%$$

$$=80.56\%$$

计算其余 5 片的溶出量分别为：79.89%、81.13%、80.90%、80.45% 和 80.22%。

6 片的平均溶出量为 80.52%。

结论：供试品溶出度符合规定。

四、含量测定

药物片剂的含量测定常常受其稀释剂、润湿剂、黏合剂、崩解剂、润滑剂等辅料的干扰，需采用样品预处理方法排除辅料干扰后进行。现以糖类稀释剂和硬脂酸镁润滑剂的干扰排除为例，讨论药物片剂的含量测定。

1. 糖类稀释剂的干扰及排除

片剂中常加入淀粉、糊精、蔗糖、乳糖等糖类辅料作为稀释剂，其中淀粉、糊精、蔗糖水解可产生还原性的葡萄糖，乳糖为还原糖，均可干扰氧化还原滴定法，特别是氧化性强的滴定液，如高锰酸钾、溴酸钾等。因此，片剂中有糖类辅料时，要避免采用强氧化性的滴定液，同时做阴性对照试验（以空白辅料进行的试验）。若阴性对照试验消耗滴定剂，需改用其他方法。如《中国药典》中硫酸亚铁原料药采用高锰酸钾法测定含量，而其片剂由于糖类辅料的干扰，采用氧化性较弱的硫酸铈法；葡萄糖酸亚铁原料药及其片剂采用无干扰的硫酸铈法测定含量。

2. 硬脂酸镁润滑剂的干扰及排除

硬脂酸镁是片剂中常用的润滑剂，具弱碱性，在水、乙醇或乙醚中不溶，可干扰配位滴定法和非水碱量法。

（1）关于配位滴定法。硬脂酸镁的 Mg^{2+} 对配位滴定法有干扰。当溶液 pH 值约为 10 时，Mg^{2+} 与乙二胺四乙酸（EDTA）滴定液可形成稳定的配位化合物。若被测离子与 EDTA 形成的配位化合物更稳定，则 Mg^{2+} 的干扰可忽略不计，否则需加入掩蔽剂、改变 pH 值或选择合适的指示剂排除干扰。

加入掩蔽剂：加入掩蔽剂草酸、硼酸或酒石酸，其中酒石酸效果最佳。如《中国药典》中碳酸钙咀嚼片的含量测定。

改变 pH 值和选择合适的指示剂：pH <9 时，Mg^{2+} 与 EDTA 不反应；pH >12 时，Mg^{2+} 生成 Mg（OH）$_2$ 沉淀。因此，pH <9 或 pH >12 时，硬脂酸镁无干扰，可直接测定。如《中国药典》中氢氧化铝片、二甲硅油片中氧化铝的含量测定，要求控制 pH 值在 6.0，选择二甲酚橙指示剂；枸橼酸铋钾片的含量测定，要求加入 5 mL 硝酸溶液（1→5），控制 pH 值为 2~3，选择二甲酚橙指示剂，直接用 EDTA 滴定液滴定。

（2）关于非水碱量法。硬脂酸镁具弱碱性，对非水碱量法有干扰。若片剂中硬脂酸镁的含量低，其干扰可忽略不计，否则需排除干扰或选用其他方法。

忽略不计的：如《中国药典》中枸橼酸哌嗪片、硫酸奎尼丁片的含量测定，其干扰可忽略不计，均可直接采用非水碱量法测定含量。

排除干扰：对于脂溶性药物，可用合适的有机溶剂提取药物，排除干扰后再测定含量。如《中国药典》中硫酸奎宁片的含量测定采用先加氯化钠与 0.1 mol/L 的氢氧化钠溶液，使其生成奎宁，用三氯甲烷提取，排除硬脂酸镁的干扰后，再用非水碱量法测定含量；枸橼酸乙胺嗪片的含量测定，采用加掩蔽剂酒石酸的方法，排除硬脂酸镁的干扰后，再用非水碱量法测定含量。

选用其他方法：《中国药典》中盐酸氯丙嗪片的含量测定采用了紫外－可见分光光度法。

§7–3　注射剂分析检验

 学习目标

1. 掌握注射剂中常见辅料的干扰和排除方法。
2. 理解注射剂的常规检查项目及方法。

注射剂系指原料药物或与适宜辅料制成的供注入体内的无菌制剂。注射剂可分为注射液、注射用无菌粉末及注射用浓溶液等。注射剂一般由药物、溶剂和附加剂（抗氧剂、抑菌剂、pH 调节剂、等渗调节剂等）组成。注射剂的分析检验包括性状检查、鉴别试验、剂型检查及安全性检查、含量测定。注射剂的质量应符合药典品种项下的规定。

一、性状检查

注射液包括溶液型、乳状液型和混悬型等，可用于皮下注射、皮内注射、肌内注射、静脉注射、静脉滴注、鞘内注射、椎管内注射等。其中，供静脉滴注用的大容量注射液（除另有规定外，一般不小于 100 mL，生物制品一般不小于 50 mL）也可称为输液。

《中国药典》四部"制剂通则"注射剂项下规定：①溶液型注射液应澄清。②乳状液型注射液（不得用于椎管内注射）不得有相分离现象；静脉用乳状液型注射液中，90%的乳滴粒径应小于 1 μm，且不得有粒径大于 5 μm 的乳滴。③除另有规定外，混悬型注射液（不得用于静脉注射或椎管内注射）中，原料药物的粒径应小于 15 μm；粒径为 15 ~ 20 μm（间有个别 20 ~ 50 μm）者不应超过 10%；若有可见沉淀，振摇时应容易分散均匀。此外，注射剂还应符合正文各品种项下的性状描述。

二、鉴别试验

鉴别溶液型注射液时，辅料一般不干扰活性药物成分的鉴别，可依据活性药物成分的性质，参考注射液的原料药鉴别方法，从化学法、光谱法、色谱法及其他方法中选用 2 ~ 4 种不同原理的分析方法组成一组鉴别试验。

示例 7 – 4：盐酸氯丙嗪及其注射液的鉴别。

盐酸氯丙嗪的鉴别法：①氧化显色反应；②紫外 – 可见分光光度法；③红外分光光度法；④氯化物的鉴别反应。

盐酸氯丙嗪注射液的鉴别法：①取本品适量（约相当于盐酸氯丙嗪 10 mg），照盐酸氯丙嗪项下的鉴别①项试验，显相同的反应；②取含量测定项下的溶液，照盐酸氯丙嗪项下的鉴别②项试验，显相同的结果。

该示例中，盐酸氯丙嗪注射液的辅料对盐酸氯丙嗪的鉴别①项试验和②项试验均无干扰，故直接选用盐酸氯丙嗪的鉴别①项试验和②项试验鉴别盐酸氯丙嗪注射液。

三、剂型检查及安全性检查

《中国药典》四部"制剂通则"注射剂项下规定，除另有规定外，注射液应进行以下常规的剂型检查及安全性检查：装量、装量差异、渗透压摩尔浓度、可见异物、不溶性微粒、无菌、细菌内毒素或热原等。此外，《中国药典》四部"指导原则"项下收载了"注射剂安全性检查法应用指导原则"。

1. 装量检查

为了保证单剂量注射液的注射用量不少于标示量，符合临床用药剂量要求，标示装量≤50 mL 的单剂量注射液需检查装量；标示装量 > 50 mL 的注射液和注射用浓溶液需检查最低装量。凡检查含量均匀度的注射液可不检查装量。

（1）检查方法。

1）取样。标示装量≤2 mL 的单剂量注射液取 5 支；2 mL 以上至 50 mL 的取 3 支。

2）检查。取供试品，擦净瓶外壁，轻弹瓶颈部使液体全部落下，小心开启，将每支内容物分别用相应体积的干燥注射器（包括注射器针头）抽尽，注入量入式量筒内（量筒的大小应使待测体积至少占其额定体积的 40%，不排尽针头中的液体），在室温下检视。

（2）结果判断。每支注射液的装量均不少于其标示装量（准确至标示装量的 1%）时判为符合规定。

（3）注意事项。

1）所用注射器及量入式量筒必须洁净、干燥并定期校正。

2）如供试品为油溶液或混悬液，检查前应先微温摇匀，立即按上述方法操作，并冷至室温后检视。

2. 装量差异检查

为了控制注射用无菌粉末装量的一致性，保证使用剂量准确，注射用无菌粉末需检查装量差异。凡规定检查含量均匀度的注射用无菌粉末可不检查装量差异。

（1）检查方法。

1）取样及处理。取供试品 5 瓶，除去标签（纸标签用水润湿后除去纸屑；直接在玻璃上的印字标签用有机溶剂擦除字迹），容器外壁用乙醇擦净，置干燥器内干燥 1～2 小时，除去铝盖，分别编号依次放于固定位置。

2）称重。轻扣橡皮塞或安瓿瓶，使其上附着的粉末全部落下。开启容器，分别迅速精密称定每瓶的质量，倾出内容物。容器用水、乙醇洗净，依次放回原固定位置，在适当条件下干燥后，再分别精密称定每一容器的质量。求出每瓶的装量和平均装量（$\overline{m}$，保留 3 位有效数字）。$\overline{m} \leqslant 0.15$ g 时选择感量 0.1 mg 的分析天平；$\overline{m} > 0.15$ g 时选择感量 1 mg 的分析天平。

3）选择装量差异限度。$\overline{m} \leqslant 0.05$ g 时，装量差异限度为 ±15%；$\overline{m}$ 在 0.05 g 以上至 0.15 g 时，装量差异限度为 ±10%；$\overline{m}$ 在 0.15 g 以上至 0.50 g 时，装量差异限度为 ±7%；$\overline{m} > 0.50$ g 时，装量差异限度为 ±5%。

4）计算允许装量范围（$\overline{m} \pm \overline{m} \times$ 装量差异限度）。

（2）结果判断。

1）初试时，每瓶中的装量均未超出允许装量范围；或其装量差异均未超过规定时均判为符合规定。每瓶中的装量与平均装量相比，超过装量差异限度多于 1 瓶时，判为不符合规定。仅有 1 瓶的装量差异超过装量差异限度时，另取 10 瓶复试。遇有超出允许装量范围并处于边缘者，应再与平均装量相比较，计算出该瓶装量差异的百分比，再根据规定的装量差异限度判断。

2）复试时，每瓶的装量差异与装量差异限度相比，均未超出时判为符合规定；若仍有 1 瓶或 1 瓶以上超出时，判为不符合规定。

3. 渗透压摩尔浓度检查

溶剂通过半透膜由低浓度溶液向高浓度溶液扩散的现象称为渗透，阻止渗透所需施加的压力，称为渗透压。在涉及溶质的扩散或通过生物膜的液体转运各种生物过程中，渗透压起着极其重要的作用。因此，在制备注射剂、眼用液体制剂时，必须关注其渗透压。溶液的渗透压通常以渗透压摩尔浓度来表示，渗透压摩尔浓度反映了溶液中各种溶质对溶液渗透压贡献的总和。渗透压摩尔浓度的单位通常以每千克溶剂中溶质的毫渗透压摩尔（mOsmol/kg）表示。正常人体血液的渗透压摩尔浓度为 285~310 mOsmol/kg。

《中国药典》规定凡处方中添加了渗透压调节剂的制剂，均应控制渗透压摩尔浓度。

（1）检查方法。

1）溶液的制备。

①标准溶液的制备：按表 7-2 精密称取适量氯化钠，溶于 1 kg 水中，摇匀，即得。

②供试品溶液的制备：液体供试品可直接测定；如其渗透压摩尔浓度 >700 mOsmol/kg 或为浓溶液、固体供试品，可采用药品标签或说明书中规定的溶剂，溶解并稀释至表 7-2 中规定的范围。

表 7-2　　　　　　　　　　渗透压浓度测定仪校正用标准溶液

每 1 kg 水中氯化钠的质量/g	毫渗透压浓度 / （mOsmol·kg⁻¹）	冰点下降温度 ΔT / ℃
3.087	100	0.186
6.260	200	0.372
9.463	300	0.558
12.684	400	0.744
15.916	500	0.930
19.147	600	1.116
22.380	700	1.302

2）校零。打开仪器电源开关预冷。测试管中装入新沸放冷的纯化水，按"零校准"键。重新测定一次，测试结果应符合（0±3）mOsmol/kg H_2O 的标准，否则重新校零。

3）校准。根据供试品溶液的渗透压摩尔浓度选择 2 种标准溶液，要求供试品溶液的渗透压摩尔浓度介于 2 种标准溶液之间。按"校准"键使仪器显示数值与标准溶液数值相符。重新测定一次，当量程 ≤400 mOsmol/kg，测试结果应为相应值 ±3 mOsmol/kg；当量程 >400 mOsmol/kg 时，测试结果应为相应值 ±1.0%，否则重新校准。

4）测定。测试管中装入供试品溶液，按"测试"键，得供试品溶液的毫渗透压摩尔浓度。重复测定 2 次，以平均值报告结果。

（2）注意事项。按"零校准""校准"键后，如中途停止校准，应使用测试键，使仪器回到测试状态。

4. 可见异物检查

可见异物是指存在于注射剂、眼用液体制剂和无菌原料药中，在规定条件下目视可以观测到的不溶性物质，其粒径或长度通常大于 50 μm。注射液中如有可见异物，使用后可引起过敏反应、堵塞毛细血管、静脉炎等，影响用药安全。所以，药品出厂前应逐一检查，剔除不合格品；临用前在自然光下（避免阳光直射）目视检查，不得有可见异物。

《中国药典》中收载的可见异物检查方法有 2 种：第一法（灯检法）和第二法（光散射法）。灯检法为常用方法，此外，灯检法还用于光散射法检出可见异物供试品的复核确认。下面简要介绍灯检法。

（1）检查方法。

1）可见异物检查人员的条件及环境要求。检查人员要求远距离和近距离视力测验均应为 4.9 及以上（矫正后视力应为 5.0 及以上），无色盲。实验室环境要求避光室或暗处。

2）调节光照度。打开仪器电源开关，将感光器置于遮光板边缘，调节光照度。对用无色透明容器包装的无色供试品溶液，光照度调至 1 000 ~ 1 500 lx；对用透明塑料容器或棕色透明容器包装的供试品溶液或有色供试品溶液，光照度调至 2 000 ~ 3 000 lx，对混悬型供试品或乳状液，光照度调至约 4 000 lx。

3）取样及处理。除另有规定外，取供试品 20 支（瓶），除去容器标签，用湿酒精棉擦净容器外壁。

4）检查。将供试品置于遮光板边缘处，在明视距离（供试品至人眼的距离 25 cm），手持容器颈部轻轻旋转和翻转容器，使药液中可能存在的可见异物悬浮，但不要产生气泡。分别在黑色和白色背景下，目视检测，重复 3 次，总检查时限为 20 秒。供试品装量每支（瓶）在 10 mL 及以下时，每次检查可手持 2 支（瓶）。50 mL 或 50 mL 以上注射液按直、横、倒三步法旋转检视。

（2）结果判断。

各类注射剂在静置一定时间后，轻轻旋转时不得检出烟雾状微粒柱、无法计数的微粒群、摇不散的沉淀以及在规定时间内较难计数的蛋白质絮状物，且不得检出金属屑、玻璃屑、长度或最大粒径超过 2 mm 的纤维（毛）和块状物等明显可见异物。混悬型注射液亦不得检出色块等可见异物。

溶液型静脉用注射液、注射用浓溶液如仅有 1 支（瓶）检出微细可见异物（如点状物、2 mm 以下的短纤维或块状物等），另取 20 支（瓶）复试。复试时均不得检出微细可见异物。溶液型非静脉用注射液如有 1 ~ 2 支（瓶）检出微细可见异物，另取 20 支（瓶）复试。初、复试的供试品中，检出微细可见异物的供试品不得超过 2 支（瓶）。

5. 不溶性微粒检查

不溶性微粒检查是在可见异物检查符合规定后，用以检查静脉用注射剂及供静脉注射用无菌原料药中不溶性微粒的大小及数量。《中国药典》中收载了光阻法和显微计数法。除另有规定外，一般先采用光阻法。当光阻法测定结果不符合规定或供试品不适于光阻法时，再采用显微计数法，并以显微计数法的测定结果作为判定依据。下面简要介绍光阻法。

光阻法检查用的仪器包括取样器、传感器和数据处理器 3 部分。光阻法是当一定体积的供试品溶液通过窄小的检测区时，与液体流向垂直的入射光，由于被供试品溶液中的微粒阻挡而减弱，由传感器输出的信号降低。这种信号变化与微粒的截面积大小相关，再根据通过检测区注射液的体积，计算出每 1 mL 供试品溶液中 ≥ 10 μm 及 ≥ 25 μm 的不溶性微粒数。

（1）检查方法。

1）实验环境及仪器试剂要求。实验操作环境不得引入外来微粒，测定前的操作应在洁净工作台中进行。玻璃仪器和其他所需用品应洁净、无微粒。检查用水或其他溶剂使用前须经不大于 1.0 μm 的微孔滤膜滤过，并需符合要求。

2）溶剂不溶性微粒的要求。取微粒检查用水 50 mL 测定，每 10 mL 微粒检查用水中 ≥ 10 μm 的不溶性微粒应在 10 粒以下，≥ 25 μm 的不溶性微粒应在 2 粒以下。

3）处理供试品。除去供试品外包装，用试验用水冲洗外壁至干净，置适宜环境中备用。

4）检查。标示装量 ≥ 25 mL 的静脉注射液，除另有规定外，取供试品 1 瓶（支），小心翻转 20 次，使混合均匀，立即小心开启容器。先倒出部分供试品溶液冲洗开启口及取样杯后，再将供试品溶液倒入取样杯中，静置 2 分钟或适当时间脱气后，置于取样器上。开启搅拌器，缓慢搅拌避免产生气泡（或将供试品容器直接置于取样器上），依法测定不少于 3 次，每次取样应不少于 5 mL。第一次数据不计，取后续测定结果的平均值。另取供试品（不少于 3 个容器），按上述操作方法重复测定。由各容器测定后得到的平均值计算出该品种每 1 mL 中所含的微粒数。

标示装量 < 25 mL 的静脉注射液，除另有规定外，取适当数量的供试品（不少于 4 个容器），同上操作，分别测定。第一个供试品的数据不计，取后续供试品（至少 3 个）测定结果的平均值，计算每个容器所含的微粒数。也可采用合并至少 4 个以上供试品的内容物，使总体积不少于 25 mL，按标示装量 ≥ 25 mL 的静脉注射液的方法检查。

（2）结果判断。

1）标示装量 ≥ 100 mL 的静脉注射液，除另有规定外，每 1 mL 中含 10 μm 及 10 μm 以上的微粒不超过 25 粒，含 25 μm 及 25 μm 以上的微粒不超过 3 粒，判为符合规定。

2）标示装量为 < 100 mL 的静脉注射液及注射用浓溶液，除另有规定外，每个供试品容器中含 10 μm 及 10 μm 以上的微粒不超过 6 000 粒，含 25 μm 及 25 μm 以上的微粒不超过 600 粒，判为符合规定。

（3）注意事项。光阻法不适于黏度过高或易析出结晶的制剂，如乳剂、胶体溶液、混悬液、脂肪乳、甘露醇注射液等，也不适于进入传感器时容易产生气泡的制剂，如碳酸盐缓冲液制成的制剂。溶解性差的样品在管道中与水相混时，可能会在局部析出沉淀，会使检查结果偏高，并造成管路堵塞，此时应考虑采用显微计数法。

6. 无菌检查

注射剂照无菌检查法检查，应符合规定。此时，仅表明供试品在该检查条件下未发现微生物污染。

无菌检查法包括薄膜过滤法和直接接种法。供试品的检查方法（供试品的性质允许时首选薄膜过滤法）及条件须经方法适用性试验确认。无菌检查的操作环境须满足以下要求：单向流空气区、工作台面及环境的洁净度应定期按医药工业洁净室（区）悬浮粒子、浮游菌和沉降菌的测试方法（现行国家标准）确认。隔离系统应定期按相关要求验证，其内部环境的洁净度须符合无菌检查的要求。试验环境应进行日常监控。检查的全过程均应严格执行无菌操作，防止微生物污染的措施应证明有效，且不得影响供试品中微生物的检出。

7. 细菌内毒素或热原检查

细菌内毒素是革兰阴性菌细胞壁的脂多糖与蛋白的复合物，具有热原活性。热原系指能引起动物体温异常升高的物质，包含细菌内毒素。使用热原超过限量的注射剂可能发生热原反应而造成严重的不良后果。除另有规定外，静脉用注射剂按各品种项下的规定，照细菌内毒素检查法或热原检查法检查，应符合规定。

细菌内毒素检查法：用鲎试剂检测或量化细菌内毒素。细菌内毒素的量用内毒素单位（EU）表示，1EU 与 1 个内毒素国际单位（IU）相当。细菌内毒素检查法包括凝胶法（通过鲎试剂与内毒素产生凝集反应的原理进行内毒素的限度检测或半定量检测）和光度测定法。当测定结果有争议时，除另有规定外，以凝胶限度试验的结果为准。检查过程应防止内毒素的污染。

热原检查法：将一定剂量的供试品静脉注入符合要求且已按规定准备好的家兔体内，在规定时间观察家兔体温升高的情况，以判定供试品中所含的热原是否符合规定。与供试品接触的试验用器皿应无菌、无热原。去除热原通常采用干热灭菌法（250 ℃、30 分钟以上），也可采用其他适宜的方法。

四、含量测定

注射剂中的溶剂与附加剂等辅料常干扰注射剂的含量测定。注射剂中的溶剂包括注射用水、注射用油、其他注射用非水溶剂；附加剂包括渗透压调节剂、pH 调节剂、增溶剂、乳化剂、助悬剂、抗氧剂、抑菌剂及止痛剂等。测定注射剂含量时，如加入的溶剂和附加剂无干扰，则采用原料药的方法直接测定。否则，需排除干扰或采用专属性强的方法测定注射剂含量。本部分简要介绍抗氧剂、溶剂水及溶剂油对注射剂含量测定的干扰及排除方法。

1. 抗氧剂的干扰及排除

还原性药物的注射剂中需加抗氧剂，常用的抗氧剂包括亚硫酸钠、亚硫酸氢钠、焦亚硫酸钠、硫代硫酸钠、维生素 C 等。抗氧剂的强还原性干扰氧化还原滴定法，排除干扰的方法如下。

（1）加掩蔽剂。当抗氧剂为亚硫酸钠、亚硫酸氢钠、焦亚硫酸钠时，对碘量法、铈量法及亚硝酸钠法有干扰，使测定结果偏高，可加入掩蔽剂丙酮或甲醛排除干扰。氧化性较强的滴定液不宜采用甲醛。

（2）加酸分解。当抗氧剂为焦亚硫酸钠、亚硫酸钠、硫代硫酸钠、亚硫酸氢钠时，也可加入强酸使抗氧剂分解。如《中国药典》中盐酸去氧肾上腺素注射液加稀盐酸煮沸后再用原料药的方法测定含量；磺胺嘧啶钠注射液利用亚硝酸钠法的强酸条件分解抗氧剂，因此，其注射液直接采用亚硝酸钠法测定含量。

2. 溶剂水的干扰及排除

溶剂水干扰非水碱量法，可采用蒸干水、有机溶剂提取法排除干扰，或采用其他方法（如紫外－可见分光光度法或高效液相色谱法）测定含量。

（1）采用蒸干水。对热稳定性好的药物注射液可采用蒸干水排除干扰后，再用非水碱量法测定含量。如《中国药典》中输血用枸橼酸钠注射液、羟丁酸钠注射液、磷酸可待因注射液均采用水浴蒸干，105 ℃干燥，放冷后，再用非水碱量法测定含量。

（2）有机溶剂提取法。采用适当有机溶剂提取药物，蒸干有机溶剂，再用非水碱量法测定含量。如《中国药典》中二盐酸奎宁注射液采用加氨试液使成碱性，使二盐酸奎宁生成奎宁，用三氯甲烷提取奎宁，蒸干三氯甲烷，再用非水碱量法测定其含量；奋乃静注射液采用加氢氧化钠试液使成碱性，用三氯甲烷提取，蒸干三氯甲烷，再用非水碱量法测定含量。

3. 溶剂油的干扰及排除

某些脂溶性药物的注射液以植物油为溶剂。植物油主要为供注射用的大豆油，会干扰以水为溶剂的分析方法。可采用有机溶剂稀释法、萃取法、柱色谱法等方法排除干扰。

（1）有机溶剂稀释法。对于药物含量高的注射液，可用有机溶剂稀释供试品，降低油的干扰。如《中国药典》中二巯丙醇注射液采用无水乙醇 – 三氯甲烷（3:1）稀释后，用碘量法测定含量；苯甲酸雌二醇注射液采用无水乙醇稀释后，用高效液相色谱法测定含量；复方己酸羟孕酮注射液采用甲醇稀释后，用高效液相色谱法测定含量。

（2）萃取法。采用适当的溶剂提取药物，排除油的干扰。如《中国药典》中丙酸睾酮注射液、十一酸睾酮注射液、己烯雌酚注射液、戊酸雌二醇注射液、苯丙酸诺龙注射液、黄体酮注射液等采用乙醚稀释甲醇提取药物，排除溶剂油的干扰，然后测定含量。

（3）柱色谱法。选用适宜的固定相和流动相，通过柱色谱分离排除溶剂油的干扰后再测定含量。如《美国药典》庚酸睾酮注射液的含量测定。庚酸睾酮注射液为油溶液制剂，采用柱色谱分离，收集药物洗脱液，用紫外 – 可见分光光度法测定庚酸睾酮含量。

【知识链接】

有机溶剂的加热蒸干安全小常识

有机溶剂大多为易燃物质，遇火源容易发生火灾。少数溶剂如乙醚、异丙醇、四氢呋喃、二氧六环等，在保存中接触空气易生成过氧化物，在升温时会自行发生爆炸。要求分析检验人员必须有安全意识，实验室配备灭火、防爆器具。加热有机溶剂时要控制适当的温度，尽量避免敞口操作，加强通风换气，减少可燃、有毒溶剂挥发气体散发造成实验场所发生火灾、爆炸、中毒事故。

实训十一　维生素 B₁ 片的剂型检查

一、实训目的

1. 了解升降式崩解仪的构造。

2. 熟悉升降式崩解仪的使用方法。

3. 掌握片剂重量差异与崩解时限检查原始数据的记录和检验报告的书写要求。

二、实训准备

1. 器材

升降式崩解仪、电子分析天平。

2. 试剂与试药

维生素 B_1 片。

三、实训内容与步骤

1. 重量差异检查

（1）实训步骤。取空称量瓶，用电子分析天平精密称定；再取供试品维生素 B_1 片 20 片，置此称量瓶中，精密称定。两次称量值之差即为 20 片供试品的总质量。再从已称定总质量的 20 片供试品中，依次用镊子取出 1 片，分别精密称定，得各片的质量。按表 7 – 3 的规定，作出结果判断：超出重量差异限度的不得多于 2 片，并不得有 1 片超出限度 1 倍。

表 7 – 3   维生素 B_1 片重量差异限度

平均片重或标示片重	重量差异限度
0.3 g 以下	±7.5%
0.3 g 及 0.3 g 以上	±5%

糖衣片的片芯应检查重量差异并符合规定，包糖衣后不再检查重量差异。薄膜衣片应在包薄膜衣后检查重量差异并符合规定。

（2）实训记录

记录项目	质量/g	重量差异限度/%	结果判断
20 片合计		—	
第 1 片			
第 2 片			
第 3 片			
第 4 片			
第 5 片			
第 6 片			
第 7 片			
第 8 片			
第 9 片			

续表

记录项目	质量/g	重量差异限度/%	结果判断
第 10 片			
第 11 片			
第 12 片			
第 13 片			
第 14 片			
第 15 片			
第 16 片			
第 17 片			
第 18 片			
第 19 片			
第 20 片			

【注意事项】

（1）凡检查含量均匀度的片剂，可不再进行重量差异检查。

（2）称量前后，应仔细查对药片数目。已取出的药片，不得再放回供试品原包装容器内。

（3）称量过程中，应避免用手直接接触供试品，应戴手套或使用平头镊子拿取片剂。

（4）易吸潮的供试品需置于密闭的称量瓶中，尽快称量。

（5）整个称量过程，采用同一台天平进行，以减小误差。

2. 崩解时限检查

（1）仪器装置。采用升降式崩解仪，主要结构为一能升降的金属支架与下端镶有筛网的吊篮，并附有挡板。升降的金属支架上下移动距离为 55 mm±2 mm，往返频率为每分钟 30～32 次。

1）吊篮。玻璃管 6 根，管长 77.5 mm±2.5 mm，内径 21.5 mm，壁厚 2 mm；透明塑料板 2 块，直径 90 mm，厚 6 mm，板面有 6 个孔，孔径 26 mm；不锈钢板 1 块（放在上面一块塑料板上），直径 90 mm，厚 1 mm，板面有 6 个孔，孔径 22 mm；不锈钢丝筛网 1 张（放在下面一块塑料板下），直径 90 mm，筛孔内径 2.0 mm；以及不锈钢轴 1 根（固定在上面一块塑料板与不锈钢板上），长 80 mm。将上述玻璃管 6 根垂直置于 2 块塑料板的孔中，并用 3 只螺钉将不锈钢板、塑料板和不锈钢丝筛网固定，即得（如图 7 - 1 所示）。

2）挡板。为一平整光滑的透明塑料块，相对密度 1.18～1.20，直径 20.7 mm±0.15 mm，厚 9.5 mm±0.15 mm；挡板共有 5 个孔，孔径 2 mm，中央 1 个孔，其余 4 个孔距中心 6 mm，各孔间距相等；挡板侧边有 4 个等距离的 V 形槽，V 形槽上端宽 9.5 mm，深 2.55 mm，底部开口处的宽与深度均为 1.6 mm（如图 7 - 2 所示）。

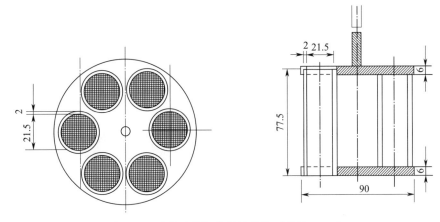

图7-1 升降式崩解仪吊篮结构（单位：mm）

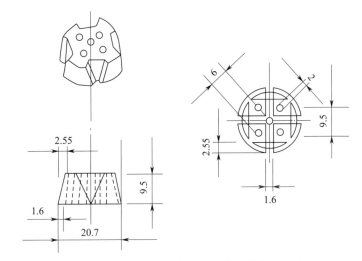

图7-2 升降式崩解仪挡板结构（单位：mm）

（2）升降式崩解仪操作方法。

1）温度设置。

①打开仪器前面板上的电源开关，指示灯亮。

②保证水浴箱中加入了适量的水，仪器接通电源后，温度显示窗即显示当前测量的水浴温度。预置所需的温度，可以预置38、37.5、37、36.5、32 ℃ 5个温度值，按"加热"键（红灯亮起）来启动加热器使水浴升至设定的温度，当需要停止加热时，再按一次"加热"键。

③按"启动"键，使吊臂停止在最高位置，以便安装烧杯和吊篮。

④将各个烧杯分别注入所需的试验溶液，装入水浴箱的杯孔中。再将吊篮分别放入烧杯内，并悬挂在支臂的吊钩上。此时杯外水位不应低于杯内的水位。

2）时间设置。

①显示：四位数字显示窗为时间显示窗。左右两个分别对应计时左右两边的吊臂装置。显

示计时时间范围为 1 分钟 ~ 9 小时 59 分钟，通过 " + / - " 键进行设定。按 "启动" 键开始启动。

②计时：试验过程可按 "启动" 键暂停，暂停后再按该键则可再启动吊篮继续升降，同时电子钟继续计时，到达设定时间后，停止计时，吊篮自动停止在最高位置。电子钟发出声音提示，同时时间窗显示计时时间。

③复位：在启动吊篮升降计时进行过程中，若想终止试验，可同时按下 " + / - " 键，则吊篮升降运动停止，时间窗显示 "00：00"，电子钟计时清零，仪器恢复到待机状态。

3）测试。

①取规定量的样品，通常取 6 片。

②在仪器加热至设定温度，将药片依次放进吊篮中的每个管中，若药片漂浮于水面，则放入挡块。然后按键启动吊篮升降。

③如果需要延长已经预置的定时时间，可在定时时间到达之前按时间设定 " + / - " 键，增加定时设定值到所需的时间。

④测试完成后，关闭仪器，取出烧杯清洗干净，用软布清洁仪器。

⑤在仪器使用日志上登记。

（3）检查流程与结果判断。将吊篮通过上端的不锈钢轴悬挂于金属支架上，浸 1 000 mL 烧杯中，调节吊篮位置使其下降时筛网距烧杯底部 25 mm，烧杯内盛有温度为 37 ℃ ±1 ℃ 的水，调节水位高度使吊篮上升时筛网在水面下 15 mm 处，支架上下移动的距离为 (55 ± 2) mm，往返速率为每分钟 30 ~ 32 次。取维生素 B_1 片 6 片，分别置玻璃管中检查，各片在 15 分钟内全部崩解，判为符合规定。如有 1 片崩解不完全，应另取 6 片复试。

【注意事项】

（1）水浴箱中无水时禁止启动加热器，应保持水箱的水位在红色标线以上。

（2）不能将温度传感器插入腐蚀性溶液中。

（3）不能使用有机溶剂清洁仪器外壳。

（4）仪器长期不用时要拔下电源插头，擦拭干净，盖上防尘罩。

四、实训测评

按表 7 - 4 所列评分标准进行测评，并做好记录。

表 7 - 4　　　　　　　　　　维生素 B_1 片的剂型检查实训评分标准

序号	考评内容	考评标准	配分	得分
1	实训准备	选择正确，准备充分	10	
2	电子天平的使用	操作规范、熟练	10	
3	取样、放置样品	操作规范、熟练	10	
4	升降崩解仪的使用	操作规范、熟练	20	
5	重量差异、崩解时限的检查	操作规范、熟练、计算正确	20	
6	原始记录	真实准确，随做随记	10	

续表

序号	考评内容	考评标准	配分	得分
7	检验报告	清晰、完整、规范	10	
8	清洁	依据规定实训前后清洁	10	
合计			100	

五、思考题

1. 简述重量差异产生的原因。
2. 检查重量差异、崩解时限的目的是什么?

实训十二　维生素 B_1 注射液的剂型检查

一、实训目的

1. 了解注射液装量、可见异物检查的测定目的。
2. 熟悉注射液装量、可见异物检查的操作方法并依据标准规范操作。
3. 掌握维生素 B_1 注射液剂型检查原始数据的记录和检验报告的书写要求。

二、实训准备

1. 器材

注射器及注射针头、量筒、灯检法检查装置。

2. 试剂与试药

维生素 B_1 注射液。

三、实训内容与步骤

1. 装量检查

（1）操作方法。

1）按表 7 - 5 规定取用量抽取供试品。

表 7 - 5　　　　　　　　　　　注射剂供试品取用量

标示装量	供试品取用量/支
2 mL 或 2 mL 以下	5
2 mL 以上至 50 mL	3

2）取供试品维生素 B_1 注射液，擦净瓶外壁，轻弹瓶颈部使液体全部下落，小心开启，

将每支内容物分别用相应体积的干燥注射器（包括注射器针头）抽尽，注入预先经标化的量筒内，在室温下检视，读出每支装量。

（2）数据记录。主要记录室温、抽取供试品支数、供试品的标示装量、每支供试品的实测装量。

（3）结果与判定。每支注射液的装量均不得少于其标示装量；如有少于其标示装量者，即判为不符合规定。

【注意事项】

（1）所用注射器及量筒必须洁净、干燥并经定期校准；量筒的容积应使待测供试品体积至少占其额定容积的40%。

（2）注射器应配上适宜号数的注射针头，其大小与临床使用情况相近为宜。

2. 可见异物检查

（1）检查装置。

灯检法检查装置如图7-3所示。

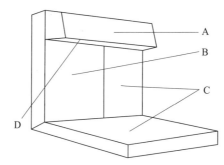

图7-3 灯检法检查装置

A—带有遮光板的日光灯光源（光度可在1 000~4 000 lx范围内调节）；B—不反光的黑色背景；
C—不反光的白色背景和底部（供检查有色异物）；D—反光的白色背景（指遮光板内侧）

（2）检查流程。取供试品维生素 B_1 注射液20瓶，除去容器标签，擦净容器外壁，必要时将药液转移至洁净透明的适宜容器内，将维生素 B_1 注射液置遮光板边缘处，在明视距离（指供试品至人眼的清晰观测距离，通常为25 cm），手握容器颈部，轻轻旋转和翻转容器（但应避免产生气泡），使药液中可能存在的可见异物悬浮，分别在黑色和白色背景下目视检查，重复观察，总检查时限为20秒。供试品装量每支（瓶）在10 mL及10 mL以下的，每次检查可手持2支（瓶）。50 mL或50 mL以上大容量注射液按直、横、倒三步法旋转检视。供试品溶液中有大量气泡产生影响观察时，需静置足够时间至气泡消失后检查。

（3）结果判断。供试品中未检出金属屑、玻璃屑、长度超过2 mm的纤维、最大粒径超过2 mm的块状物以及静置一定时间后轻轻旋转时肉眼可见的烟雾状微粒沉积物、无法计数的微粒群或摇不散的沉淀，以及在规定时间内较难计数的蛋白质絮状物等明显可见异物，则符合规定。

四、实训测评

按表 7-6 所列评分标准进行测评，并做好记录。

表 7-6　　　　　　　　维生素 B_1 注射液的剂型检查实训评分标准

序号	考评内容	考评标准	配分	得分
1	实训准备	选择正确，准备充分	10	
2	电子天平使用	操作规范、熟练	10	
3	装量检查	操作规范、熟练	10	
4	灯检法操作	操作规范、熟练	20	
5	可见异物检查	操作规范，结果判断正确	20	
6	原始记录	真实准确，随做随记	10	
7	检验报告	清晰、完整、规范	10	
8	清洁	依据规定实训前后清洁	10	
	合计		100	

五、思考题

装量检查、可见异物检查的目的是什么？

目标检测

一、单项选择题

1. 片剂的标示量即（　　）。

A. 规格量　　　　　B. 相对百分含量　　C. 百分含量　　　　D. 每片平均含量

2. 检查溶出度时，每个溶出杯内溶出液的温度应为（　　）。

A. 室温　　　　　　B. 25 ℃　　　　　　C. 30 ℃　　　　　　D. 37 ℃ ±0.5 ℃

3. 《中国药典》规定，凡检查溶出度的制剂，可不再检查（　　）。

A. 崩解时限　　　　B. 主药含量测定　　C. 释放度　　　　　D. 含量均匀度

二、多项选择题

1. 制剂与原料药分析的不同点有（　　）。

A. 检查项目不同

B. 制剂含量测定要考虑附加成分影响

C. 制剂要作常规检查

D. 复方制剂还要考虑各成分间的干扰

E. 含量计算与表示方法不同

2. 《中国药典》中收载的溶出度测定方法包括（　　）。

A. 篮法　　　　　　　B. 桨法　　　　　　　C. 桨碟法

D. 转筒法　　　　　　E. 小杯法

三、简答题

1. 注射液中的抗氧剂对何种分析方法有干扰，如何排除干扰？

2. 片剂中辅料硬脂酸镁对何种分析方法有干扰，如何排除干扰？

四、计算题

取对乙酰氨基酚片（规格 0.3 g），照溶出度测定法（第一法），以稀盐酸 24 mL 加水至 1 000 mL 为溶出介质，转速为每分钟 100 转，依法操作，经 30 分钟时，取溶液滤过，精密量取续滤液 1 mL，用 0.04% 氢氧化钠溶液稀释至 50 mL，照紫外－可见分光光度法，在 257 nm 的波长处测定吸光度，测得的吸光度值分别为：0.362、0.348、0.351、0.339、0.343、0.350。对乙酰氨基酚的百分吸收系数为 715。判断该供试品的溶出度是否符合规定？（对乙酰氨基酚片的溶出限度为标示量的 80%。）

[参考答案]

一、单项选择题

1. A　2. D　3. A

二、多项选择题

1. ABCDE　2. ABCDE

三、简答题

略。

四、计算题

6 片的溶出量分别为 84.38%、81.12%、81.82%、79.02%、79.95%、81.58%，平均溶出量为 81.31%。结论：溶出度符合规定。

第八章

芳酸类药物分析检验

【案例导入】

2022年12月，我国新冠肺炎疫情防控进入新阶段，全国公安机关食品药品侦察部门紧盯涉疫药品和物资犯罪形势特点，与有关行政主管部门密切协作，依法严厉打击制售假冒伪劣涉疫药品和物资违法犯罪活动，切实保障了人民群众生命健康安全，有效服务了疫情防控工作大局。其中，吉林省公安局侦破了一起"布洛芬"假药案。

2022年12月中旬，犯罪嫌疑人刘某某通过网络购买布洛芬原料、空胶囊和胶囊灌装器，在其家中私自灌装生产"布洛芬"假药2万余粒，简单分包后打算通过微信朋友圈销售牟利，被公安机关及时查获。截至案发，涉案"布洛芬"假药尚未售出。

讨论：

1. 布洛芬属于哪一类药物，该类药物的一般鉴别方法都有哪些？

2. 若要求你对刘某某私自生产的布洛芬胶囊进行质量鉴定，该如何实施，依据的标准是什么？

芳酸类药物系指分子结构中含有芳环和羧基的一类化合物。本类药物主要包括水杨酸类（邻羟基苯甲酸类）、苯甲酸类及苯乙酸等其他芳酸类。水杨酸类药物的典型代表有阿司匹林和对氨基水杨酸钠等；苯甲酸类的典型药物有苯甲酸钠和丙磺舒等；其他芳酸类药物主要包括布洛芬和氯贝丁酯等。

芳酸类药物多为固体，具有一定的熔点，一般溶于乙醇、乙醚等有机溶剂而难溶于水，含有游离羧基的药物可溶于氢氧化钠溶液，其钠盐易溶于水。本章以上述典型药物分析检验为例，详述其结构、性质特点，以及具体的分析原理与方法。

§8-1 阿司匹林分析检验

 学习目标

1. 掌握阿司匹林的结构、理化性质和分析检验方法。

2. 熟悉阿司匹林的常规检查项目，依据药品质量标准对阿司匹林进行分析检验，正确记录处理数据，并对结果进行判断。

3. 了解阿司匹林制剂的含量测定方法。

水杨酸类药物包括水杨酸酯类、盐类或另有取代的水杨酸类，其基本结构为邻羟基苯甲酸。阿司匹林属于水杨酸类药物，是临床上常用的解热镇痛药。水杨酸类药物和阿司匹林结构式如下。

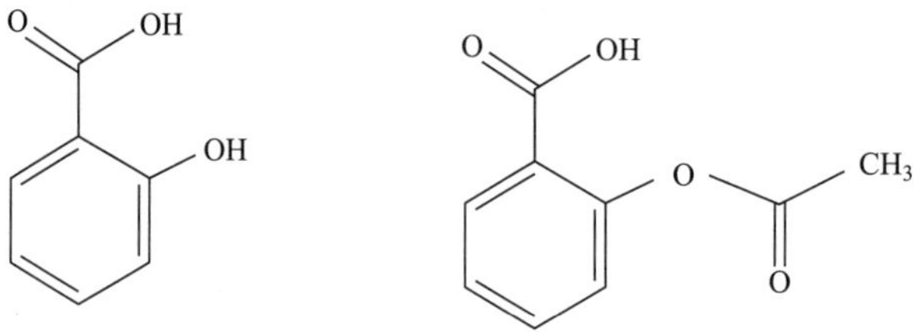

水杨酸类   阿司匹林

阿司匹林本品为 2 –（乙酰氧基）苯甲酸。按干燥品计算，含 $C_9H_8O_4$ 不得少于 99.5%。

一、结构与性质

1. 结构特点

阿司匹林是水杨酸和醋酸反应所生成的酯，结构中含有游离羧基、酯键和苯环。

2. 理化性质

（1）性状。阿司匹林为白色结晶或结晶性粉末，无臭或微带醋酸臭，遇湿气即缓缓水解。本品在乙醇中易溶，在三氯甲烷或乙醚中溶解，在水或无水乙醇中微溶；在氢氧化钠溶液或碳酸钠溶液中溶解，但同时分解。

（2）酸性。阿司匹林结构中羧基与苯环直接相连，具有酸性（$pKa = 3.49$）。故可采用酸碱滴定法进行含量测定。

（3）水解反应。阿司匹林与碳酸钠试液共热，水解生成水杨酸钠及醋酸钠，放冷加过量的稀硫酸酸化，即析出白色水杨酸沉淀，并发生醋酸的臭气，可用于阿司匹林的鉴别。

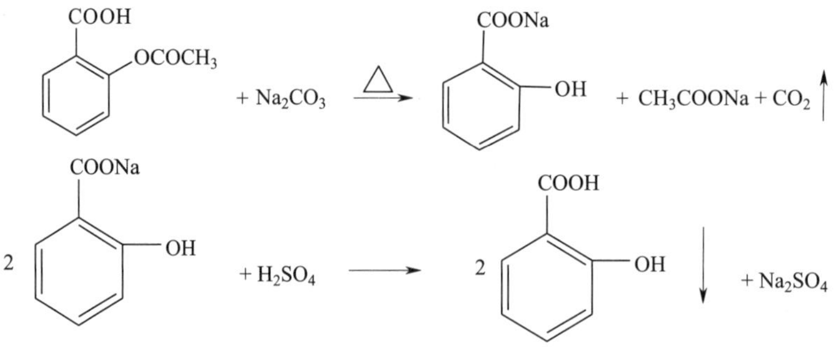

$$2CH_3COONa + H_2SO_4 \longrightarrow 2CH_3COOH + Na_2SO_4$$

（4）和三氯化铁反应。阿司匹林中的酯键受热水解为水杨酸，水杨酸具有游离酚羟基，在中性或弱酸性条件下可与三氯化铁反应生成紫堇色配合物，该反应可用于本品的鉴别。

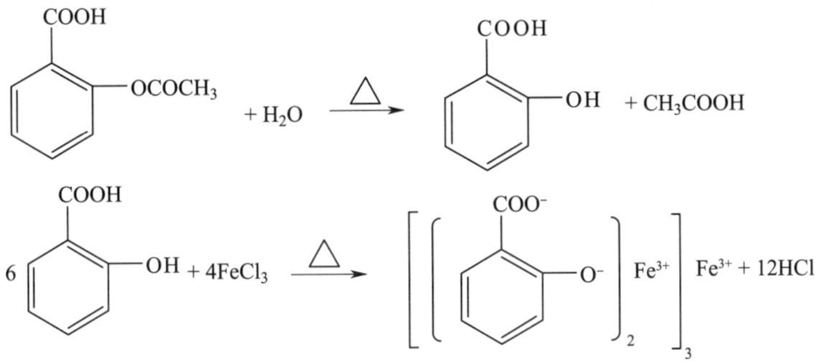

（5）红外吸收光谱特征。阿司匹林结构中具有苯环和特征取代基，有明显的红外吸收特征，广泛用于本品的鉴别。

想一想

查询双水杨酯、对氨基水杨酸钠的结构，根据结构推导这两种药物具有的理化性质。

二、鉴别试验

《中国药典》中阿司匹林的鉴别项目主要是依据阿司匹林的水解反应和红外吸收光谱特征，有以下几个鉴别试验。

（1）取本品约 0.1 g，加水 10 mL，煮沸，放冷，加三氯化铁试液 1 滴，即显紫堇色。

（2）取本品约 0.5 g，加碳酸钠试液 10 mL，煮沸 2 分钟后，放冷，加过量的稀硫酸，即析出白色沉淀，并发生醋酸的臭气。

（3）本品的红外光吸收图谱应与对照的图谱（光谱集 5 图）一致。

三、杂质检查

阿司匹林生产过程中乙酰化不完全或者贮藏过程中水解产生的水杨酸，及合成工艺过程中由其他副反应生成的一些中间体和副产物等有关物质是阿司匹林中的特殊杂质。此外，还要进行溶液的澄清度、易炭化物、干燥失重、炽灼残渣和重金属检查。

《中国药典》采用高效液相色谱法控制阿司匹林原料药和制剂中游离水杨酸和有关物质的量。阿司匹林片、阿司匹林肠溶片、阿司匹林肠溶胶囊中还需进行溶出度检查。

1. 游离水杨酸

照高效液相色谱法（通则 0512）测定。临用新制。

溶剂：1% 冰醋酸的甲醇溶液。

供试品溶液：取本品约 0.1 g，精密称定，置 10 mL 量瓶中，加溶剂适量，振摇使溶解并稀释至刻度，摇匀。

对照品溶液：取水杨酸对照品约 10 mg，精密称定，置 100 mL 量瓶中，加溶剂适量使溶解并稀释至刻度，摇匀，精密量取 5 mL，置 50 mL 量瓶中，用溶剂稀释至刻度，摇匀。

色谱条件：用十八烷基硅烷键合硅胶为填充剂；以乙腈 – 四氢呋喃 – 冰醋酸 – 水（20∶5∶5∶70）为流动相；检测波长为 303 nm；进样体积 10 μL。

系统适用性要求：理论板数按水杨酸峰计算不低于 5 000。阿司匹林峰与水杨酸峰之间的分离度应符合要求。

测定法：精密量取供试品溶液与对照品溶液，分别注入液相色谱仪，记录色谱图。

限度：供试品溶液色谱图中如有与水杨酸峰保留时间一致的色谱峰，按外标法以峰面积计算，不得过 0.1%。

2. 有关物质

照高效液相色谱法（通则 0512）测定。

溶剂：1% 冰醋酸的甲醇溶液。

供试品溶液：取本品约 0.1 g，置 10 mL 量瓶中，加溶剂适量，振摇使溶解并稀释至刻度，摇匀。

对照溶液：精密量取供试品溶液 1 mL，置 200 mL 量瓶中，用溶剂稀释至刻度，摇匀。

水杨酸对照品溶液：见游离水杨酸项下对照品溶液。

灵敏度溶液：精密量取对照溶液 1 mL，置 10 mL 量瓶中，用溶剂稀释至刻度，摇匀。

色谱条件：用十八烷基硅烷键合硅胶为填充剂；以乙腈 – 四氢呋喃 – 冰醋酸 – 水（20∶5∶5∶70）为流动相 A，乙腈为流动相 B，按表 8 – 1 进行梯度洗脱；检测波长为 276 nm；进样体积 10 μL。

表 8 – 1　　　　　　　　　　阿司匹林有关物质检查梯度洗脱表

时间/min	流动相 A/%	流动相 B/%
0	100	0
60	20	80

系统适用性要求：阿司匹林峰的保留时间约为 8 分钟，阿司匹林峰与水杨酸峰之间的分离度应符合要求。灵敏度溶液色谱图中主成分峰高的信噪比应大于 10。

测定法：精密量取供试品溶液、对照溶液、灵敏度溶液与水杨酸对照品溶液，分别注入液相色谱仪，记录色谱图。

限度：供试品溶液色谱图中如有杂质峰，除水杨酸峰外，其他各杂质峰面积的和不得大于对照溶液主峰面积（0.5%），小于灵敏度溶液主峰面积的色谱峰忽略不计。

3. 阿司匹林片溶出度

照溶出度与释放度测定法（通则 0931 第一法）测定。

溶出条件：以盐酸溶液（稀盐酸 24 mL 加水至 1 000 mL）500 mL（50 mg 规格）或 1 000 mL（0.1 g、0.3 g、0.5 g 规格）为溶出介质，转速为每分钟 100 转，依法操作，经 30 分钟时取样。

供试品溶液：取溶出液 10 mL 滤过，取续滤液。

阿司匹林对照品溶液：取阿司匹林对照品适量，精密称定，加溶剂溶解并定量稀释制成每 1 mL 中约含 0.08 mg（50 mg、0.1 g 规格）、0.24 mg（0.3 g 规格）或 0.4 mg（0.5 g 规格）的溶液。

水杨酸对照品溶液：取水杨酸对照品适量，精密称定，加溶剂溶解并定量稀释制成每 1 mL 中约含 10 μg（50 mg、0.1 g 规格）、30 μg（0.3 g 规格）或 50 μg（0.5 g 规格）的溶液。

溶剂、色谱条件与系统适用性要求：见含量测定项下。

测定法：精密量取供试品溶液、阿司匹林对照品溶液与水杨酸对照品溶液，分别注入液相色谱仪，记录色谱图。按外标法以峰面积分别计算每片中阿司匹林与水杨酸含量，将水杨酸含量乘以 1.304 后，与阿司匹林含量相加即得每片溶出量。

限度：标示量的 80%，应符合规定。

其他：应符合片剂项下有关的各项规定（通则 0101）。

四、含量测定

1. 酸碱滴定法

阿司匹林结构中具有游离羧基，溶液显酸性，可与氢氧化钠直接反应。因此《中国药典》采用酸碱滴定法测定阿司匹林原料药的含量。

方法：取本品约 0.4 g，精密称定，加中性乙醇（对酚酞指示液显中性）20 mL 溶解后，加酚酞指示液 3 滴，用氢氧化钠滴定液（0.1 mol/L）滴定。每 1 mL 氢氧化钠滴定液（0.1 mol/L）相当于 18.02 mg 的 $C_9H_8O_4$。

2. 高效液相色谱法

阿司匹林制剂中除了加入少量酒石酸或枸橼酸稳定剂外，制剂工艺过程中也可能有水解产物（水杨酸、醋酸）产生，因此不能采用直接滴定法进行含量测定。《中国药典》采用高效液相色谱法测定阿司匹林片、阿司匹林肠溶片、阿司匹林肠溶胶囊、阿司匹林泡腾片、阿司匹林栓的含量。阿司匹林片的含量测定方法如下。

照高效液相色谱法（通则 0512）测定。

溶剂：见游离水杨酸项下。

供试品溶液：取本品 20 片，精密称定，充分研细，精密称取细粉适量（约相当于阿司匹林 10 mg），置 100 mL 量瓶中，用溶剂强烈振摇使阿司匹林溶解，并用溶剂稀释至刻度，摇匀，滤膜滤过，取续滤液。

对照品溶液：取阿司匹林对照品适量，精密称定，加溶剂振摇使溶解并定量稀释制成每 1 mL 中约含 0.1 mg 的溶液。

色谱条件：见游离水杨酸项下。检测波长为 276 nm。

系统适用性要求：理论板数按阿司匹林峰计算不低于 3 000。阿司匹林峰与水杨酸峰之间的分离度应符合要求。

测定法：精密量取供试品溶液与对照品溶液，分别注入液相色谱仪，记录色谱图。按外标法以峰面积计算。

【知识链接】

阿司匹林的一般杂质检查项目

溶液的澄清度：取本品 0.50 g，加温热至约 45 ℃的碳酸钠试液 10 mL 溶解后，溶液应澄清。

易炭化物：取本品 0.50 g，依法检查（通则 0842），与对照液（取比色用氯化钴液 0.25 mL、比色用重铬酸钾液 0.25 mL、比色用硫酸铜液 0.40 mL，加水使成 5 mL）比较，不得更深。

干燥失重：取本品，置五氧化二磷为干燥剂的干燥器中，在 60 ℃减压干燥至恒重，减失重量不得过 0.5%（通则 0831）。

炽灼残渣：不得过 0.1%（通则 0841）。

重金属：取本品 1.0 g，加乙醇 23 mL 溶解后，加醋酸盐缓冲液（pH 3.5）2 mL，依法检查（通则 0821 第一法），含重金属不得过百万分之十。

§8-2　丙磺舒分析检验

学习目标

1. 掌握丙磺舒的结构、理化性质和分析检验方法。

2. 熟悉丙磺舒的常规检查项目，依据药品质量标准对丙磺舒进行分析检验，正确记录处理数据，并对结果进行判断。

3. 了解丙磺舒片剂的含量测定方法。

苯甲酸类药物中苯环与羧基直接相连，代表性药物主要包括苯甲酸及其钠盐以及丙磺舒等，其基本结构为苯甲酸。丙磺舒为抗痛风药。苯甲酸类药物和丙磺舒结构式如下。

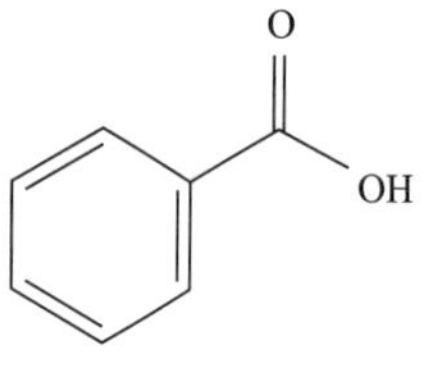

苯甲酸类 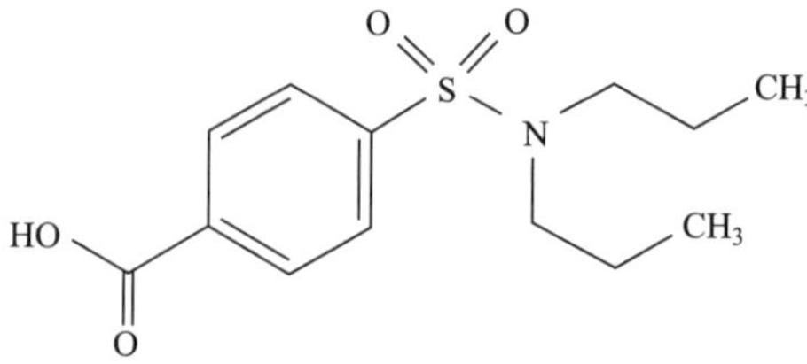　　　　　　　　　　丙磺舒

丙磺舒本品为对-［（二丙氨基）磺酰基］苯甲酸。按干燥品计算，含 $C_{13}H_{19}NO_4S$ 应

为 98.0% ~ 102.0% 。

一、结构与性质

1. 结构特点

丙磺舒结构中含有游离羧基、苯环和二丙氨基磺酰基。

2. 理化性质

（1）性状。丙磺舒为白色结晶性粉末；无臭。本品在丙酮中溶解，在乙醇或三氯甲烷中略溶，在水中几乎不溶；在稀氢氧化钠溶液中溶解，在稀酸中几乎不溶。本品的熔点（通则 0612）为 198 ~ 201 ℃。

（2）酸性。丙磺舒结构中羧基与苯环直接相连，具有酸性。

（3）和三氯化铁反应。丙磺舒加少量氢氧化钠试液生成钠盐后，在 pH 为 5.0 ~ 6.0 的水溶液中与三氯化铁试液反应，即生成米黄色沉淀，产物结构为：

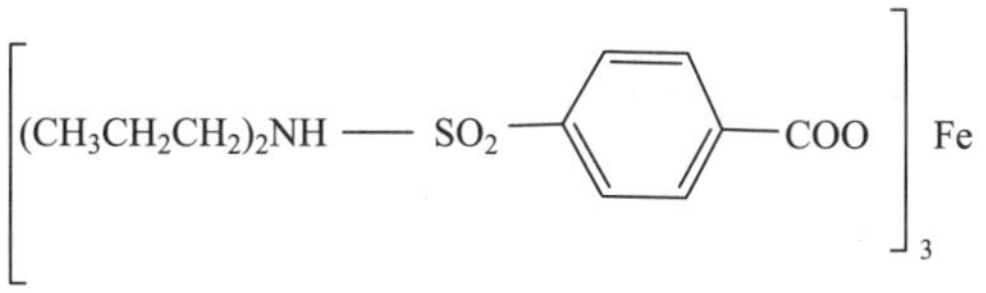

$$\left[(CH_3CH_2CH_2)_2NH - SO_2 - \bigcirc - COO \right]_3 Fe$$

（4）分解产物的反应。丙磺舒与氢氧化钠共熔融，可分解生成亚硫酸钠，经硝酸氧化成硫酸盐而显硫酸盐反应。

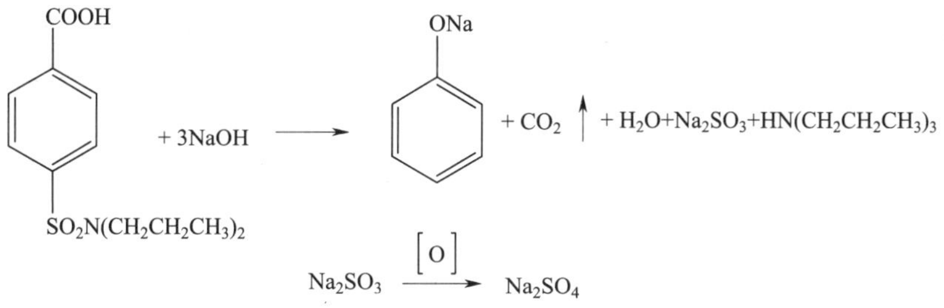

$$Na_2SO_3 \xrightarrow{[O]} Na_2SO_4$$

（5）吸收光谱特征。丙磺舒结构中具有苯环和特征官能团，有明显的红外和紫外吸收特征，可用于本品的鉴别。

想一想

查询苯甲酸钠、甲芬那酸的结构，根据结构推导这两种药物具有的理化性质。

二、鉴别试验

《中国药典》中丙磺舒的鉴别项目主要是依据丙磺舒与三氯化铁的颜色反应、分解反应和吸收光谱特征，有以下几个鉴别试验。

（1）取本品约 5 mg，加 0.1 mol/L 氢氧化钠溶液 0.2 mL，用水稀释至 2 mL（pH 为 5.0 ~ 6.0），加三氯化铁试液 1 滴，即生成米黄色沉淀。

（2）取本品约 0.1 g，加氢氧化钠 1 粒，小火加热熔融数分钟，放冷，残渣加硝酸数滴，再加盐酸溶解使成酸性，加水少许稀释，滤过，滤液显硫酸盐的鉴别反应（通则 0301）。

（3）取本品，加含有盐酸的乙醇［取盐酸溶液（9→1 000）2 mL，加乙醇制成 100 mL］制成每 1 mL 中含 20 μg 的溶液，照紫外 – 可见分光光度法（通则 0401）测定，在 225 nm 与 249 nm 的波长处有最大吸收，在 249 nm 波长处的吸光度约为 0.67。

（4）本品的红外光吸收图谱应与对照的图谱（光谱集 73 图）一致。

三、杂质检查

丙磺舒中的特殊杂质主要是有关物质。此外，还要进行溶液的酸度、氯化物、硫酸盐、干燥失重、炽灼残渣、重金属等检查。

《中国药典》采用高效液相色谱法控制丙磺舒原料药中有关物质的量。丙磺舒片主要进行溶出度检查。

1. 有关物质

照高效液相色谱法（通则 0512）测定。

供试品溶液：取本品适量，加流动相溶解并稀释制成每 1 mL 中约含 60 μg 的溶液。

对照溶液：精密量取供试品溶液 1 mL，置 100 mL 量瓶中，用流动相稀释至刻度，摇匀。

色谱条件：用十八烷基硅烷键合硅胶为填充剂；以 0.05 mol/L 磷酸二氢钠（加 1% 冰醋酸，用磷酸调节 pH 值至 3.0） – 乙腈（50∶50）为流动相；检测波长为 245 nm；进样体积 20 μL。

系统适用性要求：理论板数按丙磺舒峰计算不低于 3 000。

测定法：精密量取供试品溶液与对照溶液，分别注入液相色谱仪，记录色谱图至主成分色谱峰保留时间的 5 倍。

限度：供试品溶液色谱图中如有杂质峰，单个杂质峰面积不得大于对照溶液主峰面积的 0.5 倍（0.5%），各杂质峰面积的和不得大于对照溶液主峰面积的 2 倍（2.0%）。

2. 丙磺舒片溶出度

照溶出度与释放度测定法（通则 0931 第二法）测定。

溶出条件：以人工肠液 900 mL 为溶出介质，转速为每分钟 50 转，依法操作，经 30 分钟时取样。

测定法：取溶出液 10 mL，滤过，精密量取续滤液 5 mL，置 100 mL 量瓶中，用 0.4% 氢氧化钠溶液稀释至刻度，摇匀，照紫外 – 可见分光光度法（通则 0401），在 244 nm 的波长处测定吸光度，按 $C_{13}H_{19}NO_4S$ 的吸收系数（$E_{1cm}^{1\%}$）为 359 计算每片的溶出量。

限度：标示量的 80%，应符合规定。

其他：应符合片剂项下有关的各项规定（通则 0101）。

四、含量测定

1. 高效液相色谱法

丙磺舒具有羧基结构，可采用酸碱滴定法以氢氧化钠为滴定剂测定含量。但由于本品结构中存在磺酰胺基，在用氢氧化钠滴定过程中可发生水解，故《中国药典》采用高效液相色谱法测定丙磺舒原料药的含量。方法如下。

照高效液相色谱法（通则0512）测定。

供试品溶液：取本品适量，精密称定，加流动相溶解并定量稀释制成每1 mL中含60 μg的溶液。

对照品溶液：取丙磺舒对照品，精密称定，加流动相溶解并定量稀释制成每1 mL中含60 μg的溶液。

色谱条件与系统适用性要求：见有关物质项下。

测定法：精密量取供试品溶液与对照品溶液，分别注入液相色谱仪，记录色谱图。按外标法以峰面积计算。

2. 紫外–可见分光光度法

《中国药典》采用紫外–可见分光光度法测定丙磺舒片的含量。方法如下。

照紫外–可见分光光度法（通则0401）测定。

供试品溶液：取本品10片，精密称定，研细，精密称取适量（约相当于丙磺舒60 mg），置200 mL量瓶中，加乙醇150 mL与盐酸溶液（9→100）4 mL，置70 ℃水浴上加热30分钟，放冷，用乙醇稀释至刻度，摇匀，滤过，精密量取续滤液5 mL，置100 mL量瓶中，加盐酸溶液（9→100）2 mL，用乙醇稀释至刻度，摇匀。

测定法：取供试品溶液，在249 nm的波长处测定吸光度，按 $C_{13}H_{19}NO_4S$ 的吸收系数（$E_{1cm}^{1\%}$）为338计算。

【知识链接】

丙磺舒的一般杂质检查项目

酸度：取本品2.0 g，加新沸过的冷水100 mL，置水浴上加热5分钟，时时振摇，放冷，滤过；取滤液50 mL，加酚酞指示液数滴，用氢氧化钠滴定液（0.1 mol/L）滴定，消耗氢氧化钠滴定液（0.1 mol/L）不得过0.25 mL。

氯化物：取本品1.6 g，加水100 mL与硝酸1 mL，置水浴上加热5分钟，时时振摇，放冷，滤过；取滤液25 mL，依法检查（通则0801），与标准氯化钠溶液7.0 mL制成的对照液比较，不得更浓（0.018%）。

硫酸盐：取上述氯化物检查项下剩余的滤液25 mL，依法检查（通则0802），与标准硫酸钾溶液1.0 mL制成的对照液比较，不得更浓（0.025%）。

干燥失重：取本品，在105 ℃干燥至恒重，减失重量不得过0.5%（通则0831）。

炽灼残渣：不得过0.1%（通则0841）。

重金属：取本品1.0 g，加氢氧化钠试液10 mL溶解后，加水使成25 mL，依法检查（通则0821第三法），含重金属不得过百万分之十。

§8-3 布洛芬分析检验

 学习目标

1. 掌握布洛芬的结构、理化性质和分析检验方法。

2. 熟悉布洛芬的常规检查项目，依据药品质量标准对布洛芬进行分析检验，正确记录处理数据，并对结果进行判断。

3. 了解布洛芬制剂的含量测定方法。

布洛芬为苯乙酸衍生物，属于苯乙酸等其他芳酸类药物，是临床上常用的解热镇痛非甾体抗炎药，结构式如下。

布洛芬

布洛芬本品为 α - 甲基 - 4 - （2 - 甲基丙基）苯乙酸。按干燥品计算，含 $C_{13}H_{18}O_2$ 不得少于 98.5%。

一、结构与性质

1. 结构特点

布洛芬为苯乙酸等其他芳酸类药物，结构中含有羧基，羧基通过亚甲基与苯环相连。

2. 理化性质

（1）性状。布洛芬为白色结晶性粉末；稍有特异臭。本品在乙醇、丙酮、三氯甲烷或乙醚中易溶，在水中几乎不溶；在氢氧化钠或碳酸钠试液中易溶。本品的熔点（通则 0612 第一法）为 74.5~77.5 ℃。

（2）酸性。布洛芬为苯乙酸衍生物，具有羧基，与苯甲酸及水杨酸类药物比较，酸性相对较弱，但仍具有一定的酸性，溶于中性乙醇后，可用氢氧化钠直接滴定。

（3）吸收光谱特征。布洛芬结构中具有苯环和特征取代基，有明显的紫外和红外吸收特征，广泛用于本品的鉴别。

想一想

查询氯贝丁酯的结构，根据结构推导这种药物具有的理化性质。

二、鉴别试验

《中国药典》中布洛芬原料药的鉴别项目主要是依据布洛芬的紫外和红外吸收光谱特征，有以下几个鉴别试验。

（1）取本品，加 0.4% 氢氧化钠溶液制成每 1 mL 中约含 0.25 mg 的溶液，照紫外 – 可见分光光度法（通则 0401）测定，在 265 nm 与 273 nm 的波长处有最大吸收，在 245 nm 与 271 nm 的波长处有最小吸收，在 259 nm 的波长处有一肩峰。

（2）本品的红外光吸收图谱应与对照的图谱（光谱集 943 图）一致。

三、杂质检查

布洛芬中的特殊杂质主要是有关物质。此外，还要进行氯化物、干燥失重、炽灼残渣、重金属等检查。

《中国药典》采用薄层色谱法控制布洛芬原料药中有关物质的量。布洛芬片、布洛芬胶囊、布洛芬缓释胶囊主要进行溶出度检查。

1. 有关物质

照薄层色谱法（通则 0502）试验。

供试品溶液：取本品，加三氯甲烷溶解并稀释制成每 1 mL 中含 100 mg 的溶液。

对照溶液：精密量取供试品溶液适量，用三氯甲烷定量稀释制成每 1 mL 中含 1 mg 的溶液。

色谱条件：采用硅胶 G 薄层板，以正己烷 – 乙酸乙酯 – 冰醋酸（15:5:1）为展开剂。

测定法：吸取供试品溶液与对照溶液各 5 μL，分别点于同一薄层板上，展开，晾干，喷以 1% 高锰酸钾的稀硫酸溶液，在 120 ℃ 加热 20 分钟，置紫外光灯（365 nm）下检视。

限度：供试品溶液如显杂质斑点，与对照溶液的主斑点比较，不得更深。

2. 布洛芬片溶出度

照溶出度与释放度测定法（通则 0931 第一法）测定。

溶出条件：以磷酸盐缓冲液（pH 7.2）900 mL 为溶出介质，转速为每分钟 100 转，依法操作，经 30 分钟时取样。

供试品溶液：取溶出液 10 mL，滤过，精密量取续滤液适量，用溶出介质定量稀释制成每 1 mL 中约含布洛芬 0.1 mg 的溶液。

对照品溶液：取布洛芬对照品，精密称定，加甲醇适量溶解并用溶出介质定量稀释制成每 1 mL 中约含 0.1 mg 的溶液。

色谱条件与系统适用性要求：见含量测定项下。

测定法：见含量测定项下。计算每片的溶出量。

限度：标示量的 75%，应符合规定。

其他：应符合片剂项下有关的各项规定（通则0101）。

四、含量测定

1. 酸碱滴定法

布洛芬结构中含有羧基，具有一定的酸性，与碱能发生中和反应，可用氢氧化钠直接滴定。因此《中国药典》采用酸碱滴定法测定布洛芬原料药的含量。

方法：取本品约0.5 g，精密称定，加中性乙醇（对酚酞指示液显中性）50 mL溶解后，加酚酞指示液3滴，用氢氧化钠滴定液（0.1 mol/L）滴定。每1 mL氢氧化钠滴定液（0.1 mol/L）相当于20.63 mg的$C_{13}H_{18}O_2$。

2. 高效液相色谱法

《中国药典》采用高效液相色谱法测定布洛芬口服溶液、布洛芬片、布洛芬胶囊、布洛芬混悬滴剂、布洛芬缓释胶囊、布洛芬糖浆等布洛芬制剂的含量。布洛芬片的测定方法如下。

照高效液相色谱法（通则0512）测定。

供试品溶液：取本品20片（糖衣片应除去包衣），精密称定，研细，精密称取适量（约相当于布洛芬50 mg），置100 mL量瓶中，加甲醇适量，振摇使布洛芬溶解，用甲醇稀释至刻度，摇匀，滤过，取续滤液。

对照品溶液：取布洛芬对照品25 mg，精密称定，置50 mL量瓶中，加甲醇2 mL使溶解，用甲醇稀释至刻度，摇匀。

色谱条件：用十八烷基硅烷键合硅胶为填充剂；以醋酸钠缓冲液（取醋酸钠6.13 g，加水750 mL使溶解，用冰醋酸调节pH值至2.5）－乙腈（40∶60）为流动相；检测波长为263 nm；进样体积20 μL。

系统适用性要求：理论板数按布洛芬峰计算不低于2 500。

测定法：精密量取供试品溶液与对照品溶液，分别注入液相色谱仪，记录色谱图。按外标法以峰面积计算。

【知识链接】 ··

布洛芬的一般杂质检查项目

氯化物：取本品1.0 g，加水50 mL，振摇5分钟，滤过，取续滤液25 mL，依法检查（通则0801），与标准氯化钠溶液5.0 mL制成的对照液比较，不得更浓（0.010%）。

干燥失重：取本品，以五氧化二磷为干燥剂，在60 ℃减压干燥至恒重，减失重量不得过0.5%（通则0831）。

炽灼残渣：不得过0.1%（通则0841）。

重金属：取本品1.0 g，加乙醇22 mL溶解后，加醋酸盐缓冲液（pH 3.5）2 mL与水适量使成25 mL，依法检查（通则0821第一法），含重金属不得过百万分之十。

··

实训十三　阿司匹林原料药的含量测定

一、实训目的

1. 熟悉酸碱滴定法，学会制备试剂和溶液。
2. 掌握滴定管的一般操作方法并依据标准规范操作。
3. 掌握阿司匹林原料药含量测定过程中原始数据的记录和检验报告的书写要求。

二、实训准备

1. 器材

分析天平（万分之一）、滴定管、锥形瓶、称量瓶。

2. 试剂与试药

阿司匹林原料药，中性乙醇、酚酞、氢氧化钠滴定液。

三、实训内容与步骤

1. 酸碱滴定管的一般使用步骤

滴定管是滴定分析中最基本的量器。常量分析用的滴定管有 50 mL 及 25 mL 等几种规格，它们的最小分度值为 0.1 mL，读数可估计到 0.01 mL。此外，还有容积为 10 mL、5 mL、2 mL、1 mL 的半微量和微量滴定管，最小分度制为 0.05 mL、0.01 mL、0.005 mL，它们的形状各异。

（1）检漏。滴定管在使用前必须检查是否漏水。关闭旋塞，注满水，于滴定管架上放置 2 分钟，观察旋塞处以及管口是否有水渗出。将旋塞旋转 180°，再次观察是否有水渗出。若漏水或旋塞转动不灵，则应重新涂抹凡士林。其方法是：将滴定管平放于实验台上，取下活塞，用吸水纸擦净或拭干活塞及活塞套，在活塞两侧涂上薄薄一层凡士林，再将活塞平行插入活塞套中，单方向转动活塞，直至活塞转动灵活且外观为均匀透明状态。用橡皮圈套在活塞小头一端的凹槽上，固定活塞，以防其滑落打碎。如遇凡士林堵塞了尖嘴玻璃小孔，可将滴定管装满水，用洗耳球鼓气加压，或将尖嘴浸入热水中，再用洗耳球鼓气，便可将凡士林排除。

（2）洗涤。对无明显油污的干净滴定管，可直接用自来水冲洗，或用滴定管刷蘸肥皂水或洗涤剂（但不能用去污粉）刷洗，再用自来水冲洗。刷洗时要注意，不要用刷头露出铁丝的毛刷，以免划伤滴定管内壁。如有明显油污，则需用洗液浸洗。洗涤时向管内倒入 10 mL 左右铬酸洗液，再将滴定管逐渐向管口倾斜，并不断旋转，使管壁与洗液充分接触，管口对着废液缸，以防洗液撒出。若油污较重，可装满洗液浸泡，浸泡时间的长短视沾污情况而定。洗毕，洗液应倒回洗瓶中，洗涤后应用大量自来水淋洗，并不断转动滴定管，至流出的水无色，再用去离子水润洗 3 遍，洗净后的管内壁应均匀地润上一层水膜而不挂水珠。

（3）润洗。洗净后的滴定管在装溶液前，应先用待装溶液润洗内壁 3 次，润洗液倒入废液缸。

（4）排气泡。装入溶液的滴定管，应检查出口下端是否有气泡，如有应及时排除。其方法是：取下滴定管，倾斜成 30°角，用手迅速打开活塞（反复多次），使溶液冲出并带走气泡。尖嘴内应充满液体。

（5）调零。将排除气泡后的滴定管补加操作溶液到零刻度以上，然后再调整至零刻度线位置。

（6）滴定。注意左手控制旋塞，掌握好滴定速度，严禁液体呈线流下。边滴定边观察实验变化。

（7）读数。滴定结束，读取体积时，视线、刻度、凹液面的最低点在同一水平线上。滴定管使用完毕，应洗涤干净，倒挂于滴定管架上晾干。

2. 阿司匹林原料药的含量测定

阿司匹林结构中具有游离羧基，溶液显酸性，可与氢氧化钠直接反应。故《中国药典》采用酸碱滴定法测定阿司匹林原料药的含量。通过记录消耗氢氧化钠滴定液的体积来计算阿司匹林的含量。方法如下。

取本品约 0.4 g，精密称定，加中性乙醇（对酚酞指示液显中性）20 mL 溶解后，加酚酞指示液 3 滴，用氢氧化钠滴定液（0.1 mol/L）滴定。每 1 mL 氢氧化钠滴定液（0.1 mol/L）相当于 18.02 mg 的 $C_9H_8O_4$。

（1）原始数据记录。按实训步骤，填写表 8 - 2。

表 8 - 2　　　　　　　　　　阿司匹林原料药含量测定原始数据记录表

	1	2	3
样品质量/g			
NaOH 滴定液终读数/mL			
NaOH 滴定液初读数/mL			
消耗 NaOH 滴定液体积/mL			
NaOH 滴定液实际浓度/（mol·L^{-1}）			
阿司匹林原料药含量 W/%			
平均值/%			
相对标准偏差 RSD			

（2）计算。

$$W(\%) = \frac{T \times F \times V}{m_s} \times 100\%$$

式中，W 为阿司匹林含量；T 为 NaOH 滴定液标准浓度；V 为消耗 NaOH 滴定液体积；

F 为浓度校正因子（因滴定液实际浓度与标准浓度会不同，需要校正）；m_s 为样品质量。

【注意事项】

（1）滴定管使用前后均应洗涤。

（2）滴定要先快后慢，当接近终点时，注意半滴操作。

四、实训测评

按表 8－3 所列评分标准进行测评，并做好记录。

表 8－3　　　　　　　阿司匹林原料药的含量测定实训评分标准

序号	考评内容	考评标准	配分	得分
1	仪器选择	仪器选择准确、必要	10	
2	天平的使用	称量操作正确、规范	20	
3	滴定管的使用	滴定操作规范	20	
4	原始记录	真实准确，随做随记	20	
5	检验报告	清晰、完整、规范	20	
6	清洁	依据规定实训前后清洁	10	
合计			100	

五、思考题

1. 简述酸碱滴定法测定药物含量的原理。

2. 用氢氧化钠滴定液滴定阿司匹林，无色至粉红色，30 秒不褪为终点，但继续放置，红色逐渐消退，这是什么原因？

目标检测

一、单项选择题

1. 阿司匹林原料药采用酸碱滴定法测定含量时，所用溶剂为（　　）。

A. 水　　　　　　　B. 氯仿　　　　　　　C. 乙醚　　　　　　　D. 中性乙醇

2. 《中国药典》中阿司匹林原料药的含量测定方法是（　　）。

A. 沉淀滴定法　　　　　　　　　B. 高效液相色谱法

C. 紫外－可见分光光度法　　　　　D. 酸碱滴定法

3. 阿司匹林与碳酸钠试液加热后，放冷，加入过量的稀硫酸后，生成的白色沉淀为（　　）。

A. 水杨酸钠　　　　B. 水杨酸　　　　　C. 醋酸　　　　　D. 硫酸钠

4. 采用酸碱滴定法测定阿司匹林原料药含量时应注意滴定时应在不断振摇下稍快进行，原因是（　　　　）。

  A. 溶解样品   B. 防止水解   C. 消除氧气的干扰 D. 避免光线的影响

5. 采用酸碱滴定法测定阿司匹林原料药含量的依据为（　　　　）。

  A. 阿司匹林酯键水解，消耗氢氧化钠

  B. 阿司匹林酯键水解，消耗盐酸

  C. 羧基的酸性，可和氢氧化钠定量地发生中和反应

  D. 水解后产生的醋酸和水杨酸消耗氢氧化钠

6. 阿司匹林水解后，加三氯化铁试液，溶液呈（　　　　）。

  A. 红色   B. 紫堇色   C. 黄绿色   D. 黄色

7. 乙酰水杨酸用酸碱滴定法测定时，用中性乙醇溶解供试品的目的是（　　　　）。

  A. 防止供试品在水溶液中滴定时水解 B. 防腐消毒

  C. 控制 pH 值   D. 减小溶解度

8. 下列可与三氯化铁发生反应的活性基团是（　　　　）。

  A. 甲酮基   B. 酚羟基   C. 芳伯氨基   D. 乙酰基

9. 布洛芬与三氯化铁反应生成的产物是（　　　　）。

  A. 紫堇色配位化合物   B. 米黄色沉淀

  C. 红色配位化合物   D. 白色沉淀

10. 《中国药典》采用（　　　　）来控制丙磺舒中有关物质的量。

  A. 沉淀滴定法   B. 高效液相色谱法

  C. 紫外－可见分光光度法   D. 酸碱滴定法

11. 丙磺舒原料药的含量测定方法为（　　　　），丙磺舒片的含量测定方法为（　　　　）。

  A. 红外分光光度法   B. 高效液相色谱法

  C. 紫外－可见分光光度法   D. 酸碱滴定法

12. 布洛芬为哪一类芳酸类药物？（　　　　）

  A. 苯甲酸类   B. 水杨酸类

  C. 苯乙酸等其他芳酸类   D. 以上都是

13. 布洛芬原料药的含量测定方法为（　　　　），布洛芬片的含量测定方法为（　　　　）。

  A. 酸碱滴定法   B. 高效液相色谱法

  C. 紫外－可见分光光度法   D. 酸碱滴定法

二、简答题

1. 简述芳酸类药物包括哪几类药物。并举例说明几个典型药物。

2. 简述滴定管的一般使用步骤。

三、计算题

  某企业化验员进行阿司匹林原料药的含量测定，取本品约 0.4 g，精密称定，加中性乙

醇（对酚酞指示液显中性）20 mL 溶解后，加酚酞指示液 3 滴，用氢氧化钠滴定液（0.102 4 mol/L）滴定。平行测定 3 份，记录数据如下：

$m_1 = 0.403\ 5$ g　　$m_2 = 0.389\ 7$ g　　$m_3 = 0.393\ 2$ g；

$V_1 = 21.80$ mL　　$V_2 = 21.03$ mL　　$V_3 = 21.20$ mL

每 1 mL 氢氧化钠滴定液（0.1 mol/L）相当于 18.02 mg 的 $C_9H_8O_4$。

（1）计算供试品阿司匹林原料药的百分含量。

（2）判断此次滴定结果能否作为判定依据？（要求相对平均偏差≤0.1%。）

（3）如相对平均偏差符合要求，供试品阿司匹林原料药的含量是否符合规定？

[参考答案]

一、单项选择题

1. D　2. D　3. B　4. B　5. C　6. B　7. A　8. B　9. B　10. B　11. B、C　12. C

13. A、B

二、简答题

略。

三、计算题

（1）99.9%；（2）可以作为判断依据；（3）含量符合规定。

第九章

芳胺及芳烃胺类药物分析检验

【案例导入】

美林和泰诺林是儿科常用的退热药,对于小宝宝来讲,如果体温在38.5 ℃以上,通常医生会建议用美林或者泰诺林来退热,两种药物单独服用时每次服药时间需要间隔4~6小时,不可频繁服用以防对宝宝产生危害,但对于持续发热的患儿,医生建议两种退烧药可间隔较短时间交替使用。这是因为这两种退烧药从结构上来说分别属于不同的类别,故可以交替使用,在保证安全的情况下以尽快缓解宝宝发热的症状。

美林的化学成分主要是布洛芬,属于芳酸类药物;泰诺林的主要成分是对乙酰氨基酚,为芳胺类药物。

讨论:

1. 芳胺类药物具有怎样的结构特点?

2. 如何对芳胺类药物进行分析检验?

芳胺类药物是指氨基直接与苯环相连的药物;芳烃胺类药物是指氨基在烃基侧链上的药物。

芳胺类药物按结构分为两类:一类是芳伯氨基未被取代,而在芳环对位有取代的对氨基苯甲酸酯类,典型药物有苯佐卡因、盐酸普鲁卡因、盐酸丁卡因和盐酸普鲁卡因胺等局麻药;另一类是芳伯氨基被酰化,并在芳环对位有取代的芳酰胺类药物,典型药物有对乙酰氨基酚、醋氨苯砜、盐酸布比卡因、盐酸利多卡因等。

芳烃胺类药物包括苯乙胺类药物、苯丙胺类药物等。苯乙胺类药物包括肾上腺素、重酒石酸去甲肾上腺素、盐酸多巴胺、硫酸沙丁胺醇、盐酸麻黄碱、盐酸氨溴索等;苯丙胺类药物包括马来酸依那普利、盐酸贝那普利、雷米普利等。

本章以上述典型药物的分析检验为例,详述其结构、性质特点,以及具体的分析原理与方法。

§9-1　对乙酰氨基酚分析检验

 学习目标

1. 掌握对乙酰氨基酚的结构、理化性质和分析检验方法。

2. 熟悉对乙酰氨基酚的常规检查项目，依据药品质量标准对对乙酰氨基酚进行分析检验，正确记录处理数据，并对结果进行判断。

3. 了解对乙酰氨基酚制剂的含量测定方法。

对乙酰氨基酚为芳胺类药物中的芳酰胺类药物，是苯胺的酰基衍生物，这类药物的共性是具有芳酰氨基，R_1、R_2、R_3、R_4上的取代基不同，构成了本类不同的药物。对乙酰氨基酚是芳酰胺类药物中的典型代表药物之一，是临床上常用的解热镇痛药。芳酰胺类药物和对乙酰氨基酚结构式如下。

芳酰胺类　　　　　　　　　　对乙酰氨基酚

对乙酰氨基酚本品为 4′-羟基乙酰苯胺。按干燥品计算，含 $C_8H_9NO_2$ 应为98.0% ~ 102.0%。

一、结构与性质

1. 结构特点

对乙酰氨基酚结构为 R_1 被 -OH 取代、R_2 被 -CH_3 取代、R_3 和 R_4 被 H 取代的芳酰胺类药物。

2. 理化性质

（1）性状。对乙酰氨基酚为白色结晶或结晶性粉末；无臭。本品在热水或乙醇中易溶，在丙酮中溶解，在水中略溶。本品的熔点（通则 0612）为 168 ~ 172 ℃。

（2）水解后显芳伯氨基特性。对乙酰氨基酚结构中芳酰胺基易水解，在酸性溶液中水解后具有芳伯氨基，可发生重氮化-偶合反应。

（3）酚羟基特性。对乙酰氨基酚结构中具有酚羟基，可与三氯化铁发生显色反应。

（4）吸收光谱特征。对乙酰氨基酚结构中含具有苯环及特征取代基，有红外和紫外吸收特征，可用于本品的鉴别。

想一想

查询盐酸利多卡因、醋氨苯砜的结构，根据结构推导这两种药物具有的理化性质。

二、鉴别试验

《中国药典》中对乙酰氨基酚原料药的鉴别项目主要是依据与三氯化铁的颜色反应、重氮化－偶合反应和吸收光谱特征，有以下几个鉴别试验。

（1）本品的水溶液加三氯化铁试液，即显蓝紫色。

（2）取本品约 0.1 g，加稀盐酸 5 mL，置水浴中加热 40 分钟，放冷；取 0.5 mL，滴加亚硝酸钠试液 5 滴，摇匀，用水 3 mL 稀释后，加碱性 β － 萘酚试液 2 mL，振摇，即显红色。

（3）本品的红外光吸收图谱应与对照的图谱（光谱集 131 图）一致。

三、杂质检查

对乙酰氨基酚中的特殊杂质主要是有关物质和对氯苯乙酰胺。此外，还要进行溶液的酸度、乙醇溶液的澄清度和颜色、氯化物、硫酸盐、干燥失重、炽灼残渣、重金属等检查。

《中国药典》采用高效液相色谱法控制对乙酰氨基酚中有关物质和对氯苯乙酰胺的量。

1. 有关物质

照高效液相色谱法（通则 0512）测定，临用新制。

溶剂：甲醇－水（4:6）。

供试品溶液：取本品适量，精密称定，加溶剂溶解并定量稀释制成每 1 mL 中约含 20 mg 的溶液。

对照溶液：取对氨基酚对照品适量，精密称定，加溶剂溶解并定量稀释制成每 1 mL 中约含 0.1 mg 的溶液。

对照溶液：精密量取对照品溶液与供试品溶液各 1 mL，置同一 100 mL 量瓶中，用溶剂稀释至刻度，摇匀。

色谱条件：用辛基硅烷键合硅胶为填充剂；以磷酸盐缓冲液（取磷酸氢二钠 8.95 g，磷酸二氢钠 3.9 g，加水溶解至 1 000 mL，加 10% 四丁基氢氧化铵溶液 12 mL） － 甲醇（90:10）为流动相；检测波长为 245 nm；柱温为 40 ℃；进样体积 20 μL。

系统适用性要求：理论板数按对乙酰氨基酚峰计算不低于 2 000。对氨基酚峰与对乙酰氨基酚峰之间的分离度应符合要求。

测定法：精密量取供试品溶液与对照溶液，分别注入液相色谱仪，记录色谱图至主峰保留时间的 4 倍。

限度：供试品溶液色谱图中如有与对氨基酚保留时间一致的色谱峰，按外标法以峰面积计算，含对氨基酚不得过 0.005%，其他单个杂质峰面积不得大于对照溶液中对乙酰氨基酚峰面积的 0.1 倍（0.1%），其他各杂质峰面积的和不得大于对照溶液中对乙酰氨基酚峰面积的 0.5 倍（0.5%）。

2. 对氯苯乙酰胺

照高效液相色谱法（通则0512）测定。临用新制。

溶剂与供试品溶液见有关物质项下。

对照品溶液：取对氯苯乙酰胺对照品与对乙酰氨基酚对照品各适量，精密称定，加溶剂溶解并定量稀释制成每1 mL中约含对氯苯乙酰胺1 μg与对乙酰氨基酚20 μg的混合溶液。

色谱条件：用辛基硅烷键合硅胶为填充剂；以磷酸盐缓冲液（取磷酸氢二钠8.95 g，磷酸二氢钠3.9 g，加水溶解至1 000 mL，加10%四丁基氢氧化铵12 mL）－甲醇（60∶40）为流动相；检测波长为245 nm；柱温为40 ℃；进样体积20 μL。

系统适用性要求：理论板数按对乙酰氨基酚峰计算不低于2 000。对氯苯乙酰胺峰与对乙酰氨基酚峰之间的分离度应符合要求。

测定法：精密量取供试品溶液与对照品溶液，分别注入液相色谱仪，记录色谱图。

限度：按外标法以峰面积计算，含对氯苯乙酰胺不得过0.005%。

四、含量测定

1. 紫外－可见分光光度法

由于对乙酰氨基酚在0.4%氢氧化钠溶液中，于257 nm的波长处具有最大紫外吸收，故《中国药典》采用紫外－可见分光光度法测定对乙酰氨基酚原料药、片剂、栓剂、胶囊剂及颗粒剂的含量。该方法灵敏度高，操作简便。对乙酰氨基酚原料药的测定方法如下。

照紫外－可见分光光度法（通则0401）测定。

供试品溶液：取本品约40 mg，精密称定，置250 mL量瓶中，加0.4%氢氧化钠溶液50 mL溶解后，用水稀释至刻度，摇匀，精密量取5 mL，置100 mL量瓶中，加0.4%氢氧化钠溶液10 mL，用水稀释至刻度，摇匀。

测定法：取供试品溶液，在257 nm的波长处测定吸光度，按$C_8H_9NO_2$的吸收系数（$E_{1cm}^{1\%}$）为715计算。

2. 高效液相色谱法

《中国药典》采用高效液相色谱法测定对乙酰氨基酚泡腾片、注射液、滴剂和凝胶剂的含量。对乙酰氨基酚泡腾片的测定方法如下。

照高效液相色谱法（通则0512）测定。

供试品溶液：取本品10片，精密称定，研细，精密称取适量（约相当于对乙酰氨基酚25 mg），置50 mL量瓶中，加流动相适量，振摇使对乙酰氨基酚溶解，用流动相稀释至刻度，摇匀，滤过，精密量取续滤液10 mL，置50 mL量瓶中，用流动相稀释至刻度，摇匀。

对照品溶液：取对乙酰氨基酚对照品适量，精密称定，加流动相溶解并定量稀释制成每1 mL中约含0.1 mg的溶液。

系统适用性溶液、色谱条件与系统适用性要求：见对氨基酚项下。

测定法：精密量取供试品溶液与对照品溶液，分别注入液相色谱仪，记录色谱图。按外标法以峰面积计算。

【知识链接】

对乙酰氨基酚的一般杂质检查项目

酸度：取本品 0.10 g，加水 10 mL，使溶解，依法测定（通则 0631），pH 值应为 5.5~6.5。

乙醇溶液的澄清度与颜色：取本品 1.0 g，加乙醇 10 mL 溶解后，溶液应澄清无色；如显浑浊，与 1 号浊度标准液（通则 0902 第一法）比较，不得更浓；如显色，与棕红色 2 号或橙红色 2 号标准比色液（通则 0901 第一法）比较，不得更深。

氯化物：取本品 2.0 g，加水 100 mL，加热溶解后，冷却，滤过，取滤液 25 mL，依法检查（通则 0801），与标准氯化钠溶液 5.0 mL 制成的对照液比较，不得更浓（0.01%）。

硫酸盐：取氯化物项下剩余的滤液 25 mL，依法检查（通则 0802），与标准硫酸钾溶液 1.0 mL 制成的对照液比较，不得更浓（0.02%）。

干燥失重：取本品，在 105 ℃ 干燥至恒重，减失重量不得过 0.5%（通则 0831）。

炽灼残渣：不得过 0.1%（通则 0841）。

重金属：取本品 1.0 g，加水 20 mL，置水浴中加热使溶解，放冷，滤过，取滤液加醋酸盐缓冲液（pH 3.5）2 mL 与水适量使成 25 mL，依法检查（通则 0821 第一法），含重金属不得过百万分之十。

§9-2　盐酸普鲁卡因分析检验

学习目标

1. 掌握盐酸普鲁卡因的结构、理化性质和分析检验方法。

2. 熟悉盐酸普鲁卡因的常规检查项目，依据药品质量标准对盐酸普鲁卡因进行分析检验，正确记录处理数据，并对结果进行判断。

3. 了解盐酸普鲁卡因制剂的含量测定方法。

盐酸普鲁卡因是芳胺类药物中的对氨基苯甲酸酯类药物，其母核为对氨基苯甲酸酯，R_1、R_2 上的不同取代基构成了本类不同的药物。盐酸普鲁卡因是对氨基苯甲酸酯类药物中的典型代表药物之一，是临床上常用的局部麻醉药。对氨基苯甲酸酯类药物和盐酸普鲁卡因结构式如下。

对氨基苯甲酸酯类　　　　　　　　　盐酸普鲁卡因

盐酸普鲁卡因本品为 4 – 氨基苯甲酸 – 2 – （二乙氨基）乙酯盐酸盐。按干燥品计算，含 $C_{13}H_{20}N_2O_2 \cdot HCl$ 不得少于 99.0%。

一、结构与性质

1. 结构特点

盐酸普鲁卡因结构为 R_1 被 H 取代、R_2 被 $-CH_2CH_2N$（CH_2CH_3）$_2$ 取代的对氨基苯甲酸酯类药物。

2. 理化性质

（1）性状。盐酸普鲁卡因为白色结晶或结晶性粉末；无臭。本品在水中易溶，在乙醇中略溶，在三氯甲烷中微溶，在乙醚中几乎不溶。本品的熔点（通则 0612 第一法）为 154 ~ 157 ℃。

（2）芳伯氨基特性。盐酸普鲁卡因结构中具有芳伯氨基，可发生重氮化 – 偶合反应。

（3）易水解性。盐酸普鲁卡因结构中具有酯键，易水解。水解反应的快慢受光、热或碱性条件的影响，利用水解反应及水解产物的性质，可以对其进行鉴别。

盐酸普鲁卡因具有对氨基苯甲酸酯的结构，向其水溶液加 10% 氢氧化钠溶液后，盐酸普鲁卡因转化为游离普鲁卡因，由于其水溶性小，析出白色沉淀。初热时，游离的普鲁卡因呈油状物；继续加热，则酯键水解释放出二乙氨基乙醇和对氨基苯甲酸钠。二乙氨基乙醇为碱性蒸气，能使润湿的红色石蕊试纸变为蓝色；热至油状物消失，普鲁卡因完全水解后，放冷，加盐酸酸化，即析出对氨基苯甲酸的白色沉淀。

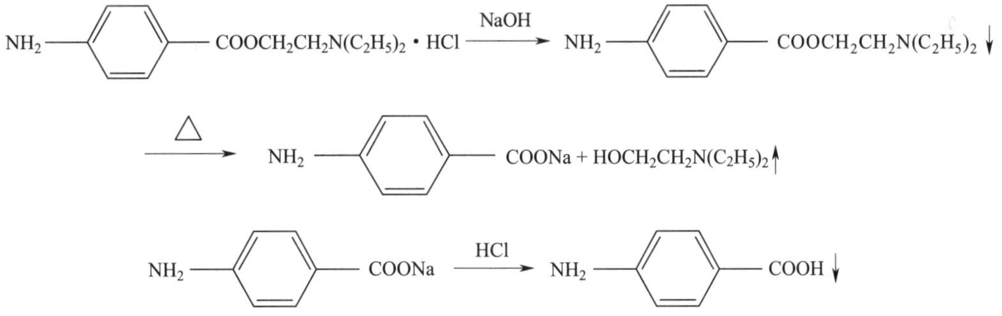

（4）弱碱性。盐酸普鲁卡因分子结构中脂烃胺侧链为叔胺氮原子，具有一定碱性，可以成盐；能与生物碱沉淀剂发生沉淀反应。

（5）溶解性。普鲁卡因与盐酸结合成盐酸盐，在水中易溶，在乙醚中几乎不溶。

> **想一想**
>
> 查询苯佐卡因、盐酸丁卡因的结构，根据结构推导这两种药物具有的理化性质。

二、鉴别试验

《中国药典》中盐酸普鲁卡因的鉴别项目主要是依据水解反应、吸收光谱特征、氯化物的鉴别反应和重氮化－偶合反应等，有以下几个鉴别试验。

（1）取本品约 0.1 g，加水 2 mL 溶解后，加 10% 氢氧化钠溶液 1 mL，即生成白色沉淀；加热，变为油状物；继续加热，产生的蒸气能使湿润的红色石蕊试纸变为蓝色；热至油状物消失后，放冷，加盐酸酸化，即析出白色沉淀。

（2）本品的红外光吸收图谱应与对照的图谱（光谱集 397 图）一致。

（3）本品的水溶液显氯化物鉴别（1）的反应（通则 0301）。

（4）本品显芳香第一胺类的鉴别反应（通则 0301）。

三、杂质检查

盐酸普鲁卡因分子结构中有酯键，在干燥条件下较稳定，但其水溶液稳定性较差，易发生水解反应，产物为对氨基苯甲酸。因此盐酸普鲁卡因中的特殊杂质主要是其水解产物对氨基苯甲酸。此外，还要进行溶液的酸度、溶液的澄清度、干燥失重、炽灼残渣、铁盐、重金属等检查。

《中国药典》采用高效液相色谱法控制盐酸普鲁卡因中对氨基苯甲酸的量。方法如下。

照高效液相色谱法（通则 0512）测定。

供试品溶液：取本品，精密称定，加水溶解并定量稀释制成每 1 mL 中含 0.2 mg 的溶液。

对照品溶液：取对氨基苯甲酸对照品适量，精密称定，加水溶解并定量稀释制成每 1 mL 中约含 1 μg 的溶液。

系统适用性溶液：取供试品溶液 1 mL 与对照品溶液 9 mL，混匀。

色谱条件：用十八烷基硅烷键合硅胶为填充剂；以含 0.1% 庚烷磺酸钠的 0.05 mol/L 磷酸二氢钾溶液（用磷酸调节 pH 值至 3.0）－甲醇（68∶32）为流动相；检测波长为 279 nm；进样体积 10 μL。

系统适用性要求：系统适用性溶液色谱图中，理论板数按对氨基苯甲酸峰计算不低于 2 000，普鲁卡因峰与对氨基苯甲酸峰的分离度应大于 2.0。

测定法：精密量取供试品溶液与对照品溶液，分别注入液相色谱仪，记录色谱图。

限度：供试品溶液色谱图中如有与对氨基苯甲酸峰保留时间一致的色谱峰，按外标法以峰面积计算，不得过 0.5%。

四、含量测定

1. 亚硝酸钠滴定法

盐酸普鲁卡因分子结构中具有芳伯氨基，在酸性溶液中可与亚硝酸钠反应，因而可采用亚硝酸钠滴定法测定含量。《中国药典》采用亚硝酸钠滴定法测定盐酸普鲁卡因原料药及注射用盐酸普鲁卡因的含量。盐酸普鲁卡因原料药的测定方法如下。

取本品约 0.6 g，精密称定，照永停滴定法（通则 0701），在 15～25 ℃，用亚硝酸钠滴定液（0.1 mol/L）滴定。每 1 mL 亚硝酸钠滴定液（0.1 mol/L）相当于 27.28 mg 的

$C_{13}H_{20}N_2O_2 \cdot HC1$。

2. 高效液相色谱法

《中国药典》采用高效液相色谱法测定盐酸普鲁卡因注射液的含量。测定方法如下。

照高效液相色谱法（通则0512）测定。

供试品溶液：精密量取本品适量，用水定量稀释制成每1 mL中含盐酸普鲁卡因0.02 mg的溶液。

对照品溶液：取盐酸普鲁卡因对照品适量，精密称定，加水溶解并定量稀释制成每1 mL中含0.02 mg的溶液。

色谱条件：除检测波长为290 nm外，其他见有关物质项下。

系统适用性要求：理论板数按普鲁卡因峰计算不低于2 000。普鲁卡因峰与相邻杂质峰的分离度应符合要求。

测定法：精密量取供试品溶液与对照品溶液，分别注入液相色谱仪，记录色谱图。按外标法以峰面积计算。

【知识链接】

盐酸普鲁卡因原料药的一般杂质检查项目

酸度：取本品0.40 g，加水10 mL溶解后，加甲基红指示液1滴，如显红色，加氢氧化钠滴定液（0.02 mol/L）0.20 mL，应变为橙色。

溶液的澄清度：取本品2.0 g，加水10 mL溶解后，溶液应澄清。

干燥失重：取本品，在105 ℃干燥至恒重，减失重量不得过0.5%（通则0831）。

炽灼残渣：取本品1.0 g，依法检查（通则0841），遗留残渣不得过0.1%。

铁盐：取炽灼残渣项下遗留的残渣，加盐酸2 mL，置水浴上蒸干，再加稀盐酸4 mL，微温溶解后，加水30 mL与过硫酸铵50 mg，依法检查（通则0807），与标准铁溶液1.0 mL制成的对照液比较，不得更深（0.001%）。

重金属：取本品2.0 g，加水15 mL溶解后，加醋酸盐缓冲液（pH 3.5）2 mL与水适量使成25 mL，依法检查（通则0821第一法），含重金属不得过百万分之十。

§9-3　肾上腺素分析检验

 学习目标

1. 掌握肾上腺素的结构、理化性质和分析检验方法。

2. 熟悉肾上腺素的常规检查项目，依据药品质量标准对肾上腺素进行分析检验，正确记录处理数据，并对结果进行判断。

3. 了解肾上腺素制剂的含量测定方法。

肾上腺素为芳烃胺类药物，具有苯乙胺的基本结构，苯环的 3，4 位上有 2 个邻位酚羟基，属于儿茶酚胺类药物。R_1、R_2、R_3 上取代基的不同，构成了本类不同的药物。肾上腺素是芳烃胺类药物中的典型代表药物之一。苯乙胺类药物和肾上腺素结构式如下。

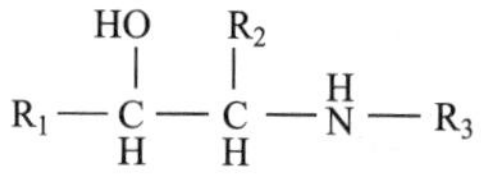

苯乙胺类 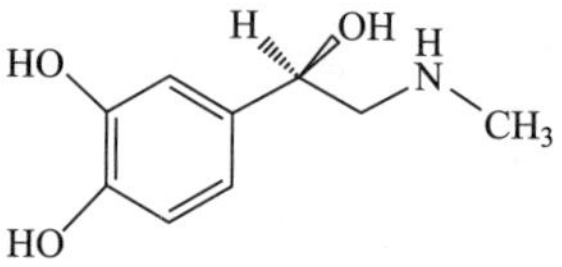   肾上腺素

肾上腺素本品为（R）– 4 – ［2 –（甲氨基）– 1 – 羟基乙基］– 1，2 – 苯二酚。按干燥品计算，含 $C_9H_{13}NO_3$ 不得少于 98.5%。

一、结构与性质

1. 结构特点

肾上腺素结构为 R_1 被邻二酚苯基取代、R_2 被 H 取代、R_3 被 – CH_3 取代的芳烃胺类药物。

2. 理化性质

（1）性状。肾上腺素为白色或类白色结晶性粉末；无臭；与空气接触或受日光照射，易氧化变质；在中性或碱性水溶液中不稳定；饱和水溶液显弱碱性反应。本品在水中极微溶解，在乙醇、三氯甲烷、乙醚、脂肪油或挥发油中不溶；在无机酸或氢氧化钠溶液中易溶，在氨溶液或碳酸钠溶液中不溶。

比旋度：取本品，精密称定，加盐酸溶液（9→200）溶解并定量稀释制成每 1 mL 中含 20 mg 的溶液，依法测定（通则 0621），比旋度为 – 50.0°至 – 53.5°。

（2）弱碱性。肾上腺素结构中具有烃氨基侧链，含有仲胺基，显示弱碱性。游离碱难溶于水，易溶于有机溶剂，成盐后则可溶于水。

（3）酚羟基特性。肾上腺素结构中具有邻苯二酚结构，可与三氯化铁反应呈色；暴露在空气中或遇光、热易氧化变色，在碱性溶液中更易变色。

（4）吸收光谱特征。肾上腺素结构中含有苯环及特征取代基，具有红外和紫外吸收特征。

想一想

查询盐酸异丙肾上腺素、盐酸麻黄碱的结构，根据结构推导这两种药物具有的理化性质。

二、鉴别试验

《中国药典》中肾上腺素的鉴别项目主要是依据与三氯化铁的颜色反应和酚羟基的氧化呈色反应，有以下几个鉴别试验。

（1）取本品约2 mg，加盐酸溶液（9→1 000）2～3滴溶解后，加水2 mL与三氯化铁试液1滴，即显翠绿色；再加氨试液1滴，即变紫色，最后变成紫红色。

（2）取本品10 mg，加盐酸溶液（9→1 000）2 mL溶解后，加过氧化氢试液10滴，煮沸，即显血红色。

三、杂质检查

肾上腺素中的特殊杂质主要是酮体和有关物质。药物生产过程中氢化不完全则易引入酮体杂质。此外，还要进行酸性溶液的澄清度与颜色、干燥失重、炽灼残渣等检查。

《中国药典》采用紫外－可见分光光度法控制肾上腺素中酮体的量，采用高效液相色谱法控制有关物质的量。

1. 酮体

取本品，加盐酸溶液（9→2 000）制成每1 mL中含2.0 mg的溶液，照紫外－可见分光光度法（通则0401），在310 nm的波长处测定，吸光度不得过0.05。

2. 有关物质

照高效液相色谱法（通则0512）测定。

供试品溶液：取本品约10 mg，置10 mL量瓶中，加盐酸0.1 mL使溶解，用流动相稀释至刻度，摇匀。

对照溶液：精密量取供试品溶液1 mL，置500 mL量瓶中，用流动相稀释至刻度，摇匀。

氧化破坏溶液：取本品50 mg，置50 mL量瓶中，加浓过氧化氢溶液1 mL，放置过夜，加盐酸0.5 mL，用流动相稀释至刻度，摇匀。

系统适用性溶液：取重酒石酸去甲肾上腺素对照品适量，加氧化破坏溶液溶解并稀释制成每1 mL中含20 μg的溶液。

色谱条件：用十八烷基硅烷键合硅胶为填充剂；以硫酸氢四甲基铵溶液（取硫酸氢四甲基铵4.0 g，庚烷磺酸钠1.1 g，0.1 mol/L乙二胺四乙酸二钠溶液2 mL，加水溶解并稀释至950 mL）－甲醇（95∶5）（用1 mol/L氢氧化钠溶液调节pH值至3.5）为流动相；流速为2 mL/min；检测波长为205 nm；进样体积20 μL。

系统适用性要求：系统适用性溶液色谱图中，去甲肾上腺素峰与肾上腺素峰间应出现两个未知杂质峰，理论板数按去甲肾上腺素峰计算不低于3 000，去甲肾上腺素峰、肾上腺素峰与相邻杂质峰之间的分离度均应符合要求。

测定法：精密量取供试品溶液与对照溶液，分别注入液相色谱仪，记录色谱图。

限度：供试品溶液色谱图中如有杂质峰，单个杂质峰面积不得大于对照溶液的主峰面积（0.2%），各杂质峰面积的和不得大于对照溶液主峰面积的2.5倍（0.5%）。

四、含量测定

1. 非水溶液滴定法

肾上腺素结构中的烃氨基侧链显示弱碱性，因此《中国药典》采用非水溶液滴定法测定肾上腺素原料药的含量。方法如下。

取本品约 0.15 g，精密称定，加冰醋酸 10 mL，振摇溶解后，加结晶紫指示液 1 滴，用高氯酸滴定液（0.1 mol/L）滴定至溶液显蓝绿色，并将滴定的结果用空白试验校正。每 1 mL 高氯酸滴定液（0.1 mol/L）相当于 18.32 mg 的 $C_9H_{13}NO_3$。

2. 高效液相色谱法

《中国药典》采用高效液相色谱法测定盐酸肾上腺素注射液的含量。方法如下。

照高效液相色谱法（通则 0512）测定。

对照品溶液：取肾上腺素对照品适量，精密称定，加流动相适量，加冰醋酸 2~3 滴，振摇使肾上腺素溶解，用流动相定量稀释制成每 1 mL 中含肾上腺素 0.2 mg 的溶液，摇匀。

系统适用性要求：系统适用性溶液色谱图中，去甲肾上腺素峰与肾上腺素峰间应出现两个未知杂质峰，理论板数按去甲肾上腺素峰计算不低于 3 000，去甲肾上腺素峰、肾上腺素峰与相邻杂质峰的分离度均应符合要求。

色谱条件：见有关物质项下。检测波长为 280 nm。

供试品溶液、氧化破坏溶液与系统适用性溶液：见有关物质项下。

测定法：精密量取供试品溶液与对照品溶液，分别注入液相色谱仪，记录色谱图。按外标法以峰面积计算。

【知识链接】

肾上腺素的一般杂质检查项目

酸性溶液的澄清度与颜色：取比旋度项下的溶液检查，应澄清无色；如显色，与同体积的对照液（取黄色 3 号标准比色液或橙红色 2 号标准比色液 5 mL 加水 5 mL）比较（通则 0901 第一法），不得更深。

干燥失重：取本品，置五氧化二磷干燥器中，减压干燥 18 小时，减失重量不得过 1.0%（通则 0831）。

炽灼残渣：不得过 0.1%（通则 0841）。

实训十四　注射用盐酸普鲁卡因的含量测定

一、实训目的

1. 熟悉亚硝酸钠滴定法，学会制备试剂和溶液。

2. 掌握永停滴定仪的一般操作方法并依据标准规范操作。

3. 掌握注射用盐酸普鲁卡因含量测定过程中原始数据的记录和检验报告的书写要求。

二、实训准备

1. 器材

分析天平（万分之一）、滴定管、锥形瓶、称量瓶、永停滴定仪。

2. 试剂与试药

注射用盐酸普鲁卡因、亚硝酸钠滴定液、盐酸溶液、溴化钾。

三、实训内容与步骤

1. 亚硝酸钠滴定法

（1）基本原理。芳伯氨基或水解后生成芳伯氨基的药物在酸性溶液中与亚硝酸钠定量发生重氮化反应，生成重氮盐，可用永停滴定法指示反应终点。

（2）测定条件。重氮化反应的速度受多种因素的影响，亚硝酸钠滴定液及反应生成的重氮盐也不够稳定，因此在测定中应注意以下主要条件。

1）加入适量溴化钾加快反应速度。在不同无机酸体系中，重氮化反应速度不同，即氢溴酸 > 盐酸 > 硝酸、硫酸，由于氢溴酸昂贵，多用盐酸；但为了加快反应速度，往往加入适量的溴化钾，使体系中的溴化钾和盐酸起到氢溴酸的加速作用。

2）酸度。因胺类药物的盐酸盐较其硫酸盐的溶解度大，反应速度也较快，所以多采用盐酸。按照重氮化反应的计量关系式，芳伯胺与盐酸的摩尔比为 $1:2$，实际测定时盐酸的用量要大得多，尤其是某些在酸中较难溶解的药物，往往要多加一些。因为加过量的盐酸有利于重氮化反应速度加快、重氮盐在酸性溶液中稳定、防止生成偶氮氨基化合物而影响测定结果。

3）反应温度。重氮化反应的速度与温度成正比，但是生成的重氮盐又随温度升高而加速分解。一般地，温度每升高 10 ℃，重氮化反应速度加快 2.5 倍，但同时重氮盐分解的速度亦相应地加快 2 倍，所以滴定一般在低温下进行。由于低温时反应太慢，经试验，可在室温（10 ~ 30 ℃）下进行，其中 15 ℃以下结果较准确。

4）滴定速度。重氮化反应速度相对较慢，故滴定速度不宜太快，为了避免滴定过程中亚硝酸挥发和分解，滴定时宜将滴定管尖端插入液面下约 2/3 处，一次将大部分亚硝酸钠滴定液在搅拌条件下迅速加入，使其尽快反应。然后将滴定管尖端提出液面，用少量水淋洗滴定管尖端，再缓缓滴定。尤其是在近终点时，因尚未反应的芳伯氨基药物的浓度极稀，须在最后一滴加入后搅拌 1 ~ 5 分钟，再确定终点是否真正到达。这样可以缩短滴定时间，也不致影响结果。

（3）指示终点的方法。有电位法、永停滴定法、外指示剂法和内指示剂法等。《中国药典》收载的芳胺类药物亚硝酸钠滴定法均采用永停滴定法指示终点。调节永停滴定仪方法如下：电极上的电压至约 50 mV。取供试品适量，精密称定，置烧杯中，除另有规定外，可加水 40 mL 与盐酸溶液（1→2）15 mL，然后置于电磁搅拌器上，搅拌使溶解，再加溴化钾

2 g，插入铂 – 铂电极后，用亚硝酸钠液迅速滴定。终点前，溶液中无亚硝酸，线路无电流通过，电流计指针指零。当溶液中有微量亚硝酸存在时，电极即起氧化还原反应，此时电流计指针突然偏转，并不再回复，即为滴定终点。

2. 注射用盐酸普鲁卡因的含量测定

注射用盐酸普鲁卡因结构中具有芳伯氨基，在酸性溶液中可与亚硝酸钠定量反应生成重氮盐。故《中国药典》采用亚硝酸钠滴定法测定注射用盐酸普鲁卡因的含量。通过记录消耗亚硝酸钠滴定液的体积来计算注射用盐酸普鲁卡因的含量。方法如下。

取装量差异项下的内容物，混合均匀，精密称取适量（约相当于盐酸普鲁卡因 0.6 g），照永停滴定法（通则 0701），在 15 ~ 25 ℃，用亚硝酸钠滴定液（0.1 mol/L）滴定。每 1 mL 亚硝酸钠滴定液（0.1 mol/L）相当于 27.28 mg 的 $C_{13}H_{20}N_2O_2 \cdot HCl$。

（1）原始数据记录。按实训步骤，填写表 9 – 1。

表 9 – 1　　　　　　　注射用盐酸普鲁卡因含量测定原始数据记录表

	1	2	3
样品质量/g			
亚硝酸钠滴定液终读数/mL			
亚硝酸钠滴定液初读数/mL			
消耗亚硝酸钠滴定液体积/mL			
亚硝酸钠滴定液实际浓度/（mol · L^{-1}）			
注射用盐酸普鲁卡因含量 W/%			
平均值/%			
相对标准偏差 RSD			

（2）计算。

$$W(\%) = \frac{T \times F \times V}{m_s} \times 100\%$$

式中，W 为注射用盐酸普鲁卡因含量；T 为亚硝酸钠滴定液标准浓度；V 为消耗亚硝酸钠滴定液体积；F 为浓度校正因子（因实际浓度与标准浓度会不同，需要校正）；m_s 为样品质量。

【注意事项】

（1）近终点时，芳伯胺浓度较稀，反应速度减慢，应缓缓滴定，并不断搅拌。

（2）永停滴定仪铂电极易钝化，应常用浓硝酸（加 1 ~ 2 滴三氯化铁试液）温热活化。

（3）亚硝酸钠滴定液应于具塞棕色玻璃瓶中避光保存。

四、实训测评

按表 9 – 2 所列评分标准进行测评，并做好记录。

表 9 – 2　　　　　　　　　注射用盐酸普鲁卡因的含量测定实训评分标准

序号	考评内容	考评标准	配分	得分
1	仪器选择	仪器选择准确、必要	10	
2	天平的使用	称量操作正确、规范	10	
3	滴定管的使用	滴定操作规范	20	
4	永停滴定仪的使用	操作正确、规范	10	
5	原始记录	真实准确，随做随记	20	
6	检验报告	清晰、完整、规范	20	
7	清洁	依据规定实训前后清洁	10	
	合计		100	

五、思考题

1. 简述亚硝酸钠滴定法测定药物含量的原理。
2. 使用永停滴定法指示终点，如何判断终点的到来？

目标检测

一、单项选择题

1. 下列药物中，经水解后可以发生重氮化 – 偶合反应的是（　　　）。

A. 苯佐卡因　　　　　　　　　　　　B. 肾上腺素

C. 对乙酰氨基酚　　　　　　　　　　D. 盐酸普鲁卡因

2. 在下列药物的水溶液中，加入三氯化铁试液，即显蓝紫色，该药物是（　　　）。

A. 苯佐卡因　　　　　　　　　　　　B. 对乙酰氨基酚

C. 醋氨苯砜　　　　　　　　　　　　D. 盐酸普鲁卡因

3. 《中国药典》规定，盐酸普鲁卡因注射液应检查的特殊杂质是（　　　）。

A. 对氨基酚　　　B. 硝基苯　　　　C. 氨基苯　　　　　　D. 对氨基苯甲酸

4. 《中国药典》规定，肾上腺素应检查酮体，其检查方法是（　　　）。

A. 高效液相色谱法　　　　　　　　　B. 紫外 – 可见分光光度法

C. 溴量法　　　　　　　　　　　　　D. 薄层色谱法

5. 亚硝酸钠滴定法中，常加入溴化钾的作用是（　　　）。

A. 增加亚硝酸钠的稳定性　　　　　　B. 抑制生成的重氮盐分解

C. 避免温度的影响　　　　　　　　　D. 加快重氮化反应的速度

6. 《中国药典》规定，对乙酰氨基酚特殊杂质对氯苯乙酰胺的检查方法是（　　　）。

A. 高效液相色谱法　B. 比色法　　　　C. 比浊法　　　　D. 旋光法

7. 亚硝酸钠滴定指示终点的方法有若干，《中国药典》采用的方法为（　　　）。

A. 电位法　　　　　B. 外指示剂法　　C. 内指示剂法　　D. 永停滴定法

8. 盐酸普鲁卡因属于（　　　）。

A. 酰胺类药物　　　B. 杂环类药物　　C. 生物碱类药物

D. 对氨基苯甲酸酯类药物　　　　　　E. 芳酸类药物

9. 亚硝酸钠滴定法是用于测定具有芳伯氨基药物的含量，加酸可使反应速度加快，所用的酸为（　　　）。

A. HAc　　　　　　B. $HClO_4$　　　　C. HCl　　　　　　D. HNO_3

10. 重氮化 - 偶合反应所用的偶合试剂为（　　　）。

A. 碱性 - 萘粉　　　B. 酚酞　　　　　C. 碱性酒石酸铜　　D. 三硝基酚

二、多项选择题

1.《中国药典》规定，对乙酰氨基酚检查的特殊杂质有（　　　）。

A. 乙醇溶液的澄清度与颜色　　　　　B. 有关物质

C. 对氯苯乙酰胺　　　　　　　　　　D. 苯胺

E. 对氨基苯甲酸

2. 鉴别盐酸普鲁卡因的反应有（　　　）。

A. 重氮化反应　　　　　　　　　　　B. 三氯化铁反应

C. 水解反应　　　　　　　　　　　　D. 氯化物反应

E. 重金属离子反应

3. 亚硝酸钠滴定法指示终点的方法有（　　　）。

A. 内指示剂法　　　　　　　　　　　B. 外指示剂法

C. 自身指示剂法　　　　　　　　　　D. 永停滴定法

E. 电位滴定法

4. 下列药物中，可用三氯化铁反应鉴别的有（　　　）。

A. 对乙酰氨基酚　　　　　　　　　　B. 盐酸普鲁卡因

C. 盐酸利多卡因　　　　　　　　　　D. 肾上腺素

E. 盐酸异丙肾上腺素

5. 下列药物中能与亚硝酸钠反应的有（　　　）。

A. 苯佐卡因　　　　B. 普鲁卡因　　　C. 盐酸去氧肾上腺素

D. 盐酸苯海拉明　　E. 盐酸丁卡因

三、简答题

1. 简述芳胺类药物和芳烃胺类药物的分类，并举例说明几个典型的药物。

2. 苯乙胺类药物中酮体检查的原理是什么？

[参考答案]

一、单项选择题

1. C　2. B　3. D　4. B　5. D　6. A　7. D　8. D　9. C　10. A

二、多项选择题

1. BC　2. ACD　3. ABDE　4. ADE　5. AB

三、简答题

略。

第十章

维生素类药物分析检验

【案例导入】

维生素是维持人体正常代谢功能所必需的生物活性物质。它们在体内几乎不能自行合成，必须由食物供给以满足人体正常生命活动的需求。不同的食物含有各种不同的维生素，若人体长期缺乏某种维生素，会引起各种不同的维生素缺乏症。

某远航客轮在海上遇到风暴，没有按期返航。由于所带的蔬菜、水果已经全部食用完，完全靠罐头食品维持日常饮食近4个月，结果成年人大多出现面色苍白、倦怠无力、食欲减退等症状，儿童则表现出易怒、低热、呕吐和腹泻等体征。

讨论：

1. 客轮上乘客的症状可能是由缺乏哪种维生素引起的？

2. 该维生素的分析判定要点是什么？

《中国药典》收载的脂溶性维生素类药物包括维生素 A、维生素 D_2、维生素 D_3、维生素 E 和维生素 K_1 等；水溶性维生素类药物有维生素 B 族（B_1、B_2、B_6、B_{12}）、维生素 C 及其钠盐和钙盐、烟酸和烟酰胺、泛酸钙和叶酸等。本章仅就典型的维生素 A、维生素 B_1、维生素 C、维生素 D 和维生素 E 的结构、理化性质及质量控制方法进行讨论。

§10-1 维生素 A 分析检验

学习目标

1. 掌握维生素 A 的鉴别试验、主要特殊杂质检查方法与原理。

2. 熟悉维生素 A 的结构特征及主要性质，理解其与分析检验方法的关系。

3. 了解维生素 A 的含量测定原理和方法。

含维生素 A 的天然产品主要来自鲛类无毒海鱼肝脏中提取的脂肪油（即鱼肝油），它以各种酯类混合物的形式存在，其中主要为维生素 A 醋酸酯或棕榈酸酯；植物性食物中不含维生素 A，但在深色蔬果中含有维生素 A 的前体物——胡萝卜素，它在人体内可转变为维生素 A，故称为维生素 A 原。人体若缺乏维生素 A，会影响身体发育，并出现皮肤干燥、眼干燥症、夜盲症等。

《中国药典》收载的维生素 A 是指人工合成的维生素 A 醋酸酯结晶加精制植物油制成的油溶液，其制剂有维生素 A 软胶囊、维生素 AD 软胶囊和维生素 AD 滴剂 3 个品种。

一、结构与性质

1. 化学结构

维生素 A 并不是单一的化合物，而是一系列维生素 A 醇的衍生物，包括维生素 A$_1$（视黄醇）、去氢维生素 A（维生素 A$_2$）和去水维生素 A（维生素 A$_3$）等，其中维生素 A$_1$活性最高，维生素 A$_2$的生物活性是维生素 A$_1$的 30%～40%，维生素 A$_3$的生物活性是维生素 A$_1$的 0.4%，故通常所说的维生素 A 是指维生素 A$_1$，又称全反式维生素 A，是一种不饱和脂肪醇。其结构为具有一个共轭多烯醇侧链的环己烯，因而具有许多立体异构体，R 不同则可以是维生素 A 醇或其酯。结构式如下。

R=H，维生素A醇
R=COCH$_3$，维生素A醋酸酯
R=COC$_{15}$H$_{31}$，维生素A棕榈酸酯

维生素A$_2$（去氢维生素A）

维生素A$_3$（去水维生素A）

2. 理化性质

（1）性状。维生素 A 为淡黄色油溶液或结晶与油的混合物（加热至 60 ℃应为澄清溶液）；无臭；在空气中易氧化，遇光易变质。本品与三氯甲烷、乙醚、环己烷或石油醚任意混合，在乙醇中微溶，在水中不溶。

（2）稳定性。维生素 A 分子结构中有多个不饱和键，性质不稳定，易被空气中氧或氧化剂氧化，也易受紫外光影响而裂解变质，特别在受热或有金属离子存在时更易氧化变质，生成无生物活性的环氧化合物、维生素 A 醛或维生素 A 酸。因此，《中国药典》规定应装于

铝制或其他适宜的容器内，充氮气，密封，在凉暗处保存。

另外，维生素 A 遇酸也不稳定，在一定条件下（如在无水氯化氢乙醇液中）可发生脱水反应，生成去水维生素 A 而活性下降。

（3）紫外吸收特性。维生素 A 分子结构中具有共轭多烯侧链结构，且与环己烯环共轭，在 325 ~ 328 nm 波长处有最大吸收，可用于鉴别和含量测定。其最大吸收峰的具体位置随溶剂的不同而异，如在环己烷和异丙醇中维生素 A 醇和维生素 A 醋酸酯的紫外吸收数据见表 10 - 1。

表 10 - 1　　　　　　　　　　维生素 A 在不同溶剂中的紫外吸收数据

溶剂	维生素 A 醋酸酯		维生素 A 醇	
	λ_{max}/nm	$E_{1cm}^{1\%}$	λ_{max}/nm	$E_{1cm}^{1\%}$
环己烷	327.5	1 530	326.5	1 755
异丙醇	325	1 600	325	1 820

（4）与三氯化锑呈色反应。维生素 A 在三氯甲烷中与三氯化锑作用产生不稳定的蓝色，渐变成紫红色。可以利用此性质进行鉴别或用比色法测定含量。

二、鉴别试验

维生素 A 的鉴别方法有三氯化锑反应、紫外 – 可见分光光度法和薄层色谱法等。《中国药典》收载的维生素 A 及其软胶囊、维生素 AD 软胶囊以及维生素 AD 滴剂均采用三氯化锑反应鉴别。

1. 三氯化锑反应（Carr-Price 反应）

（1）鉴别方法。取本品 1 滴，加三氯甲烷 10 mL 振摇使溶解；取出 2 滴，加三氯甲烷 2 mL 与 25% 三氯化锑的三氯甲烷溶液 0.5 mL，即显蓝色，渐变成紫红色。

（2）原理。维生素 A 在三氯甲烷溶液中，与饱和无水三氯化锑试剂中的亲电试剂氯化高锑（5 价）作用形成正碳离子，而产生不稳定的蓝色，渐变成紫红色。反应式为：

（3）注意事项。

1）由于水可使三氯化锑水解成氯化氧锑（SbOCl），乙醇又可使碳正离子的正电荷消失，所以该反应须在无水、无醇条件下进行。

2）本反应专属性差，显色极不稳定，应立即比色。

2. 紫外－可见分光光度法

由于分子中含有5个共轭双键，维生素A的无水乙醇溶液在326 nm波长处有最大吸收。在盐酸催化下加热时，则发生脱水反应生成去水维生素A。后者比维生素A多一个共轭双键，因此最大吸收峰向长波方向位移（红移），在348 nm、367 nm和389 nm波长处出现3个尖锐的吸收峰，同时在332 nm附近有较低的吸收峰或曲折，如图10-1所示。

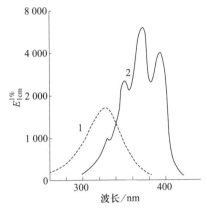

图 10 - 1 维生素 A 和去水维生素 A 的紫外吸收光谱图

1—维生素 A；2—去水维生素 A

3. 薄层色谱法

可以采用薄层色谱法对维生素A进行鉴别，《英国药典》和《美国药典》所用方法不完全相同。

（1）《英国药典》鉴别法。以硅胶G为吸附剂，环己烷－乙醚（80∶20）为展开剂，三氯化锑溶液为显色剂。分别取供试品与对照品的环己烷溶液各2 μL，点于薄层板上，立即展开。取出薄层板后，置空气中挥干，喷以三氯化锑溶液，比较供试品溶液和对照品溶液所显蓝色斑点位置，应一致。

（2）《美国药典》鉴别法。以硅胶G为吸附剂，环己烷－乙醚（80∶20）为展开剂。分别取供试品与对照品的三氯甲烷溶液10 μL和15 μL，点样，展开。取出后于空气中挥干，以磷钼酸为显色剂显色，比较供试品溶液和对照品溶液所显蓝绿色斑点位置，维生素A醇的 R_f 值约为0.1，维生素A醋酸酯的 R_f 值约为0.45，维生素A棕榈酸酯的 R_f 值约为0.7。

三、杂质检查

《中国药典》规定维生素A需检查"酸值"和"过氧化值"。

1. 酸值

酸值是指中和脂肪、脂肪油或其他类似物质 1 g 中含有的游离脂肪酸所需氢氧化钾的质量（mg），但在测定时可采用氢氧化钠滴定液（0.1 mol/L）进行滴定。维生素 A 在制备过程中酯化不完全，或在贮藏过程中水解，均可生成醋酸。而酸度大，不利于维生素 A 的稳定，故需检查酸值。由于溶解样品的乙醇和乙醚中也可能含有酸性杂质，需先以氢氧化钠滴定液中和至中性，以消除溶剂中酸性杂质的干扰。

检查方法：取乙醇与乙醚各 15 mL，置锥形瓶中，加酚酞指示液 5 滴，滴加氢氧化钠滴定液（0.1 mol/L）至微显粉红色，再加本品 2.0 g，振摇使溶解、用氢氧化钠滴定液（0.1 mol/L）滴定至粉红色 30 秒不褪，酸值应不大于 2.0。

2. 过氧化值

维生素 A 分子结构中含有共轭双键，易被氧化生成过氧化物杂质。该杂质在酸性溶液中可将碘化钾氧化为碘，碘遇淀粉指示液显蓝色。

检查方法：取本品 1.0 g，加冰醋酸 – 三氯甲烷（6∶4）30 mL，振摇使溶解，加碘化钾的饱和溶液 1 mL，振摇 1 分钟，加水 100 mL 与淀粉指示液 1 mL，用硫代硫酸钠滴定液（0.01 mol/L）滴定至紫蓝色消失，并将滴定的结果用空白试验校正。消耗硫代硫酸钠滴定液（0.01 mol/L）不得过 1.5 mL。

四、含量测定

维生素 A 及其制剂的含量测定方法较多，最初曾采用生物学方法测定其生物活性，后因操作烦琐费时、准确度和重现性差而被简便快速的三氯化锑比色法所替代。但三氯化锑比色法由于专属性差，测定结果受水分和温度影响较大，且显色极不稳定，目前仅用于食品和饲料中维生素 A 的含量测定。《中国药典》采用紫外 – 可见分光光度法或高效液相色谱法测定维生素 A 及其制剂中维生素 A 的含量，以生物效价"单位/克（IU/g）"表示。维生素 A 的国际单位规定：1IU 维生素 A 等于 0.300 μg 的全反式维生素 A 醇或 0.344 μg 的全反式维生素 A 醋酸酯，即 1 g 全反式维生素 A 醇纯品相当于 3.33×10^6 IU；1 g 全反式维生素 A 醋酸酯纯品相当于 2.907×10^6 IU。

1. 紫外 – 可见分光光度法（三点校正法）

维生素 A 在 325 ~ 328 mm 波长处有最大吸收峰，可用以测定含量。但由于维生素 A 原料中常混有如去氢维生素 A、去水维生素 A、维生素 A 顺反异构体等杂质，且维生素 A 制剂中含有稀释用油，它们在 325 ~ 328 nm 波长处也有吸收，故对维生素 A 的测定有干扰。为了得到准确的测定结果，《中国药典》采用"三点校正法"，即在 3 个波长处测得吸光度后，在规定条件下，用校正公式校正干扰物质的无关吸收所引入的误差，再计算维生素 A 的真实含量。

（1）基本原理。

1）维生素 A 测定中的干扰物质的吸收在 310 ~ 340 nm 波长范围内呈线性，且随波长的增大而吸光度变小，即在维生素 A 最大吸收波长附近，干扰物质的吸收几乎为一条直线。

2）物质对光吸收呈加和性，即在供试品的吸收曲线上，各波长处的吸光度是维生素 A 与干扰杂质吸光度的代数和，其吸收曲线也是二者吸收的叠加。

（2）三点波长的选择。其中一点是在维生素 A 的最大吸收波长处，即 $\lambda_1 = \lambda_{max}$，其余两点分别在 λ_1 的左右两侧各选一点为 λ_2 和 λ_3。《中国药典》测定维生素 A 醋酸酯时以环己烷为溶剂，故 $\lambda_1 = 328$ nm，λ_2 和 λ_3 的选择采用等波长差法，即使 $\lambda_3 - \lambda_1 = \lambda_1 - \lambda_2$，$\lambda_2 = 316$ nm，$\lambda_3 = 340$ nm，$\Delta\lambda = 12$ nm；测定维生素 A 醇时以异丙醇为溶剂，故 $\lambda_1 = 325$ nm，λ_2 和 λ_3 的选择采用等吸收比法，使 $A_{\lambda 2} = A_{\lambda 3} = 6/7 A_{\lambda 1}$，3 个波长分别是 310 nm、325 nm、334 nm。

（3）测定方法。

1）直接测定法。若维生素 A 醋酸酯中干扰测定的杂质较少时，可直接用溶剂溶解后测定：取供试品适量，精密称定，加环己烷溶解并定量稀释制成每 1 mL 中含 9～151 U 的溶液，照紫外 – 可见分光光度法，分别在 300 nm、316 nm、328 nm、340 nm、360 nm 5 个波长处测其吸光度，计算各吸光度与波长 328 nm 处吸光度的比值 A_i/A_{328}，并与表 10–2 中规定的理论值比较，视比较结果选择合适的吸光度值计算 $E_{1cm}^{1\%}$ 值。

表 10–2　　　　　　测定波长及各波长与 328 nm 波长处的吸光度理论比值

波长/nm	300	316	328	340	360
吸光度比值（A_i/A_{328}）	0.555	0.907	1.000	0.811	0.299

①如果吸收峰波长在 326～329 nm，且所测得的各波长处的吸光度比值均不超过表 10–2 中规定值的 ±0.02，可直接用 $A_{328(实测)}$ 计算 $E_{1cm}^{1\%}$。

②如果吸收峰波长在 326～329 nm，但所测得的各波长处的吸光度比值只要有一个超过表 10–2 中规定值的 ±0.02，则需先用式（10–1）计算出 328 mm 波长处的校正吸光度 $A_{328(校正)}$，再按表 10–3 中计算式计算后确定是否用 $A_{328(校正)}$ 计算 $E_{1cm}^{1\%}$。

$$A_{328(校正)} = 3.52(2A_{328} - A_{316} - A_{340}) \tag{10–1}$$

由式 $E_{1cm}^{1\%} = \dfrac{A_{328(实测)} \text{ 或 } A_{328(校正)}}{cl}$ 求得吸收系数后，再由式（10–2）计算 1 g 供试品中含有的维生素 A 醋酸酯的生物效价；最后由式（10–3）计算维生素 A 制剂相当于标示量的百分含量。

$$每 1 \text{ g 供试品中含维生素 A 的单位（IU/g）} = E_{1cm}^{1\%} \times 1\,900 \tag{10–2}$$

式中，1 900 为维生素 A 醋酸酯的效价换算因数。

$$标示量(\%) = 效价(IU/g) \times \frac{平均丸重}{标示量} \times 100\% \tag{10–3}$$

③如果吸收峰波长不在 326～329 nm，则改用皂化法测定。

表 10 – 3　　　　　　　　　　计算 $E_{1cm}^{1\%}$ 时 A_{328} 的选择

计算式（×100%）	数值	结论
$[A_{325(校正)} - A_{328(实测)}]/A_{328(实测)}$	$-3.0\% \sim +3.0\%$	用 $A_{328(实测)}$ 计算 $E_{1cm}^{1\%}$
	$-15\% \sim -3.0\%$	用 $A_{328(校正)}$ 计算 $E_{1cm}^{1\%}$
	$< -15\%$ 或 $> +3.0\%$	改用皂化法测定

2）皂化法。如果校正吸光度超出未校正吸光度的 – 15% ~ + 3.0% 的范围，或者吸收峰波长不在 326 ~ 329 nm，则供试品须经皂化提取除去干扰后再测定：精密称取供试品适量（约相当于维生素 A 总量 500 IU 以上，质量不多于 2 g），置皂化瓶中，加乙醇 30 mL 与50% 氢氧化钾溶液 3 mL，置水浴中煮沸回流 30 分钟；冷却后，自冷凝管顶端加水 10 mL 冲洗冷凝管内部管壁，将皂化液移至分液漏斗中（分液漏斗活塞涂以甘油淀粉润滑剂）；皂化瓶用水 60 ~ 100 mL 分数次洗涤，洗液并入分液漏斗中，用不含过氧化物的乙醚振摇提取 4次，每次振摇约 5 分钟；第一次 60 mL，以后各次 40 mL，合并乙醚液，用水洗涤数次，每次约 100 mL；洗涤应缓缓旋动，避免乳化，直至水层遇酚酞指示液不再显红色；乙醚液用铺有脱脂棉与无水硫酸钠的滤器滤过，滤器用乙醚洗涤，洗液与乙醚液合并，置 250 mL 量瓶中，用乙醚稀释至刻度，摇匀；精密量取适量，置蒸发皿内，微温挥去乙醚，迅速加异丙醇溶解并定量稀释制成每 1 mL 中含维生素 A 9 ~ 15 IU 的溶液，照紫外 – 可见分光光度法，在 300 nm、310 nm、325 nm 与 334 nm 4 个波长处测定吸光度，并测定吸收峰的波长。

①如果吸收峰的波长在 323 ~ 327 nm，且 300 nm 波长处的吸光度与 325 nm 波长处的吸光度的比值（A_{300}/A_{325}）不超过 0.73，则先按式（10 – 4）计算校正吸光度 $A_{325(校正)}$，再按表 10 – 4 中计算式计算后确定是否用 $A_{325(校正)}$ 计算 $E_{1cm}^{1\%}$。

$$A_{325(校正)} = 6.181\,5A_{325} - 2.555A_{310} - 4.260A_{334} \tag{10-4}$$

由式 $E_{1cm}^{1\%} = \dfrac{A_{325(实测)} \text{ 或 } A_{325(校正)}}{cl}$ 求得吸收系数后，再由式（10 – 5）计算 1 g 供试品中含有的维生素 A 醇的生物效价；最后同样由式（10 – 3）计算维生素 A 制剂相当于标示量的百分含量。

$$每 1 g 供试品中含维生素 A 的单位（IU/g）= E_{1cm}^{1\%} \times 1\,830 \tag{10-5}$$

式中，1 830 为维生素 A 醇的效价换算因子。

表 10 – 4　　　　　　　　　　计算 $E_{1cm}^{1\%}$ 时 A_{325} 的选择

计算式（×100%）	数值	结论
$[A_{325(校正)} - A_{325(实测)}]/A_{325(实测)}$	$-3.0\% \sim +3.0\%$	用 $A_{325(实测)}$ 计算 $E_{1cm}^{1\%}$
	$< -3.0\%$ 或 $> +3.0\%$	用 $A_{325(校正)}$ 计算 $E_{1cm}^{1\%}$

②如果吸收峰波长不在 323 ~ 327 mm，或 300 mm 波长处的吸光度与 325 mm 波长处的吸光度的比值（A_{300}/A_{325}）超过了 0.73，表示供试品中杂质含量过高，应采用色谱法将未皂化部分纯化后再进行测定。

示例 10 – 1：三点校正法测定维生素 A 软胶囊的含量。

精密称取供试品（规格：5 000 IU）装量差异项下的内容物 0.102 7 g（平均装量为 0.082 46 g），加环己烷溶解并定量转移至 50 mL 量瓶中，用环己烷稀释至刻度，摇匀，精密量取 5 mL，置另一 50 mL 量瓶中，用环己烷稀释至刻度，摇匀。以环己烷为空白，测得最大吸收波长为 328 nm，各波长处的吸光度分别为 0.354（300 nm）、0.561（316 nm）、0.628（328 nm）、0.523（340 nm）、0.216（360 nm）。试计算该软胶囊中维生素 A 标示百分含量。《中国药典》规定，每粒软胶囊含维生素 A 应为标示量的 90.0% ~ 120.0%。

解：该法为三点校正法中的直接测定法。

第 1 步：计算 A_i/A_{328}，并与规定值比较（见表 10 – 5）。

表 10 – 5　　　　　　　　不同波长处测得的吸光度比值与规定比值的比较

波长/nm	300	316	328	340	360
规定比值（A_i/A_{328}）	0.555	0.907	1.000	0.811	0.299
实际比值（A_i/A_{328}）	0.564	0.893	1.000	0.833	0.344
比值之差	+0.009	−0.014	0	+0.022	+0.045

其中比值 A_{340}/A_{328}，A_{360}/A_{328} 与规定比值之差均超过规定限度 ±0.02，应计算校正吸光度。

第 2 步：计算校正吸光度，并与实测值比较。

$$A_{328(校正)} = 3.52（2A_{328} - A_{316} - A_{340}）= 3.52（2 \times 0.628 - 0.561 - 0.523）= 0.605$$

$$\left[A_{328(校正)} - A_{328(实测)}\right] / A_{328(实测)} \times 100\% = -3.66\%$$

校正吸光度与实测值之偏差已超过实测值的 −3.0%，故应以 $A_{328(校正)}$ 计算含量。

第 3 步：计算维生素 A 软胶囊标示量的百分含量。

$$标示量（\%）= 效价（IU/g）\times \frac{平均丸重}{标示量} \times 100\%$$

$$= \frac{A_{328(校正)} \times D \times V \times 1\ 900 \times 平均丸重}{m_s \times 100 \times l \times 标示量} \times 100\%$$

$$= \frac{0.605 \times \dfrac{50 \times 50}{5} \times 1\ 900 \times 0.082\ 46}{0.102\ 7 \times 100 \times 5\ 000} \times 100\%$$

$$= 92.3\%$$

结论：供试品含量符合规定。

2. 高效液相色谱法

《中国药典》中收载的维生素 AD 软胶囊和维生素 AD 滴剂中维生素 A 的测定用此法。

（1）色谱条件与系统适用性试验。用硅胶为填充剂，以环己烷 – 异丙醇（997∶3）为流动相，检测波长为 325 nm。取系统适用性试验溶液 10 μL 注入液相色谱仪，维生素 A 醋酸酯峰与其顺式异构体峰的分离度应大于 3.0。精密量取对照品溶液 10 μL，注入液相色谱仪，连续进样 5 次，主成分峰面积的相对标准偏差不得过 3.0%。

（2）系统适用性试验溶液的制备。取维生素 A 对照品适量（约相当于维生素 A 醋酸酯

300 mg），置烧杯中，加入碘试液 0.2 mL，混匀，放置约 10 分钟，定量转移至 200 mL 量瓶中，用环己烷稀释至刻度，摇匀，精密量取 1 mL，置于 100 mL 量瓶中，用环己烷稀释至刻度，摇匀。

（3）测定方法。精密称取供试品适量（约相当于 15 mg 维生素 A 醋酸酯），置 100 mL 量瓶中，用正己烷稀释至刻度，摇匀，精密量取 5 mL，置于 50 mL 量瓶中，用环己烷稀释至刻度，摇匀，作为供试品溶液。另精密称取维生素 A 对照品适量，同法制成对照品溶液。精密量取供试品溶液与对照品溶液各 10 μL，分别注入液相色谱仪，记录色谱图，按外标法以峰面积计算，应符合规定。

§10-2 维生素 B₁ 分析检验

 学习目标

1. 掌握维生素 B_1 的鉴别试验、主要特殊杂质检查方法与原理。
2. 熟悉维生素 B_1 的结构特征及主要性质，理解其与分析检验方法的关系。
3. 了解维生素 B_1 的含量测定原理和方法。

维生素 B_1 又称盐酸硫胺，具有保护神经系统、维持糖代谢、促进肠胃蠕动等作用，主要用于治疗脚气病、多发性神经炎和胃肠道疾病。天然的维生素 B_1 广泛存在于米糠、麦麸、酵母、花生、黄豆以及绿色蔬菜和牛乳、蛋黄中，药用的维生素 B_1 主要来源于人工合成。

《中国药典》收载有维生素 B_1 原料药及其片剂和注射液。

一、结构与性质

1. 化学结构

维生素 B_1 是由氨基嘧啶环和噻唑环通过亚甲基连接而成的季铵化合物，噻唑环上季铵及嘧啶环上氨基均为碱性基团，药物为它们的盐酸盐。结构式如下。

$$H_3C \quad N \quad NH_2 \quad S \quad OH$$
$$N \quad N^+ \quad CH_3 \quad Cl^-, HCl$$

维生素 B_1

2. 理化性质

（1）性状。维生素 B_1 为白色结晶或结晶性粉末；有微弱的特臭，味苦，有引湿性，干燥品在空气中能迅速吸收约 4% 的水分；本品易溶于水，微溶于乙醇，不溶于乙醚。其水溶液显酸性。

（2）稳定性。维生素 B_1 在酸性溶液中稳定，在碱性溶液中不稳定，易被氧化和受热破坏。其氧化产物硫色素溶于正丁醇显蓝色荧光，是维生素 B_1 的专属性鉴别反应。

（3）与生物碱沉淀试剂的反应。维生素 B_1 结构中的两个杂环可与生物碱沉淀试剂硅钨酸、碘化汞钾等反应生成沉淀。

（4）紫外特征吸收。维生素 B_1 由于含有共轭体系，对紫外光有吸收，其浓度约为 12.5 $\mu g/$ mL 的盐酸溶液（9→1 000）在 246 mm 波长处有最大吸收，吸收系数 $E_{1cm}^{1\%}$ 为 406~436。

二、鉴别试验

《中国药典》收载的维生素 B_1 鉴别方法有硫色素反应、氯化物反应和红外分光光度法 3 种。

1. 硫色素反应

（1）鉴别方法。取供试品约 5 mg，加氢氧化钠试液 2.5 mL 溶解后，加铁氰化钾试液 0.5 mL 与正丁醇 5 mL，强力振摇 2 分钟，放置使分层，上面的醇层显强烈的蓝色荧光。加酸使成酸性，荧光即消失。再加碱使成碱性，荧光又显出。

（2）原理。维生素 B_1 结构中的噻唑环在碱性介质中可开环，与嘧啶环上的氨基环合，被铁氰化钾氧化成硫色素。硫色素溶于正丁醇或异丁醇中，显蓝色荧光。反应式如下。

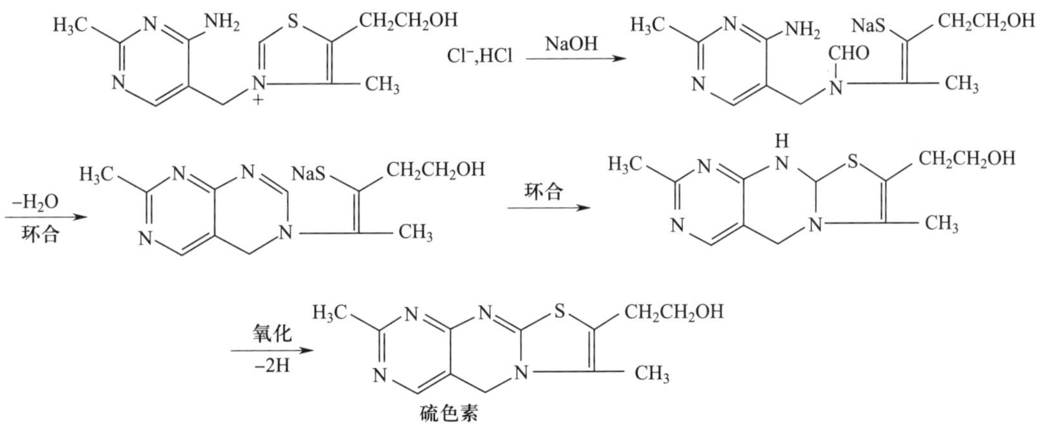

2. 氯化物反应

维生素 B_1 的水溶液显氯化物的鉴别反应。《中国药典》用该法对维生素 B_1 及其制剂进行鉴别。

鉴别方法：取供试品溶液，加氨试液使成碱性，将析出的沉淀滤过除去；取滤液适量，加稀硝酸使成酸性后，滴加硝酸银试液，即生成白色凝乳状沉淀；分离，沉淀加氨试液即溶解，再加稀硝酸酸化后，沉淀复生成。

3. 红外分光光度法

《中国药典》中维生素 B_1 原料药用该法鉴别。

鉴别方法：取本品适量，加水溶解，水浴蒸干，在 105 ℃干燥 2 小时测定，其红外光吸收图谱应与对照图谱（光谱集 1205 图）一致。

三、杂质检查

维生素 B_1 的检查项目较多，有酸度、溶液的澄清度与颜色、硫酸盐、硝酸盐、有关物质、干燥失重、炽灼残渣、铁盐、重金属、总氯量，共计 10 项。其中硝酸盐、有关物质和总氯量的检查方法如下。

1. 硝酸盐

维生素 B_1 在合成工艺中使用了硝酸盐，故需用靛胭脂法检查其限量。

检查方法：取本品 1.0 g，加水溶解并稀释至 100 mL，取 1.0 mL，加水 4.0 mL 与 10% 氯化钠溶液 0.5 mL，摇匀，精密加稀靛胭脂试液（取靛胭脂试液，加等量的水稀释。临用前，量取本液 1.0 mL，用水稀释至 50 mL，照紫外－可见分光光度法，在 610 mm 的波长处测定，吸光度应为 0.3～0.4）1 mL，摇匀，沿管壁缓缓加硫酸 5.0 mL，立即缓缓振摇 1 分钟，放置 10 分钟，与标准硝酸钾溶液（精密称取在 105 ℃ 干燥至恒重的硝酸钾 81.5 mg，置 50 mL 量瓶中，加水溶解并稀释至刻度，摇匀，精密量取 5 mL，置 100 mL 量瓶中，用水稀释至刻度，摇匀。每 1 mL 相当于 50 μg 的 NO_3）0.50 mL 用同法制成的对照液比较，不得更浅（0.25%）。

2. 有关物质

色谱条件与系统适用性试验：用十八烷基硅烷键合硅胶为填充剂；以甲醇－乙腈－0.02 mol/L 庚烷磺酸钠溶液（含 1% 三乙胺，用磷酸调节 pH 值至 5.5）（9∶9∶82）为流动相，检测波长为 254 nm，理论板数按维生素 B_1 峰计算不低于 2 000，维生素 B_1 峰与相邻峰的分离度应符合要求。

检查方法：取本品，精密称定，用流动相溶解并稀释制成每 1 mL 中约含维生素 B_1 1 mg 的溶液，作为供试品溶液；精密量取 1 mL，置 100 mL 量瓶中，加流动相稀释至刻度，摇匀，作为对照溶液。精密量取供试品溶液与对照溶液各 20 μL，分别注入液相色谱仪，记录色谱图至主峰保留时间的 3 倍。供试品溶液色谱图中如有杂质峰，各杂质峰面积的和不得大于对照溶液主峰面积 0.5 倍（0.5%）。

3. 总氯量

取本品约 0.2 g，精密称定，加水 20 mL 溶解后，加稀醋酸 2 mL 与溴酚蓝指示液 8～10 滴，用硝酸银滴定液（0.1 mol/L）滴定至显蓝紫色。每 1 mL 硝酸银滴定液（0.1 mol/L）相当于 3.54 mg 的氯（Cl）。按干燥品计算，含总氯量应为 20.6%～21.2%。

四、含量测定

维生素 B_1 及其制剂常用的含量测定方法有非水溶液滴定法、紫外－可见分光光度法和硫色素荧光法等。《中国药典》用非水溶液滴定法测定维生素 B_1 原料药的含量，用紫外－可见分光光度法测定维生素 B_1 制剂的含量。

1. 非水溶液滴定法

此法操作简便、结果准确，各国药典广泛用作原料药的含量测定。

（1）原理。维生素 B_1 为有机碱盐酸盐，分子结构中含有两个碱性基团，即嘧啶环上的氨基和噻唑环上的季铵基团，在非水溶液中均可与高氯酸定量反应，所以维生素 B_1 与高氯酸反应的摩尔比为 1:2。以电位滴定法指示终点，根据消耗高氯酸滴定液的体积计算维生素 B_1 的含量。

（2）测定方法。取本品约 0.12 g，精密称定，加冰醋酸 20 mL，微热使溶解，放冷，加醋酐 30 mL，照电位滴定法，用高氯酸滴定液（0.1 mol/L）滴定，并将滴定的结果用空白试验校正。每 1 mL 高氯酸滴定液（0.1 mol/L）相当于 16.86 mg 的 $C_{12}H_{17}ClN_4OS \cdot HCl$（相对分子质量 337.27）。

（3）计算。按式（10-6）计算维生素 B_1 含量。

$$含量(\%) = \frac{T \times (V - V_0) \times F \times 10^{-3}}{m_s \times (1 - 干燥失重)} \times 100\% \qquad (10-6)$$

式中，V 和 V_0 分别为样品测定和空白试验消耗高氯酸滴定液的体积，mL；T 为滴定度，mg/mL；F 为浓度校正因子；m_s 为称样量，g。

2. 紫外 - 可见分光光度法

（1）原理。维生素 B_1 分子结构中具有共轭双键，在紫外光区有吸收。在 pH = 2 的溶液中，于 246 nm 波长处有最大吸收，测其吸光度即可计算含量。

（2）测定方法。取维生素 B_1 片 20 片，精密称定，研细，精密称取适量（约相当于维生素 B_1 25 mg），置 100 mL 量瓶中，加盐酸溶液（9→1 000）约 70 mL，振摇 15 分钟使维生素 B_1 溶解，用上述溶剂稀释至刻度，摇匀，用干燥滤纸滤过，精密量取续滤液 5 mL，置另一 100 mL 量瓶中，再加上述溶剂稀释至刻度，摇匀，照紫外 - 可见分光光度法，在 246 nm 波长处测定吸光度，按 $C_{12}H_{17}ClN_4OS \cdot HCl$ 的吸收系数（$E_{1cm}^{1\%}$）为 421 计算，即得，见式（10-7）。《中国药典》规定，维生素 B_1 片的含量应为标示量的 90.0% ~ 110.0%。

$$标示量(\%) = \frac{A \times 1\% \times V \times D \times 平均片重}{E_{1cm}^{1\%} \times m_s \times 标示量} \times 100\% \qquad (10-7)$$

式中，A 为供试品溶液的吸光度；$E_{1cm}^{1\%}$ 为供试品的百分吸收系数；V 为供试品初次配制的体积，mL；D 为供试品的稀释倍数；m_s 为维生素 B_1 片粉的称样量，g。

【知识链接】

维生素 B_1 含量测定方法的改进

某一药物的含量测定方法是随着通用测定技术的提高而不断改进的。硅钨酸重量法曾经是测定维生素 B_1 的经典方法，其结果准确、稳定、但操作烦琐、费时。《中国药典》从 1995 年版起，维生素 B_1 原料药含量改用非水溶液滴定法，片剂和注射剂采用紫外 - 可见分光光度法。最初用非水滴定法测定维生素 B_1 原料药含量时，以喹哪啶红 - 亚甲蓝混合液为指示剂，用高氯酸滴至溶液显天蓝色，并 30 秒不褪色为终点。用此法测定时，滴定前需加醋酸汞的冰醋酸溶液，使之与盐酸生成不解离的氯化汞以消除盐酸对测定的干扰。但醋酸汞对环境有污染，为减少环境污染，《中国药典》从 2010 年版起，参照《英国药典》，指示终点的方法改为现在的电位滴定法。

§10 – 3　维生素 C 分析检验

学习目标

1. 掌握维生素 C 的鉴别试验、主要特殊杂质检查方法与原理。

2. 熟悉维生素 C 的结构特征及主要性质，理解其与分析检验方法的关系。

3. 了解维生素 C 的含量测定原理和方法。

维生素 C 又称作 L – 抗坏血酸，广泛存在于新鲜的水果、蔬菜中，特别在柑橘、猕猴桃、枣、辣椒、苦瓜、西红柿中含量尤其丰富。人体严重缺乏时可引起坏血病，表现为齿龈肿胀、出血，皮下瘀点，关节及肌肉疼痛等。

《中国药典》收载的品种有维生素 C（原料、片剂、泡腾片、泡腾颗粒、颗粒、注射液）、维生素 C 钠和维生素 C 钙。

一、结构与性质

1. 化学结构

维生素 C 在化学结构上和糖类十分相似，有 2 个手性碳原子，4 个光学异构体，其中以 L – 构型右旋体的生物活性最强，《中国药典》及美、英、日等国家药典收载的均为 L（+）– 抗坏血酸。结构式如下。

2. 理化性质

维生素 C 分子结构中具有与羰基共轭的烯二醇结构及五元内酯环，使其性质极为活泼。

（1）性状。维生素 C 为白色结晶或结晶性粉末；无臭，味酸；久置色渐变微黄；本品在水中易溶，水溶液呈酸性，在乙醇中略溶，在三氯甲烷或乙醚中不溶。

（2）旋光性。维生素 C 分子结构中有 4 个光学异构体，其中 L（+）– 抗坏血酸活性最强。含本品为 0.10 g/ mL 的水溶液，比旋度为 +20.5° ~ +21.5°。

（3）酸性。维生素 C 结构中具有烯二醇基，具有酸性。其中 C_3—OH 由于受共轭效应的影响，酸性较强（$pK_1 = 4.17$）；C_2—OH 与羰基形成分子内氢键而酸性极弱（$pK_2 = 11.57$），故维生素 C 一般表现为一元酸，可与碳酸氢钠作用生成钠盐。

（4）还原性。维生素 C 分子结构中的烯二醇基具有极强的还原性，易被氧化为具有二酮基结构的去氢维生素 C，加氢又可还原为维生素 C。在碱性溶液或强酸性溶液中，去氢维生素 C 可进一步水解生成二酮古洛糖酸而失去活性。此性质常用于鉴别和含量测定。

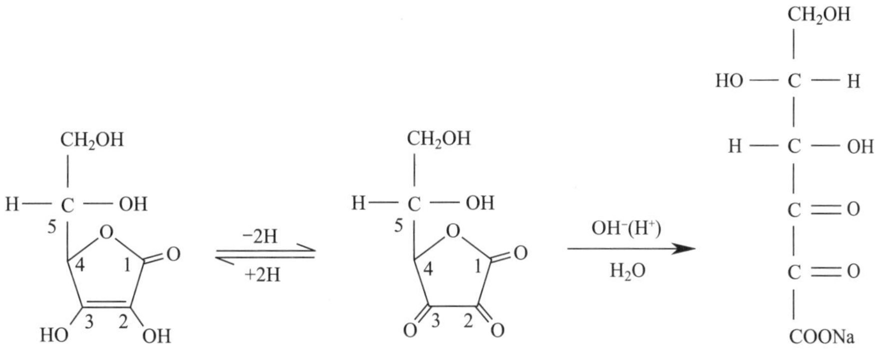

L-抗坏血酸　　　　　　　L-去氢抗坏血酸　　　　　　L-二酮古洛糖酸
（有生物活性）　　　　　　（有生物活性）　　　　　　（无生物活性）

（5）糖类的性质。维生素 C 的化学结构与糖类似，具有糖的性质和反应。

（6）紫外吸收特性。由于维生素 C 分子结构中具有共轭双键，其稀盐酸溶液在 243 nm 波长处有最大吸收，在中性或碱性条件下，则最大吸收波长红移至 265 nm 处。

二、鉴别试验

《中国药典》收载的维生素 C 原料药及各种制剂的鉴别方法有多种，分别介绍如下。

1. 与硝酸银试液反应

《中国药典》采用该方法鉴别维生素 C 原料药及除注射剂外的其他制剂。

（1）方法。取供试品 0.2 g，加水 10 mL 溶解后，取该溶液 5 mL，加硝酸银试液 0.5 mL，即生成银的黑色沉淀。

（2）原理。维生素 C 结构中烯二醇基具有较强的还原性，可被硝酸银氧化为去氢抗坏血酸，同时产生黑色的单质银沉淀。反应式如下：

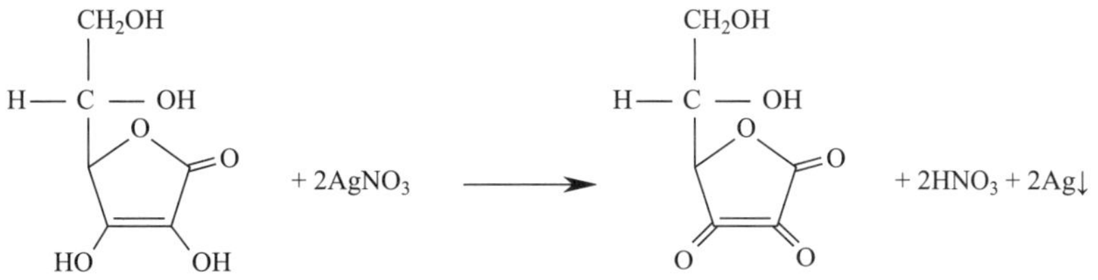

2. 与 2,6 – 二氯靛酚钠试液反应

《中国药典》采用该方法鉴别维生素 C 原料药、除注射剂外的其他制剂及维生素 C 钙。

（1）方法。取供试品 0.2 g，加水 10 mL 溶解后，取溶液 5 mL，加 2,6 - 二氯靛酚钠试液 1~2 滴，试液的颜色即消失。

（2）原理。2,6 - 二氯靛酚钠为一具有氧化性的染料，其氧化型在酸性介质中为玫瑰红色，在碱性介质中为蓝色，当与维生素 C 作用后生成还原型的无色酚亚胺，颜色消失。反应式如下：

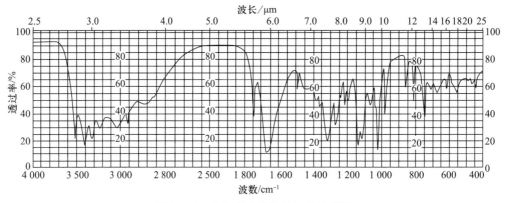

3. 红外分光光度法

《中国药典》采用红外分光光度法鉴别维生素 C 原料药和维生素 C 钠、维生素 C 钙。它们的红外吸收图谱应分别与各自的对照图谱一致。维生素 C 的主要特征峰如图 10 - 2 所示。

图 10 - 2　维生素 C 的红外吸收光谱图

4. 与亚甲蓝乙醇溶液反应

《中国药典》从 2010 年版起新增此方法鉴别维生素 C 注射液。

（1）方法。取维生素 C 注射液，用水稀释制成 1 mL 中含维生素 C 10 mg 的溶液，取 4 mL，加 0.1 mol/L 的盐酸溶液 4 mL，混匀，加 0.05% 亚甲蓝乙醇溶液 4 滴，置 40 ℃ 水浴中加热，3 分钟内溶液应由深蓝色变为浅蓝色或完全褪色。

（2）原理。维生素 C 具有还原性，可还原亚甲蓝，使深蓝色的亚甲蓝褪色。

5. 与碱性酒石酸酮试液反应

《中国药典》采用该方法鉴别维生素 C 钠。

（1）方法。取维生素 C 钠水溶液（1→50）4 mL，加 0.1 mol/L 盐酸溶液 1 mL，加碱性酒石酸铜试液数滴，加热，生成红色沉淀。

（2）原理。维生素 C 与碱性酒石酸铜共热，可将 Cu^{2+} 还原生成红色氧化亚铜沉淀。

6. 薄层色谱法

《中国药典》从 2010 年版起新增了用薄层色谱法鉴别维生素 C 所有制剂。

鉴别方法：以维生素 C 片为例。取本品细粉适量（约相当于维生素 C 10 mg），加水 10 mL，振摇使维生素 C 溶解，过滤，取滤液作为供试品溶液；另取维生素 C 对照品，加水溶解并稀释制成 1 mL 中约含 1 mg 的溶液，作为对照品溶液。照薄层色谱法试验，吸取上述两种溶液各 2 μL，分别点于同一硅胶 GF_{254} 薄层板上，以乙酸乙酯－乙醇－水（5:4:1）为展开剂，展开，晾干，立即（1 小时内）置紫外光灯（254 nm）下检视。供试品溶液所显主斑点的位置和颜色应与对照品溶液的主斑点相同。

三、杂质检查

维生素 C 检查项目包括溶液的澄清度与颜色、草酸、炽灼残渣、铁、铜、重金属和细菌内毒素等。

1. 溶液的澄清度与颜色

维生素 C 的水溶液在高于或低于 pH 5~6 时，受外界因素如空气中的氧、紫外线和温度等影响，分子中的内酯环可发生水解，进一步发生脱羧，生成糠醛并发生聚合而呈现颜色，因此在贮藏期间易变色，且随贮藏时间的延长而逐渐加深，所生成的有色杂质在 420 nm（原料和注射液）或 440 nm（片剂）处有紫外吸收，而维生素 C 在此波长处无吸收，因此《中国药典》通过测定吸光度的方法控制维生素 C 原料和注射液、片剂中的有色杂质限量。

检查方法：取本品 3.0 g，加水 15 mL，振摇使溶解，溶液应澄清无色，如显色，将溶液经 4 号垂熔玻璃漏斗滤过，取滤液，照紫外－可见分光光度法，在 420 nm 的波长处测定吸光度，不得过 0.03。

2. 草酸

草酸与钙等金属离子作用易产生沉淀，所以《中国药典》从 2010 年版起对维生素 C 原料、注射液和维生素 C 钠中的草酸进行检查和控制。

检查方法：以原料为例。取本品 0.25 g，加水 4.5 mL，振摇使维生素 C 溶解，加氢氧化钠试液 0.5 mL、稀醋酸 1 mL 与氯化钙试液 0.5 mL，摇匀，放置 1 小时，作为供试品溶液；另精密称取草酸 75 mg，置 500 mL 量瓶中，加水溶解并稀释至刻度，摇匀，精密量取 5 mL，加稀醋酸 1 mL 与氯化钙试液 0.5 mL，摇匀，放置 1 小时，作为对照溶液。供试品溶液产生的浑浊不得浓于对照溶液（0.3%）。

3. 铁盐和铜盐的检查

由于微量的铁盐和铜盐会加速维生素 C 的氧化、分解，《中国药典》采用原子吸收分光光度法检查维生素 C 原料药中铁和铜。该法能完全消除仪器因素以外的干扰，因而准确度高，对于待测元素含量低的试样尤为适宜。

（1）铁的检查方法。取本品 5.0 g 两份，分别置 25 mL 的量瓶中，一份中加 0.1 mol/L 硝酸溶液溶解并稀释至刻度，摇匀，作为供试品溶液（B）；另一份中加标准铁溶液（精密称取硫酸铁铵 863 mg，置 1 000 mL 量瓶中，加 1 mol/L 硫酸溶液 25 mL，用水稀释至刻度，摇匀，精密量取 10 mL，置 100 mL 量瓶中，用水稀释至刻度，摇匀）1.0 mL，加 0.1 mol/L 硝酸溶液溶解并稀释至刻度，摇匀，作为对照溶液（A）。照原子吸收分光光度法，在 248.3 nm 的波长处分别测定，应符合规定。

（2）铜的检查方法。取本品 2.0 g 两份，分别置 25 mL 量瓶中，一份中加 0.1 mol/L 硝酸溶液溶解并稀释至刻度，摇匀，作为供试品溶液（B）；另一份中加标准铜溶液（精密称取硫酸铜 393 mg，置 1 000 mL 量瓶中，加水溶解并稀释至刻度，摇匀，精密量取 10 mL，置 100 mL 量瓶中，加水稀释至刻度，摇匀）1.0 mL，加 0.1 mol/L 硝酸溶液溶解并稀释至刻度，摇匀，作为对照溶液（A）。照原子吸收分光光度法，在 324.8 nm 波长处分别测定，应符合规定。

四、含量测定

维生素 C 的含量测定大多是基于其具有较强的还原性，可被不同氧化剂定量氧化进行的。如碘量法、2,6 - 二氯靛酚法等，因简便快速、结果准确，被各国药典所采用。为适用于复方制剂和体液中微量维生素 C 的测定，又相继发展了紫外 - 可见分光光度法和高效液相色谱法等，而最常用的方法仍为碘量法。《中国药典》历版都用碘量法测定维生素 C 原料药及其各种制剂的含量。下面介绍碘量法和 2,6 - 二氯靛酚法在此类药物含量测定中的应用。

1. 碘量法

（1）基本原理。维生素 C 结构中的烯二醇基具有较强的还原性，在稀醋酸溶液中可被碘定量氧化，以淀粉为指示剂，终点时溶液显蓝色。根据消耗的碘滴定液体积可计算出维生素 C 的含量。反应式为：

（2）测定方法。

1）维生素 C 原料药。取本品约 0.2 g，精密称定，加新沸过的冷水 100 mL 与稀醋酸 10 mL 使溶解，加淀粉指示液 1 mL，立即用碘滴定液（0.05 mol/L）滴定，至溶液显蓝色并在 30 秒内不褪。每 1 mL 碘滴定液（0.05 mol/L）相当于 8.806 mg 的 $C_6H_8O_6$。

2）维生素 C 片与注射液。采用碘量法测定维生素 C 制剂时，为了消除制剂中辅料对测定的干扰，滴定前要做些必要的处理。如片剂溶解后应滤过，取续滤液测定；注射液测定时要先加 2 mL 丙酮作掩蔽剂，以消除注射液中抗氧剂焦亚硫酸钠或亚硫酸氢钠对测定的影响。

维生素 C 注射液的测定方法：精密量取本品适量（约相当于维生素 C 0.2 g），加水 15 mL 与丙酮 2 mL，摇匀，放置 5 分钟，加稀醋酸 4 mL 与淀粉指示液 1 mL，用碘滴定液

（0.05 mol/L）滴定，至溶液显蓝色并持续 30 秒不褪。每 1 mL 碘滴定液（0.05 mol/L）相当于 8.806 mg 的 $C_6H_8O_6$。

（3）含量计算。见式（10 - 8）和式（10 - 9）。

1）原料药　　　　　含量(%) $= \dfrac{TVF}{m_s \times 1\,000} \times 100\%$ （10 - 8）

2）注射液　　　标示量(%) $= \dfrac{TVF}{V_S \times 标示量(g/mL) \times 1\,000} \times 100\%$ （10 - 9）

式中，V 为消耗碘滴定液的体积，mL；T 为滴定度，mg/mL；F 为碘滴定液的浓度校正因子；m_s 为供试品的取样量，g；V_S 为维生素 C 注射液的取样体积，mL。

注意：①由于维生素 C 在酸性介质中受空气中氧的氧化速度稍慢，所以应加稀醋酸 10 mL（维生素 C 钠应加入硫酸），但加酸后仍需立即滴定，以减少空气中氧的干扰。②溶解供试品时需用新沸过的冷水，以减少水中溶解的氧对滴定的影响。③焦亚硫酸钠易水解生成亚硫酸氢钠，亚硫酸氢钠可与丙酮发生加成反应，生成没有还原性的加成产物，不再干扰滴定。

2. 2,6 - 二氯靛酚滴定法

（1）基本原理。维生素 C 的强还原性可使 2,6 - 二氯靛酚还原而褪色。滴定时，2,6 - 二氯靛酚与维生素 C 在酸性溶液中定量发生氧化还原反应，终点前溶液为无色，终点时 2,6 - 二氯靛酚过量一滴即可使溶液显玫瑰红色，无需另加指示剂指示终点。

（2）测定方法。精密量取本品适量（约相当于维生素 C 50 mg，如有必要，先用水稀释），置 100 mL 量瓶中，加偏磷酸 - 醋酸试液 20 mL，用水稀释至刻度，摇匀。精密量取稀释液适量（约相当于维生素 C 2 mg）置 50 mL 锥形瓶中，加偏磷酸 - 醋酸试液 5 mL，用 2,6 - 二氯靛酚滴定液滴定至溶液显玫瑰红色，并持续 5 秒不褪。另取偏磷酸 - 醋酸试液 5.5 mL，加水 15 mL，用 2,6 - 二氯靛酚滴定液滴定，作为空白试验校正。

注意：①该法并非维生素 C 的专属反应，其他还原性物质对测定也有干扰，但维生素 C 较干扰物质的氧化速度快，故应快速滴定以减少干扰物质的影响，同时也减少了滴定过程中维生素 C 被空气氧化破坏。②2,6 - 二氯靛酚滴定液贮存时易缓慢分解，故需经常标定，贮存期不宜超过 1 周。③该法多用于含维生素 C 的制剂及食品中维生素 C 的分析。

§10 - 4　维生素 D 分析检验

 学习目标

1. 掌握维生素 D 的鉴别试验、主要特殊杂质检查方法与原理。

2. 熟悉维生素 D 的结构特征及主要性质，理解其与分析检验方法的关系。

3. 了解维生素 D 的含量测定原理和方法。

维生素 D 是一类抗佝偻病维生素的总称。目前已知的维生素 D 类物质有 10 种之多，都是固醇的衍生物。《中国药典》主要收载有维生素 D₂、维生素 D₃ 原料药，维生素 D₂ 软胶囊和注射液，维生素 D₃ 注射液。

一、结构与性质

1. 化学结构

维生素 D₂ 为 9,10 – 开环麦角甾 – 5,7,10（19），22 – 四烯 – 3β – 醇，又名骨化醇或麦角骨化醇。维生素 D₃ 为 9,10 – 开环胆甾 – 5,7,10（19）– 三烯 – 3β – 醇，又名胆骨化醇。两者的化学结构十分相似，其差别仅是维生素 D₂ 比维生素 D₃ 在侧链上多一个双键、C₂₄ 上多一个甲基。结构式如下。

维生素 D₂   维生素 D₃

2. 理化性质

（1）性状。维生素 D₂、维生素 D₃ 均为无色针状结晶或白色结晶性粉末；无臭，无味；遇光或空气均易变质。

（2）溶解性。维生素 D₂ 在三氯甲烷中极易溶解，在乙醇、丙酮或乙醚中易溶；维生素 D₃ 在乙醇、丙酮、三氯甲烷或乙醚中极易溶解；两者均在植物油中略溶，在水中不溶。

（3）不稳定性。维生素 D₂、维生素 D₃ 因含有多个烯键，性质极不稳定，遇光或空气及其他氧化剂均发生氧化而变质，使效价降低、毒性增强。本品对酸也不稳定。

（4）旋光性。维生素 D₂ 具有 6 个手性碳原子，而维生素 D₃ 有 5 个手性碳原子，两者均具有旋光性。

（5）显色反应。本品的三氯甲烷溶液加醋酐与硫酸，初显黄色，渐变红色，迅即变为紫色，最后变为绿色。本反应为固醇类化合物的共有反应。

（6）紫外吸收特性。本品加无水乙醇溶解并定量稀释制成每 1 mL 中约含 10 μg 的溶液，在 265 nm 波长处测定吸光度，维生素 D₂ 的吸收系数（$E_{1cm}^{1\%}$）为 460～490，维生素 D₃ 的吸收系数（$E_{1cm}^{1\%}$）为 465～495。

二、鉴别试验

1. 显色反应

（1）与醋酐 – 浓硫酸反应。取维生素 D₂ 或维生素 D₃ 约 0.5 mg，加三氯甲烷 5 mL 溶解后，加醋酐 0.3 mL 与硫酸 0.1 mL，振摇，维生素 D_2 初显黄色，渐变红色，迅即变为紫色，最后呈绿色；维生素 D_3 初显黄色，渐变红色，迅即变为紫、蓝绿色，最后变为绿色。

（2）与三氯化锑反应。取本品适量（约 1 000 IU），加 1,2 - 二氯乙烷 1 mL 溶解，加三氯化锑试液 4 mL，溶液即显橙红色，逐渐变为粉红色。

（3）其他显色反应。维生素 D 与三氯化铁反应呈橙黄色、与二氯丙醇和乙酰氯试剂反应显绿色，均可用于鉴别，但专属性不强。

2. 比旋度鉴别

取维生素 D_2 适量，精密称定，加无水乙醇溶解并定量稀释制成每 1 mL 中约含 40 mg 的溶液，依法测定，比旋度为 + 102.5° ~ + 107.5°；取维生素 D_3 适量，精密称定，加无水乙醇溶解并定量稀释制成每 1 mL 中约含 5 mg 的溶液，依法测定，比旋度为 + 105° ~ + 112°（两者均应于容器开启后的 30 分钟内取样，并在溶液配制后的 30 分钟内测定）。

3. 其他鉴别方法

维生素 D_2、维生素 D_3 可用薄层色谱法、高效液相色谱法和制备衍生物测熔点进行鉴别。此外，亦可通过其紫外、红外吸收光谱的吸收特征加以鉴别。

4. 维生素 D_2、维生素 D_3 的区别反应

取维生素 D 10 mg，溶于 96% 乙醇 10 mL 中，取此液 0.1 mL，加乙醇 1 mL 和 85% 硫酸 5 mL。维生素 D_2 显红色，在 570 mm 波长处有最大吸收；维生素 D_3 显黄色，在 495 nm 波长处有最大吸收。此反应也用于维生素 D_2 和维生素 D_3 的含量测定。

三、杂质检查

1. 麦角固醇的检查

《中国药典》规定维生素 D_2 检查麦角固醇，而对维生素 D_3 则未做要求。麦角固醇结构式如下。

麦角固醇

维生素 D_2 中麦角固醇的检查：取本品 10 mg，加 90% 乙醇 2 mL 溶解后，加洋地黄皂苷溶液（取洋地黄皂苷 20 mg，加 90% 乙醇 2 mL，加热溶解制成）2 mL，混合，放置 18 小时，不得发生浑浊或沉淀。

2. 前维生素 D 光照产物的检查

D 族维生素都是固醇的衍生物，只是侧链有所不同。维生素 D_2、维生素 D_3 分别从各自的 5,7 - 二烯固醇前体 7 - 脱氢胆固醇和麦角固醇经光照而得。维生素 D_3 在皮肤上从 7 - 脱

氢胆固醇光照合成。反应式如下。

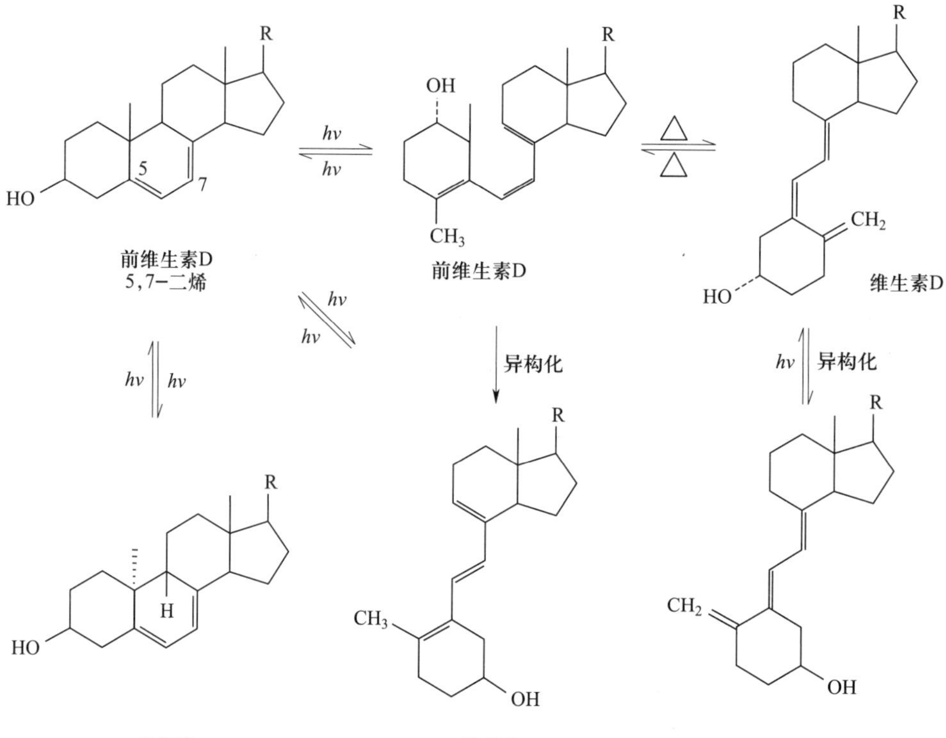

前维生素D
5,7-二烯

前维生素D

维生素D

光甾醇

速甾醇

5,6-反式维生素D

3. 有关物质检查

《中国药典》采用高效液相色谱法检查维生素 D_2 和维生素 D_3 的有关物质。

取本品约 25 mg，置 100 mL 棕色量瓶中，加异辛烷 80 mL，避免加热，超声处理 1 分钟使完全溶解，放冷，用异辛烷稀释至刻度，摇匀，作为供试品溶液；精密量取 1 mL，置 100 mL 棕色量瓶中，用异辛烷稀释至刻度，摇匀，作为对照溶液。照含量测定项下的色谱条件，取对照溶液 100 μL 注入液相色谱仪，调节检测灵敏度，使主成分色谱峰的峰高约为满量程的 20%；再精密量取供试品溶液与对照溶液各 100 μL，分别注入液相色谱仪，记录色谱峰至维生素 D_2 峰保留时间的 2 倍。供试品溶液的色谱图中如有杂质峰，除前维生素 D_2 峰外，单个杂质峰面积不得大于对照溶液主峰面积的 0.5 倍（0.5%），各杂质峰面积的和不得大于对照溶液主峰面积（1.0%）。

四、含量测定

高效液相色谱法测定维生素 D，适用于测定维生素 D（包括维生素 D_2 和维生素 D_3）及其制剂、维生素 AD 制剂或鱼肝油中所含的维生素 D 及前维生素 D 经折算成维生素 D 的总量，以单位表示，每单位相当于维生素 D 0.025 μg。

《中国药典》采用高效液相色谱法测定，包括 4 种测定法，见《中国药典》（通则 0722）。无维生素 A 醇及其他杂质干扰的供试品可用第一法测定，否则应按第二法处理后测定；如果按第二法处理后前维生素 D 峰仍受杂质干扰，仅有维生素 D 峰可以分离时，则应按第三法测定。存在维生素 A 醇和其他成分干扰的供试品也可按第四法测定。测定应在半暗室中及避免氧化的情况下进行。

1. 第一法

对照品贮备溶液的制备：根据供试品中所含维生素 D 的成分，取相应的维生素 D_2 或维生素 D_3 对照品约 25 mg，精密称定，置 100 mL 棕色量瓶中，加异辛烷 80 mL，避免加热，超声处理 1 分钟使完全溶解，用异辛烷稀释至刻度，摇匀，充氮密塞，避光，0 ℃ 以下保存，作为贮备溶液（1）；精密量取 5 mL，置 50 mL 棕色量瓶中，用异辛烷稀释至刻度，摇匀，充氮密塞，避光，0 ℃ 以下保存，作为贮备溶液（2）。

测定维生素 D_2 时，应另取维生素 D_3 对照品 25 mg，同法制成维生素 D_3 对照品贮备溶液，供系统适用性试验用。

色谱条件与系统适用性试验：用硅胶为填充剂；以正己烷－正戊醇（997∶3）为流动相；检测波长为 254 nm。量取维生素 D_3 对照品贮备溶液（1）5 mL，置具塞玻璃容器中，通氮后密塞，置 90 ℃ 水浴中加热 1 小时，取出，迅速冷却，加正己烷 5 mL，摇匀，置 1 cm 具塞石英吸收池中，在 2 支 8 W 主波长分别为 254 nm 和 365 nm 的紫外光灯下，将石英吸收池斜放成 45° 并距灯管 5~6 cm，照射 5 分钟，使溶液中含有前维生素 D_3、反式维生素 D_3、维生素 D_3 和速甾醇 D_3；量取该溶液注入液相色谱仪，进样 5 次，记录峰面积，维生素 D_3 峰的相对标准偏差应不大于 2.0%；前维生素 D_3 峰（与维生素 D_3 相对保留时间约为 0.5）与反式维生素 D_3 峰（与维生素 D_3 相对保留时间约为 0.6）以及维生素 D_3 峰与速甾醇 D_3 峰（与维生素 D_3 相对保留时间约为 1.1）的分离度均应大于 1.00。

校正因子测定：精密量取对照品贮备溶液（1）或贮备溶液（2）5 mL，置 50 mL 量瓶中，用正己烷稀释至刻度，摇匀，作为校正因子 f_1 对照品溶液；取 10 μL 注入液相色谱仪，记录色谱图，计算维生素 D 的校正因子 f_1，见式（10-10）。

$$f_1 = \frac{c_1}{A_1} \qquad (10-10)$$

式中，c_1 为维生素 D 对照品溶液的质量浓度，μg/mL；A_1 为对照品溶液色谱图中维生素 D 峰的峰面积。

另精密量取对照品贮备溶液（1）或贮备溶液（2）5 mL，置 50 mL 量瓶中，加 2,6-二叔丁基对甲酚结晶 1 粒，通氮排除空气后，密塞，置 90 ℃ 水浴中加热 1.5 小时，取出，迅速冷却，用正己烷稀释至刻度，摇匀，作为校正因子 f_2 混合对照品溶液；取 10 μL 注入液相色谱仪，记录色谱图，计算前维生素 D 的校正因子 f_2，见式（10-11）。

$$f_2 = \frac{c_1 - f_1 A_1}{A_2} \qquad (10-11)$$

式中，c_1 为 f_1 测定项下维生素 D 对照品溶液的质量浓度，μg/mL；f_1 为维生素 D 的校正因子；A_1 为混合对照品溶液色谱图中维生素 D 峰的峰面积；A_2 为混合对照品溶液色谱图中前维生素 D 峰的峰面积。

测定法：取该品种项下制备的供试品溶液测定，按式（10-12）计算维生素 D 及前维生素 D 折算成维生素 D 的总量（c_i）。

$$c_i = f_1 A_{i1} + f_2 A_{i2} \tag{10-12}$$

式中，A_{i1} 为维生素 D 峰的峰面积；A_{i2} 为前维生素 D 峰的峰面积。

2. 第二法

校正因子测定：取第一法的对照品贮备溶液（2），照第一法校正因子测定项下所述操作，即得维生素 D 的校正因子 f_1 和前维生素 D 的校正因子 f_2，进样量为 100~200 μL。

供试品溶液 A 的制备：取供试品适量（相当于维生素 D 总量 600 单位以上，质量不超过 2.0 g），精密称定，置皂化瓶中，加乙醇 30 mL、维生素 C 0.2 g 与 50% 氢氧化钾溶液 3 mL（若供试量为 3 g，则加 50% 氢氧化钾溶液 4 mL），置水浴上加热回流 30 分钟，冷却后，自冷凝管顶端加水 10 mL 冲洗冷凝管内壁，将皂化液移至分液漏斗中，皂化瓶用水 60~100 mL 分数次洗涤，洗液并入分液漏斗中，用不含过氧化物的乙醚振摇提取 3 次，第一次 60 mL，以后每次 40 mL，合并乙醚液，用水洗涤数次，每次约 100 mL，洗涤时应缓缓旋动，避免乳化，直至水层遇酚酞指示液不再显红色，静置，分取乙醚提取液，加入干燥滤纸条少许振摇除去乙醚提取液中残留的水分，分液漏斗及滤纸条再用少量乙醚洗涤，洗液与提取液合并，置具塞圆底烧瓶中，在水浴上低温蒸发至约 5 mL，再用氮气流吹干，迅速精密加入甲醇 3 mL，密塞，超声处理助溶后，移入离心管中，离心，取上清液作为供试品溶液 A。

净化用色谱系统分离收集维生素 D 精密量取上述供试品溶液 A 500 μL，注入以十八烷基硅烷键合硅胶为填充剂的液相色谱柱，以甲醇-乙腈-水（50∶50∶2）为流动相进行分离，检测波长 254 nm，记录色谱图，维生素 D 与前维生素 D 应为重叠峰，并能与维生素 A 及其他杂质分开。准确收集含有维生素 D 及前维生素 D 混合物的全部流出液，置具塞圆底烧瓶中，用氮气流迅速吹干，精密加入正己烷溶液适量，使每 1 mL 中含维生素 D 50~140 单位，密塞，超声处理使溶解，即得供试品溶液 B。

测定法：取供试品溶液 B，照第一法进行含量测定，进样量为 100~200 μL。

3. 第三法

供试品溶液的制备：取该品种项下制备的供试品溶液 A，按上述第二法净化用色谱系统分离收集维生素 D 项下的方法处理，至"用氮气流迅速吹干"后，加入异辛烷 2 mL 溶解，通氮排除空气后，密塞，置 90 ℃ 水浴中，加热 1.5 小时后，立即通氮在 2 分钟内吹干，迅速精密加入正己烷 2 mL，溶解后，即得供试品溶液 C。

对照品溶液的制备：精密量取对照品贮备溶液（1）适量，加异辛烷定量稀释制成每 1 mL 中约含维生素 D 50 单位，精密量取 2 mL，置具塞圆底烧瓶中，照供试品溶液制备项下的方法，自"通氮排除空气后"起，依法操作，得对照品溶液。

测定法：照第一法项下的色谱条件，精密量取对照品溶液与供试品溶液 C 各 200 μL，注入液相色谱仪，记录色谱图，按外标法以峰面积计算维生素 D 的含量。

4. 第四法

校正因子测定：取第一法的对照品贮备溶液（1）制成的校正因子 f_1 对照品溶液和校正

因子 f_2 混合对照品溶液各 2 mL，分别置 100 mL 量瓶中，用正己烷稀释至刻度，摇匀，制成校正因子 f_1 对照品溶液（1）和校正因子 f_2 混合对照品溶液（1），取 100 μL 注入液相色谱仪，记录色谱图，按第一法项下的方法计算，即得校正因子 f_1 和校正因子 f_2。

供试品溶液制备：取供试品适量（相当于维生素 D 总量 500 单位），精密称定，置 25 mL 棕色量瓶中，加正己烷溶解并稀释至刻度，摇匀，作为供试品溶液。

色谱条件与系统适用性实验：检测波长 265 nm，柱温 40 ℃，流量为每分钟 0.5 mL。收集管为聚醚醚酮（peek）管，内径 0.076 2 cm（0.03 英寸），20 m，容积约 9 mL。

第一维液相色谱：以脲基键合硅胶为填充剂（Ureagroup，2.1 mm×150 mm，3 μm，或其功能类似填料的色谱柱）；以正己烷为流动相 A，以正己烷 - 正戊醇 - 异丙醇（98∶1∶1）为流动相 B，按表 10 - 6 程序进行梯度洗脱。

表 10 - 6　　　　梯度洗脱程序

时间/min	流动相 A/%	流动相 B/%
0	95	5
30	95	5
35	0	100
60	0	100
65	95	5
80	95	5

第二维液相色谱：以硅胶（3 mm×100 mm，1.8 μm）为填充剂；以正己烷 - 正戊醇 - 异丙醇（996∶2∶2）为流动相。取校正因子 f_2 混合对照品溶液（1）100 μL 注入第一维液相色谱仪，对前维生素 D 峰和维生素 D 峰进行定位。调节第一维液相色谱流动相 A 和流动相 B 的初始比例使维生素 D 主峰的保留时间约 25 分钟，第一维液相色谱中前维生素 D 切换时间设为保留时间的前后各约 1.5 分钟；第一维液相色谱中维生素 D 切换时间设为维生素 D 出峰开始时间前和出峰完毕时间后各约 1.5 分钟；取校正因子 f_2 混合对照品溶液和供试品溶液各 5 mL 混匀，作为系统适用性溶液；取 100 μL 注入液相色谱仪，第一维液相色谱系统中前维生素 D 峰与维生素 D 的分离度应不小于 5，理论板数按维生素 D 峰计算应不低于 2 300；第二维液相色谱系统中维生素 D 峰与相邻峰的分离度以及前维生素 D 峰和相邻峰的分离度均应符合规定。

测定法：取供试品溶液 100 μL，注入液相色谱仪，记录色谱图，按第一法的计算方法计算，即得。

§10 - 5　维生素 E 分析检验

 学习目标

1. 掌握维生素 E 的鉴别试验、主要特殊杂质检查方法与原理。

2. 熟悉维生素 E 的结构特征及主要性质，理解其与分析检验方法的关系。

3. 了解维生素 E 的含量测定原理和方法。

维生素 E 是 α-生育酚及其各种酯类的总称，有天然品与合成品之分。天然的维生素 E 广泛存在于动植物食品中，其中以麦胚油、玉米油、花生油、芝麻油、大豆油等植物油料中含量丰富。人体若缺乏维生素 E，会影响生育、免疫力下降、促使机体衰老等。

《中国药典》收载的维生素 E 是 α-生育酚的醋酸酯，有天然型和合成型两种，天然型维生素 E 为右旋的 α-生育酚醋酸酯，合成型维生素 E 是消旋的 α-生育酚醋酸酯，天然型和合成型维生素 E 的生物效价比为 1.4∶10；收载的维生素 E 制剂有片剂、软胶囊、注射液及粉剂。

一、结构与性质

1. 化学结构

维生素 E 具有苯并二氢吡喃的结构，根据苯环上 5 位和 7 位是否连有甲基又分为 α、β、γ 及 δ 等多种异构体，其中 α-异构体的生理活性最强。结构式（合成型）如下。

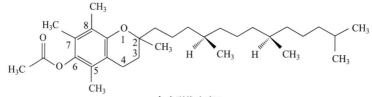

合成型维生素 E

2. 理化性质

（1）性状。维生素 E 为微黄色至黄色或黄绿色澄清的黏稠液体，几乎无臭；遇光色渐变深；天然型放置会固化，25 ℃左右熔化；在无水乙醇、丙酮、乙醚或植物油中易溶，在水中不溶。

（2）旋光性。天然维生素 E 结构中苯并二氢吡喃环上的第二位碳原子和侧链上两个碳原子为手性碳原子，具有旋光性。

（3）稳定性。生育酚的醋酸酯在酸性或碱性溶液中加热均可水解生成游离生育酚。游离生育酚对氧十分敏感，暴露于空气和日光中极易被氧化成醌型化合物而变色，故维生素 E 应避光密封保存。

（4）紫外吸收特性。维生素 E 结构中有苯环，故有紫外吸收，其无水乙醇液在 284 nm 的波长处有最大吸收，吸收系数 $E_{1cm}^{1\%}$ 为 41.0~45.0。

二、鉴别试验

《中国药典》用硝酸反应、气相色谱法和红外分光光度法鉴别维生素 E。

1. 硝酸反应

（1）方法。取本品约 30 mg，加无水乙醇 10 mL 溶解后，加硝酸 2 mL，摇匀，在 75 ℃

加热约15分钟，溶液显橙红色。

（2）原理。维生素E在酸性条件下先水解生成生育酚，生育酚进一步被硝酸氧化生成具有邻醌结构的生育红而显橙红色。该法简便、快速，呈色反应明显。反应式如下。

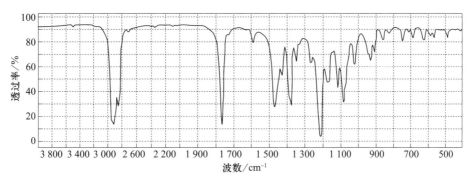

2. 气相色谱法

要求在含量测定项下记录的色谱图中，供试品溶液主峰的保留时间应与对照品溶液主峰的保留时间一致。

3. 红外分光光度法

维生素E原料药鉴别项下规定，该品的红外光吸收图谱应与对照的图谱（光谱集1206图）一致。主要特征峰如图10-3所示。

图10-3 维生素E的红外吸收光谱图

三、杂质检查

《中国药典》规定本品需检查"酸度""α-生育酚（天然型）""有关物质（合成型）"和"残留溶剂（天然型）"。

1. 酸度

维生素E可能残留合成时未能完全酯化或贮藏时水解产生的游离醋酸，可用酸碱滴定法进行检查。

检查方法：取乙醇与乙醚各15 mL，置锥形瓶中，加酚酞指示液0.5 mL，滴加氢氧化钠滴定液（0.1 mol/L）至微显粉红色，加本品1.0 g，溶解后，用氢氧化钠滴定液（0.1 mol/L）滴定，消耗的氢氧化钠滴定液（0.1 mol/L）不得过0.5 mL。

2. 生育酚（天然型）

生育酚具有较强的还原性，可以被多种氧化剂氧化，《中国药典》采用铈量法检查天然型维生素 E 中的生育酚，因维生素 E 的酚羟基被乙酰化，故对生育酚的检查无干扰。通过在规定条件下，限制硫酸铈滴定液（0.01 mol/L）消耗的体积来控制生育酚的限量不得过 2.15%。反应式如下。

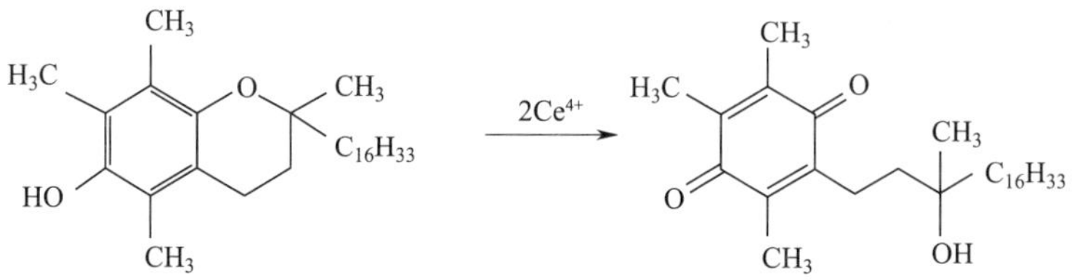

检查方法：取本品 0.10 g，加无水乙醇 5 mL 溶解后，加二苯胺试液 1 滴，用硫酸铈滴定液（0.01 mol/L）滴定，消耗的硫酸铈滴定液（0.01 mol/L）不得过 1.0 mL。每 1 mL 硫酸铈滴定液（0.01 mol/L）相当于 2.154 mg 的生育酚。

3. 有关物质（合成型）

《中国药典》采用气相色谱法检查合成型维生素 E 原料药及其制剂中的有关物质，其检查对象以生育酚为主。要求按含量测定项下的色谱条件，以自身稀释对照法控制杂质的限量。要求供试品溶液的色谱图中如有杂质峰，原料药、软胶囊和注射液中 α - 生育酚（相对保留时间约为 0.87）的峰面积不得大于对照溶液主峰面积（1.0%），其他单个杂质峰面积不得大于对照溶液主峰面积的 1.5 倍（1.5%），各杂质峰面积的和不得大于对照溶液主峰面积的 2.5 倍（2.5%）；片剂中 α - 生育酚的峰面积不得大于对照溶液主峰面积的 1.5 倍（1.5%），其他单个杂质峰面积不得大于对照溶液主峰面积的 1.5 倍（1.5%）、各杂质峰面积的和不得大于对照溶液主峰面积的 3.0 倍（3.0%）。

4. 残留溶剂（正己烷）

《中国药典》采用气相色谱法检查天然型维生素 E 中的残留溶剂，是为了控制生产过程中引入的环己烷杂质。以毛细管柱顶空进样等温法测定，正己烷的残留量应符合规定。

四、含量测定

维生素 E 的含量测定方法较多，主要是利用其水解产物生育酚的还原性，用各种不同的方法测定。如用硫酸铈标准液直接滴定；或将 Fe^{3+} 还原为 Fe^{2+} 后，再与不同试剂生成配位化合物比色测定；也可用硝酸氧化，与邻苯二胺缩合后用荧光分光光度法测定等。近年来，各国药典多采用气相色谱内标法，该法集分离与测定于一体，适合于多组分混合物的定性与定量分析，具有高度选择性，可分离维生素 E 及其异构体，选择性地测定维生素 E，简便、快速、专属性强。《中国药典》收载的维生素 E 原料药及其所有制剂的含量测定均采用气相色谱法内标法。

1. 色谱条件与系统适用性试验

以硅酮（OV - 17）为固定液，涂布浓度为 2% 的填充柱，或用 100% 二甲基聚硅氧烷为固定液的毛细管柱，柱温为 265 ℃。理论板数按维生素 E 峰计算不低于 500（填充柱）或 5 000（毛细管柱），维生素 E 峰与内标物质峰的分离度应符合要求。

2. 校正因子的测定

取正三十二烷适量，加环己烷溶解并稀释成每 1 mL 中含 1.0 mg 的溶液，作为内标溶液。另取维生素 E 对照品约 20 mg，精密称定，置棕色具塞瓶中，精密加内标溶液 10 mL，密塞，振摇使溶解，作为对照品溶液，取 1~3 μL 注入气相色谱仪，按式（10 - 13）计算校正因子。

$$校正因子(f) \ = \frac{A_S/c_S}{A_R/c_R} \tag{10 - 13}$$

式中，A_S 为对照品溶液中内标物的峰面积或峰高；A_R 为对照品溶液中维生素 E 的峰面积或峰高；c_S 为内标物质量浓度，mg/mL；c_R 为维生素 E 对照品的质量浓度，mg/mL。

3. 测定方法

取本品约 20 mg，精密称定，置棕色具塞锥形瓶中，精密加入内标溶液 10 mL，密塞，振摇使溶解，取 1~3 μL 注入气相色谱仪，测定，按式（10 - 14）和式（10 - 15）计算，即得。

$$c_X \ = f \times \frac{A_X}{A_S/c_S} \tag{10 - 14}$$

$$含量(\%) \ = \frac{c_X \times V}{m_S} \times 100\% \tag{10 - 15}$$

式中，c_X 为供试品溶液中维生素 E 的质量浓度，mg/mL；c_S 为内标物的质量浓度，mg/mL；A_X 为供试品溶液中维生素 E 的峰面积或峰高；A_S 为供试品溶液中内标物的峰面积或峰高；V 为供试品溶液的体积，mL；m_S 为供试品的取样量，mg。

实训十五　维生素 E 软胶囊的含量测定

一、实训目的

1. 掌握气相色谱法测定维生素 E 软胶囊含量的原理。

2. 熟悉气相色谱法的一般操作方法。

3. 了解气相色谱仪的保养维护及气相色谱法在药物分析中的应用。

4. 能及时正确记录实验数据，会结果计算和判断。

二、实训准备

1. 仪器

气相色谱仪、微量注射器、电子天平（感量为 0.01 mg）、量瓶（50 mL）、液管（1 mL、10 mL）、棕色具塞锥形瓶等。

2. 试剂与试药

正三十二烷（色谱纯）、正己烷（色谱纯）、维生素 E 对照品、维生素 E 软胶囊。

三、实训内容与步骤

1. 气相色谱仪的使用

（1）一般检查。

1）气相色谱仪属于国家规定需检定的计量仪器，应按规定定期进行检定，并符合规定。

2）仪器的各调节旋钮、按键和开关应功能正常，指示灯显示准确。管路无死体积连接，气路中无堵塞和漏气，在设定的检测器灵敏度条件下，基线噪声和漂移应能满足分析要求。

3）具体仪器在使用前应仔细阅读仪器说明书或操作规程。

（2）仪器操作一般步骤。

1）打开稳压电源。

2）打开氮气阀，打开净化器上的载气开关阀，然后检查是否漏气，保证气密性良好。

3）调节总流量为适当值（根据刻度的流量表测得）。

4）调节分流阀使分流流量为实验所需的流量（用皂膜流量计在气路系统面板上实际测量），柱流量即为总流量减去分流量。

5）打开空气、氢气开关阀，调节空气、氢气流量为适当值。

6）根据实验需要设置柱温、进样口温度和 FID 检测器温度。

7）打开计算机与工作站。

8）FID 检测器温度达到 150 ℃以上，按 FIRE 键点燃 FID 检测器火焰。

9）设置 FID 检测器灵敏度和输出信号衰减。

10）待所设参数达到设置，基线稳定后即可进样分析。

11）用微量注射器吸取液体试样，应先用少量试样洗涤多次，再慢慢抽入试样，并稍多于需要量。如内有气泡则将针头朝上，使气泡上升排出，再将过量的试样排出，用滤纸擦净针头外部。进样时，注射器针头全部插入进样口，迅速注入试样，完成后立即拔出注射器，整个动作应进行得稳当、连贯、迅速。

12）分析完毕，关掉恒温箱、进样器和检测器的加热器，使系统开始降温。再关掉氢气和空气。待温度降到 30 ℃以下，再关掉仪器开关，断开仪器电源，最后关掉氮气。

2. 维生素 E 软胶囊的含量测定

（1）色谱条件与系统适用性试验：以硅酮（OV－17）为固定液，涂布浓度为 2%的填充柱，或用 100%二甲基聚硅氧烷为固定液的毛细管柱；柱温 265 ℃。理论板数按维生素 E 峰计算不低于 500（填充柱）或 5 000（毛细管柱），维生素 E 峰与内标物质峰的分离度应符合要求。

（2）测定方法。

1）校正因子的测定：取正三十二烷适量，加环己烷溶解并稀释成每 1 mL 中含 1.0 mg

的溶液，作为内标溶液。另取维生素 E 对照品约 20 mg，精密称定，置棕色具塞瓶中，精密加内标溶液 10 mL，密塞，振摇使溶解，取 1~3 μL 注入气相色谱仪，计算校正因子。

2）测定法：取装量差异项下的内容物，混合均匀，取适量（约相当于维生素 E 20 mg），精密称定，置棕色具塞瓶中，精密加内标溶液 10 mL，密塞，振摇使溶解，取上清液 1~3 μL 注入气相色谱仪，测定，计算，即得。

（3）计算。

1）计算校正因子。

$$校正因子(f) = \frac{A_S \times c_R}{A_R \times c_S}$$

式中，A_S 为标准溶液中内标物的峰面积；A_R 为标准溶液中维生素 E 对照品的峰面积；c_S 为内标物质量浓度，mg/mL；c_R 为维生素 E 对照品的质量浓度，mg/mL。

2）计算供试品中维生素 E 的百分含量。

$$含量(\%) = \frac{f \times A_X \times c_S \times V}{A'_S \times m_S} \times 100\%$$

式中，A_X 为供试品溶液中维生素 E 的峰面积；c_S 为内标物质量浓度，mg/mL；V 为供试品溶液的体积，mL；A'_S 为供试品溶液中内标物的峰面积；m_S 为供试品取样量，mg。

【注意事项】

（1）氢气发生器液位不得过高或过低。

（2）空气源每次使用后必须进行放水操作。

（3）进样操作要迅速，每次操作要保持一致。

（4）使用完毕后需在记录本上记录使用情况。

四、实训测评

按照表 10-7 所列评分标准进行测评，并做好记录。

表 10-7　　　　　　　　　　维生素 E 软胶囊的含量测定实训评分标准

序号	考评内容	考评标准	配分	得分
1	实训态度	预习充分，实训认真，与他人合作良好	5	
2	实训准备	正确选用仪器、试剂、试药，数量足够而不多余	5	
3	样品溶液配制	样品取样、称量正确，溶液定量配制熟练	20	
4	气相色谱仪操作	操作正确、熟练、判断正确	20	
5	含量测定	读数准确，操作熟练，计算正确	25	
6	操作现场整理	操作台面整洁，仪器洗涤或复原，试剂及时归位	10	
7	数据记录与报告	记录完整，结果正确	15	
合计			100	

五、思考题

1. 气相色谱法测定维生素 E 含量时为什么使用内标法？
2. 试述气相色谱法的特点及分析适用范围。
3. 维生素 E 含量测定的其他方法有哪些？各有什么特点？

目标检测

一、单项选择题

1. 《中国药典》规定维生素 A 的含量测定采用的方法是（   ）。

A. UV 法   B. HPLC 法   C. GC 法   D. 碘量法

2. 《中国药典》规定需检查酸值和过氧化值的药物是（   ）。

A. 维生素 A   B. 维生素 E   C. 维生素 B_1 D. 维生素 C

3. 《中国药典》规定检查过氧化值时所用的滴定液是（   ）。

A. KI   B. $Na_2S_2O_3$ C. I_2 D. NaOH

4. 《中国药典》规定检查酸值时所用的滴定液是（   ）。

A. KI   B. $Na_2S_2O_3$ C. I_2 D. NaOH

5. 《中国药典》规定需检查生育酚的维生素是（   ）。

A. 维生素 A   B. 维生素 E   C. 维生素 B_1 D. 维生素 C

6. 可与硝酸试剂生成橙红色的维生素是（   ）。

A. 维生素 A   B. 维生素 B_1 C. 维生素 E   D. 维生素 C

7. 可与 $AgNO_3$，反应生成黑色沉淀的维生素是（   ）。

A. 维生素 A   B. 维生素 B_1 C. 维生素 E   D. 维生素 C

8. 《中国药典》规定维生素 B_1 制剂的含量测定用（   ）。

A. 非水滴定法   B. HPLC 法   C. UV 法   D. GC 法

9. 测定维生素 C 注射液含量时，加入丙酮的目的是（   ）。

A. 保持维生素 C 的稳定   B. 增加维生素 C 的溶解度

C. 消除注射液中抗氧剂的干扰   D. 加快反应速度

10. 可与三氯化锑反应的维生素是（   ）。

A. 维生素 A   B. 维生素 B_1

C. 维生素 C   D. 维生素 E

二、多项选择题

1. 维生素 E 的鉴别方法有（   ）。

A. 硝酸反应　　　　　B. HPLC 法　　　　　C. UV 法

D. GC 法　　　　　　E. IR 法

2. 维生素 E 需检查的杂质有（　　）。

A. 酸度　　　　　　　B. 过氧化值　　　　　C. 有关物质

D. 残留溶剂　　　　　E. α – 生育酚

3. 维生素 B_1 需检查的杂质有（　　）。

A. 总氯量　　　　　　B. 酸度　　　　　　　C. 过氧化值

D. 有关物质　　　　　E. 硝酸盐

4. 鉴别维生素 C 原料或制剂常用的试剂包括（　　）。

A. 硝酸银　　　　　　　　　　　　　B. 2,6 – 二氯靛酚钠

C. 碱性酒石酸酮　　　　　　　　　　D. 亚甲蓝乙醇

E. 碘化铋钾

三、简答题

1. 什么是三点校正法？等波长差法和等吸收比法的测定对象、最大吸收波长和换算因数分别是什么？

2. 维生素 B_1 的典型鉴别试验及其原理是什么？其原料和制剂的含量测定方法有什么不同？

3. 维生素 C 中需检查的主要杂质以及检查的方法是什么？

四、计算题

维生素 C 注射液（规格 2 mL：0.1 g）的含量测定，平行操作 2 份。精密量取本品 4 mL，按《中国药典》方法测定含量，用碘滴定液（0.050 2 mol/L）滴定至终点，分别消耗 21.12 mL、21.16 mL。已知每 1 mL 碘滴定液（0.05 mol/L）相当于 8.806 mg 的 $C_6H_8O_6$。计算该注射液中维生素 C 的标示百分含量，并判断是否符合规定。（《中国药典》规定本品含维生素 C 应为标示量的 93.0% ~ 107.0%。）

[参考答案]

一、单项选择题

1. A　2. A　3. B　4. D　5. B　6. C　7. D　8. C　9. C　10. A

二、多项选择题

1. ADE　2. ACDE　3. ABDE　4. ABCD

三、简答题

略。

四、计算题

93.36%、93.54%，平均值 93.45%，修约为 93.4%，符合规定。

第十一章

杂环类药物分析检验

【案例导入】

异烟肼，又名异烟酰肼、雷米封，4-吡啶甲酰肼，是一种具有杀菌作用的合成抗菌药。发明于1952年，对结核杆菌有抑制和杀灭作用，曾为经典抗结核药物，常需和其他抗结核病药联合应用，以增强疗效和耐药菌，此外，异烟肼对痢疾、百日咳、麦粒肿等也有一定疗效。2017年10月27日，世界卫生组织国际癌症研究机构公布的致癌物清单中，异烟肼被列为3类致癌物（即可疑对人类致癌）。

讨论：

1. 异烟肼具有什么结构，按结构分类属于哪一类药物？
2. 该如何分析检测其质量？

杂环化合物是指环状有机化合物碳环中夹杂有非碳原子的环状有机化合物，其中非碳原子称为杂原子，一般为 O、S、N 等。在化学合成药中，杂环类药物已成为现代药物中应用最多、最广的一大类。本章以杂环类药物中应用较为广泛的3类杂环类药物进行讲解，第一类吡啶类药物，如异烟肼、尼可刹米等；第二类吩噻嗪类药物，如盐酸氯丙嗪、盐酸异丙嗪等；第三类苯并二氮杂䓬类药物，如地西泮、利眠宁等。

§11-1　异烟肼分析检验

 学习目标

1. 熟悉异烟肼的结构、性质。
2. 掌握异烟肼的鉴别、检查和含量测定方法。
3. 了解吡啶类药物的结构特点、分析方法及常规检查项目。

吡啶类药物的分子结构中均含有氮吡啶环，吡啶在工业上可用作变性剂、助染剂，以及合成一系列产品（包括药品、消毒剂、染料等）的原料。吡啶类药物分子结构中均含有 β 或 γ 位被烷基或羧基衍生物取代的吡啶环，可发生开环反应（特性反应），氮原子上的未共用电子对可接受质子而显碱性。典型代表药物有异烟肼、尼可刹米、硝苯地平、尼莫地平和尼群地平。

本节主要讨论抗结核药异烟肼。吡啶环氮原子的对位被酰肼基取代的是异烟肼。异烟肼，又名 4 - 吡啶甲酰肼、异烟酸肼，分子式为 $C_6H_7N_3O$，是异烟酸的酰肼。结构式如下。

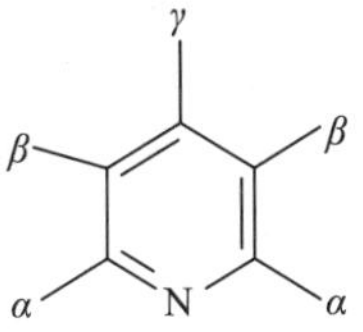

吡啶类 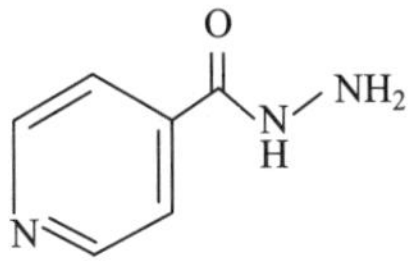　　　　　异烟肼

异烟肼发明于 1952 年，异烟肼的发明使治疗结核病起了根本性的变化。在随后的使用历史中，虽然有的病人所感染的结核菌已经产生了耐药性，但绝大多数医生仍认为它是治疗结核病的一种不可缺少的主药，与利福平、乙胺丁醇和吡嗪酰胺同为一线抗结核药。

一、结构与性质

1. 结构特点

异烟肼是吡啶环 γ 位上的氢原子被酰肼取代，酰肼基具有较强的还原性，可被不同的氧化剂氧化，也可与某些羰基的试剂发生缩合反应，药物中吡啶环上的氮原子为碱性氮原子，吡啶环在水中的 pKb 值为 8.8。所以本类药物具有弱碱性。

2. 理化性质

（1）性状。异烟肼为无色结晶，白色或类白色的结晶性粉末；无臭；遇光渐变质。本品在水中易溶，在乙醇中微溶，在乙醚中极微溶解。熔点为 170～173 ℃。

（2）还原性。氨制硝酸银的反应：异烟肼分子中的酰肼基团具有还原性，可被氧化剂硝酸银氧化，生成异烟酸和单质银沉淀，并放出氮气。反应如下：

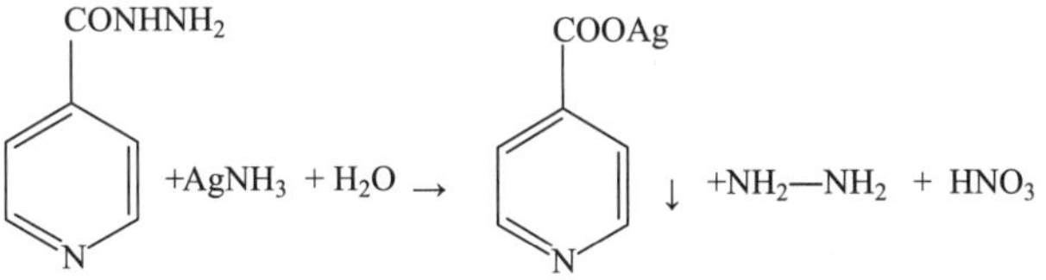

$$NH_2—NH_2 + 4AgNO_3 \rightarrow 4Ag\downarrow + N_2\uparrow + 4HNO_3$$

（3）缩合反应。异烟肼的酰肼基可以和芳醛缩合成腙，析出结晶，并有固定的熔点，可以用来进行鉴别。

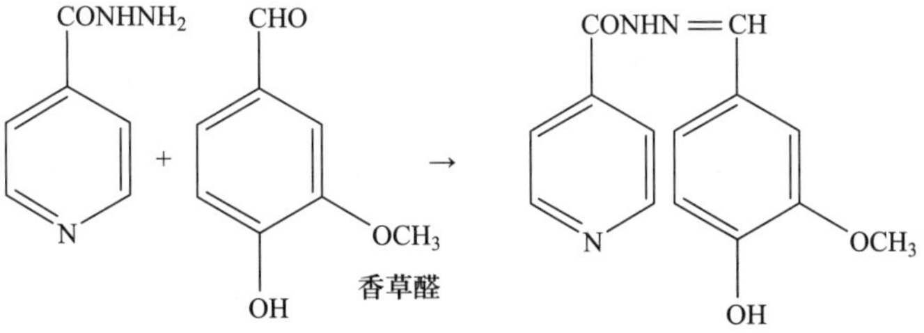

香草醛

（4）沉淀反应。异烟肼吡啶环中的氮原子具有碱性，可与重金属盐类（如氯化汞、硫酸铜、碘化铋钾）及苦味酸等试剂发生沉淀反应，用于鉴别。

（5）戊烯二醛反应。该反应为吡啶环的特征反应，只要结构中有吡啶环的药物均可发生此反应。

戊烯二醛反应指当溴化氢与芳香第一胺作用于吡啶环，使环上氮原子由三价转变成五价时，吡啶环水解，形成戊烯二醛后再与芳香第一胺缩合成有色的戊烯二醛衍生物的反应。戊烯二醛衍生物的颜色随所用芳香第一胺不同而有所不同，如与苯胺缩合成黄至黄棕色，与联苯胺缩合则成淡红至红色。

（6）红外吸收光谱特征。红外吸收光谱特征性强，能专属性地反映分子结构的官能团信息，利用供试品的红外吸收谱图与对照品的谱图进行对照可用于本品的鉴别。

想一想

查询尼可刹米的结构，根据结构推导这种药物具有的理化性质。

二、鉴别试验

《中国药典》中异烟肼原料药与制剂的鉴别项目主要是依据酰肼基的还原性和异烟肼的红外光谱特征，有以下几个鉴别试验。

（1）取本品约10 mg，置试管中，加水2 mL溶解后，加氨制硝酸银试液1 mL，即发生气泡与黑色浑浊，并在试管壁上生成银镜。

（2）在含量测定项下记录的色谱图中，供试品溶液主峰的保留时间应与对照品溶液主峰的保留时间一致。

（3）本品的红外光吸收图谱应与对照的图谱（光谱集166图）一致。

三、杂质检查

异烟肼是一种不稳定的药物，遇光渐变质，其中的主要杂质游离肼可由制备时原料引入，或在贮存过程中降解而产生。肼是一种诱变剂和致癌物质，因此国内外药典多数规定了异烟肼原料药及其制剂中游离肼的限量检查。

《中国药典》中游离肼的检查采用薄层色谱法的杂质对照比较法，规定不得显黄色斑点。除了对游离肼的检查外还应对异烟肼的酸碱度、溶液澄清度与颜色、干燥失重、炽灼残渣、重金属、无菌及有关物质进行检查。

游离肼的检查方法如下。

照薄层色谱法（通则0502）试验。

溶剂：丙酮–水（1∶1）。

供试品溶液：取本品适量，加溶剂溶解并定量稀释制成每1 mL中约含0.1 g的溶液。

对照溶液：取硫酸肼对照品适量，加溶剂溶解并定量稀释制成每1 mL中约含80 μg（相当于游离肼20 μg）的溶液。

系统适用性溶液：取异烟肼与硫酸肼各适量，加溶剂溶解并稀释制成每1 mL中分别含异烟肼0.1 g与硫酸肼80 μg的混合溶液。

色谱条件：采用硅胶G薄层板，以异丙醇–丙酮（3∶2）为展开剂。

系统适用性要求：系统适用性溶液所显游离肼与异烟肼的斑点应完全分离，游离肼的 R_f 值约为 0.75，异烟肼的 R_f 值约为 0.56。

测定法：吸取供试品溶液、对照品溶液与系统适用性溶液各 5 μL，分别点于同一薄层板上，展开，晾干，喷以乙醇制对二甲氨基苯甲醛试液，15 分钟后检视。

限度：在供试品溶液主斑点前方与对照品溶液主斑点相应的位置上，不得显黄色斑点。

四、含量测定

中国药典异烟肼原料药及其制剂的含量测定均照高效液相色谱法（通则 0512）测定。

供试品溶液：取本品适量，精密称定，加水溶解并定量稀释制成每 1 mL 中约含 0.1 mg 的溶液。

对照品溶液：取异烟肼对照品适量，精密称定，加水溶解并定量稀释制成每 1 mL 中约含 0.1 mg 的溶液。

色谱条件：用十八烷基硅烷键合硅胶为填充剂；以 0.02 mol/L 磷酸氢二钠溶液（用磷酸调 pH 值至 6.0）－甲醇（85∶15）为流动相；检测波长为 262 nm；进样体积 10 μL。

系统适用性要求：理论板数按异烟肼峰计算不低于 4 000。

测定法：精密量取供试品溶液与对照品溶液，分别注入液相色谱仪，记录色谱图。按外标法以峰面积计算。

【知识链接】

无菌检查法

《中国药典》通则 1101 收载的"无菌检查法"属生物学方法。无菌检查法系用于检查药典要求无菌的药品、生物制品、医疗器械、原料、辅料及其他品种是否无菌的一种方法。若供试品符合无菌检查法的规定，仅表明了供试品在该检验条件下未发现微生物污染。

无菌检查应在无菌条件下进行，试验环境必须达到无菌检查的要求，检验全过程应严格遵守无菌操作，防止微生物污染，防止污染的措施不得影响供试品中微生物的检出。单向流空气区域、工作台面及受控环境应定期按医药工业洁净室（区）悬浮粒子、浮游菌和沉降菌的测试方法的现行国家标准进行洁净度确认。隔离系统应定期按相关的要求进行验证，其内部环境的洁净度须符合无菌检查的要求。日常检验需对试验环境进行监测。

§11－2　盐酸氯丙嗪分析检验

 学习目标

1. 熟悉盐酸氯丙嗪的结构、性质。

2. 掌握盐酸氯丙嗪的鉴别、检查和含量测定方法。

3. 了解吩噻嗪类药物的结构特点、分析方法及常规检查项目。

吩噻嗪类药物是由硫、氮联结着两个苯环（硫氮杂蒽母核）的一种三环结构，2,10 位被不同基团取代而获得吩噻嗪类抗精神病药物。吩噻嗪类药物为吩噻嗪的衍生物，按侧链结构不同，又可分为 3 类：①脂肪族（如盐酸氯丙嗪）；②哌啶类（如甲硫达嗪）；③哌嗪类（如奋乃静、氟奋乃静、三氟拉嗪）。

吩噻嗪类药物主要作用于网状结构，以减轻焦虑紧张、幻觉妄想和病理性思维等精神症状。这类作用被认为是药物抑制中枢神经系统多巴胺受体，减少邻苯二酚胺的生成所致。该类药物又能抑制脑干血管运动和呕吐反射，以及阻断 α 肾上腺素能受体，抗组胺及抗胆碱能等作用。吩噻嗪类药物不宜与肾上腺素合用，以免引起肾上腺素作用逆转，而致严重低血压。

本节主要讨论抗精神病药盐酸氯丙嗪。吩噻嗪环的氮原子上有丙基（二甲氨基丙基）取代、苯环上有氯原子取代的是盐酸氯丙嗪。盐酸氯丙嗪为 N,N - 二甲基 - 2 - 氯 - 10H - 吩噻嗪 - 10 - 丙胺盐酸盐，分子式为 $C_{17}H_{19}ClN_2S \cdot HCl$，结构式如下。

盐酸氯丙嗪

盐酸氯丙嗪是吩噻类药物中的代表性药物，对中枢神经系统，小剂量有安定作用，大剂量连续使用有抗精神病作用。本品抑制丘脑下体温调节中枢，使体温随环境温度升降，配合其他药物，使体温降至正常体温之下，代谢降低，称人工冬眠。

一、结构与性质

1. 结构特点

盐酸氯丙嗪具有吩噻嗪环，易被氧化。在空气或日光中放置，渐变成红色。其注射液在日光下，易氧化变质且 pH 值下降。用对氢醌、连二亚硫酸钠、V_c 等抗氧化剂可以阻止变色。

2. 理化性质

（1）性状。盐酸氯丙嗪为白色或乳白色结晶性粉末；有微臭，有引湿性；遇光渐变色；水溶液显酸性反应。本品在水、乙醇或三氯甲烷中易溶，在乙醚或苯中不溶。熔点为 194 ~ 198 ℃。水溶液显酸性，5% 的水溶液 pH 值为 4 ~ 5，游离碱的 pKa 值为 9.3。

（2）弱碱性。药物母核中的氮原子碱性极弱，但取代基的烃胺（ - NR₂）、哌嗪基及哌啶基具有一定的碱性，易于酸成盐，可用非水溶液滴定法测定含量。

（3）还原性。硫氮杂蒽环上 S 原子为 - 2 价，具有较强的还原性，易被氧化，遇光渐变色。遇空气和硫酸、硝酸、溴水、三氯化铁、双氧水等氧化剂被氧化生成砜、亚砜后变色，其氧化物随取代基不同而显不同颜色。该特性是吩噻嗪类药物的共有性质。

（4）络合反应。母核中未被氧化的 S 原子，可与金属离子，如钯离子形成有色配位化合物。该法具有专属性，其氧化产物砜及亚砜则无此反应，可用于鉴别和含量测定。

（5）紫外吸收特性。药物中的硫氮杂蒽母核为共轭三环体系，有较强的紫外吸收，在紫外光区一般有 3 个吸收峰，分别在 205 nm、245 nm 和 300 nm 附近，最强峰多在 245 nm 附近，可用紫外 – 可见分光光度法鉴别。

想一想

查询盐酸异丙嗪的结构，根据结构推导这种药物具有的理化性质。

二、鉴别试验

《中国药典》中盐酸氯丙嗪原料药的鉴别项目是依据吩噻嗪环具还原性，可被硝酸氧化而呈色和其光谱特征进行鉴别，有以下几个鉴别试验。

（1）取本品约 10 mg，加水 1 mL 溶解后，加硝酸 5 滴即显红色，渐变淡黄色。

（2）取本品，加盐酸溶液（9→1 000）制成每 1 mL 中含 5 μg 的溶液，照紫外 – 可见分光光度法（通则 0401）测定，在 254 nm 与 306 nm 的波长处有最大吸收，在 254 nm 的波长处吸光度约为 0.46。

（3）本品的红外光吸收图谱应与对照的图谱（光谱集 391 图）一致。

（4）本品的水溶液显氯化物的鉴别（1）的反应（通则 0301）。

三、杂质检查

盐酸氯丙嗪及其制剂在生产、储存过程中可能引入多种中间体或副产物。另外，其母核容易被氧化，在储存过程中可能产生分解产物，因此《中国药典》对其原料药和部分制剂均要求检查有关物质。

盐酸氯丙嗪检查项目除了对有关物质的检查外还应对溶液澄清度与颜色、干燥失重、炽灼残渣进行检查。

有关物质检查方法如下。

照高效液相色谱法（通则 0512）测定。避光操作。

溶剂：丙酮 – 水（1∶1）。

供试品溶液：取本品 20 mg，置 50 mL 量瓶中，加流动相溶解并稀释至刻度，摇匀。

对照溶液：精密量取供试品溶液适量，用流动相定量稀释制成每 1 mL 中约含 2 μg 的溶液。

色谱条件：用辛基硅烷键合硅胶为填充剂；以乙腈 – 0.5% 三氟乙酸（用四甲基乙二胺调节 pH 值至 5.3）（50∶50）为流动相；检测波长为 254 nm；进样体积 10 μL。

测定法：精密量取供试品溶液与对照溶液，分别注入液相色谱仪，记录色谱图至主成分峰保留时间的 4 倍。

限度：供试品溶液色谱图中如有杂质峰，单个杂质峰面积不得大于对照液主峰面积（0.5%），各杂质峰面积的和不得大于对照溶液主峰面积的 2 倍（1.0%）。

四、含量测定

吩噻嗪类药物的含量测定方法有非水溶液滴定法、紫外-可见分光光度法、氧化还原滴定法、高效液相色谱法等。中国药典中盐酸氯丙嗪原料药含量测定采用电位滴定法，盐酸氯丙嗪制剂含量测定采用紫外-可见分光光度法。

1. 原料药含量测定

取本品约 0.2 g，精密称定，加冰醋酸 10 mL 与醋酐 30 mL 溶解后，照电位滴定法（通则 0701），用高氯酸滴定液（0.1 mol/L）滴定，并将滴定的结果用空白试验校正。每 1 mL 高氯酸滴定液（0.1 mol/L）相当于 35.53 mg 的 $C_{17}H_{19}ClN_2S \cdot HCl$。

2. 制剂含量测定

照紫外-可见分光光度法（通则 0401）测定。避光操作。

供试品溶液（片剂）：取本品 10 片，除去包衣后，精密称定，研细，精密称取适量（约相当于盐酸氯丙嗪 10 mg），置 100 mL 量瓶中，加盐酸溶液（9→1 000）稀释至刻度，摇匀。

供试品溶液（注射液）：精密量取本品适量（约相当于盐酸氯丙嗪 50 mg），置 200 mL 量瓶中，盐酸溶液（9→1 000）稀释至刻度，摇匀；精密量取 2 mL，置 100 mL 量瓶中，加盐酸溶液（9→1 000）稀释至刻度，摇匀。

测定法：取供试品溶液，在 245 nm 的波长处测定吸光度，按 $C_{17}H_{19}ClN_2S \cdot HCl$ 的吸收系数为 $E_{1cm}^{1\%} = 915$ 计算。

§11 - 3　地西泮分析检验

 学习目标

1. 熟悉地西泮的结构、性质。

2. 掌握地西泮的鉴别、检查和含量测定方法。

3. 了解苯并二氮杂䓬类药物的结构特点、分析方法及常规检查项目。

苯并二氮杂䓬类药物作为常用的镇静、抗焦虑、催眠药物，主要有地西泮、劳拉西泮、硝西泮等。

苯并二氮杂䓬类药物为含氮杂原子六元和七元环双并合而成的有机化合物。其中 1,4 -

苯并二氮杂䓬类药物是目前临床应用最广泛的镇静剂。本节主要讨论典型的苯并二氮杂䓬类药物地西泮。地西泮结构式如下。

地西泮

地西泮又称为安定，具有抗焦虑、抗癫痫、镇静、松弛骨骼肌及消除记忆的作用，常用于医治焦虑、失眠、肌肉痉挛及部分癫痫症。地西泮亦用于若干医疗程序（如内视镜检查）中，以减轻紧张及焦虑，也用于一些外科手术中，促进记忆消失。地西泮可透过胎盘屏障进入胎儿体内。主要自肾脏排出，亦可从乳汁排泄。

一、结构与性质

1. 结构特点

地西泮具有苯并二氮杂䓬环母核，1 位氮原子有甲基取代，7 位碳原子有氯取代，5 位碳原子有苯基取代，化学名为 1 - 甲基 - 5 - 苯基 - 7 - 氯 - 1,3 - 二氢 - 2H - 1,4 - 苯并二氮杂䓬 - 2 - 酮，分子式为 $C_{16}H_{13}ClN_2O$。按干燥品计算，含 $C_{16}H_{13}ClN_2O$ 不得少于 98.5%。

2. 理化性质

（1）性状。地西泮为白色或类白色的结晶性粉末；无臭。在丙酮或三氯甲烷中易溶，在乙醇中溶解，在水中几乎不溶。熔点为 130 ~ 134 ℃。

取本品，精密称定，加 0.5% 硫酸的甲醇溶液溶解并定量稀释使成每 1 mL 中约含 10 μg 的溶液，照紫外 - 可见分光光度法（通则 0401），在 284 nm 的波长处测定吸光度，吸收系数（$E_{1cm}^{1\%}$）为 440 ~ 468。

（2）弱碱性。地西泮分子中杂环上的氮原子具有强碱性，但苯基的取代使碱性降低，可采用非水溶液滴定法测定含量。

（3）水解性。苯并二氮杂䓬环比较稳定，但在强酸性溶液中可水解，形成相应的含芳香第一胺结构的二苯甲酮衍生物，可用于鉴别。

（4）紫外吸收特性。地西泮的分子结构中含有两个苯环，两者能与二氮杂䓬环形成较长的共轭体系，因而在紫外光区具有特征吸收，可用于鉴别和含量测定。

二、鉴别试验

《中国药典》中地西泮的鉴别项目主要有 4 种鉴别试验：硫酸 - 荧光反应、紫外光谱鉴别、红外光谱鉴别以及有机氯的鉴别。具体鉴别方法如下。

（1）取本品约 10 mg，加硫酸 3 mL，振摇使溶解，在紫外光灯（365 nm）下检视，显黄绿色荧光。

（2）取本品，加 0.5% 硫酸的甲醇溶液制成每 1 mL 中含 5 μg 的溶液，照紫外 - 可见分光光度法（通则 0401）测定，在 242 nm、284 nm 与 366 nm 的波长处有最大吸收；在 242 nm 波长处的吸光度约为 0.51，在 284 nm 波长处的吸光度约为 0.23。

（3）本品的红外光吸收图谱应与对照的图谱（光谱集 138 图）一致。

（4）取本品 20 mg，用氧瓶燃烧法（通则 0703）进行有机破坏，以 5% 氢氧化钠溶液 5 mL 为吸收液，燃烧完全后，用稀硝酸酸化，并缓缓煮沸 2 分钟，溶液显氯化物鉴别（1）的反应（通则 0301）。

三、杂质检查

地西泮在合成过程中，因 N1 甲基化不完全，会产生去甲基安定等杂质，又可分解产生 2 - 甲氨基 - 5 - 氯二苯甲酮等杂质。

1. 乙醇溶液的澄清度与颜色

取本品 0.10 g，加乙醇 20 mL，振摇使溶解，溶液应澄清无色；如显色，与黄色 1 号标准比色液（通则 0901 第一法）比较，不得更深。

2. 氯化物

取本品 1.0 g，加水 50 mL，振摇 10 分钟，滤过，分取滤液 25 mL，依法检查（通则 0801），与标准氯化钠溶液 7.0 mL 制成的对照液比较，不得更浓（0.014%）。

3. 有关物质

照高效液相色谱法（通则 0512）测定。

供试品溶液：取本品，加甲醇溶解并稀释制成每 1 mL 中约含 1 mg 的溶液。

对照溶液：精密量取供试品溶液 1 mL，置 200 mL 量瓶中，用甲醇稀释至刻度，摇匀。

色谱条件：用十八烷基硅烷键合硅胶为填充剂；以甲醇 - 水（70：30）为流动相；检测波长为 254 nm；进样体积 10 μL。

系统适用性：要求理论板数按地西泮峰计算不低于 1 500。

测定法：精密量取供试品溶液与对照溶液，分别注入液相色谱仪，记录色谱图至主成分峰保留时间的 4 倍。

限度：供试品溶液色谱图中如有杂质峰，各杂质峰面积的和不得大于对照溶液主峰面积的 0.6 倍（0.3%）。

4. 干燥失重

取本品，在 105 ℃ 干燥至恒重，减失重量不得过 0.5%（通则 0831）。

5. 炽灼残渣

不得过 0.1%（通则 0841）。

四、含量测定

《中国药典》地西泮原料药的含量测定采用的是非水溶液滴定法，片剂和注射液含量测定采用的是高效液相色谱法。

1. 地西泮原料药

取本品约 0.2 g，精密称定，加冰醋酸与醋酐各 10 mL 使溶解，加结晶紫指示液 1 滴，用高氯酸滴定液（0.1 mol/L）滴定至溶液显绿色。每 1 mL 高氯酸滴定液（0.1 mol/L）相当于 28.47 mg 的 $C_{16}H_{13}ClN_2O$。

2. 地西泮片

照高效液相色谱法（通则 0512）测定。

供试品溶液：取本品 20 片，精密称定，研细，精密称取适量（约相当于地西泮 10 mg），置 50 mL 量瓶中，加甲醇适量，振摇使地西泮溶解，用甲醇稀释至刻度，摇匀，滤过，取续滤液。

对照品溶液：取地西泮对照品约 10 mg，精密称定，置 50 mL 量瓶中，加甲醇适量，振摇使溶解，用甲醇稀释至刻度，摇匀。

色谱条件：见有关物质项下。

系统适用性要求：理论板数按地西泮峰计算不低于 1 500。

测定法：精密量取供试品溶液与对照品溶液，分别注入液相色谱仪，记录色谱图。按外标法以峰面积计算。

3. 地西泮注射液

照高效液相色谱法（通则 0512）测定。

供试品溶液：精密量取本品适量（约相当于地西泮 10 mg），置 50 mL 量瓶中，用甲醇稀释至刻度，摇匀。

对照品溶液：取地西泮对照品约 10 mg，精密称定，置 50 mL 量瓶中，用甲醇稀释至刻度，摇匀。

色谱条件：见有关物质项下。

系统适用性要求：理论板数按地西泮峰计算不低于 1 500。

测定法：精密量取供试品溶液与对照品溶液，分别注入液相色谱仪，记录色谱图。按外标法以峰面积计算。

目标检测

一、单项选择题

1. 分子中有酰胺键，在碱性条件下水解，释放出二乙胺的药物是（　　）。

A. 异烟肼　　　　　　　　　　B. 左氧氟沙星

C. 诺氟沙星　　　　　　　　　D. 阿司匹林

2. 异烟肼中的特殊杂质是（　　　）。

A. 吡啶　　　　　　B. 甲酰胺　　　　　　C. 盐酸肼　　　　　　D. 游离肼

3. 异烟肼中游离肼的检查采用的方法是（　　　）。

A. 薄层色谱法　　　B. 指示剂法　　　　　C. 比色法　　　　　　D. 高效液相色谱法

4. 下列药物中，哪种药物加氨制硝酸银能产生银镜反应（　　　）。

A. 地西泮　　　　　B. 异烟肼　　　　　　C. 阿司匹林　　　　　D. 盐酸氯丙嗪

5. 吩噻嗪类药物的主要化学性质不包括（　　　）。

A. 碱性　　　　　　B. 还原性　　　　　　C. 水解性　　　　　　D. 络合反应

6. 吩噻嗪类药物遇光易变色的主要原因是（　　　）。

A. 母核具有氧化性　　　　　　　　　　B. 母核具有还原性

C. 母核具有水解性　　　　　　　　　　D. 母核具有碱性

二、简答题

鉴别异烟肼的方法有哪些？简述氨制硝酸银反应。

[参考答案]

一、单项选择题

1. B　　2. D　　3. A　　4. B　　5. C　　6. B

二、简答题

略。

第十二章

抗菌类药物分析检验

【案例导入】

临床应用青霉素类药物时，较多出现过敏反应，包括皮疹、药物热、血管神经性水肿、血清病型反应、过敏性休克等，统称为青霉素类过敏反应，其中以过敏性休克最为严重。可是青霉素本身不具备抗原性，也就是说青霉素本身不会引起过敏。以往有学者认为，患者过敏主要是因为生产工艺不够、青霉素制剂中含有杂质，这一认知目前已被临床数据证伪。经最新研究认为，青霉素过敏主要是由青霉素的代谢产物引起。青霉素进入人体后，会被人体分解，生成青霉噻唑基团、青霉烯酸等多种物质。其中，又以青霉噻唑基团为主。青霉噻唑基团本身也是无害的，但是，当它与人体内的白蛋白结合后，就会形成青霉噻唑蛋白，进而引起过敏。

讨论：

1. 口服青霉素类药物是否需要做皮试？

2. 有人使用青霉素之前做过青霉素皮试，结果显示不会过敏，那他过段时间再次使用青霉素类药物，是否还需要再做皮试？

抗菌药是指对细菌和其他微生物具有抑制和杀灭作用的物质，包括人工合成抗菌药（喹诺酮类药物等）和抗生素。

抗生素是指由微生物（包括细菌、真菌、放线菌属）或高等动植物在生活过程中所产生的具有抗病原体或其他活性的一类次级代谢产物，能干扰其他生活细胞发育功能的化学物质。现临床常用的抗生素有微生物培养液中的提取物以及用化学方法合成或半合成的化合物。目前已知天然抗生素不下万种，如 β - 内酰胺类（包括青霉素类、头孢菌素类、碳青霉烯、含酶抑制剂的 β - 内酰胺类及单环酰胺类等），氨基糖苷类，大环内酯类，四环素类，磺胺类，叶酸途径抑制剂类，氯霉素，糖肽类（万古霉素和替考拉宁）。

抗菌类药物根据其种类的不同有多种生产方式，如青霉素由微生物发酵法进行生物合成；磺胺、喹诺酮类等可用化学合成法生产；还有半合成抗生素，是将生物合成法制得的抗生素用化学、生物或生化方法进行分子结构改造而制成各种衍生物，如头孢唑啉、氨苄西林等。由于生产过程的多样性与复杂性，在药物分析检验过程中应注意抗菌类药物的几个特点。

（1）化学纯度较低。抗菌类药物虽经精制提纯，一般仍含有杂质，主要表现为"三多"，即同系物多，如庆大霉素含有4个主要成分（庆大霉素 C_1、C_2、C_{1a}、C_{2a}）；异构体多，如半合成 β – 内酰胺类抗生素均存在光学异构体；降解产物多，如四环素类存在脱水、差向异构体。

（2）活性组分易发生变异。微生物菌株的变化、发酵条件的改变等会导致药物组分的组成或比例改变，从而影响产品质量。

（3）稳定性差。抗菌类药物分子结构中通常含有活泼基团，而这些基团往往是它的活性中心，如青霉素类、头孢菌素类结构中的 β – 内酰胺环，链霉素结构中的醛基等均具有稳定性差的特点，易分解使疗效降低或失效，有时甚至引起毒副作用。

本章以5类抗菌药中的典型药物为代表，详述其结构、性质特点，以及具体的分析检验原理与方法。

§12 – 1　青霉素钠分析检验

 学习目标

1. 掌握青霉素钠的结构、性质和分析检验方法。

2. 熟悉青霉素钠的常规检查项目，依据药品质量标准对青霉素钠进行分析检验，正确记录处理数据，并对结果进行判断。

3. 了解 β – 内酰胺类抗生素的结构特点、分析方法及常规检查项目。

β – 内酰胺类抗生素系指化学结构中具有 β – 内酰胺环的一大类抗生素，包括临床最常用的青霉素与头孢菌素，以及新发展的头霉素类、硫霉素类、单环 β – 内酰胺类等其他非典型 β – 内酰胺类抗生素。此类抗生素具有杀菌活性强、毒性低、适应证广及临床疗效好等优点。

β – 内酰胺类药物都具有 β – 内酰胺环（A环），并且都具有游离羧基和酰胺侧链。青霉素类药物的 B 环为五元的氢化噻唑环，头孢菌素类药物的 B 环是六元的氢化噻嗪环。不同的 R 与 R_1，构成了不同的青霉素和头孢菌素。结构式如下。

青霉素类

头孢菌素类

青霉素钠是青霉素类药物的典型代表药物，其结构是 R 基为苯甲基所取代的羧酸钠盐。结构式如下。

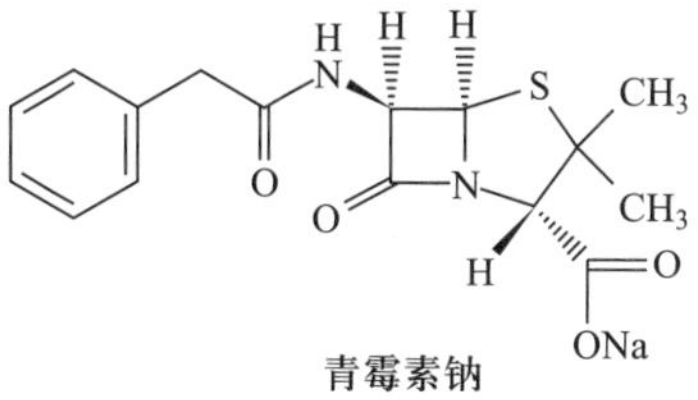

青霉素钠

一、结构与性质

1. 结构特点

青霉素钠结构为其 β – 内酰胺环（A 环）R 基被苄基所取代，氢化噻唑环（B 环）游离羧基碱化为其钠盐。

2. 理化性质

（1）性状。青霉素钠为白色结晶性粉末；无臭或微有特异性臭；有引湿性；遇酸、碱或氧化剂等即迅速失效，水溶液在室温放置易失效。本品在水中极易溶解，在乙醇中溶解，在脂肪油或液状石蜡中不溶。

（2）旋光性。青霉素钠分子中有 3 个手性碳原子 C_2、C_3、C_5，故具有旋光性。比旋度为 $+285° \sim +310°$。

（3）β – 内酰胺环的不稳定性。青霉素类药物的 β – 内酰胺环不稳定，遇酸、碱、青霉素酶、羟胺和某些金属离子（银、铅、汞、铜）等，易发生水解和分子重排，β – 内酰胺环会断裂开而失去抗菌作用。因此干燥纯净的青霉素钠可以贮存较长时间，青霉素钠的水溶液在 pH 6～6.8 时较稳定，其他情况下难以长时间保存。

（4）紫外吸收光谱特征。青霉素钠由于苄基取代，分子中有苯环存在，故其具有明显的紫外吸收特征，可用于本品的鉴别。

想一想

查询阿莫西林、头孢克洛的结构，根据结构推导这两种药物具有的理化性质。

二、鉴别试验

《中国药典》中青霉素钠原料药与制剂的鉴别项目主要是依据钠盐的焰色反应和青霉素钠的光谱特征，有以下几个鉴别试验。

（1）在含量测定项下记录的色谱图中，供试品溶液主峰的保留时间应与对照品溶液主峰的保留时间一致。

（2）本品的红外光吸收图谱应与对照的图谱（光谱集 222 图）一致。

（3）青霉素钠有钠离子，在无色火焰中燃烧显黄色（通则 0301）。

三、杂质检查

青霉素钠中的特殊杂质主要有有关物质和青霉素聚合物。此外，还要进行结晶性、可见异物、不溶性异物、细菌内毒素、无菌检查。

《中国药典》采用高效液相色谱法控制青霉素钠中有关物质的量，采用分子排阻色谱法检查青霉素钠中的青霉素聚合物。

1. 有关物质

照高效液相色谱法（通则 0512）测定。临用新制。

供试品溶液：取本品适量，加水溶解并稀释制成每 1 mL 中约含 4 mg 的溶液。

对照溶液：精密量取供试品溶液 1 mL，置 100 mL 量瓶中，用水稀释至刻度，摇匀。

系统适用性溶液：取青霉素系统适用性对照品适量，加水溶解并稀释制成每 1 mL 中约含 4 mg 的溶液。

灵敏度溶液：精密量取对照溶液适量，用水定量稀释制成每 1 mL 中约含 1.0 μg 的溶液。

色谱条件：用十八烷基硅烷键合硅胶为填充剂；以磷酸盐缓冲液（取磷酸二氢钾 10.6 g，加水至 1 000 mL，用磷酸调节 pH 值至 3.4）– 甲醇（72∶14）为流动相 A，乙腈为流动相 B，先以流动相 A – 流动相 B（86.5∶13.5）等度洗脱，待杂质 E 的第 3 个色谱峰洗脱完毕后，立即按表 12 – 1 进行线性梯度洗脱；检测波长为 225 nm；流量为每分钟 1.0 mL；柱温为 34 ℃；进样体积为 20 μL。

表 12 – 1　　　　　　　　青霉素钠有关物质检查线性梯度洗脱表

时间/min	流动相 A/%	流动相 B/%
0	86.5	13.5
$t_g + 2$	86.5	13.5
$t_g + 26$	64	36
$t_g + 38$	64	36
$t_g + 39$	86.5	13.5
$t_g + 50$	86.5	13.5

系统适用性要求：系统适用性溶液色谱图应与标准图谱一致；灵敏度溶液色谱图中，主成分色谱峰峰高的信噪比应大于 10。

测定法：精密量取供试品溶液和对照溶液，分别注入液相色谱仪，记录色谱图。

限度：供试品溶液色谱图中如有杂质峰，各杂质峰面积的和不得大于对照溶液主峰面积（1.0%），小于灵敏度溶液主峰面积的峰忽略不计。

2. 青霉素聚合物

照分子排阻色谱法（通则 0514）测定。临用新制。

供试品溶液：取本品约 0.4 g，精密称定，置 10 mL 量瓶中，加水适量使溶解后，用水稀释至刻度，摇匀。

　　对照溶液：取青霉素对照品适量，精密称定，加水溶解并定量稀释制成每 1 mL 中约含 0.1 mg 的溶液。

　　系统适用性溶液（1）：取蓝色葡聚糖 2 000 适量，加水溶解并稀释制成每 1 mL 中约含 0.1 mg 的溶液。

　　系统适用性溶液（2）：取青霉素钠约 0.4 g，置 10 mL 量瓶中，加 0.05 mg/mL 的蓝色葡聚糖 2000 溶液溶解并稀释至刻度，摇匀。

　　色谱条件：用葡聚糖凝胶 G - 10（40 ~ 120 μm）为填充剂；玻璃柱内径为 1.0 ~ 1.4 cm，柱长为 30 ~ 40 cm；以 pH 7.0 的 0.1 mol/L 磷酸盐缓冲液［0.1 mol/L 磷酸氢二钠溶液 - 0.1 mol/L 磷酸二氢钠溶液（61∶39）］为流动相 A，以水为流动相 B；流量为每分钟 1.5 mL；检测波长为 254 nm；进样体积 100 ~ 200 μL。

　　系统适用性要求：系统适用性溶液（1）分别在以流动相 A 与流动相 B 为流动相记录的色谱图中，按蓝色葡聚糖 2000 峰计算，理论板数均不低于 400，拖尾因子均应小于 2.0，蓝色葡聚糖 2000 的保留时间的比值应在 0.93 ~ 1.07。系统适用性溶液（2）在以流动相 A 为流动相记录的色谱图中，高聚体的峰高与单体和高聚体之间的谷高比应大于 2.0。对照溶液色谱图中主峰与供试品溶液色谱图中聚合物峰，与相应色谱系统中蓝色葡聚糖 2000 峰的保留时间的比值均应在 0.93 ~ 1.07。以流动相 B 为流动相，精密量取对照溶液连续进样 5 次，峰面积的相对标准偏差应不大于 5.0%。

　　测定法：以流动相 A 为流动相，精密量取供试品溶液，注入液相色谱仪，记录色谱图；以流动相 B 为流动相，精密量取对照溶液，注入液相色谱仪，记录色谱图。

　　限度：按外标法以青霉素峰面积计算，青霉素聚合物的量不得过 0.08%。

四、含量测定

　　青霉素钠原料药及各种制剂均照高效液相色谱法（通则 0512）测定。

　　供试品溶液：取本品适量，精密称定，加水溶解并定量稀释制成每 1 mL 中约含 1 mg 的溶液。

　　对照品溶液：取青霉素对照品适量，精密称定，加水溶解并定量稀释制成每 1 mL 中约含 1 mg 的溶液。

　　系统适用性溶液：取青霉素系统适用性对照品适量，加水溶解并稀释制成每 1 mL 中约含 1 mg 的溶液。

　　色谱条件：用十八烷基硅烷键合硅胶为填充剂；以有关物质项下流动相 A - 流动相 B（85∶15）为流动相；检测波长为 225 nm；进样体积为 20 μL。

　　系统适用性要求：系统适用性溶液色谱图应与标准图谱一致。

　　测定法：精密量取供试品溶液与对照品溶液，分别注入液相色谱仪，记录色谱图。按外标法以峰面积计算，其结果乘以 1.065 8，即为供试品中 $C_{16}H_{17}N_2NaO_4S$ 的含量。

§12-2 硫酸链霉素分析检验

 学习目标

1. 掌握硫酸链霉素的结构、性质和分析检验方法。

2. 熟悉硫酸链霉素的常规检查项目，依据药品质量标准对其进行分析检验，正确记录处理数据，并对结果进行判断。

3. 了解氨基糖苷类抗生素的结构特点、分析方法及常规检查项目。

硫酸链霉素是氨基糖苷类抗生素的典型代表。氨基糖苷类抗生素是由碱性环己多元醇（氨基环醇）与氨基糖缩合而成的苷，又由于其分子结构中都含有多羟基，故又称为多羟基类抗生素。这类抗生素都是碱性化合物，临床上常用其硫酸盐，主要来源有天然产物如硫酸链霉素、硫酸庆大霉素、硫酸卡那霉素，合成类药物如硫酸阿米卡星、硫酸奈替米星、硫酸西索米星等。这类药物的化学结构、性质和抗菌性能都有共同之处，如化学性质稳定，其盐易溶于水，抗菌谱广，临床起效快，不易产生耐药性等。本节主要以硫酸链霉素为例，详述其结构、性质和常规分析检验项目。

硫酸链霉素结构式如下。

$$\left[\begin{array}{c}\text{（链霉素结构式）}\end{array}\right]_2 , 3H_2SO_4$$

硫酸链霉素

一、结构与性质

1. 结构特点

链霉素是由一分子链霉胍和一分子链霉双糖胺以苷键连接而成的碱性苷。其中链霉双糖胺是由链霉糖与 N-甲基-L-葡萄糖胺组成。链霉胍与链霉双糖胺相连，此键结合较弱，链霉糖与 N-甲基-L-葡萄糖胺间相连，此键结合较牢固。

2. 理化性质

（1）性状。硫酸链霉素为白色或类白色的粉末；无臭或几乎无臭；有引湿性。本品在水中易溶，在乙醇中不溶。

（2）水解性。硫酸链霉素水溶液在中性（pH 5～7.5）时最为稳定，过酸或过碱条件下容易水解失效。由于链霉胍和链霉双糖胺之间的键要比链霉糖和氨基葡萄糖之间的键弱得多，因此在酸性条件下，链霉素水解为链霉胍和链霉双糖胺，继续水解则得 N–甲基–L–葡萄糖胺。弱碱性也能使链霉素水解为链霉胍和链霉双糖胺，但随后链霉糖部分分子重排麦芽酚。生成麦芽酚是链霉素的特有反应。

（3）碱性。链霉素分子中含有 3 个碱性基团，其中两个胍基碱性很强（pKa = 11.5），一个甲氨基碱性较弱（pKa = 7.7）。因此它可与无机酸或有机酸形成可溶于水又性质稳定的盐，临床上多用其硫酸盐。

（4）旋光性。氨基糖苷类抗生素分子结构中含有多个手性碳原子，具有旋光性。硫酸链霉素在水中的比旋度为 -88°～-79°。

（5）紫外吸收光谱特征。链霉素在 230 nm 处有紫外吸收。

想一想

观察链霉素结构，数一数它有几个手性碳原子。

二、鉴别试验

《中国药典》中对硫酸链霉素和注射用硫酸链霉素采用同样方法进行鉴别。

1. 坂口反应

此反应为链霉素水解为链霉胍后的特有反应，利用链霉胍与 8–羟基喹啉（α–萘酚）作用，冷却后再次加入溴酸钠试液，可生成红色化合物。

《中国药典》对硫酸链霉素及注射用硫酸链霉素的鉴别方法为：取本品约 0.5 mg，加水 4 mL 溶解后，加氢氧化钠试液 2.5 mL 与 0.1% 8–羟基喹啉的乙醇溶液 1 mL，放冷至约 15 ℃，加次溴酸钠试液 3 滴，即显橙红色。

2. 麦芽酚反应

此反应是链霉素的特有反应。链霉素在碱性条件下，链霉糖经分子重排，环扩大为六元，消除了 N–甲基葡萄糖胺，再消除链霉胍，形成了麦芽酚（α–甲基–β–羟基–γ–吡喃酮）。麦芽酚在弱酸性溶液中可与三价铁离子（Fe^{3+}）形成紫红色配位化合物。

《中国药典》对硫酸链霉素及注射用硫酸链霉素的鉴别方法为：取本品约 20 mg，加水 5 mL 溶解后，加氢氧化钠试液 0.3 mL，置水浴上加热 5 分钟，加硫酸铁铵溶液（取硫酸铁铵 0.1 g，加 0.5 mol/L 硫酸溶液 5 mL 使溶解）0.5 mL，即显紫红色。

3. 光谱法

《中国药典》采用红外分光光度法鉴别本品，比较供试品的红外吸收图谱和相应对照图谱（光谱集 491 图）的一致性。

4. 硫酸盐反应

氨基糖苷类药物都为硫酸盐，各国药典都将硫酸盐的鉴别试验作为鉴别这类抗生素的一个方法。《中国药典》规定，本品的水溶液应显硫酸盐的鉴别反应（通则0301）。

想一想

查询《中国药典》中有关氨基糖苷类药物的鉴别项目，除去教材所列，还有哪些鉴别试验，是依据药物的哪些性质设计的？

三、杂质检查

硫酸链霉素和注射用硫酸链霉素需要检查的项目有酸度、溶液澄清度与颜色、有关物质、干燥失重、可见异物、不溶性微粒、异常毒性、细菌内毒素和无菌检查。

《中国药典》采用高效液相色谱法（通则0512）测定硫酸链霉素中有关物质的含量。检查方法如下。

供试品溶液：取本品适量，加水溶解并定量稀释制成每 1 mL 中约含链霉素 3.5 mg 的溶液。

对照溶液（1）：精密量取供试品溶液适量，用水定量稀释制成每 1 mL 中约含链霉素 35 μg 的溶液。

对照溶液（2）：精密量取供试品溶液适量，用水定量稀释制成每 1 mL 中约含链霉素 70 μg 的溶液。

对照溶液（3）：精密量取供试品溶液适量，用水定量稀释制成每 1 mL 中约含链霉素 0.14 mg 的溶液。

系统适用性溶液：取链霉素标准品适量，加水溶解并稀释制成每 1 mL 中约含链霉素 3.5 mg 的溶液，置日光灯（3 000 lx）下照射24小时；另取妥布霉素标准品适量，用此溶液溶解并稀释制成每 1 mL 中约含妥布霉素 0.06 mg 的混合溶液。

色谱条件：用十八烷基硅烷键合硅胶为填充剂；以 0.15 mol/L 的三氟醋酸溶液为流动相；流速为每分钟 0.5 mL；用蒸发光散射检测器检测（参考条件：漂移管温度为110 ℃，载气流速为每分钟 2.8 L）；进样体积 10 μL。

系统适用性要求：系统适用性溶液色谱图中，链霉素峰保留时间约为 10～12 分钟，链霉素峰与相对保留时间约为 0.9 处的杂质峰的分离度和链霉素峰与妥布霉素峰之间的分离度应分别大于 1.2 和 1.5。对照溶液（1）～（3）色谱图中，以对照溶液浓度的对数值与相应峰面积的对数值计算线性回归方程，相关系数（r）应不小于 0.99。

测定法：精密量取供试品溶液与对照溶液（1）、（2）、（3），分别注入液相色谱仪，记录色谱图至主成分峰保留时间的2倍。

限度：供试品溶液色谱图中如有杂质峰（除硫酸峰外），用线性回归方程计算，单个杂质不得过 2.0%，杂质总量不得过 5.0%。

四、含量测定

《中国药典》采用抗生素微生物检定法（通则1201）测定硫酸链霉素和注射用硫酸链霉素的含量。

精密称取本品适量，加灭菌水定量制成每 1 mL 中约含 1 000 单位的溶液，照抗生素微生物检定法（通则1201）测定。1 000 链霉素单位相当于 1 mg 的 $C_{21}H_{39}N_7O_{12}$。

【知识链接】

抗生素微生物检定法

《中国药典》通则 1201 收载的"抗生素微生物检定法"属生物学方法。生物学方法是根据抗生素对细菌作用的强度来测定其效价，《中国药典》的"抗生素微生物检定法"有以下两种方法。

（1）第一法　管碟法。管碟法是利用抗生素在琼脂培养基内的扩散作用，比较标准品和供试品两者对接种的试验菌产生的抑菌圈的大小，来测定供试品效价的一种方法。

（2）第二法　浊度法。浊度法是利用抗生素在液体培养基中对试验菌生长的抑制作用，通过测定培养后细菌浊度值的大小，比较标准品和供试品对试验菌生长的抑制程度，来测定供试品效价的一种方法。

§12 – 3　盐酸四环素分析检验

 学习目标

1. 掌握盐酸四环素的结构、性质和分析检验方法。

2. 熟悉盐酸四环素的常规检查项目，依据药品质量标准对其进行分析检验，正确记录处理数据，并对结果进行判断。

3. 了解四环素类抗生素的结构特点、分析方法及常规检查项目。

四环素类抗生素在化学结构上都由 4 个环组成，具有氢化四并苯母环，故称为四环素类抗生素，包括四环素、多西环素、金霉素等。结构式如下。

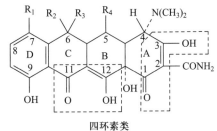

四环素类

四环素类抗生素可以看作四并苯或萘并萘的衍生物，由 A、B、C、D 4 个环组成。根据结构中各取代基 R_1、R_2、R_3、R_4 的不同构成不同的四环素类抗生素。其结构特点为母核 C_4 位有二甲氨基〔$-N(CH_3)_2$〕、C_2 位有酰胺基〔$-CONH_2$〕、C_{10} 位有酚羟基（$Ar-OH$）和两个含有酮基和烯醇基的共轭双键（结构式中虚线部分）。目前临床常用四环素类抗生素 R 取代基多为 $-H$、$-OH$、$-CH_3$、$-Cl$ 等原子或基团，故四环素类抗生素整体结构十分相似，性质也相近。本节以其中最为典型的盐酸四环素为例，详述其结构、性质与常规分析项目。

盐酸四环素结构式如下。

盐酸四环素

一、结构与性质

1. 结构特点

盐酸四环素中，R_1 和 R_4 被氢原子（$-H$）取代，R_2 被羟基（$-OH$）取代，R_3 被甲基（$-CH_3$）所取代，分子中含有酚羟基、叔胺基、酰胺基、酮基、烯醇基等多个官能团。

2. 理化性质

（1）性状。盐酸四环素为黄色结晶性粉末；无臭；略有引湿性；遇光色渐变深，在碱性溶液中易破坏失效。本品在水中溶解，在乙醇中微溶，在乙醚中不溶。

（2）旋光性。四环素分子中有多个手性碳原子，故具有旋光性。盐酸四环素比旋度为 $-258° \sim -240°$。

（3）酸碱性。四环素分子中的酚羟基、烯醇基显弱酸性，同时分子中含有二甲氨基（叔胺基）显碱性，故分子为两性化合物，遇酸或碱均可生成相应的盐，临床上多使用其盐酸盐。

（4）不稳定性。干燥的四环素游离碱及其盐较稳定，但在贮藏中遇光氧化颜色变深。在酸性溶液中会发生差向异构化反应及降解反应；在碱性溶液中会发生降解反应。

1）差向异构化反应。四环素在弱酸性（pH 2~6）溶液中，由于 A 环上手性 C_4 构型的改变，发生差向异构化，形成差向异构体即 4-差向四环素（ETC）。反应是可逆的，达到平衡时溶液中差向化合物的含量可达 40%~60%。溶液中若存在磷酸根、枸橼酸根、醋酸根等阴离子，能使差向化速度增大，加速异构化反应。四环素的差向异构化反应如下。

四环素（TC） 4-差向四环素（ETC）

2）酸性条件下的降解反应。四环素在 pH < 2 的溶液中，特别是在加热的情况下极易脱水，生产脱水四环素。这是由于 C 环 C_6 上羟基脱落与 C_{5a} 上的氢生成水，而在 C_{5a} 和 C_6 之间形成双键，导致 $C_{11} - C_{11a} - C_{12}$ 上双键发生转移，C 环发生芳构化，共轭双键数目增加，颜色加深，对光的吸收程度也增大。橙黄色的脱水四环素在 445 nm 处有最大吸收。四环素降解反应如下。

四环素（TC）　　　　　　　　　　　脱水四环素（ATC）

3）碱性条件下的降解反应。四环素在碱性溶液中，C 环开环，生成无活性的具有内酯结构的异四环素。若在强碱性溶液中加热，几乎可以定量地转化为异四环素。异四环素在紫外光照射下，具有强烈荧光。反应如下。

四环素（TC）　　　　　　　　　　　异四环素

脱水四环素可形成差向异构体，称 4 - 差向脱水四环素（EATC）。脱水四环素和 4 - 差向脱水四环素的细胞毒性比四环素大 250 倍，4 - 差向四环素的细胞毒性比四环素大 70 倍，而抗菌活性只有四环素的 3% ~ 6%，故应控制四环素成品中这些特殊杂质的限量。

4 - 差向四环素为淡黄色，因其不稳定又易变成黑色。脱水四环素为橙红色，4 - 差向脱水四环素为砖红色，四环素外观色泽变化往往是因脱水杂质含量较高所致。

（5）紫外吸收和荧光特征。四环素内含有共轭双键系统，在紫外光照射区有吸收，在紫外光照射下能产生荧光，四环素经碱性降解后呈现黄色荧光。

（6）与金属离子形成螯合物。四环素分子中具有酚羟基、烯醇羟基以及羧基，在近中性条件下，能与多种金属离子形成不溶性螯合物。如与钙离子、镁离子形成不溶性的钙盐或镁盐，与铁离子形成红色配位化合物，与铝离子形成黄色配位化合物。可用于鉴别。

想一想

有人孕期或儿童时期服用四环素，导致儿童牙齿变黄，俗称"四环素牙"，请结合四环素等性质特点，分析"四环素牙"的产生原因。

二、鉴别试验

《中国药典》对盐酸四环素及其制剂的鉴别主要是依据其盐酸盐特征、酚羟基特性及光谱特征，规定有以下几个鉴别试验。

1. 三氯化铁显色反应

四环素分子结构中具有酚羟基，遇三氯化铁试液立即产生颜色。《中国药典》对盐酸四环素及其制剂的显色鉴别方法为：取本品约 0.5 mg，加硫酸 2 mL，即显深紫色，再加三氯化铁试液 1 滴，溶液变为红棕色。

2. 高效液相色谱法

《中国药典》和其他国家的药典都采用高效液相色谱法作为四环素类抗生素的鉴别方法：在含量测定项下记录的色谱图中，供试品溶液主峰的保留时间应与对照品溶液主峰的保留时间一致。

3. 红外光谱法

《中国药典》收载的四环素类抗生素除土霉素外，均采用了红外分光光度法鉴别。方法是测定其红外吸收图谱后，与药品的标准图谱（光谱集 332 图）进行对比，判断其真伪。

4. 氯化物反应

盐酸四环素是四环素盐酸盐，显氯化物鉴别反应（通则 0301）。

想一想

查询《中国药典》中有关四环素类抗生素的鉴别项目，思考同属于四环素类抗生素的几种药物间如何通过实验区分？

三、杂质检查

盐酸四环素中的有关物质，主要是指在生产和贮藏过程中易形成的异构杂质、降解杂质（ETC、ATC、EATC）和金霉素（CTC）等。临床上服用变质四环素可引起患者出现恶心、呕吐、酸中毒、蛋白尿、糖尿等现象。动物试验证明，差向脱水四环素无论静脉注射或口服给药，尿中均可出现大量糖及蛋白质。因此，各国药典采用不同的方法控制有关物质的限量。四环素类药物的脱水物及差向脱水物的含量越高，四环素中杂质吸光度就会越大。

《中国药典》采用高效液相色谱法控制盐酸四环素中有关物质的量，采用紫外可见分光光度法检查盐酸四环素中杂质吸光度的限量。

1. 有关物质

照高效液相色谱法（通则 0512）测定。临用新制。

供试品溶液：取本品，加 0.01 mol/L 盐酸溶液溶解并稀释制成每 1 mL 中约含 0.8 mg 的溶液。

对照溶液：精密量取供试品溶液 2 mL，置 100 mL 量瓶中，用 0.01 mol/L 盐酸溶液稀释至刻度，摇匀。

系统适用性溶液：取 4 - 差向四环素对照品、土霉素对照品、差向脱水四环素对照品、盐酸金霉素对照品及脱水四环素对照品各约 3 mg 与盐酸四环素对照品约 48 mg，置 100 mL

量瓶中，加 0.1 mol/L 盐酸溶液 10 mL 使溶解后，用水稀释至刻度，摇匀。

灵敏度溶液：精密量取对照溶液 2 mL，置 100 mL 量瓶中，用 0.01 mol/L 盐酸溶液稀释至刻度，摇匀。

色谱条件：用十八烷基硅烷键合硅胶为填充剂；以醋酸胺溶液 [0.15 mol/L 醋酸胺溶液 − 0.01 mol/L 乙二胺四醋酸二钠溶液 − 三乙胺（100∶10∶1），用醋酸调节 pH 值至 8.5] − 乙腈（83∶17）为流动相；检测波长为 280 nm；进样体积为 10 μL。

系统适用性要求：系统适用性溶液色谱图中，出峰顺序为：4 − 差向四环素、土霉素、差向脱水四环素、四环素、金霉素、脱水四环素，四环素峰的保留时间约为 14 分钟；4 − 差向四环素峰、土霉素峰、差向脱水四环素峰、四环素峰、金霉素峰各峰间的分离度均应符合要求，金霉素峰与脱水四环素峰之间的分离度应大于 1.0。灵敏度溶液色谱图中，主成分峰峰高的信噪比应大于 10。

测定法：精密量取供试品溶液与对照溶液，分别注入液相色谱仪，记录色谱图至主成分峰保留时间的 2.5 倍。

限度：供试品溶液色谱图中如有杂质峰，土霉素、4 − 差向四环素、盐酸金霉素、脱水四环素、差向脱水四环素按校正后的峰面积（分别乘以校正因子 1.0、1.42、1.39、0.48 与 0.62）分别不得大于对照溶液主峰面积的 0.25 倍（0.5%）、1.5 倍（3.0%）、0.5 倍（1.0%）、0.25 倍（0.5%）、0.25 倍（0.5%），其他各杂质峰面积的和不得大于对照溶液主峰面积的 0.5 倍（1.0%），小于灵敏度溶液主峰面积的峰忽略不计。

2. 杂质吸光度

取本品，精密称定，加盐酸溶液（9→100）的甲醇溶液（1→100）溶解并定量稀释制成每 1 mL 中含 10 mg 的溶液，照紫外 − 可见分光光度法，在 490 m 波长处测定，吸光度不得过 0.12。

四、含量测定

对四环素类抗生素的含量测定，目前各国药典多采用高效液相色谱法。《中国药典》已全部采用高效液相色谱法测定其含量。盐酸四环素的含量测定方法如下。

供试品溶液：取本品约 25 mg，精密称定，置 50 mL 量瓶中，加 0.01 mol/L 盐酸溶液溶解并稀释至刻度，摇匀，精密量取 5 mL，置 25 mL 量瓶中，用 0.01 mol/L 盐酸溶液稀释至刻度，摇匀。

对照品溶液：取盐酸四环素对照品适量，精密称定，加 0.01 mol/L 盐酸溶液溶解并定量稀释制成每 1 mL 中约含 0.1 mg 的溶液。

系统适用性溶液与色谱条件：见有关物质项下。

系统适用性要求：除灵敏度要求外，其他见有关物质项下。

测定法：精密量取供试品溶液与对照品溶液，分别注入液相色谱仪，记录色谱图。按外标法以峰面积计算。

§12-4　诺氟沙星分析检验

 学习目标

1. 掌握诺氟沙星的结构、性质和分析检验方法。

2. 熟悉诺氟沙星的常规检查项目，依据药品质量标准对其进行分析检验，正确记录处理数据，并对结果进行判断。

3. 了解喹诺酮类抗菌药物的结构特点、分析方法及常规检查项目。

喹诺酮类药物是一类化学合成抗菌药，由于具有抗菌谱广、抗菌作用强、使用安全、易于制造及不易产生耐药性等优点，自1962年第一个喹诺酮类药物萘啶酸发明以来，得到了迅速发展。按发明先后和抗菌性能，喹诺酮类药物分为四代。第一代主要有萘啶酸，第二代主要有吡哌酸，第三代主要有诺氟沙星、环丙沙星、培氟沙星及氟氧沙星等，第四代主要有加替沙星、莫西沙星、左氧氟沙星及司帕沙星等。喹诺酮类药物结构式如下。

喹诺酮类

大多数喹诺酮类药物具有1,4-二氢-4-氧代喹啉（或氮杂喹啉）-3-羧酸母核结构。本类药物的结构特点是在其母核结构上，通常1位为取代的氮原子，3位为羧基、4位为酮羰基，第三代和第四代喹诺酮类抗菌药6位为氟原子取代，5、7、8位可有不同的取代基。

第三代化学合成喹诺酮类抗菌药，由于引入了氟原子，又被称为氟喹诺酮类抗菌药，诺氟沙星是其中最具代表性、临床应用最为广泛的一个。本节以其为例，详述其结构、性质与常规分析项目。

诺氟沙星结构式如下。

诺氟沙星

一、结构与性质

1. 结构特点

诺氟沙星的结构是1,4－二氢－4－氮杂喹啉－3－羧酸母核，R_1为乙基取代，R_2为哌嗪基取代，R_3为氟原子取代，分子中含有喹啉羧基、羰基、碱性氮原子等多个官能团。

2. 理化性质

（1）性状。诺氟沙星为类白色至淡黄色结晶性粉末；无臭；有引湿性。本品在N,N－二甲基甲酰胺中略溶，在水或乙醇中极微溶解；在醋酸、盐酸或氢氧化钠溶液中易溶。熔点为218～224 ℃。

（2）酸碱性。诺氟沙星分子因含有酸性的羰基和碱性氮原子，呈酸碱两性，易溶于醋酸、盐酸和氢氧化钠溶液中。结构中的哌嗪基与丙二酸、醋酐作用，生成有色产物。

（3）还原性。诺氟沙星分子结构中的哌嗪基具有还原性，遇光易被氧化，颜色渐变深。

（4）与金属离子反应。结构中3、4位为羧基和酮羰基，极易和金属离子，如钙、镁、铁和锌等形成螯合物，从而降低药物的抗菌活性，所以该药物不宜和牛奶等含钙和铁离子的食物或药品同时服用。另外，长时间使用会使体内的金属离子流失，尤其是老人、妇女和儿童会引起缺钙、缺锌和贫血等副作用。

（5）紫外吸收光谱特征。诺氟沙星分子结构中有苯环和共轭双键系统，在紫外光区有特征吸收。

想一想

第四代喹诺酮类药物有哪些？它们在结构和性质上有何特点？

二、鉴别试验

《中国药典》对诺氟沙星及其制剂的鉴别主要是依据其叔胺特征反应、色谱及光谱特征，规定有以下几个鉴别试验。

1. 薄层色谱法

《中国药典》对诺氟沙星原料药采用薄层色谱法鉴别：取本品与诺氟沙星对照品适量。分别加三氯甲烷－甲醇（1∶1）制成每1 mL中含2.5 mg的溶液，作为供试品溶液与对照品溶液，照薄层色谱法试验，吸取上述两种溶液各10 μL，分别点于同硅胶G薄层板上，以三氯甲烷－甲醇－浓氨溶液（15∶10∶3）为展开剂，展开，晾干，置紫外灯（365 mm）下检视，供试品溶液所显主斑点的位置与荧光应与对照品溶液主斑点的位置与荧光相同。

2. 高效液相色谱法

在诺氟沙星及其制剂对含量测定记录的色谱图中，供试品溶液主峰的保留时间应与对照品溶液主峰的保留时间一致。

3. 丙二酸反应

叔胺化合物与丙二酸在酸酐中共热时，呈现出棕色，红色，紫色或蓝色。《中国药典》

对诺氟沙星软膏或乳膏的鉴别：取含量测定项下的供试品溶液 5 mL，置水浴上蒸干，残渣中加丙二醛约 50 mg 与酸酐 1 mL，在水浴上加热 10 分钟，溶液显红色。

4. 紫外－可见分光光度法

利用喹诺酮类药物结构中的共轭体系，在紫外光照射区有最大吸收波长进行鉴别。《中国药典》对诺氟沙星滴眼液的鉴别：取本品适量，加磷酸盐缓冲液（pH 7.4），稀释制成每 1 mL 中约含诺氟沙星 5 μg 的溶液。用紫外－可见分光光度法（通则 0401）测定，在 271 nm 的波长处有最大吸收。

想一想

第三代喹诺酮抗菌药结构上引入氟原子，请思考氟原子特征鉴别试验是什么，可以用来鉴别哪些喹诺酮类抗菌药物？

三、杂质检查

诺氟沙星需检查的特殊杂质有吡哌酸等中间体与有关物质，《中国药典》规定采用溶液澄清度检查法和高效液相色谱法检查。

1. 溶液澄清度检查

喹诺酮类药物在碱溶液中易溶，而其中间体吡哌酸中可能带入双吡哌酸甲酯或吡哌酸甲酯，均为碱中不溶物。检查吡哌酸时要注意，吡哌酸甲酯虽不溶于氢氧化钠试液，但时间稍长，可分解而溶，所以进行检查时，要迅速观察。

诺氟沙星的溶液澄清度检查：取本品 5 份，各 0.50 g，分别加氢氧化钠试液 10 mL 溶解后，溶液应澄清；如显浑浊，与 2 号浊度标准液比较（通则 0902 第一法），均不得更浓。

2. 有关物质

诺氟沙星中有关物质的检查，照高效液相色谱法（通则 0512）测定。

供试品溶液：取本品适量，精密称定，加 0.1 mol/L 盐酸溶液适量（每 12.5 mg 诺氟沙星加 0.1 mol/L 盐酸溶液 1 mL）使溶解，用流动相 A 定量稀释制成每 1 mL 中约含 0.15 mg 的溶液。

对照溶液：精密量取供试品溶液适量，用流动相 A 定量稀释制成每 1 mL 中含 0.75 μg 的溶液。

杂质 A 对照品溶液：取杂质 A 对照品约 15 mg，精密称定，置 200 mL 量瓶中，加乙腈溶解并稀释至刻度，摇匀，精密量取适量，用流动相 A 定量稀释制成每 1 mL 中约含 0.3 μg 的溶液。

系统适用性溶液：称取诺氟沙星对照品、环丙沙星对照品和依诺沙星对照品各适量，加 0.1 mol/L 盐酸溶液适量使溶解，用流动相 A 稀释制成每 1 mL 中含诺氟沙星 0.15 mg、环丙沙星和依诺沙星各 3 μg 的混合溶液。

色谱条件：用十八烷基硅烷键合硅胶为填充剂；以 0.025 mol/L 磷酸溶液（用三乙胺调节 pH 值至 3.0±0.1）－乙腈（87:13）为流动相 A，乙腈为流动相 B，按表 12-2 进行线性梯度洗脱；检测波长为 278 nm 和 262 nm；进样体积 20 μL。

表 12-2　　　　　　　　　诺氟沙星中有关物质检查线性梯度洗脱表

时间/min	流动相 A/%	流动相 B/%
0	100	0
10	100	0
20	50	50
30	50	50
32	100	0
42	100	0

系统适用性要求：系统适用性溶液色谱图（278 nm）中，诺氟沙星峰的保留时间约为 9 分钟。诺氟沙星峰与环丙沙星峰和诺氟沙星峰与依诺沙星峰间的分离度均应大于 2.0。

测定法：精密量取供试品溶液、对照溶液与杂质 A 对照品溶液，分别注入液相色谱仪，记录色谱图。

限度：供试品溶液色谱图中如有杂质峰，杂质 A（262 nm）按外标法以峰面积计算，不得过 0.2%。其他单个杂质（278 nm）峰面积不得大于对照溶液主峰面积（0.5%）；其他各杂质峰面积的和（278 nm）不得大于对照溶液主峰面积的 2 倍（1.0%）；小于对照溶液主峰面积 0.1 倍的峰忽略不计。

四、含量测定

诺氟沙星原料药及片剂、胶囊、软膏、滴眼液均采用高效液相色谱法测定含量，诺氟沙星乳膏采用紫外 - 可见分光光度法测定含量。

1. 高效液相色谱法

喹诺酮类药物是具有胺基和羧基的两性化合物，能在水中解离，用常规高效液相色谱法的流动相，如甲醇 - 水或乙腈 - 水进行洗脱时，常出现色谱峰拖尾严重、对称性差，分离度低和保留值不稳定等问题，采用离子抑制或离子对色谱等技术可克服上述缺点。《中国药典》大多数喹诺酮类药物采用高效液相色谱法测定含量，诺氟沙星含量测定方法如下。

供试品溶液：取本品约 25 mg，精密称定，置 100 mL 量瓶中，加 0.1 mol/L 盐酸溶液 2 mL 使溶解后，用水稀释至刻度，摇匀，精密量取 5 mL，置 50 mL 量瓶中，用流动相稀释至刻度，摇匀。

对照品溶液：取诺氟沙星对照品约 25 mg，精密称定，置 100 mL 量瓶中，加 0.1 mol/L 盐酸溶液 2 mL 使溶解后，用水稀释至刻度，摇匀，精密量取 5 mL，置 50 mL 量瓶中，用流动相稀释至刻度，摇匀。

系统适用性溶液：称取诺氟沙星对照品、环丙沙星对照品和依诺沙星对照品各适量，加 0.1 mol/L 盐酸溶液适量使溶解，用流动相稀释制成每 1 mL 中含诺氟沙星 25 μg、环丙沙星和依诺沙星各 5 μg 的混合溶液。

色谱条件：用十八烷基硅烷键合硅胶为填充剂；以 0.025 mol/L 磷酸溶液（用三乙胺调节 pH 值至 3.0 ± 0.1）– 乙腈（87∶13）为流动相；检测波长为 278 nm；进样体积 20 μL。

系统适用性要求：系统适用性溶液色谱图中，诺氟沙星峰的保留时间约为 9 分钟。诺氟沙星峰与环丙沙星峰和诺氟沙星峰与依诺沙星峰间的分离度均应大于 2.0。

测定法：精密量取供试品溶液与对照品溶液，分别注入液相色谱仪，记录色谱图。按外标法以峰面积计算。

2. 紫外 – 可见分光光度法

诺氟沙星药物分子结构中具有共轭体系，在紫外区具有特征性吸收，可利用吸收系数法或对照品比较法进行含量测定。本法具有灵敏度高、专属性较强的特点。《中国药典》对诺氟沙星乳膏含量测定方法如下。

供试品溶液：取本品适量（约相当于诺氟沙星 5 mg），精密称定，置分液漏斗中，加三氯甲烷 15 mL，振摇后，用氯化钠饱和的 0.1% 氢氧化钠溶液 25 mL、20 mL、20 mL 和 10 mL 分次提取，合并提取液，置 100 mL 量瓶中，加 0.1% 氢氧化钠溶液稀释至刻度，摇匀，滤过，精密量取续滤液 10 mL，用 0.4% 氢氧化钠溶液定量稀释制成每 1 mL 中约含诺氟沙星 5 μg 的溶液。

对照品溶液：取诺氟沙星对照品适量，精密称定，加 0.4% 氢氧化钠溶液溶解并定量稀释制成每 1 mL 中约含 5 μg 的溶液。

测定法：取供试品溶液与对照品溶液，在 273 nm 的波长处分别测定吸光度，计算。

【知识链接】

喹诺酮类抗菌药的发展简史

1946 年，美国斯特林怀特研究院的有机化学家勒谢（George Y. Lesher, 1926—1990）博士进行了一项实验，在合成氯奎宁的过程中，偶然发现了萘啶酸这一副产物。经过常规筛选，他发现萘啶酸具有抗菌活性。1962 年，勒谢报道了萘啶酸用于治疗尿路感染，成为第一代喹诺酮类药物。

1969 年第二代喹诺酮类药物问世，代表药物有吡哌酸、西诺沙星、氟甲喹等，与第一代药物相比，抗菌谱扩大、不良反应少并且半衰期更长，对革兰氏阳性菌有一定的抑制效果，主要用于治疗尿路感染和呼吸道感染等，但是口服吸收率低，目前临床上应用也较少。

通过结构修饰在喹诺酮母核的 C_6 或者 C_8 位引入氟原子合成了第三代喹诺酮类药物，代表药物有诺氟沙星、氧氟沙星、环丙沙星等，其抗菌谱较第二代更广，增强了对革兰氏阳性菌和革兰氏阴性菌的抑制效果，可杀灭分枝杆菌、支原体、衣原体等，对肺炎球菌也有很好的抑制活性。

迄今为止，喹诺酮药物已经发展到了第四代，代表药物有西普卢利沙星、曲伐沙星、非那沙星等，第四代喹诺酮类药物保留了 C_6 的氟原子，在 C_5 或 C_8 引入了氨基、甲基、氯原子或甲氧基，在抗菌谱、抑菌效果、血浆半衰期和药动学性质上都有显著的变化，既保留了前三代抗革兰氏阴性菌的活性，又增强了抗革兰氏阳性菌和厌氧菌的活性，对军团菌、支原体、衣原体均显示出较强的作用，这使得第四代喹诺酮药物较前三代相比，具有更广的抗菌谱并且更不易产生耐药性。吸收快、体内分布广、血浆半衰期长是第四代喹诺酮类药物的药代动力学的显著特点。

---

§12－5　磺胺甲噁唑分析检验

 学习目标

1. 掌握磺胺甲噁唑的结构、性质和分析检验方法。

2. 熟悉磺胺甲噁唑的常规检查项目，依据药品质量标准对磺胺甲噁唑进行分析检验，正确记录处理数据，并对结果进行判断。

3. 了解磺胺类抗菌药物的结构特点、分析方法及常规检查项目。

磺胺类药物为人工合成的抗菌药，用于临床已近 50 年，它具有抗菌谱较广、性质稳定、使用简便、生产时不耗用粮食等优点。临床常用的磺胺类药物都是以对位氨基苯磺酰胺（简称磺胺）为基本结构的衍生物。磺胺类药物母体结构式如下。

磺胺类药物母体

磺胺类药物，通常规定其结构中磺酰氨基上的氮为 N_1，芳氨基上的氮为 N_4。磺酰氨基上的氢原子被其他基团取代后的衍生物，称为 N_1 取代物；芳氨基上的氢被取代的衍生物称为 N_4 取代物。N_4 取代物会使药物失去抗菌活性，临床上使用的主要是 N_1 取代物。

典型的磺胺类药物有磺胺甲噁唑、磺胺异噁唑、磺胺嘧啶、磺胺醋酰钠等，结构共同特点是 N_1 特殊官能团取代，其中磺胺甲噁唑和磺胺异噁唑均为五元异噁唑杂环取代，磺胺嘧啶为六元嘧啶环取代。本节以临床常见药物磺胺甲噁唑为例进行讨论。

磺胺甲噁唑结构式如下。

磺胺甲噁唑

一、结构与性质

1. 结构特点

磺胺甲噁唑为磺胺类药物 N_1 取代衍生物，取代基为 5 - 甲基 - 3 - 异噁唑基，N_4 取代为氢原子，药物分子中含有芳伯氨基、磺酰胺基、异噁唑基等多个官能团。

2. 理化性质

（1）性状。磺胺甲噁唑为白色结晶性粉末；无臭。本品在水中几乎不溶；在稀盐酸、氢氧化钠试液或氨试液中易溶。本品的熔点为 168 ~ 172 ℃。

（2）酸碱性。磺胺甲噁唑分子结构中的芳香第一胺显弱碱性，磺酰胺基显弱酸性，为酸碱两性化合物（磺胺脒除外）。由于磺酰胺基上的氢原子受磺酰基吸电子效应的影响，比较活泼，使其具有一定的酸性，可以和某些金属离子生成难溶性盐的沉淀。不同的磺胺类药物与硫酸铜反应可生成不同颜色的铜盐沉淀，常用于该类药物的鉴别。

（3）芳伯氨基特性。磺胺甲噁唑分子结构中有游离的芳伯氨基，在酸性条件下可与亚硝酸钠发生重氮化偶合反应，可用于鉴别；芳伯氨基也可与多种芳醛（对二甲氨基苯甲醛、香草酸和水杨醛等）在酸性条件下缩合成有色的希夫碱。

（4）取代杂环的特性。磺胺甲噁唑 N_1 取代基为含氮杂环，具有碱性，可与生物碱沉淀试剂反应生成沉淀。

二、鉴别试验

《中国药典》对磺胺甲噁唑及其片剂的鉴别主要是依据其酸碱性、叔胺特征反应及红外光谱特征，规定有以下几个鉴别试验。

1. 与硫酸铜成盐反应

磺胺类药物在碱性溶液中可以生成钠盐，这些钠盐与铜、银和钴等金属离子反应，生成金属取代物的沉淀。其中与硫酸铜的反应常用于该类药物的鉴别。如磺胺甲噁唑的鉴别反应如下。

《中国药典》对磺胺甲噁唑的鉴别：取本品约 0.1 g，加水与 0.4% 氢氧化钠溶液各 3 mL，振摇使溶解，滤过，取滤液，加硫酸铜试液 1 滴，即生成草绿色沉淀。

2. 重氮化－偶合反应

具有芳伯氨基的药物可在盐酸存在下与亚硝酸钠溶液于低温下发生重氮化反应，生成重氮盐；重氮盐再与碱性 β － 萘酚偶合生成粉红色至猩红色偶氮染料。

《中国药典》对磺胺甲噁唑的鉴别：取供试品约 50 mg，加稀盐酸 1 mL，必要时缓缓煮使溶解，放冷，加 0.1 mol/L 亚硝酸钠溶液数滴，加与 0.1 mol/L 等体积的 1 mol/L 脲溶液，振摇 1 分钟，滴加碱性 β － 萘酚试液数滴，生成由粉红到猩红色沉淀。

3. 红外色谱法

磺胺类药物具有相同的基本母核，它们的红外光谱特征吸收峰也十分相似；在 3 500 ~ 3 300 cm^{-1} 区间有伯氨基的两个伸缩振动峰；在 1 650 ~ 1 600 cm^{-1} 区间有一个较强的伯氨基面内弯曲振动峰；在 1 610 ~ 1 450 cm^{-1} 区间有苯环骨架振动峰；在 1 370 ~ 1 300 cm^{-1} 区间和 1 180 ~ 140 cm^{-1} 附近有两个强的吸收峰，此为磺酰基特征峰。磺胺甲噁唑的红外光吸收图谱应与对照的图谱（光谱集 565 图）一致。

想一想

查询《中国药典》有关磺胺类药物的鉴别试验，思考如何区分磺胺甲噁唑、磺胺异噁唑、磺胺嘧啶与磺胺醋酰钠？

三、杂质检查

磺胺甲噁唑需检查碱性溶液澄清度与颜色、有关物质，其余一般杂质检查参照《中国药典》通则。

1. 碱性溶液澄清度与颜色

取本品 1.0 g，加氢氧化钠试液 5 mL 与水 20 mL 溶解后，溶液应澄清无色；如显浑浊，与 1 号浊度标准液（通则 0902 第一法）比较，不得更浓；如显色，与同体积的对照液（取黄色 3 号标准比色液 12.5 mL，加水至 25 mL）比较（通则 0901 第一法），不得更深。

2. 有关物质

磺胺甲噁唑中有关物质的检查，照薄层色谱法（通则 0502）试验。

供试品溶液：取本品，加乙醇 – 浓氨溶液（9:1）制成每 1 mL 中约含 10 mg 的溶液。

对照溶液：精密量取供试品溶液适量，用乙醇 – 浓氨溶液（9:1）定量稀释制成每 1 mL 中约含 50 μg 的溶液。

色谱条件：采用以 0.1% 羧甲基纤维素钠为黏合剂的硅胶 H 薄层板，以三氯甲烷 – 甲醇 – N,N – 二甲基甲酰胺（20:2:1）为展开剂。

测定法：吸取供试品溶液与对照溶液各 10 μL，分别点于同一薄层板上，展开，晾干，喷以乙醇制对二甲氨基苯甲醛试液使显色。

限度：供试品溶液如显杂质斑点，与对照溶液的主斑点比较，不得更深。

四、含量测定

磺胺类药物的 N$_4$ 取代物分子中有芳伯氨基，可在盐酸酸性介质中与亚硝酸钠发生重氮化反应，可用亚硝酸钠滴定法测定含量，如磺胺甲噁唑及其片剂均采用亚硝酸钠法测定含量，用永停滴定法指示终点。反应式如下。

$$H_2N-\!\!\!\!\bigcirc\!\!\!\!-SO_2NHR+NaNO_2+2HCl \longrightarrow N\!\!=\!\!\overset{+}{N}-\!\!\!\!\bigcirc\!\!\!\!-SO_2NHR \cdot Cl^- +NaCl+2H_2O$$

磺胺甲噁唑含量测定方法：取本品约 0.5 g，精密称定，加盐酸溶液（1→2）25 mL，再加水 25 mL，振摇使溶解，照永停滴定法（通则 0701），用亚硝酸钠滴定液（0.1 mol/L）滴定。每 1 mL 亚硝酸钠滴定液（0.1 mol/L）相当于 25.33 mg 的 $C_{10}H_{11}N_3O_3S$。

实训十六　阿莫西林胶囊的含量测定

一、实训目的

1. 了解外标法测定阿莫西林胶囊含量的方法原理。
2. 熟悉高效液相色谱仪的操作方法并依据标准规范操作。
3. 掌握抗生素药物质量检测原始数据的记录和检验报告的书写要求。

二、实训准备

1. 器材

高效液相色谱仪、色谱柱（内径一般为 3.9 ~ 4.6 mm）、填充剂粒径为 3 ~ 10 μm、50 mL 容量瓶、小镊子、棉花。

2. 试剂与试药

阿莫西林对照品、色谱纯乙腈、分析纯磷酸二氢钾、阿莫西林胶囊供试品、无水乙醇。

三、实训内容与步骤

利用高效液相色谱仪的高选择性、高灵敏度等特点，通过记录已知浓度的阿莫西林对照品的色谱峰面积，并测定未知浓度的阿莫西林胶囊的色谱峰面积，根据外标法计算胶囊中阿莫西林标示量的百分含量。照《中国药典》高效液相色谱法（通则 0512）测定。

1. 色谱条件与系统适用性试验

用十八烷基硅烷键合硅胶为填充剂；以 0.05 mol/L 磷酸二氢钾溶液（2 mol/L 氢氧化钠溶液调节 pH 至 5.0）－乙腈（97.5：2.5）为流动相；流量为 1.0 mL/min；检测波长为 254 nm。理论板数按阿莫西林峰计算不低于 2 000。

2. 对照品溶液的制备

精密称取阿莫西林对照品约 25 mg，精密称定，置 50 mL 量瓶中，用流动相溶解并稀释至刻度，摇匀备用。

3. 供试品溶液的制备

取阿莫西林胶囊的内容物，混合均匀，精密称取适量加流动相溶解并稀释成每 1 mL 中约含 0.5 mg 的溶液，滤过，取续滤液 20 μL 注入液相色谱仪，记录色谱图；另取阿莫西林对照溶液同法测定。按外标法以峰面积计算供试品中阿莫西林的含量。

4. 计算

$$标示量（\%） = \frac{A_供 \times C_对 \times 平均装量}{A_对 \times \dfrac{M_供}{V} \times 标示量} \times 100\%$$

式中，$A_供$为供试品峰面积；$A_对$为对照品峰面积；$C_对$为对照品浓度；$M_供$为供试品质量；V为供试品体积。

【注意事项】

（1）流动相配制时，应按比例量取并进行抽滤再混合，比如配制 100 mL，不能先量取 97.5 mL 的磷酸二氢钾溶液，再直接加乙腈至 100 mL；配好的流动相脱气后再使用。

（2）使用微量注射器进样时，应注意每次进样的准确性、一致性。

四、实训测评

按表 12 - 3 所列评分标准进行测评，并做好记录。

表 12 - 3　　　　　　　　阿莫西林胶囊的含量测定实训评分标准

序号	考评内容	考评标准	配分	得分
1	仪器选择	选择准确、必要	10	
2	流动相选择	选择配比正确	10	
3	供试品溶液、对照品溶液制备	制备过程规范	20	
4	色谱仪的使用	操作规范	20	
5	原始记录	真实准确，随做随记	15	
6	检验报告	清晰、完整、规范	15	
7	清洁	依据规定实训前后清洁	10	
合计			100	

五、思考题

1. 外标法测定药物含量的原理、方法和特点是什么？
2. 高效液相色谱法的定性和定量分析原理是什么？

目标检测

一、填空题

1. 抗菌药是指对细菌和其他微生物具有抑制和杀灭作用的物质，包括＿＿＿＿＿＿＿＿＿

和_____ 。

2. β – 内酰胺类药物都具有_____，并且都具有_____ 和_____ 。

3. 《中国药典》对青霉素钠，采用_____ 法检查有关物质，采用_____ 法检查青霉素聚合物。

4. 查询阿莫西林结构，其分子中含有____ 个手性碳原子，因此具有_____性，可用于定性和定量分析。

5. 氨基糖苷类药物都是_____化合物，临床上常用其_____。

6. 干燥的四环素游离碱及其盐较稳定，但在贮藏中_____ 颜色变深。在酸性溶液中会发生_____ 反应及降解反应；在碱性溶液中会发生_____ 反应。

7. 第三代化学合成喹诺酮类抗菌药，由于引入了_____，又被称为氟喹诺酮类抗菌药，其中最具代表性临床应用最为广泛的一个是_____。

8. 磺胺甲噁唑及其片剂均采用_____ 法测定含量，用_____ 法指示终点。

二、单项选择题

1. 下列属于青霉素类药物的是 （   ）。

A. 头孢氨苄　　　　　　　　　B. 阿司匹林

C. 氯霉素　　　　　　　　　　D. 对乙酰氨基酚

E. 红霉素

2. 下列不属于抗生素在分析中的特点的是 （   ）。

A. 化学纯度较低　　　　　　　B. 活性组分易发生变异

C. 可化学合成　　　　　　　　D. 稳定性差

E. 组分单一

3. β – 内酰胺类抗生素中最不稳定的结构是 （   ）。

A. 含有苯环的取代基　　　　　B. 酰胺结构

C. β – 内酰胺环　　　　　　　　D. 羧基

E. 氨基

4. 下列采用微生物检定法测定含量的药物是 （   ）。

A. 阿莫西林　　　　B. 头孢氨苄　　　　C. 硫酸链霉素

D. 青霉素钠　　　　E. 四环素类

5. 鉴别磺胺甲噁唑依据的反应是 （   ）。

A. 芳香第一胺类的反应　　　　B. 丙二酰脲类的反应

C. 绿奎宁反应　　　　　　　　D. 托烷生物碱类的反应

E. 与二氯靛酚钠试液的反应

6. 四环素类药物引起的不良反应是 （   ）。

A. 伪膜性肠炎　　　　B. 耳毒性　　　　C. 牙釉质发育障碍

D. 再生障碍性贫血　　E. 胃肠道反应

三、简答题

1. 对比青霉素类和头孢菌素类药物的结构，找出其中的异同，并根据结构说明两类药物具备的基本理化性质。

2. 磺胺类药物为何具有酸性，如何利用这一性质对药物进行鉴别。

四、计算题

取标示量为 0.5 g 的磺胺甲噁唑片 10 片，总重为 5.436 3 g，研细，精密称取两份片粉 0.536 5 g、0.534 6 g，照永停滴定法，用亚硝酸钠滴定液（0.101 1 mol/L）滴定，滴定至终点，分别用去滴定液 19.62 mL 和 19.34 mL。每 1 mL 亚硝酸钠滴定液（0.1 mol/L）相当于 25.33 mg 的磺胺甲噁唑（$C_{10}H_{11}N_3O_3S$），求该片剂的标示百分含量。

[参考答案]

一、填空题

1. 人工合成抗菌药，抗生素

2. β - 内酰胺环（A 环），游离羧基，酰胺侧链

3. 高效液相色谱，分子排阻色谱

4. 4，旋光

5. 碱性，硫酸盐

6. 遇光氧化，差向异构化，降解

7. 氟原子，诺氟沙星

8. 亚硝酸钠，永停滴定

二、单项选择题

1. A　2. E　3. C　4. C　5. A　6. C

三、简答题

略。

四、计算题

101.3%

第十三章

生物碱类药物分析检验

【案例导入】

2020 年 9 月 13 日 19 时，云南德宏州瑞丽市某餐饮公司 14 人出现腹痛、呕吐、腹泻、脸麻等症状，相继到瑞丽市景成医院就诊。经初步调查，疑似因食用草乌导致中毒。草乌中含乌头类生物碱，该类成分即是乌头类中药的药效成分，同时也是毒性成分，对心脏毒性大，用量过大可导致心肌麻痹而死亡，普通加工方法难以破坏其毒性，临床上曾出现因炮制不当或服用过量发生人员中毒死亡的报道。

讨论：

1. 什么是生物碱？

2. 生物碱具有哪些性质？

生物碱是人类对植物药中有效成分研究得最早且较多的一类成分，其广泛分布于植物界，是许多植物药的化学成分之一。生物碱大多有明显的生理活性，在临床用药中生物碱类成分占据着重要的地位。《中国药典》主要收载的生物碱类药物有阿托品、硫酸阿托品、麻黄碱、伪麻黄碱、秋水仙碱、硫酸奎宁、奎尼丁、吗啡、可待因、小檗碱、士的宁、长春碱、长春新碱、利血平、咖啡因、茶碱、毛果芸香碱等。

生物碱对机体的作用具有特异性，且与摄入量有关。适量对人体具有止痛、欣快、催眠等功效，过量或反复摄入，将导致成瘾。生物碱类药物虽然生理活性强，但大都有毒性，因此，质量控制和临床应用尤应慎重，体育运动中的兴奋剂问题，世界关注的毒品问题，许多是生物碱类成分。该类药物的质量应严格控制，以保证用药的安全和有效。

本章以托烷类、苯烃胺类、异喹啉类生物碱中的典型药物为代表，详述其结构、性质特点，以及具体的分析检验原理与方法。

§13-1　概述

 学习目标

1. 掌握生物碱类药物的鉴别试验和含量测定方法。
2. 理解生物碱类药物的结构特征及主要性质。

一、定义

生物碱是存在于自然界中的一类含氮的碱性有机化合物。多数生物碱有复杂的环状结构，且氮原子多在环内，多数具有碱的性质且能和酸结合生成盐。蛋白质、多肽、氨基酸、核酸、维生素等，不属于生物碱的范围。

二、分布

生物碱在植物界广泛存在，特别是高等植物罂粟科、茄科、毛茛科、防己科、小檗科、豆科、芸香科等植物中分布较多，少数动物体内也有生物碱，如蟾酥毒汁中的蟾酥碱。目前已分离出的生物碱有 10 000 多种，被广泛应用于临床。大多生物碱往往是药用植物中的重要活性成分，它主要作用于抗肿瘤、神经系统、心血管系统和抗菌消炎等方面，如黄连中的小檗碱用于抗菌消炎，麻黄中的麻黄碱用于平喘，萝芙木中的利血平用于降压，喜树中的喜树碱与长春花中的长春新碱用于抗肿瘤等。

三、存在形式

生物碱在植物体内主要存在的形式如下。

（1）游离碱：由于部分生物碱的碱性极弱，不易或不能与酸生成稳定的盐，因而以游离碱的形式存在。

（2）成盐：除少数极弱碱性生物碱（如秋水仙碱及吲哚类生物碱）外，大多生物碱在植物细胞中都是与有机酸结合成盐的形式存在，常见的有机酸有柠檬酸、酒石酸、苹果酸、草酸、琥珀酸等。有少数生物碱与无机酸结合成盐存在，如小檗碱与盐酸结合成盐存在于植物中。

（3）苷类：一些生物碱以苷的形式存在于植物中。

（4）酯类：多种吲哚类生物碱分子中的羧基，常以甲酯形式存在。

（5）氮氧化物：在植物体中已发现的氮氧化物 100 余种。

四、分类

生物碱数目多、结构复杂，其基本母核多种多样，分类方法很多。根据其基本母核结构大致可分为托烷类、苯烃胺类、喹啉类、异喹啉类、吲哚类、嘌呤类 6 大类。

1. 托烷类

托烷类生物碱是由莨菪烷衍生物莨菪醇与莨菪酸缩合而成的酯类化合物，常见药物有莨菪碱、山莨菪碱、东莨菪碱和樟柳碱，是主要的抗胆碱类药物，结构式如下。目前，托烷生物碱及其类似物在医疗上占有重要地位。

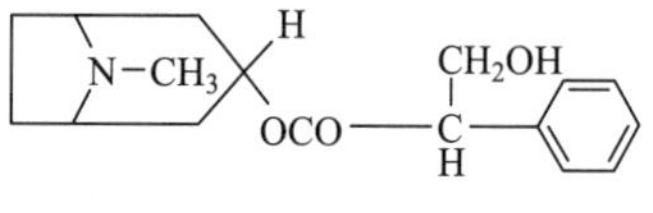

莨菪碱（阿托品） 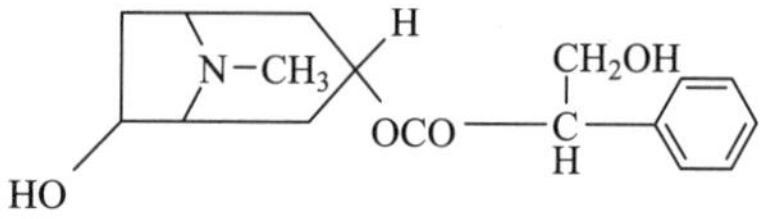　　　　　　　　　　　　　山莨菪碱

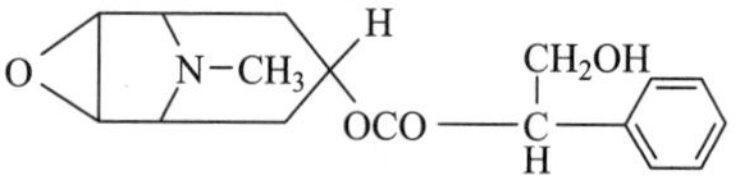

东莨菪碱 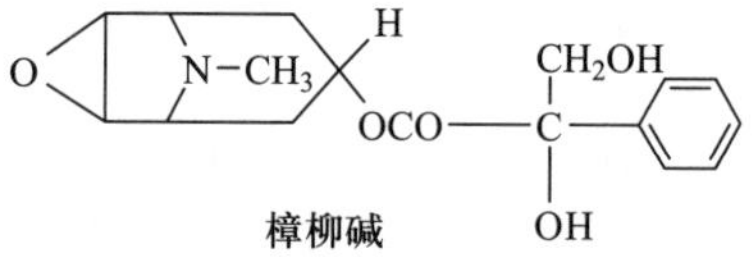　　　　　　　　　　　　　　　樟柳碱

2. 苯烃胺类

苯烃胺类生物碱又称有机胺类生物碱，其氮原子在侧链上，不在环状结构内。本类生物碱数量较少，常见药物有盐酸麻黄碱、盐酸伪麻黄碱、秋水仙碱等，结构式如下。

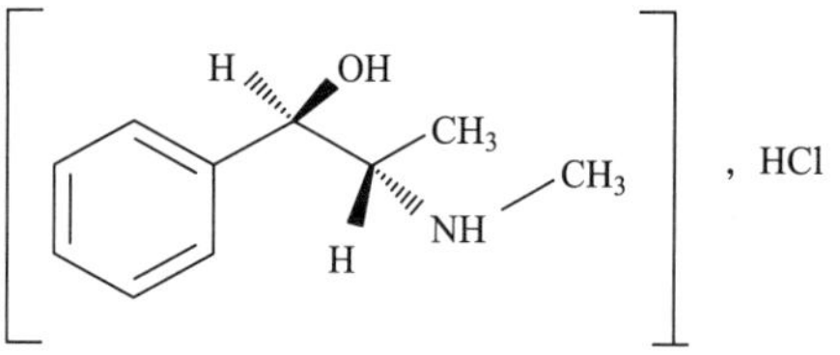

盐酸麻黄碱 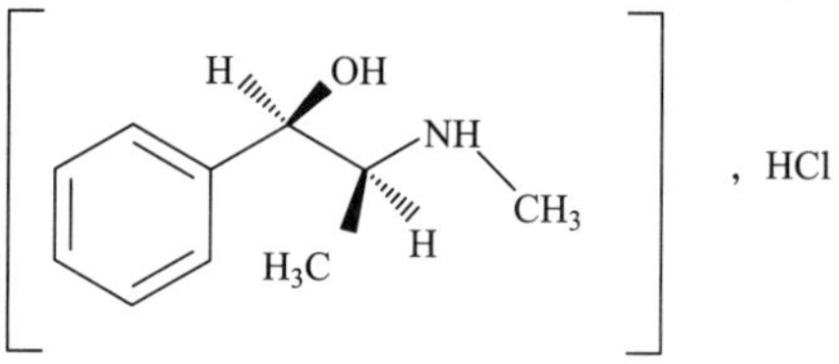　　　　　　　　　　　　　　盐酸伪麻黄碱

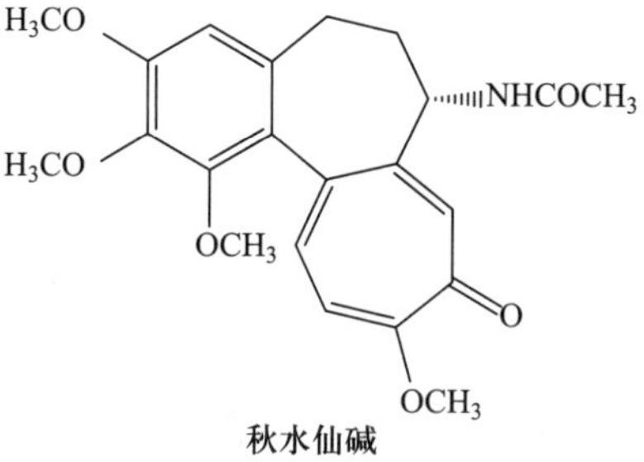

秋水仙碱

麻黄碱和伪麻黄碱都是拟肾上腺素药，能促进人体内去甲肾上腺素的释放而显效，作用强度较弱，口服具有中枢神经系统兴奋及散瞳作用。盐酸麻黄碱主要供内服以治疗气喘等。秋水仙碱临床上用以治疗急性痛风，并有抑制癌细胞生长的作用。

3. 喹啉类

喹啉类生物碱是以喹啉环为基本母核衍生而成，主要分布在芸香科、珙桐科、茜草科金鸡纳属等植物中，具有多种生物活性。主要包括具有抗疟疾活性的奎宁类和具有抗肿瘤活性的喜树碱类。奎宁类生物碱最初是从茜草科金鸡纳属植物中分离得到，又称为金鸡纳生物碱，如奎宁、辛可宁；喜树碱类生物碱是从喜树中分离得到的，具有抗癌活性，对白血病和直肠癌有一定临床疗效，但毒性很大，其安全范围较小。常见药物有硫酸奎宁（结构式如下）、硫酸奎尼丁、磷酸氯喹等。

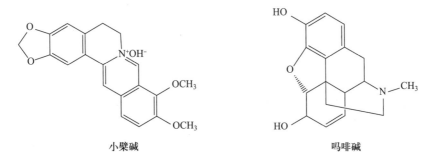

硫酸奎宁

4. 异喹啉类

异喹啉类生物碱是生物碱类成分的重要组成部分，异喹啉生物碱广泛分布于罂粟科、巴比特科、毛茛科和防己科。该类生物碱数量多，结构类型复杂，具有多方面的生理活性，包括抗肿瘤、抗菌、镇痛、调节免疫功能、抗血小板凝聚、抗心律失常、降压等。

本类生物碱以异喹啉或四氢异喹啉为母核，根据其连接基团的不同，可分为简单异喹啉类、小檗碱类和原小檗碱类、苄基异喹啉类、吗啡烷类。

（1）简单异喹啉类：是四氢异喹啉衍生物，如鹿尾草中的萨苏林。

（2）小檗碱类和原小檗碱类：由两个异喹啉环稠合而成，依据母核中 C 环氧化程度不同，分为小檗碱类和原小檗碱类，前者多为季铵碱，如小檗碱（结构式如下）；后者多为叔胺碱，如延胡索乙素。

（3）苄基异喹啉类：罂粟碱、厚朴碱、汉防己甲素、汉防己乙素、蝙蝠葛碱。

（4）吗啡烷类：吗啡碱（结构式如下）、可待因、蒂巴因、青藤碱等。

小檗碱　　　　　　　　　　　吗啡碱

5. 吲哚类

吲哚类生物碱是以吲哚为母核的生物碱，数目较多，结构复杂，多具有显著的生物活性。主要分布于马钱科、夹竹桃科、茜草科等。常见药物有利血平、长春碱、长春新碱、士的宁麦角新碱等。

吲哚类生物碱主要由色氨酸衍生而成，根据其结构特点，主要分为4类。

（1）简单吲哚类：结构中只有吲哚母核，而无其他杂环。如蓼蓝中的靛苷。

（2）色胺吲哚类：结构较简单，含有色胺部分。如吴茱萸碱等。

（3）单吲哚类：如利血平（结构式如下）、士的宁等。

（4）双吲哚类：两个单吲哚类生物碱聚合而成的衍生物。如具有抗癌活性的长春碱、长春新碱等。

利血平

6. 嘌呤类

嘌呤类生物碱以嘌呤为基本母核，数量较多。常用药物有咖啡因、茶碱、可可豆碱。咖啡因为中枢兴奋药；茶碱为平滑肌松弛药、利尿药及强心药；可可豆碱为利尿药，现已少用。结构式如下。

	R_1	R_2	R_3
咖啡因	$-CH_3$	$-CH_3$	$-CH_3$
茶碱	$-CH_3$	$-CH_3$	$-H$
可可豆碱	$-H$	$-CH_3$	$-CH_3$

五、通性

1. 性状

游离生物碱为结晶形或非结晶形固体，少数为液体。一般无挥发性，少数生物碱，如麻黄碱与液体生物碱具挥发性，可随水蒸气蒸馏。极少数具有升华性，如咖啡因。一般生物碱无色，少数有色，如小檗碱为黄色。生物碱多具苦味。

2. 溶解度

生物碱及其盐的溶解度与分子中氮原子的存在形式、极性基团的种类、数目及溶剂的种类等有关。大多数游离生物碱均不溶或难溶于水，能溶于氯仿、乙醚、丙酮、醇或苯等有机溶剂。生物碱盐类尤其是无机酸盐和小分子的有机酸盐多易溶于水，不溶或难溶于常见的有机溶剂。

3. 旋光性

大多数生物碱分子有手性碳原子存在，具旋光性，且多数为左旋光性，左旋体生理活性显著，右旋体则无或很弱。

4. 碱性

生物碱分子结构中含有氮原子，大多数呈碱性反应，碱性强弱与分子中氮原子存在的状态有密切的关系。一般季铵碱＞仲胺碱＞伯胺碱＞叔胺碱＞芳胺＞酰胺。有的生物碱分子具有酚性羟基或羧基，因而具有酸碱两性。生物碱能与酸作用形成生物碱盐，生物碱盐遇强碱又可以转变为游离的生物碱。

六、质量分析

1. 鉴别试验

生物碱类药物结构中均含氮原子，多呈碱性，有许多相似性；各种生物碱结构又各有特点，因此又有特征反应。可采用显色反应、沉淀反应、光谱法、色谱法等方法鉴别该类药物。

（1）显色反应。

1）一般鉴别试验。大多数生物碱能和一些试剂产生各种不同的颜色，这些试剂称为生物碱显色剂。常用的生物碱显色剂有浓硫酸、浓硝酸、钼硫酸、钒硫酸、硒硫酸和甲醛硫酸等。常见生物碱的显色反应见表 13 - 1。

表 13 - 1　　　　　　　　　　常见生物碱的显色反应

显色剂	反应现象
钼酸铵 - 浓硫酸试液	可待因显黄色，小檗碱显棕绿色，阿托品不显色
矾酸铵 - 浓硫酸试液	可待因显蓝色，阿托品显红色，奎宁显淡橙色
甲醛 - 浓硫酸试液	吗啡显紫红色，可待因显蓝色，咖啡碱不显色
浓硫酸	乌头碱显紫色，小檗碱显绿色，阿托品不显色
浓硝酸	小檗碱显棕红色，秋水仙碱显蓝色，咖啡碱不显色

2）特征鉴别试验。不同母核结构的生物碱具有特殊的理化性质，常见生物碱的特征鉴别试验如下。

①双缩脲反应。芳环侧链具有氨基醇结构生物碱药物的特征反应。如盐酸麻黄碱在碱性溶液中，与硫酸铜反应形成蓝紫色配位化合物，溶于乙醚使醚层显紫红色，水层由于硫酸铜的存在显蓝色。

②Vitali 反应。托烷生物碱结构中莨菪酸的特征反应，如阿托品、东莨菪碱、山莨菪碱等在酸性条件下水解产生莨菪酸，再与发烟硝酸共热，得黄色三硝基衍生物，遇醇制氢氧化钾即显深紫色。Vitali 反应是托烷类生物碱的特征鉴别反应，收录于《中国药典》四部通则中。

示例 13 - 1：氢溴酸山莨菪碱的鉴别。

取供试品约 10 mg，加发烟硝酸 5 滴，置水浴上蒸干，得黄色的残渣，放冷，加乙醇2~3 滴湿润，加固体氢氧化钾一小粒，即显深紫色。

③绿奎宁反应。即 6 位含氧喹啉衍生物的特征反应。奎宁和奎尼丁结构中均有 6 位含氧喹啉衍生物，均可显此反应。在弱酸性水溶液中，滴加溴水或氯水，至微过量时，再加入过量的氨水，应呈翠绿色。

示例 13 - 2： 硫酸奎宁的鉴别。

取本品约 20 mg，加水 20 mL 溶解后，分取溶液 5 mL，加溴试液 3 滴与氨试液 1 mL，即显翠绿色。

④紫脲酸胺反应。即咖啡因、茶碱等黄嘌呤生物碱的特征反应。样品加盐酸和氯酸钾，在水浴上加热后，咪唑环开环，遇氨气呈紫色，再加氢氧化钠试液颜色即消失。

示例 13 - 3： 咖啡因的鉴别。

取本品约 10 mg，加盐酸 1 mL 与氯酸钾 0.1 g，置水浴上蒸干，残渣遇氨气即显紫色；再加氢氧化钠试液数滴，紫色即消失。

⑤Marquis 反应。即含酚羟基的异喹啉类生物碱的特征反应。该类药物遇甲醛 - 硫酸试液（Marquis 试液）可形成具有醌式结构的有色化合物。

示例 13 - 4： 盐酸吗啡的鉴别。

取本品约 1 mg，加甲醛硫酸试液 1 滴，即显紫堇色。

⑥官能团反应。即吲哚类生物碱的特征反应。如利血平可与芳醛缩合而显色。

示例 13 - 5： 利血平的鉴别。

取本品约 1 mg，加新制的香草醛试液 0.2 mL，约 2 分钟后显玫瑰红色。

（2）沉淀反应。生物碱类药物在酸性水溶液中，常可与重金属盐类（碘化铋钾、碘化汞钾、碘 - 碘化钾、二氯化汞等）和大分子的酸类（磷钼酸、硅钨酸等）沉淀剂反应生成难溶盐或不溶性盐、复盐或络合盐沉淀，可作鉴别用（见表 13 - 2）。

表 13 - 2 常见生物碱的沉淀反应

沉淀剂	反应现象
碘化铋钾试剂	黄色至橘红色无定形沉淀
碘化汞钾试剂	类白色沉淀
碘 - 碘化钾试剂	红棕色无定形沉淀
硅钨酸试剂	淡黄色或灰白色无定形沉淀
雷氏铵盐试剂	红色沉淀或结晶
苦味酸试剂	黄色沉淀或结晶

示例 13 - 6： 氢溴酸东莨菪碱的鉴别。

取本品 10 mg，加水 1 mL 溶解后，置分液漏斗中，加氨试液使成碱性后，加三氯甲烷 5 mL，振摇，分取三氯甲烷液，置水浴上蒸干，残渣中加二氯化汞的乙醇溶液（取二氯化汞 2 g，加 60% 乙醇使成 100 mL）1.5 mL，即生成白色沉淀。

（3）光谱法。

1）紫外 - 可见分光光度法。紫外 - 可见分光光度法是在 190～800 nm 波长范围内测定物质的吸光度，用于鉴别、杂质检查和定量测定的方法。当光穿过被测物质溶液时，物质对光的吸收程度随光的波长不同而变化。因此，通过测定物质在不同波长处的吸光度，并绘制其吸光度与波长的关系图即得被测物质的吸收光谱。从吸收光谱中，可以确定最大吸收波长 λ_{max} 和最小吸收波长 λ_{min}。物质的吸收光谱具有与其结构相关的特征性。一般通过比较最大吸收波长、最小吸收波长、百分吸收系数等特征参数或光谱的一致性进行鉴别。

多数生物碱药物结构中含苯环、芳香杂环、共轭双键及其他官能团，在紫外光区有一个或几个特征吸收峰，可作为药物鉴别的依据。

示例 13 – 7：硫酸吗啡的鉴别。

本品 0.015% 的水溶液，照紫外 – 可见分光光度法，在 230 ~ 350 nm 的波长范围内测定吸光度，在 285 nm 的波长处有最大吸收，其吸光度约为 0.65；本品 0.015% 的 0.1 mol/L 氢氧化钠溶液在 298 nm 的波长处有最大吸收，其吸光度约为 1.1。

2）红外分光光度法。红外分光光度法作为鉴别物质和分析物质结构的有效手段，已被广泛用于药物的定性鉴别中。红外光谱能反映分子结构的细微特征，具有很强的专属性，分子结构中不同官能团，在发生振动和转动能级跃迁时所需的能量各不相同，产生的吸收谱带其波长位置就成为鉴定分子中官能团特征的依据。

《中国药典》收载的生物碱原料药广泛采用此法进行鉴别。咖啡因的鉴别就采用了此法，将供试品的红外吸收光谱与相应的标准红外光谱进行对比，对比吸收峰数目、位置，波形和相对强度等。本品的红外光吸收图谱应与对照的图谱一致。

（4）色谱法。

1）薄层色谱法。色谱法常用于生物碱类药物的鉴别，其中最常用的是薄层色谱法。目前常用的薄层色谱吸附剂多为硅胶。生物碱药物必须以游离形式存在才能顺利迁移，若是以盐的形式存在，则在硅胶薄层板上吸附太牢，致使色斑严重拖尾。

为使生物碱呈游离状态分离鉴别，常采用两种方法：

① 展开剂中加入少量的碱性试剂，如氨、二乙胺、有机酯烃胺类，以便中和与碱结合的酸和硅胶的弱酸性，使生物碱游离。如《中国药典》中阿片的薄层色谱鉴别，采用的展开剂为苯 – 丙酮 – 甲醇 – 浓氨溶液（8∶4∶0.6∶0.25）。

② 硅胶板用碱处理，即取硅胶适量，加入一定量的氢氧化钠搅拌均匀，铺制成薄板。

薄层色谱展开后，要对其进行显色观察，有色生物碱可直接观察斑点；具有荧光的生物碱在紫外光下显示荧光斑点；绝大多数生物碱的薄层色谱可用改良碘化铋钾试剂显色，显示橘红色斑点。应注意有些生物碱与改良碘化铋钾试剂不显色，可选择某些特殊显色剂。

示例 13 – 8：消旋山莨菪碱的鉴别。

取本品与消旋山莨菪碱对照品，分别加甲醇制成每 1 mL 中含 3 mg 的溶液，照薄层色谱法试验。吸取上述两种溶液各 10 μL，分别点于同一硅胶 GF_{254} 薄层板上，以甲苯 – 丙酮 – 乙醇 – 浓氨溶液（4∶5∶0.6∶0.4）为展开剂，展开，晾干，置紫外光灯（254 nm）下检视。供试品溶液所显主斑点的位置与颜色应与对照品溶液的主斑点一致。

2）高效液相色谱法。高效液相色谱法是色谱学的一个重要分支。在高效液相色谱法中，保留时间与组分的结构和性质有关。它是一个定性参数，可用于药物的鉴别，通过对比供试品和对照品保留时间的一致性进行鉴别。一般规定按供试品含量测定项下的高效液相色谱条件进行试验。要求供试品和对照品色谱峰的保留时间应一致。含量测定方法为内标法时，要求供试品溶液和对照品溶液色谱图中药物的保留时间与内标物峰的保留时间比值应一致。

2. 特殊杂质检查

生物碱类药物在从植物体中提取、半合成或合成过程中会引入特殊杂质——其他生物碱或有关物质。例如，咖啡因中可能含有茶碱和可可豆碱；氢溴酸山莨菪碱中可能含有东莨菪碱。生物碱一般都有较强的生理活性和毒性，为保证用药安全，对生物碱类药物中存在的特殊杂质应严格控制。

生物碱类药物中特殊杂质的检查，主要是根据药物与杂质在理化性质上的差异选择合适的方法。

（1）利用旋光性质的差异。利用药物与杂质在旋光性质上的差异，测定比旋度（或旋光度）来检查杂质的限量。如硫酸阿托品为消旋体，无旋光性，而莨菪碱为左旋体，因此硫酸阿托品中莨菪碱的检查，是将硫酸阿托品配制成每 1 mL 含 50 mg 的溶液，规定测得的旋光度不得过 $-0.4°$。

（2）利用溶解行为的差异。有些药物可溶于水、有机溶剂或酸碱中，而杂质不溶；或杂质可溶而药物不溶，利用该性质可检查药物中的杂质。

（3）利用对光吸收性质的差异。药物和杂质的结构不同，对光的吸收也不同，可以利用它们对光吸收性质上的差异来检查药物中的杂质。

（4）利用化学性质的差异。可利用药物与杂质氧化还原性质的差异，或加入一定的试剂产生颜色、沉淀、气体等来进行检查。

（5）利用色谱行为的差异。利用药物与杂质在吸附或分配性质上的差异，可采用色谱法将样品分离和检测，常用色谱法有薄层色谱法、高效液相色谱法、气相色谱法。

3. 含量测定

生物碱类药物品种繁多，含量测定方法也各异，但主要是利用其分子中含有氮原子而呈碱性这一特点。原料药大多采用非水溶液滴定法；制剂常采用提取酸碱滴定法、酸性染料比色法、紫外–可见分光光度法以及荧光分光光度法。近年来高效液相色谱法在生物碱含量测定方法中的应用也日趋增加。

（1）非水溶液滴定法。简称非水滴定法，即在非水溶剂中进行的滴定分析方法。该方法具有简便快速、灵敏准确、既特效又具有选择性等优点，因此应用较为广泛。

一些很弱的酸或碱以及某些盐类，在水溶液中进行滴定时，没有明显的滴定突跃，难于掌握滴定终点；另外还有一些有机化合物，在水中溶解度很小，因此，以水作溶剂的滴定分析受到一定的限制。非水溶液滴定法采用了各种非水溶剂（包括有机溶剂与不含水的无机溶剂）作为滴定分析的介质，不仅能增大有机化合物的溶解度，而且能改变物质的化学性质（如药物的酸碱性及其强度），使在水中不能进行完的滴定反应能够顺利进行。

非水溶液滴定法除有酸碱滴定外，还有氧化还原滴定、络合滴定及沉淀滴定等，而在药物分析中，以非水酸碱滴定法用得最为广泛。

非水酸碱滴定法是利用非水溶剂的特点来改变物质的酸碱相对强度，即在水溶液中呈弱酸性或弱碱性的化合物，由于酸碱度太弱，难于掌握滴定终点，如果选择某些适当的非水溶剂为溶剂使化合物酸度增加成为强酸，或者碱度增加成为强碱，就可以顺利地进行滴定。该法主要用来测定有机碱及其氢卤酸盐、磷酸盐、硫酸盐或有机酸盐以及有机酸碱金属盐类药物的含量，也用于测定某些有机弱酸含量。

非水酸碱滴定法包括非水碱量法和非水酸量法。

1）非水碱量法。非水碱量法通常是以冰醋酸为溶剂，高氯酸为滴定液，测定弱碱性药物及其盐类的分析方法。

溶剂的选择：碱的滴定宜选择酸性溶剂，酸性溶剂是指给出质子能力较强的溶剂，它能使弱碱的强度调平到溶剂阴离子水平，增强弱碱的表观碱强度，从而使滴定突跃范围增大。冰醋酸是滴定弱碱性物质最常用的酸性溶剂。市售的冰醋酸中含有水分，而水分的存在可影响滴定突跃，所以一般按计算量加入醋酐，以除去水分。

滴定液选择：非水碱量法通常使用高氯酸的冰醋酸溶液作滴定液，这是因为高氯酸在冰醋酸中有较强的酸性，且绝大多数有机碱的高氯酸盐易溶于有机溶剂，有利于滴定的进行。

指示剂：非水碱量法可用指示剂或电位法指示终点。常用的指示剂是结晶紫，结晶紫分子中的氮原子能结合多个质子而表现为多元碱。在滴定中，随着溶液酸度的增加，结晶紫由紫色（碱式色）变至蓝紫、蓝、蓝绿、绿、黄绿，最后转为黄色（酸式色）。在滴定不同强度的碱时，终点颜色不同，滴定较强碱时，终点为蓝色或蓝绿色；滴定极弱碱时，终点为蓝绿色或绿色。除结晶紫外，有时也使用萘酚苯甲醇、喹哪啶红等指示剂。

非水碱量法主要用于含氮碱性有机药物及其氢卤酸盐、磷酸盐、硫酸盐或有机酸盐的测定。这类药物碱性比较弱，一般在水溶液中不能直接滴定，使用冰醋酸作溶剂，可提高药物的表观碱强度，从而能被测定。对有机碱的氢卤酸盐滴定，由于大多数有机碱较难溶于水，且不太稳定，故常将其制成氢卤酸盐，如盐酸麻黄碱、氢溴酸东莨菪碱等。由于氢卤酸的酸性较强，使滴定反应进行不完全，所以当用高氯酸滴定液滴定时，应先加入一定量的醋酸汞冰醋酸溶液，使形成难电离的卤化汞，将氢卤酸盐转化成可测定的醋酸盐，然后用高氯酸滴定。

2）非水酸量法。非水酸量法通常是以甲醇钠为滴定液，麝香草酚蓝作指示剂，二甲基甲酰胺等为溶剂，滴定弱酸性物质的分析方法。

溶剂：酸的滴定宜选择碱性溶剂，碱性溶剂是指接受质子能力较强的溶剂，它能增强弱酸性物质的酸性，使滴定突跃范围明显。适合于滴定弱酸性物质的碱性溶剂主要有二甲基甲酰胺（DMF）、乙二胺等。由于二甲基甲酰胺对酸具有良好的拉平效应，而且对有机药物又有较好的溶解能力，因此在弱酸类药物的非水滴定中应用最广。

滴定液：非水酸量法通常使用甲醇钠、氢氧化四丁基铵作为滴定剂，常用的滴定液有甲醇钠的苯－甲醇溶液、氢氧化四丁基铵的甲苯－甲醇溶液。甲醇钠由甲醇与金属钠反应制得。

指示剂：非水酸量法常用指示剂有麝香草酚蓝（百里酚蓝）、偶氮紫、溴酚蓝等。

非水酸量法主要用于极弱的酸如酚类、酰亚胺类药物的含量测定。

（2）紫外－可见分光光度法。大多数生物碱类药物的分子结构中含有不饱和双键或苯环，在紫外光区有特征吸收，可用紫外－可见分光光度法进行含量的测定。如《中国药典》中采用紫外－可见分光光度法测定盐酸吗啡片及注射液的含量。

示例 13 – 9：盐酸吗啡片的含量测定。

取本品 20 片（如为薄膜衣片，仔细除去薄膜衣），精密称定，研细，精密称取适量（约相当于盐酸吗啡 10 mg），置 100 mL 量瓶中，加水 50 mL，振摇，使盐酸吗啡溶解，用水稀释至刻度，摇匀，滤过，精密量取续滤液 15 mL，置 50 mL 量瓶中，加 0.2 mol/L 氢氧化钠溶液 25 mL，用水稀释至刻度，摇匀，作为供试品溶液。取吗啡对照品适量，精密称定，加 0.1 mol/L 氢氧化钠溶液溶解并定量稀释制成每 1 mL 中约含 20 μg 的溶液，作为对照品溶液。照紫外－可见分光光度法测定。取供试品溶液与对照品溶液，在 250 nm 的波长处分别测定吸光度，计算，结果乘以 1.317，即得盐酸吗啡（$C_{17}H_{19}NO_3 \cdot HCl \cdot 3H_2O$）的含量。

（3）高效液相色谱法。高效液相色谱法用于含量测定时，可根据样品的具体情况采用峰面积法或峰高法。如《中国药典》中采用高效液相色谱法测定磷酸可待因片、氢溴酸莨菪碱及其片剂和注射剂的含量。

示例 13 – 10：磷酸可待因片的含量测定。

取本品 20 片，精密称定，研细，精密称取适量（约相当于磷酸可待因 30 mg），置 100 mL 量瓶中，加水溶解并稀释至刻度，摇匀，滤过，取续滤液，作为供试品溶液。取磷酸可待因对照品适量，精密称定，加水溶解并定量稀释制成每 1 mL 中约含 0.3 mg 的溶液，作为对照品溶液。照高效液相色谱法测定，用十八烷基硅烷键合硅胶为填充剂，以 0.03 mol/L 醋酸钠溶液（用冰醋酸调节 pH 值至 3.5） – 甲醇（25∶10）为流动相；检测波长为 280 nm；进样体积 10 μL。理论板数按磷酸可待因峰计算不低于 2 000，磷酸可待因峰与相邻杂质峰之间的分离度应符合要求。精密量取供试品溶液与对照品溶液，分别注入液相色谱仪，记录色谱图。按外标法以峰面积计算，并将结果乘以 1.068。

§13 – 2 硫酸阿托品分析检验

 学习目标

1. 掌握硫酸阿托品的结构、性质及其分析检验方法。

2. 熟悉硫酸阿托品的常规检查项目，依据药品质量标准对硫酸阿托品进行分析检验，正确记录处理数据，并对结果进行判断。

3. 了解托烷类生物碱的结构特点、分析方法及常规检查项目。

阿托品是存在于颠茄和其他茄科植物中的左旋莨菪碱经过消旋得到的叔胺化合物，属于托烷类生物碱药物。硫酸阿托品是阿托品的硫酸盐，是目前最常用的 M 胆碱受体阻断剂，能解除平滑肌痉挛、抑制腺体分泌，临床用硫酸阿托品治疗胃、十二指肠溃疡、平滑肌痉挛等。

一、结构与性质

1. 结构特点

硫酸阿托品是阿托品的硫酸盐，具有酯结构，易水解，水解产物可用于鉴别。分子结构中，氮原子位于五元酯环上，碱性较强，易与酸成盐。硫酸阿托品虽具有不对称碳原子，但为外消旋体，故无旋光性。结构式如下。

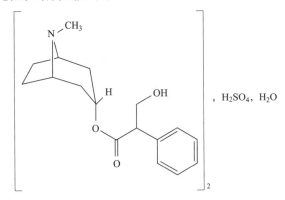

硫酸阿托品

2. 理化性质

（1）性状。硫酸阿托品为无色结晶或白色结晶性粉末，无臭。本品在水中极易溶解，在乙醇中易溶。

（2）碱性。硫酸阿托品分子结构中，五元酯环上有叔胺氮原子，具有较强的碱性，易与酸成盐。

（3）水解性。硫酸阿托品分子结构中含有酯键，易水解，可水解生成莨菪醇和莨菪酸。其水解产物莨菪酸可发生 Vitali 反应，可用于鉴别。

（4）旋光性。硫酸阿托品结构中虽含有手性碳原子，但是临床使用的硫酸阿托品为外消旋体，无旋光性。

（5）紫外吸收。硫酸阿托品分子结构中具有苯环结构，故具有明显的紫外吸收特征，可用于该药物的鉴别。

二、鉴别试验

1. Vitali 反应

硫酸阿托品属于托烷类生物碱，具有莨菪酸结构，能够发生 Vitali 反应。硫酸阿托品结构中的酯键水解后生成莨菪酸，经发烟硝酸加热处理，转变为三硝基衍生物而显黄色，再与氢氧化钾的醇溶液和固体氢氧化钾作用脱羧，产物共轭程度增加，颜色加深，显深紫色。

方法：取供试品约 10 mg，加发烟硝酸 5 滴，置水浴上蒸干，得黄色的残渣，放冷，加乙醇 2 ~ 3 滴湿润，加固体氢氧化钾一小粒，即显深紫色。

2. 硫酸盐反应

硫酸阿托品分子中具有硫酸根离子，水溶液显硫酸盐的鉴别反应。照《中国药典》通则"一般鉴别试验"项下"硫酸盐的鉴别"方法试验。

方法：

（1）取供试品溶液，滴加氯化钡试液，即生成白色沉淀；分离，沉淀在盐酸或硝酸中均不溶解。

（2）取供试品溶液，滴加醋酸铅试液，即生成白色沉淀；分离，沉淀在醋酸铵试液或氢氧化钠试液中溶解。

（3）取供试品溶液，加盐酸，不生成白色沉淀（与硫代硫酸盐区别）。

3. 红外光谱

从红外吸收光谱中可以获得硫酸阿托品吸收光谱的形状、吸收峰的个数、位置、吸收强度等信息。通过对比，本品的红外吸收图谱应与对照的图谱一致。

三、杂质检查

硫酸阿托品中的特殊杂质主要有莨菪碱、有关物质。此外，还要进行酸度、干燥失重、炽灼残渣的检查。

1. 莨菪碱

阿托品为莨菪碱的外消旋体，莨菪碱因消旋不完全而引入。莨菪碱具有旋光性，为左旋体，《中国药典》规定对其进行检查。

方法：取本品，按干燥品计算，加水溶解并制成每 1 mL 中含 50 mg 的溶液，依法测定（通则 0621），旋光度不得过 – 0.40°。已知莨菪碱的比旋度为 – 32.5°，本法控制莨菪碱的限量为 24.6%。

2. 有关物质

有关物质检查主要是对硫酸阿托品原料药中残留合成原料、中间体、副产物及可能产生的降解产物进行检查，检查药品中所含上述杂质是否符合安全性的要求，是控制药品质量的重要指标。

方法：取本品，加水溶解并稀释制成每 1 mL 中含 0.5 mg 的溶液，作为供试品溶液；精密量取供试品溶液 1 mL，置 100 mL 量瓶中，用水稀释至刻度，摇匀，作为对照溶液。照高效液相色谱法试验。用十八烷基硅烷键合硅胶为填充剂，以 0.05 mol/L 磷酸二氢钾溶液（含 0.002 5 mol/L 庚烷磺酸钠） – 乙腈（84：16）（用磷酸或氢氧化钠试液调节 pH 值至 5.0）为流动相，检测波长为 225 nm，阿托品峰与相邻杂质峰的分离度应符合要求。精密量取对照溶液与供试品溶液各 20 μL，分别注入液相色谱仪，记录色谱图至主成分峰保留时间的 2 倍。供试品溶液色谱图中如有杂质峰，扣除相对保留时间 0.17 之前的色谱峰，各杂质峰面积的和不得大于对照溶液主峰面积（1.0%）。

3. 酸度

硫酸阿托品为强酸弱碱盐，水溶液显酸性，加入甲基红后显红色；滴加氢氧化钠滴定液，阿托品游离出来，此时溶液显碱性，加入甲基红后变为黄色。

方法：取本品 0.50 g，加水 10 mL 溶解后，加甲基红指示液 1 滴，如显红色，加氢氧化钠滴定液（0.02 mol/L）0.15 mL，应变为黄色。

4. 干燥失重

取本品，在 120 ℃干燥 4 小时，减失重量不得过 5.0%。

5. 炽灼残渣

不得过 0.1%。

四、含量测定

1. 硫酸阿托品原料药采用非水溶液滴定法测定含量

取本品约 0.5 g，精密称定，加冰醋酸与醋酐各 10 mL 溶解后，加结晶紫指示液 1～2 滴，用高氯酸滴定液（0.1 mol/L）滴定至溶液显纯蓝色，并将滴定的结果用空白试验校正。每 1 mL 高氯酸滴定液（0.1 mol/L）相当于 67.68 mg 的（$C_{17}H_{23}NO_3$)$_2$ · H_2SO_4。

2. 硫酸阿托品片剂采用紫外 – 可见分光光度法测定含量

取本品 20 片，精密称定，研细，精密称取适量（约相当于硫酸阿托品 2.5 mg），置 50 mL 量瓶中，加水振摇使硫酸阿托品溶解并稀释至刻度，滤过，取续滤液，作为供试品溶液。取硫酸阿托品对照品约 25 mg，精密称定，置 25 mL 量瓶中，加水溶解并稀释至刻度，摇匀，精密量取 5 mL，置 100 mL 量瓶中，用水稀释至刻度，摇匀，作为对照品溶液。精密量取供试品溶液与对照品溶液各 2 mL，分别置预先精密加入三氯甲烷 10 mL 的分液漏斗中，各加溴甲酚绿溶液（取溴甲酚绿 50 mg 与邻苯二甲酸氢钾 1.021 g，加 0.2 mol/L 氢氧化钠溶液 6.0 mL 使溶解，再用水稀释至 100 mL，摇匀，必要时滤过）2.0 mL，振摇提取 2 分钟后，静置使分层，分取澄清的三氯甲烷液，照紫外 – 可见分光光度法测定，在 420 nm 的波长处分别测定吸光度，计算，并将结果乘以 1.027。

§13 – 3　盐酸麻黄碱分析检验

 学习目标

1. 掌握盐酸麻黄碱的结构、性质及其分析检验方法。

2. 熟悉盐酸麻黄碱的常规检查项目，依据药品质量标准对盐酸麻黄碱进行分析检验，正确记录处理数据，并对结果进行判断。

3. 了解苯烃胺类生物碱的结构特点、分析方法及常规检查项目。

麻黄碱又称麻黄素，属于苯烃胺类生物碱，是存在于多种麻黄属植物中的仲胺化合物，它的右旋体为伪麻黄碱。临床上用它们的盐酸盐，即盐酸麻黄碱和盐酸伪麻黄碱，对中枢神经有兴奋作用，也有散瞳作用。盐酸麻黄碱长期使用可引起病态嗜好及耐受性，被纳入国家二类精神药品进行管制。

一、结构与性质

1. 结构特点

盐酸麻黄碱是麻黄碱的盐酸盐，易溶于水、乙醇、氯仿等。盐酸麻黄碱的芳环侧链具有氨基醇结构，可用于鉴别。结构式如下。

盐酸麻黄碱

2. 理化性质

（1）性状。盐酸麻黄碱为白色针状结晶或结晶性粉末；无臭。本品在水中易溶，在乙醇中溶解，在三氯甲烷或乙醚中不溶。

（2）碱性。麻黄碱具有苯烃胺结构，为仲胺氮，显弱碱性，可与酸成盐。

（3）氨基醇性质。芳环侧链上具有氨基醇结构，可发生双缩脲反应。

（4）旋光性。盐酸麻黄碱侧链上有两个手性碳原子，有旋光性。

（5）光谱吸收。分子结构中含有苯环及特征官能团，有紫外和红外光谱吸收特性。

二、鉴别试验

1. 双缩脲反应

芳环侧链上氨基醇特征反应，在碱性条件下与硫酸铜反应生成紫色配位化合物，加入乙醚后醚层呈紫红色，水层呈蓝色。

方法：取本品约 10 mg，加水 1 mL 溶解后，加硫酸铜试液 2 滴与 20% 氢氧化钠溶液 1 mL，即显蓝紫色；加乙醚 1 mL，振摇后，放置，乙醚层即显紫红色，水层变成蓝色。

2. 氯化物反应

本品的水溶液显氯化物鉴别反应。

方法：取供试品溶液，加稀硝酸使成酸性后，滴加硝酸银试液，即生成白色凝乳状沉淀；分离，沉淀加氨试液即溶解，再加稀硝酸酸化后，沉淀复生成。如供试品为生物碱或其他有机碱的盐酸盐，须先加氨试液使成碱性，将析出的沉淀滤过除去，取滤液进行试验。

3. 红外光谱

本品的红外光吸收图谱应与对照的图谱一致。

三、杂质检查

盐酸麻黄碱原料药杂质检查项目包括酸碱度、溶液澄清度、硫酸盐、有关物质、炽灼残渣、重金属等。

1. 酸碱度

取本品 1.0 g，加水 20 mL 溶解后，加甲基红指示液 1 滴，如显黄色，加硫酸滴定液（0.01 mol/L）0.10 mL，应变为红色；如显淡红色，加氢氧化钠滴定液（0.02 mol/L）0.10 mL，应变为黄色。

2. 溶液的澄清度

取本品 1.0 g，加水 20 mL 溶解后，溶液应澄清。

3. 硫酸盐

取本品 1.0 g，依法检查（通则 0802），与标准硫酸钾溶液 1.0 mL 制成的对照液比较，不得更浓（0.010%）。

4. 有关物质

取本品约 50 mg，置 50 mL 量瓶中，加流动相溶解并稀释至刻度，摇匀，作为供试品溶液。精密量取供试品溶液 1 mL，置 100 mL 量瓶中，用流动相稀释至刻度，摇匀，作为对照溶液。照高效液相色谱法进行测定。用十八烷基硅烷键合硅胶为填充剂；以磷酸盐缓冲液（取磷酸二氢钾 6.8 g，三乙胺 5 mL，磷酸 4 mL，加水至 1 000 mL，用稀磷酸或三乙胺调节 pH 值至 3.0 ± 0.1）－乙腈（90∶10）为流动相；检测波长为 210 nm；进样体积 10 μL。理论板数按麻黄碱峰计算不低于 3 000。精密量取供试品溶液与对照溶液，分别注入液相色谱仪，记录色谱图至主成分峰保留时间的 2 倍。供试品溶液色谱图中如有杂质峰，各杂质峰面积的和不得大于对照溶液主峰面积的 0.5 倍（0.5%）。

四、含量测定

1. 盐酸麻黄碱原料药采用非水溶液滴定法测定含量

取本品约 0.15 g，精密称定，加冰醋酸 10 mL，加热溶解后，加醋酸汞试液 4 mL 与结晶紫指示液 1 滴，用高氯酸滴定液（0.1 mol/L）滴定至溶液显翠绿色，并将滴定的结果用空白试验校正。每 1 mL 高氯酸滴定液（0.1 mol/L）相当于 20.17 mg 的 $C_{10}H_{15}NO \cdot HCl$。

2. 盐酸麻黄碱注射液采用高效液相色谱法测定含量

精密量取本品适量，用流动相定量稀释制成每 1 mL 中约含 30 μg 溶液，作为供试品溶液。取盐酸麻黄碱对照品适量，精密称定，加流动相溶解并定量稀释制成每 1 mL 中约含 30 μg 的溶液，作为对照品溶液。照高效液相色谱法进行测定。用十八烷基硅烷键合硅胶为填充剂；以磷酸盐缓冲液（取磷酸二氢钾 6.8 g，三乙胺 5 mL，磷酸 4 mL，加水至 1 000 mL，用稀磷酸或三乙胺调节 pH 值至 3.0 ± 0.1）－乙腈（90∶10）为流动相；检测波长为 210 nm；进样体积 10 μL。理论板数按麻黄碱峰计算不低于 3 000。麻黄碱峰与相邻杂质峰之间的分离度应符合要求。精密量取供试品溶液与对照品溶液，注入液相色谱仪，记录色谱图。按外标法以峰面积计算。

【知识链接】

盐酸麻黄碱注射液的管理

麻黄碱注射液的成分为盐酸麻黄碱。麻黄碱注射液是国家基药，医保甲类处方药品，常用于手术麻醉的辅助用药，是医院常备的手术急救药品。麻黄碱注射液用于蛛网膜下腔麻醉或硬膜外麻醉引起的低血压症及慢性低血压症的对症治疗。

麻黄碱是制造冰毒的前体，冰毒是国际上滥用最严重的中枢兴奋剂之一。国家药品监督管理局颁布了《麻黄素管理办法》，对麻黄素的生产、购销、出口做了严格规定，违者将追究法律责任。我国是世界上对麻黄素管制最为严厉的国家之一。

盐酸麻黄碱注射液在药品管理中属于毒麻药品管理品种，严格实行国家颁布的药品法中关于毒麻药品的管理制度。在医院使用和采购过程中应严格执行相关规定，做到"五双"管理（双人保管、双人领取、双人使用、双把锁、双本账）。购买此类药品必须凭医师签名的正式处方方可购买。医院药剂科凭医师签名处方方可调配。

药品零售企业不得开架销售含麻黄碱类复方制剂，应当设置专柜由专人管理、专册登记。销售含麻黄碱类复方制剂时，应当查验购买者的身份证，并对其姓名和身份证号码予以登记。除处方药按处方剂量销售外，一次销售不得超过 2 个最小包装。

§13-4 盐酸小檗碱分析检验

 学习目标

1. 掌握盐酸小檗碱的结构、性质及其分析检验方法。

2. 熟悉盐酸小檗碱的常规检查项目，依据药品质量标准对盐酸小檗碱进行分析检验，正确记录处理数据，并对结果进行判断。

3. 了解异喹啉类生物碱的结构特点、分析方法及常规检查项目。

一、结构与性质

1. 结构特点

黄连为我国名贵中药材之一，享有"中药抗生素"美称，其主要功能为清热燥湿、泻火解毒。黄连抗菌能力强，对降热镇痛、抗肠道细菌感染、急性结膜炎、口疮、急性细菌性痢疾等均有很好的疗效，在临床中有较多应用。小檗碱为黄连主要有效成分，小檗碱又称黄连素，属于异喹啉衍生物类生物碱，由共用一个氮原子的两个异喹啉环稠合而成。盐酸小檗碱是小檗碱的盐酸盐，临床上用来治疗细菌性痢疾、伤寒、肺结核、流行性脑脊髓炎、肺脓肿、高血压等。结构式如下。

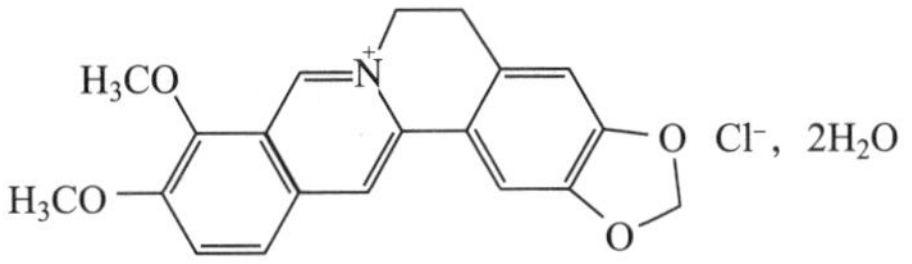

盐酸小檗碱

2. 理化性质

（1）性状。盐酸小檗碱为黄色结晶性粉末；无臭。本品在热水中溶解，在水或乙醇中微溶，在乙醚中不溶。

（2）碱性。小檗碱属季铵型生物碱，可离子化而呈强碱性。

（3）互变异构。小檗碱一般以季铵型生物碱的状态存在，可以离子化呈强碱性，能溶于水，溶液为红棕色。但在其水溶液中加入过量强碱，季铵型小檗碱则部分转变为醛式或醇式，其溶液也转变成棕色或黄色。醇式或醛式小檗碱为亲脂性成分，可溶于乙醚等亲脂性有机溶剂。

二、鉴别试验

1. 丙酮加成反应

在盐酸小檗碱水溶液中，加入氢氧化钠使呈强碱性，然后滴加丙酮，生成黄色结晶性小檗碱丙酮加成物。

方法：取本品约 0.1 g，加水 10 mL，缓缓加热溶解后，加氢氧化钠试液 4 滴，放冷（必要时滤过），加丙酮 8 滴，即发生浑浊。

2. 漂白粉显色反应

在小檗碱的酸性水溶液中加入适量漂白粉（或通入氯气），小檗碱水溶液由黄色转变为樱红色。

方法：取本品约 5 mg，加稀盐酸 2 mL，搅拌，加漂白粉少量，即显樱红色。

3. 红外光谱

本品的红外光吸收图谱应与对照的图谱一致。

4. 氯化物反应

取本品约 0.1 g，加水 20 mL，缓缓加热溶解后，加硝酸 0.5 mL，冷却，放置 10 分钟，滤过，滤液显氯化物鉴别（1）的反应（通则 0301）。

三、杂质检查

1. 有关物质

盐酸小檗碱在生产和贮藏过程中会产生一些分解产物，直接影响着药品的质量，为确保药品的有效性和安全性，在生产储藏过程中，控制有关物质具有重要意义。

方法：取本品适量，精密称定，加流动相溶解并定量稀释制成每 1 mL 中含 1 mg 的溶液，作为供试品溶液。取盐酸药根碱对照品适量，精密称定，加流动相溶解并定量稀释制成每 1 mL 中含 0.1 mg 的溶液，作为对照品溶液（1）。取盐酸巴马汀对照品适量，精密称定，加流动相溶解并定量稀释制成每 1 mL 中含 0.1 mg 的溶液，作为对照品溶液（2）。精密量取供试品溶液 2 mL 与对照品溶液（1）、对照品溶液（2）各 10 mL，置 100 mL 量瓶中，用流动相稀释至刻度，摇匀，作为对照溶液。照高效液相色谱法进行测定。用十八烷基硅烷键合硅胶为填充剂；以 0.01 mol/L 磷酸二氢铵溶液（用磷酸调节 pH 值至 2.8）－乙腈（75∶25）为流动相；检测波长为 345 nm；进样体积 10 μL。精密量取供试品溶液与对照溶液，分别注入液相色谱仪，记录色谱图至主成分峰保留时间的 2 倍。供试品溶液色谱图中，如有与药根碱峰和巴马汀峰保留时间一致的色谱峰，按外标法以峰面积计算，均不得过 1.0%；其他杂质峰面积的和不得大于对照溶液中小檗碱峰的峰面积（2.0%）。

2. 氰化物

盐酸小檗碱在生产合成过程中，会遗留氰化物。氰化物是毒性物质，在盐酸小檗碱杂质检查中，需要控制氰化物的用量。

方法：依照氰化物检查法第一法进行检查，应符合规定（合成品）。取供试品 0.50 g，置 A 瓶中，加水 10 mL 与 10% 酒石酸溶液 3 mL，迅速将导气管 C 密塞于 A 瓶上，摇匀，小火加热，微沸 1 分钟。取下碱性硫酸亚铁试纸，加三氯化铁试液与盐酸各 1 滴，15 分钟内不得显绿色或蓝色。仪器装置照砷盐检查法项下第一法，但导气管 C 中不装醋酸铅棉花，并将旋塞 D 的顶端平面上的溴化汞试纸改用碱性硫酸亚铁试纸（临用前，取滤纸片，加硫酸亚铁试液与氢氧化钠试液各 1 滴，使湿透，即得）。

3. 有机腈

盐酸小檗碱在生产合成过程中，会遗留有机腈。在盐酸小檗碱原料药杂质检查中，需要控制有机腈的限量。

方法：取研细的本品约 0.25 g，精密称定，置 25 mL 具塞锥形瓶中，加无水乙醚 5 mL，振摇 5 分钟，用垂熔漏斗（G5）滤过，用无水乙醚洗涤 3~4 次（每次 2 mL），合并滤液与洗液，浓缩至约 0.5 mL，作为供试品溶液。取胡椒乙腈对照品适量，精密称定，加三氯甲烷溶解并定量稀释制成每 1 mL 中约含 0.1 mg 的溶液，作为对照品溶液。照薄层色谱法试验。采用硅胶 G（厚度 0.5 mm）薄层板，以苯－冰醋酸（25∶0.1）为展开剂。吸取供试品溶液全量与对照品溶液 10 μL，分别点于同一薄层板上，展开，晾干，喷以 5% 钼酸铵硫酸溶液，在 105 ℃加热 10~20 分钟，检视。供试品溶液在与对照品溶液所显主斑点的相应位置上，不得显杂质斑点（合成品）。

4. 水分

取本品，照水分测定法第一法测定，含水分不得过 12.0%。

5. 炽灼残渣

取本品 1.0 g，依法检查，遗留残渣不得过 0.2%（提取品）或 0.1%（合成品）。

6. 重金属

取炽灼残渣项下遗留的残渣，依法检查，含重金属不得过百万分之二十（合成品）。

四、含量测定

1. 盐酸小檗碱原料药采用滴定法测定含量

取本品约 0.3 g，精密称定，置烧杯中，加沸水 150 mL 使溶解，放冷，移置 250 mL 量瓶中，精密加重铬酸钾滴定液（0.016 67 mol/L）50 mL，加水稀释至刻度，振摇 5 分钟，用干燥滤纸滤过，精密量取续滤液 100 mL，置 250 mL 具塞锥形瓶中，加碘化钾 2 g，振摇使溶解，加盐酸溶液（1→2）10 mL，密塞，摇匀，在暗处放置 10 分钟，用硫代硫酸钠滴定液（0.1 mol/L）滴定，至近终点时，加淀粉指示液 2 mL，继续滴定至蓝色消失，溶液显亮绿色，并将滴定的结果用空白试验校正。每 1 mL 重铬酸钾滴定液（0.016 67 mol/L）相当于 12.39 mg 的 $C_{20}H_{18}ClNO_4$。

2. 盐酸小檗碱片剂采用高效液相色谱法测定含量

取本品 20 片，如为糖衣片，除去糖衣，精密称定，研细，精密称取细粉适量（约相当于盐酸小檗碱 40 mg），置 100 mL 量瓶中，加沸水适量使盐酸小檗碱溶解，放冷，用水稀释至刻度，摇匀，滤过，弃去初滤液约 8 mL，精密量取续滤液 5 mL，置 50 mL 量瓶中，用水稀释至刻度，摇匀，作为供试品溶液。取盐酸小檗碱对照品适量，精密称定，用沸水溶解，放冷，用水定量稀释制成每 1 mL 中约含盐酸小檗碱（按 $C_{20}H_{18}ClNO_4 \cdot 2H_2O$）40 μg 的溶液，作为对照品溶液。照高效液相色谱法进行测定。用十八烷基硅烷键合硅胶为填充剂；以磷酸盐缓冲液 [0.05 mol/L 磷酸二氢钾溶液和 0.05 mol/L 庚烷磺酸钠溶液（1∶1），含 0.2% 三乙胺，并用磷酸调节 pH 值至 3.0] - 乙腈（60∶40）为流动相；检测波长为 263 nm；进样体积为 20 μL。理论板数按小檗碱峰计算不低于 3 000，小檗碱峰与相邻杂质峰之间的分离度应符合要求。精密量取供试品溶液与对照品溶液，分别注入液相色谱仪，记录色谱图。按外标法以峰面积计算。

【知识链接】

屠呦呦与青蒿素

疟疾被世界卫生组织列为世界三大死亡疾病之一。20 世纪 60 年代，引发疟疾的疟原虫逐渐表现出强大的抗药性，国内外对恶性疟疾均束手无策，研制新药迫在眉睫。1967 年，党中央决定成立"523"项目，集中全国科技力量联合研发抗疟新药。屠呦呦临危受命，带领团队改进提取方法，经过 191 次实验研究，成功发现新型抗疟药物"青蒿素"。青蒿素类药物作为最重要的抗疟药物，挽救了数百万人的生命，解除了数以亿计患者的病痛。由于在疟疾防治方面做出了革命性的贡献，屠呦呦获得 2015 年度诺贝尔生理学或医学奖。

由于实验中多种化学溶媒对身体危害大，人人只能戴个纱布口罩，做不了什么防护措施，头晕、眼胀、鼻子出血是最常见不过的事情，屠呦呦自己甚至在实验中得了中毒性肝炎。由于在实验中出现疑似毒副作用，药物不能直接用于临床，为考察药品的安全性，屠呦呦第一个站出来试药，成为首批试药的"小白鼠"。2001 年青蒿素被世界卫生组织推广到全球，成为治疗疟疾的首选药，拯救了无数的疟疾患者！

屠呦呦，在抗疟药物研发的道路上，默默耕耘了半个多世纪，为人类健康和中医药科技创新作出了重大贡献。愿更多的中医人从屠呦呦教授的身上汲取力量，发挥中医药特色优势，开创传统中医药的美好前景！

实训十七　硫酸阿托品原料药的含量测定

一、实训目的

1. 掌握非水溶液滴定法测定硫酸阿托品含量的原理及基本方法。

2. 熟悉称量、溶解、定容等基本操作。

3. 能及时正确记录实验数据，会进行结果计算与判断。

二、实训准备

1. 器材

电子天平、锥形瓶、滴定管、量筒、移液管、胶头滴管。

2. 试剂与试药

硫酸阿托品、冰醋酸、醋酐、结晶紫指示液、高氯酸滴定液（0.1 mol/L）。

三、实训内容与步骤

1. 原理

本实验采用非水碱量法，以冰醋酸为溶剂，高氯酸为滴定液，结晶紫为指示剂，主要适用于有机碱及其氢卤酸盐、硫酸盐、磷酸盐以及有机酸碱金属盐类的含量测定。

需要注意的是，虽然硫酸是二元酸，在水溶液中可以发生二级解离，生成 SO_4^{2-}，但在冰醋酸非水介质中，只能发生一级解离，生成 HSO_4^-，即只提供一个 H^+。所以硫酸盐类药物在冰醋酸中，只能滴定至硫酸氢盐接滴，硫酸阿托品与高氯酸反应的化学计量摩尔比为 1:1。方程式如下：

$$(C_{17}H_{23}NO_3)_2 \cdot H_2SO_4 + HClO_4 \rightarrow C_{17}H_{23}NO_3H^+ \cdot ClO_4^- + C_{17}H_{23}NO_3H^+ \cdot HSO_4^-$$

2. 方法

取本品约 0.5 g，精密称定，加冰醋酸与醋酐各 10 mL 溶解后，加结晶紫指示液 1～2 滴，用高氯酸滴定液（0.1 mol/L）滴定至溶液显纯蓝色，并将滴定的结果用空白试验校正。每 1 mL 高氯酸滴定液（0.1 mol/L）相当于 67.68 mg 的 $(C_{17}H_{23}NO_3)_2 \cdot H_2SO_4$。

平行操作 2 份，按下式计算硫酸阿托品的含量。

$$含量（\%）= \frac{T \times (V - V_0) \times F \times 10^3}{m_s} \times 100\%$$

式中，T 为滴定液质量浓度，mg/mL；V 为供试品消耗滴定液的体积，mL；V_0 为空白试验消耗滴定液的体积，mL；F 为高氯酸滴定液浓度校正因子；m_s 为供试品取样量，g。

《中国药典》规定，本品含硫酸阿托品 [$(C_{17}H_{23}NO_3)_2 \cdot H_2SO_4$] 不得少于 98.5%。

[注意事项]

（1）高氯酸有腐蚀性，配制时要注意防护，并应将高氯酸先用冰醋酸稀释，在搅拌下缓缓加入醋酐。如高氯酸滴定液颜色变黄，即说明高氯酸部分分解，不能使用。

（2）配制高氯酸滴定液和溶剂所用的冰醋酸，或非水滴定用的其他溶剂，常加入计算量的醋酐，使与水反应后生成醋酸，以除去水分。

（3）供试品一般宜用干燥样品。对含水量高的碱性样品，应干燥后测定，必要时亦可加适量醋酐脱水，但应注意避免试样的乙酰化。

（4）指示剂不宜多加，以 1~2 滴为宜，指示终点的颜色由电位滴定突跃来确定。

四、实训测评

按表 13-3 所列评分标准进行测评，并做好记录。

表 13-3　　　　　　　　　　硫酸阿托品原料药的含量测定实训评分标准

序号	考评内容	考评标准	配分	得分
1	仪器选择	仪器选择准确、必要	10	
2	天平的准备与使用	操作规范	10	
3	滴定管的清洗	操作规范，洗涤干净	10	
4	滴定操作	操作规范，读数准确	30	
5	原始记录	真实准确，随做随记	15	
6	检验报告	清晰、完整、规范	15	
7	清洁	依据规定实训前后清洁	10	
合计			100	

五、思考题

1. 非水溶液滴定法测定硫酸阿托品含量的原理是什么？

2. 如何配制高氯酸滴定液（0.1 mol/L）？

3. 查阅《中国药典》，分析比较硫酸阿托品与硫酸阿托品片在质量检验项目方面有哪些异同。

目标检测

一、单项选择题

1. 硫酸阿托品中，特殊杂质是（　　　）。
A. 吗啡　　　　　　B. 莨菪碱　　　　　　C. 甲烷　　　　　　D. 可待因

2. 用非水溶液滴定法测定生物碱含量，所用滴定剂是（　　　）。
A. 高氯酸　　　　　B. 碘化铋钾　　　　　C. 发烟硝酸　　　　D. 硫酸铜

3. 阿托品、山莨菪碱等托烷类生物碱的鉴别反应中，特征反应为（　　　）。
A. Vitali 反应　　　B. 双缩脲反应　　　C. Marquis 反应　　　D. 绿奎宁反应

4. 生物碱的鉴别反应中，麻黄碱的特征反应是（　　　）。
A. Vitali 反应　　　B. 双缩脲反应　　　C. Marquis 反应　　　D. 绿奎宁反应

5. 取盐酸麻黄碱约 10 mg，加水 1 mL 溶解后，加硫酸铜试液 2 滴与 20% NaOH 溶液 1 mL，即显蓝紫色，加乙醚 1 mL 振摇后，放置，乙醚层即显紫红色，水层变成蓝色。此为盐酸麻黄碱的鉴别试验，其利用的反应是（　　　）。
A. Vitali 反应　　　B. 双缩脲反应　　　C. Marquis 反应　　　D. 绿奎宁反应

6. 在弱酸性溶液中，加过量溴水，再加过量氨水，呈翠绿色反应的是（　　　）。
A. Vitali 反应　　　B. 双缩脲反应　　　C. Marquis 反应　　　D. 绿奎宁反应

7. 《中国药典》对生物碱的原料药的含量测定大多采用（　　　）。
A. 高效液相色谱法　B. 非水溶液滴定法　C. 比色法　　　　　D. 旋光法

8. 小檗碱的结构类型是（　　　）。
A. 喹啉类　　　　　B. 异喹啉类　　　　　C. 哌啶类　　　　　D. 有机胺类

二、多项选择题

1. 生物碱具有的特点是（　　　）。
A. 分子中含氮原子　　　　　　　　　　B. 氮原子多在环内
C. 具有碱性　　　　　　　　　　　　　D. 分子中多有苯环

2. 下列属于生物碱的药物是（　　　）。
A. 硫酸阿托品　　　　　　　　　　　　B. 盐酸麻黄碱
C. 地西泮　　　　　　　　　　　　　　D. 盐酸吗啡

三、配伍选择题

将药物与其特征反应一一对应：

A. Vitali 反应　　　　　　　　　B. Marquis 反应

C. 双缩脲反应　　　　　　　　　D. 紫脲酸铵反应

E. 绿奎宁反应

1. 盐酸麻黄碱（　　　）

2. 硫酸阿托品（　　　）

3. 盐酸吗啡（　　　）

4. 咖啡因（　　　）

5. 硫酸奎宁（　　　）

将药物与其所属类型一一对应：

A. 莨菪碱　　　　　B. 槟榔碱　　　　C. 小檗碱

D. 长春碱　　　　　E. 麻黄碱

6. 属于有机胺类生物碱的是（　　　）

7. 属于莨菪烷类生物碱的是（　　　）

8. 属于异喹啉类生物碱的是（　　　）

9. 属于吲哚类生物碱的是（　　　）

四、简答题

简述常见生物碱药物类型及典型药物。

［参考答案］

一、单项选择题

1. B　2. A　3. A　4. B　5. B　6. D　7. B　8. B

二、多项选择题

1. ABC　2. ABD

三、配伍选择题

1. C　2. A　3. B　4. D　5. E　6. E　7. A　8. C　9. D

四、简答题

略。

第十四章

甾体激素类药物分析检验

【案例导入】

在 2021 年国家化妆品监督抽检工作中，某公司生产的美白祛斑霜被检出禁用原料氯倍他索丙酸酯和倍他米松，经查阅，两者均属于糖皮质激素类物质。

糖皮质激素属于类固醇激素（甾体激素），有较好的抗炎作用，临床上常用来治疗过敏性皮肤病，使用时间大多控制在 2 ~ 4 周以内。短时间使用非法添加糖皮质激素的化妆品，可使皮肤出现光滑、白嫩的假象，长期使用含有糖皮质激素类的化妆品可能导致面部皮肤产生黑斑、萎缩变薄等问题，还可能出现激素依赖性皮炎等后果，《化妆品安全技术规范》规定其为化妆品中禁用组分。然而，糖皮质激素类作为药品使用，具有极佳的抗炎、抗过敏、止痒等作用，该类药物可用于常见皮肤病的治疗。但是，滥用该类药物引起的副作用和不良后果应引起医生和患者的高度重视。

讨论：

1. 为什么糖皮质激素类可以药用而不能添加到化妆品中呢？
2. 糖皮质激素类药物在使用过程中需要注意哪些问题？

§14-1 概述

甾体激素类药物是一类分子结构中含有甾体结构的激素类药物，具有十分重要的生理功能。甾体激素类药物中均具有环戊烷并多氢菲（甾烷）的母核，其基本骨架及位次编号如下。

按 C_{10}、C_{13}、C_{17} 位次上取代基的不同，分为雄甾烷、雌甾烷和孕甾烷。按药理作用可分为肾上腺皮质激素和性激素两大类，性激素可分为雄激素及蛋白同化激素、孕激素和雌性激素等。

甾烷

雄甾烷

雌甾烷

孕甾烷

本章以甾体激素类药物中的 4 种典型药物为例，详述其结构、性质特点，以及具体的分析原理与方法。

§14 – 2 醋酸可的松分析检验

 学习目标

1. 了解肾上腺皮质激素类药物的分类、结构特点。

2. 熟悉醋酸可的松的结构、性质。

3. 掌握醋酸可的松的常规检查项目，依据药品质量标准对其进行分析检验，正确记录处理数据，并对结果进行判断。

肾上腺皮质激素（简称皮质激素）在临床上应用广泛，均具有孕甾环母核，按生理作用可分为盐皮质激素及糖皮质激素。这类药物有的是天然的皮质激素，有的是对天然的皮质激素进行结构改造而成的，代表性药物主要有醋酸可的松、氢化可的松、醋酸地塞米松、地塞米松磷酸钠、醋酸去氧皮质酮和醋酸曲安奈德等。

该类药物具有以下结构特征。

（1）母核的性质。甾体激素类药物的母核有些能与一些强酸（硫酸、磷酸、高氯酸、盐酸等）发生呈色反应。

（2）A 环有 Δ^4 – 3 – 酮基。Δ^4 – 3 – 酮基是甾体激素中重要的共轭体系，在波长为 240 nm 附近有紫外吸收。C_3 – 羰基或 C_{20} – 羰基能与一般羰基试剂如 2,4 – 二硝基苯肼、异烟肼、硫酸苯肼等发生缩合反应，生成有色的腙类产物。

（3）C$_{17}$位有 α-醇酮基。α-醇酮基具有还原性，可与氧化剂发生氧化还原反应，如与四氮唑试液、氨制硝酸银试液以及碱性酒石酸铜试液反应显色。

（4）部分药物的 C$_6$ 或 C$_9$ 有卤素取代。如丙酸倍氯米松、丙酸氯倍他索、地塞米松、醋酸氟轻松，具有氟化物或氯化物反应。

（5）部分药物的 C$_{11}$ 位上有羟基或酮基取代，如醋酸地塞米松的 C$_{11}$ 上有羟基取代。

（6）一些药物为 C$_{17}$ 或 C$_{21}$ 位上羟基的酯，酯结构的鉴别一般先进行水解，生成相应的羧酸，再根据羧酸的性质来进行鉴别。

本节以醋酸可的松为代表药物，详述其结构与性质，鉴别、杂质检查和含量测定方法。

一、结构与性状

1. 结构特点

醋酸可的松的化学名为：17α,21-二羟基孕甾-4-烯-3,11,20-三酮-21-醋酸酯。其 A 环含有 Δ^4-3-酮基结构，C$_{11}$ 位上有酮基取代，C$_{17}$ 位上为 α-醇酮基的醋酸酯并且 C$_{17}$ 上有羟基，结构式如下。

醋酸可的松

2. 性状

醋酸可的松为白色或类白色结晶性粉末，无臭。本品在三氯甲烷中易溶，在丙酮或二氧六环中略溶，在乙醇或乙醚中微溶，在水中不溶。

醋酸可的松分子中有手性碳原子，故具有旋光活性，比旋度为 +210° 至 +217°。

醋酸可的松含有 α-β 不饱和酮基团，故具有紫外吸收。取本品，精密称定，加无水乙醇溶解并定量稀释制成每 1 mL 中约含 10 μg 的溶液，照紫外-可见分光光度法，在 238 nm 的波长处测定吸光度，吸收系数（$E_{1cm}^{1\%}$）为 375～405。

醋酸可的松片为白色片；醋酸可的松注射液为微细颗粒的混悬液，静置后微细颗粒下沉，振摇后成均匀的乳白色混悬液。

二、鉴别试验

醋酸可的松的甾体母核和官能团具有一些典型的化学反应，用于对本品进行鉴别。《中国药典》中醋酸可的松原料药的鉴别项目为酮基的呈色反应、硫酸呈色反应、高效液相色谱法和红外光谱的鉴别。

（1）取本品约 0.1 mg，加甲醇 1 mL 溶解后，加临用新制的硫酸苯肼试液 8 mL，在 70 ℃ 水浴中加热 15 分钟，即显黄色。

（2）取本品约 2 mg，加硫酸 2 mL 使溶解，放置 5 分钟，显黄色或微带橙色；加水 10 mL 稀释后，颜色即消失，溶液应澄清。

（3）在含量测定项下记录的色谱图中，供试品溶液主峰的保留时间应与对照品溶液主峰的保留时间一致。

（4）本品的红外光吸收图谱应与对照的图谱（光谱集 544 图）一致。

醋酸可的松片和醋酸可的松注射液经处理后，其鉴别方法和原料药鉴别（1）、（2）法相同。醋酸可的松注射液还可采用高效液相色谱法进行鉴别。

三、杂质检查

醋酸可的松的杂质检查项目包括有关物质和干燥失重。

1. 有关物质

照高效液相色谱法（通则 0512）测定。

供试品溶液：取本品适量，加乙腈溶解并稀释制成每 1 mL 中约含 1 mg 的溶液。

对照溶液：精密量取供试品溶液 1 mL，置 100 mL 量瓶中，用乙腈稀释至刻度，摇匀。

系统适用性溶液：取醋酸可的松与醋酸氢化可的松各适量，加乙腈溶解并稀释制成每 1 mL 中各约含 10 μg 的溶液。

色谱条件：用十八烷基硅烷键合硅胶为填充剂；以乙腈 – 水（36∶64）为流动相；检测波长为 254 nm；进样体积 20 μL。

系统适用性要求：系统适用性溶液色谱图中，理论板数按醋酸可的松峰计算不低于 3 500，醋酸可的松峰与醋酸氢化可的松峰的分离度应大于 4.0。

测定法：精密量取供试品溶液与对照溶液，分别注入液相色谱仪，记录色谱至主成分峰保留时间的 2.5 倍。

限度：供试品溶液色谱图中如有杂质峰，单个杂质峰面积不得大于对照溶液主峰面积的 0.5 倍（0.5%），各杂质峰面积的和不得大于对照溶液主峰面积的 1.5 倍（1.5%），小于对照溶液主峰面积 0.01 倍（0.01%）的峰忽略不计。

2. 干燥失重

取本品，在 105 ℃ 干燥至恒重，减失重量不得过 0.5%（通则 0831）。

醋酸可的松片应符合片剂项下相关的各项规定，醋酸可的松注射液检查项目为 pH 值检查和注射剂有关的检查项目。

四、含量测定

采用高效液相色谱法（通则 0512）测定醋酸可的松的含量。

供试品溶液：取本品适量，精密称定，加乙腈溶解并定量稀释制成每 1 mL 中约含 0.1 mg 的溶液。

对照品溶液：取醋酸可的松对照品适量，精密称定，加乙腈溶解并定量稀释制成每 1 mL 中约含 0.1 mg 的溶液。

系统适用性溶液、色谱条件与系统适用性要求：见有关物质项下。

测定法：精密量取供试品溶液与对照品溶液，分别注入液相色谱仪，记录色谱图。按外标法以峰面积计算。

醋酸可的松注射液经处理后，其含量测定方法和醋酸可的松原料药一致，醋酸可的松片的含量测定方法为紫外－可见分光光度法，具体如下。

供试品溶液：取本品 20 片，精密称定，研细，精密称取适量（约相当于醋酸可的松 20 mg），置 100 mL 量瓶中，加无水乙醇 75 mL，时时振摇约 1 小时使醋酸可的松溶解，用无水乙醇稀释至刻度，摇匀，滤过，精密量取续滤液 5 mL，置另一 100 mL 量瓶中，用无水乙醇稀释至刻度，摇匀。

测定法：取供试品溶液，在 238 nm 的波长处测定吸光度，按 $C_{23}H_{30}O_6$ 的吸收系数（$E_{1cm}^{1\%}$）为 390 计算。

§14-3　雌二醇分析检验

 学习目标

1. 掌握雌二醇的结构、性质和分析检验方法。

2. 熟悉雌二醇的常规检查项目，依据药品质量标准对雌二醇进行分析检验，正确记录处理数据，并对结果进行判断。

雌二醇为天然雌性激素。对雌二醇进行结构改造，可得到一系列高效和长效的雌激素类药物，如炔雌醇、戊酸雌二醇、苯甲酸雌二醇等。

该类药物的母核有 18 个 C 原子，A 环为苯环。C_3 位上有酚羟基且有些形成了酯（如苯甲酸雌二醇）或醚，C_3 位上的酚羟基可与重氮苯磺酸反应生成红色偶氮染料。C_{17} 位上有羟基，有些药物 C_{17} 位上的羟基成酯，如戊酸雌二醇。有些药物 C_{17} 位具有乙炔基，如炔雌醇、炔雌醚，含有乙炔基的药物遇硝酸银试液即生成白色的炔银沉淀。有些药物为 C_{17} 或 C_{21} 位上有羟基的酯，酯结构的鉴别一般先进行水解，生成相应的羧酸，再根据羧酸的性质来进行鉴别。

一、结构与性状

1. 结构特点

雌二醇的化学名为：雌甾-1,3,5（10）－三烯-3,17β－二醇。雌二醇母核为雌甾环，其 A 环为苯环，C$_3$、C$_{17}$位上都有羟基取代。结构式如下。

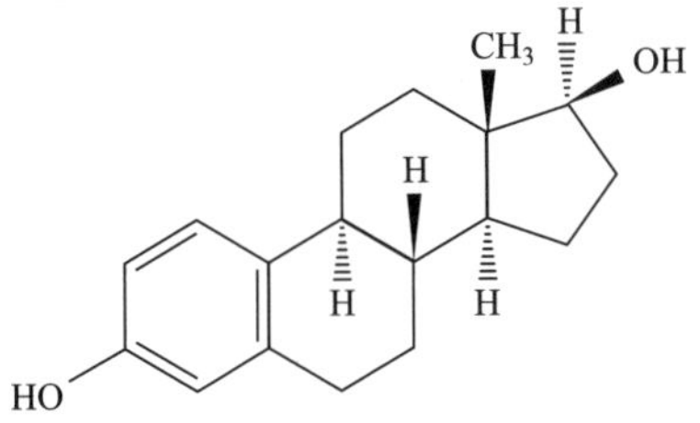

雌二醇

2. 性状

雌二醇为白色或类白色结晶性粉末；无臭。本品在丙酮中溶解，在乙醇中略溶，在水中不溶。本品的熔点为 175～180 ℃。

雌二醇具有旋光活性。取本品，精密称定，加乙醇溶解并定量稀释制成每 1 mL 中约含 10 mg 的溶液，依法测定，比旋度应为 +76°至 +83°。

雌二醇缓释贴片为涂于铝塑薄膜上带黏性的薄膜片，药面为无色透明或略带乳白色。

二、鉴别试验

《中国药典》中雌二醇原料药的鉴别包括化学鉴别、紫外光谱鉴别和红外光谱鉴别。

（1）取本品约 2 mg，加硫酸 2 mL 溶解，溶液显黄绿色荧光，加三氯化铁试液 2 滴，即显草绿色，再加水稀释，溶液变为红色。

（2）取含量测定项下的供试品溶液，照紫外 – 可见分光光度法（通则 0401）测定，在 280 nm 的波长处有最大吸收。

（3）本品的红外光吸收图谱应与对照的图谱（光谱集 681 图）一致。

雌二醇缓释贴片的鉴别项目包括化学鉴别、薄层色谱鉴别和高效液相色谱鉴别。

三、杂质检查

1. 雌二醇的杂质检查

项目包括有关物质、水分和炽灼残渣。

（1）有关物质。照高效液相色谱法（通则 0512）测定。

供试品溶液：取本品适量，加流动相溶解并稀释制成每 1 mL 中约含 1 mg 的溶液。

对照溶液：精密量取供试品溶液 1 mL，置 100 mL 量瓶中，用流动相稀释至刻度，摇匀。

系统适用性溶液：取雌二醇与雌酮各适量，加流动相溶解并稀释制成每 1 mL 中各约含 0.1 mg 的溶液。

色谱条件：用十八烷基硅烷键合硅胶为填充剂；以乙腈 – 水（55:45）为流动相；检测波长为 220 nm；进样体积 10 μL。

系统适用性要求：系统适用性溶液色谱图中，雌二醇峰与雌酮峰之间的分离度应大于 2.0。

测定法：精密量取供试品溶液与对照溶液，分别注入液相色谱仪，记录色谱图至主成分峰保留时间的 2 倍。

限度：供试品溶液色谱图中如有杂质峰，单个杂质峰面积不得大于对照溶液主峰面积的 0.5 倍（0.5%），各杂质峰面积的和不得大于对照溶液主峰面积（1.0%）。

（2）水分：取本品约 80 mg，照水分测定法（通则 0832 第一法方法 1）测定，含水分不得过 3.5%。

（3）炽灼残渣：不得过 0.1%（通则 0841）。

2. 雌二醇缓释贴片的杂质检查

项目包括含量均匀度、溶出度、耐热试验及贴剂有关的各项检查。

（1）含量均匀度：以含量测定项下测得的每片含量计算，限度为 ±20%，应符合规定（通则 0941）。

（2）溶出度：照溶出度与释放度测定法（通则 0931 第四法方法 1）测定。

溶出条件：以 1% 聚乙二醇 400 溶液 1 000 mL 为溶出介质，转速为每分钟 30 转，依法操作，经 24 小时、72 小时、120 小时、168 小时时，分别取出溶出杯中全部溶出液并即时加入溶出介质 1 000 mL。

供试品溶液：分别取 24 小时、72 小时、120 小时、168 小时时的溶出液，滤过，取续滤液。

对照品溶液：取雌二醇对照品约 12.5 mg，精密称定，置 100 mL 量瓶中，加甲醇溶解并稀释至刻度，摇匀，精密量取适量，用溶出介质定量稀释制成每 1 mL 中约含 0.5 μg 的溶液。

色谱条件与系统适用性要求：见含量测定项下。

测定法：含量测定项下。分别计算每片在不同时间的溶出量。

限度：每片在 24 小时、72 小时、120 小时与 168 小时时的累积溶出量应分别为标示量的 20%~50%、40%~70%、60%~80% 与 70% 以上，均应符合规定。

（3）耐热试验：取本品 2 片，除去铝塑薄膜，置 120 ℃烘箱中加热 30 分钟，放冷后，粘片背面应无泛黄现象，药面用手指触试，应仍有黏性。

（4）其他：应符合贴剂项下有关的各项规定。

四、含量测定

采用高效液相色谱法（通则 0512）测定雌二醇原料药及其制剂的含量。

1. 雌二醇原料药的含量测定

供试品溶液：取本品适量，精密称定，加甲醇溶解并定量稀释制成每 1 mL 中约含 0.50 mg 的溶液，精密量取 10 mL，置 200 mL 量瓶中，用流动相稀释至刻度，摇匀。

对照品溶液：取雌二醇对照品适量，精密称定，加甲醇溶解并定量稀释制成每 1 mL 中约含 0.50 mg 的溶液，精密量取 10 mL，置 200 mL 量瓶中，用流动相稀释至刻度，摇匀。

色谱条件：见有关物质项下。检测波长为 205 nm，进样体积 20 μL。

系统适用性要求：理论板数按雌二醇峰计算不低于 3 000。测定法精密量取供试品溶液与对照品溶液，分别注入液相色谱仪，记录色谱图。按外标法以峰面积计算。

2. 雌二醇缓释贴片的含量测定

供试品溶液：取本品 10 片，除去铝塑薄膜，分别置 100 mL 量瓶中，各加乙酸乙酯 5 mL，浸泡 30 分钟，超声 15 分钟使雌二醇溶解，放冷，用甲醇稀释至刻度，摇匀，滤过，取续滤液。

对照品溶液：取雌二醇对照品适量，精密称定，加甲醇溶解并定量稀释制成每 1 mL 中约含 25 μg 的溶液。

色谱条件：用十八烷基硅烷键合硅胶为填充剂，以甲醇 - 水（75∶25）为流动相，检测波长为 280 nm；进样体积 20 μL。

系统适用性要求：理论板数按雌二醇峰计算不低于 2 000。

测定法：精密量取供试品溶液与对照品溶液，分别注入液相色谱仪，记录色谱图。按外标法以峰面积计算，求得 10 片的平均含量。

想一想

雌二醇原料药和雌二醇缓释贴片的含量测定方法采用的都是高效液相色谱法，为何所用的色谱条件不同？

§14 - 4　黄体酮分析检验

 学习目标

1. 掌握黄体酮的结构、性质和分析检验方法。

2. 熟悉黄体酮的常规检查项目，依据药品质量标准对黄体酮进行分析检验，正确记录处理数据，并对结果进行判断。

黄体酮为天然孕激素，在临床上应用广泛。但黄体酮口服后会被迅速破坏而失效，因此只能注射给药。人工合成的孕激素根据结构分为两种类型：C_{17} 位 α - 羟孕酮类，为黄体酮衍生物，如醋酸甲地孕酮、醋酸甲羟孕酮；19 - 去甲睾酮类，如炔诺酮、左炔诺孕酮等，它们与雌激素合用是一类重要的口服避孕药。

该类药物的结构特点如下。

（1）A 环有 Δ^4 - 3 - 酮基，在波长为 240 nm 附近有紫外吸收。

（2）C_{17} 位上有甲酮基或乙炔基，可与亚硝基铁氰化钠反应生成蓝紫色产物或与硝酸银生成白色的炔银沉淀。

（3）C_3 - 羰基和 C_{20} - 羰基，能与一般羰基试剂如 2,4 - 二硝基苯肼、异烟肼、硫酸苯肼等反应，生成有色的腙类产物。

（4）多数在 C_{17} 位上有羟基，部分药物的羟基被酯化。

一、结构与性状

1. 结构特点

黄体酮的化学名为：孕甾 - 4 - 烯 - 3,20 - 二酮。按干燥品计算，含 $C_{21}H_{30}O_2$ 应为 98.0% ~ 103.0%。结构式如下。

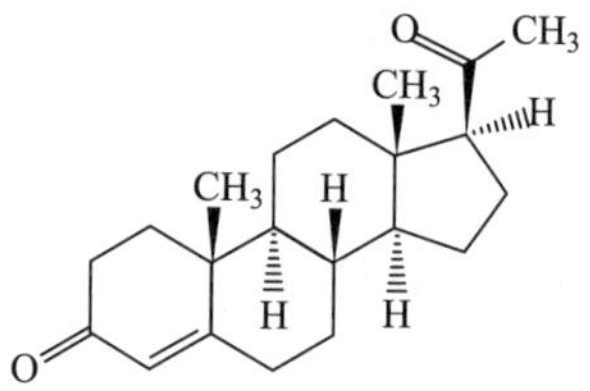

黄体酮

2. 性状

本品为白色或类白色的结晶性粉末；无臭。本品在三氯甲烷中极易溶解，在乙醇、乙醚或植物油中溶解，在水中不溶。

熔点：本品的熔点为 128 ~ 131 ℃。

比旋度：取本品，精密称定，加乙醇溶解并定量稀释制成每 1 mL 中约含 10 mg 的溶液，在 25 ℃时，依法测定，比旋度为 +186°至 +198°。

黄体酮注射液为无色至淡黄色的透明油状液体。

二、鉴别试验

《中国药典》中黄体酮原料药的鉴别包括化学鉴别、高效液相色谱法鉴别和红外光谱鉴别。

（1）取本品约 5 mg，加甲醇 0.2 mL 溶解后，加亚硝基铁氰化钠细粉约 3 mg、碳酸钠与醋酸铵各约 50 mg，摇匀，放置 10 ~ 30 分钟，应显蓝紫色。

（2）取本品约 0.5 mg，加异烟肼约 1 mg 与甲醇 1 mL 溶解后，加稀盐酸 1 滴，即显黄色。

（3）在含量测定项下记录的色谱图中，供试品溶液主峰的保留时间应与对照品溶液主峰的保留时间一致。

（4）本品的红外光吸收图谱应与对照的图谱（光谱集 434 图）一致。

黄体酮注射液鉴别试验采用的是高效液相色谱法鉴别。

三、杂质检查

1. 黄体酮的杂质检查

项目包括有关物质、干燥失重。

（1）有关物质：照高效液相色谱法（通则0512）测定。

供试品溶液：取本品，加甲醇溶解并稀释制成每 1 mL 中约含 1 mg 的溶液。

对照溶液：精密量取供试品溶液 1 mL，置 100 mL 量瓶中，用甲醇稀释至刻度，摇匀。

系统适用性溶液：取黄体酮 25 mg，置 25 mL 量瓶中，加 0.1 mol/L 氢氧化钠甲醇溶液 10 mL 使溶解，置 60 ℃水浴中保温 4 小时，放冷，用 1 mol/L 盐酸溶液调节至中性，用甲醇稀释至刻度，摇匀。

色谱条件：用辛基硅烷键合硅胶为填充剂；以甲醇–乙腈–水（25:35:40）为流动相；检测波长为 241 nm；进样体积 10 μL。

系统适用性要求：系统适用性溶液色谱图中，黄体酮峰的保留时间约为 12 分钟，黄体酮峰与相对保留时间约为 1.1 的降解产物峰之间的分离度应大于 4.0。

测定法：精密量取供试品溶液与对照溶液，分别注入液相色谱仪，记录色谱图至主成分峰保留时间的 2 倍。

限度：供试品溶液色谱图中如有杂质峰，单个杂质峰面积不得大于对照溶液主峰面积的 0.5 倍（0.5%），各杂质峰面积的和不得大于对照溶液主峰面积（1.0%）；小于对照溶液主峰面积 0.05 倍的色谱峰忽略不计。

（2）干燥失重：取本品，在 105 ℃干燥至恒重，减失重量不得过 0.5%。

2. 黄体酮注射液的杂质检查

项目包括有关物质及注射剂有关的各项检查。

（1）有关物质：照高效液相色谱法（通则0512）测定。

供试品溶液：用内容量移液管精密量取本品适量（约相当于黄体酮 50 mg），置 50 mL 量瓶中，用乙醚分数次洗涤移液管内壁，洗液并入量瓶中，用乙醚稀释至刻度，摇匀，精密量取 25 mL，置具塞离心管中，在温水浴中使乙醚挥散，用甲醇振摇提取 4 次（第 1～3 次每次 5 mL，第 4 次 3 mL），每次振摇 10 分钟后离心 15 分钟，并将甲醇液移至 25 mL 量瓶中，合并提取液，用甲醇稀释至刻度，摇匀，经 0.45 μm 滤膜滤过，取续滤液。

对照溶液：精密量取供试品溶液 1 mL，置 100 mL 量瓶中，用甲醇稀释至刻度，摇匀。

系统适用性溶液、色谱条件、系统适用性要求与测定法：见黄体酮有关物质项下。

限度：供试品溶液色谱图中如有杂质峰，扣除相对保留时间 0.1 之前的峰（如处方中含有苯甲醇，应扣除苯甲醇的色谱峰），单个杂质峰面积不得大于对照溶液主峰面积的 0.5 倍（0.5%），各杂质峰面积的和不得大于对照溶液主峰面积的 2 倍（2.0%）；小于对照溶液主峰面积 0.05 倍的色谱峰忽略不计。

（2）其他：应符合注射剂项下有关的各项规定（通则0102）。

四、含量测定

照高效液相色谱法（通则0512）测定黄体酮原料药及其注射液的含量。

1. 黄体酮原料药的含量测定

供试品溶液：取本品，精密称定，加甲醇溶解并定量稀释制成每 1 mL 中约含 0.2 mg 的溶液。

对照品溶液：取黄体酮对照品，精密称定，加甲醇溶解并定量稀释制成每 1mL 中约含 0.2 mg 的溶液。

系统适用性溶液、色谱条件与系统适用性要求：见有关物质项下。

测定法：精密量取供试品溶液与对照品溶液，分别注入液相色谱仪，记录色谱图。按外标法以峰面积计算。

2. 黄体酮注射液的含量测定

供试品溶液：用内容量移液管精密量取本品适量（约相当于黄体酮 50 mg），置 50 mL 量瓶中，用乙醚分数次洗涤移液管内壁，洗液并入量瓶中，用乙醚稀释至刻度，摇匀，精密量取 5 mL，置具塞离心管中，在温水浴中使乙醚挥散，用甲醇振摇提取 4 次（第 1～3 次每次 5 mL，第 4 次 3 mL），每次振摇 10 分钟后离心 15 分钟，并将甲醇液移置 25 mL 量瓶中，合并提取液，用甲醇稀释至刻度，摇匀。

对照品溶液、系统适用性溶液、色谱条件、系统适用性要求与测定法：见黄体酮含量测定项下。

§14 – 5　炔诺孕酮分析检验

 学习目标

1. 掌握炔诺孕酮的结构、性质和分析检验方法。

2. 熟悉炔诺酮的常规检查项目，依据药品质量标准对炔诺孕酮进行分析检验，正确记录处理数据，并对结果进行判断。

炔诺孕酮为口服强效孕激素，其孕激素作用约为炔诺酮的 5～10 倍，并有雄激素、雌激素和抗雌激素活性。抗排卵作用较炔诺酮强，还能改变宫颈黏液稠度和抑制子宫内膜发育等作用。

一、结构与性状

1. 结构特点

炔诺孕酮化学名为：13 – 乙基 – 17 – 羟基 – 18,19 – 二去甲 – 17α – 孕甾 – 4 – 烯 – 20 – 炔 – 3 – 酮。含 $C_{21}H_{28}O_2$ 应为 97.0%～103.0%。结构式如下。

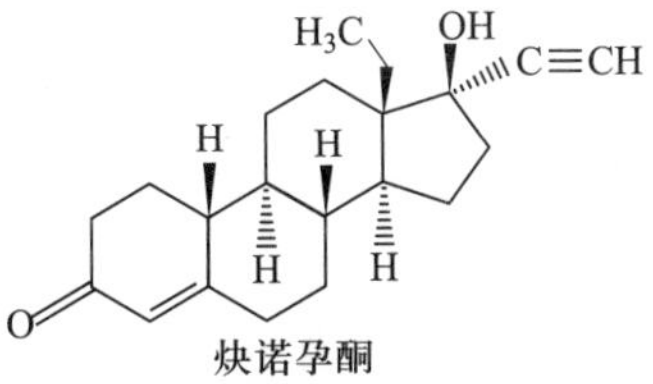

炔诺孕酮

2. 性状

炔诺孕酮为白色或类白色结晶性粉末；无臭。在三氯甲烷中溶解，在甲醇中微溶，在水中不溶。本品的熔点为 204～212 ℃，熔距在 5 ℃以内。

二、鉴别试验

（1）在含量测定项下记录的色谱图中，供试品溶液主峰的保留时间应与对照品溶液主峰的保留时间一致。

（2）本品的红外光吸收图谱应与对照的图谱（光谱集 109 图）一致。

三、杂质检查

1. 乙炔基

取本品约 0.2 g，精密称定，置 50 mL 烧杯中，加四氢呋喃 20 mL，搅拌使溶解，加 5% 硝酸银溶液 10 mL，照电位滴定法，以玻璃电极为指示电极，饱和甘汞电极（套管内装硝酸钾饱和溶液）为参比电极，用氢氧化钠滴定液（0.1 mol/L）滴定。每 1 mL 氢氧化钠滴定液（0.1 mol/L）相当于 2.503 mg 的乙炔基（—C≡CH）。含乙炔基应为 7.8%～8.2%。

2. 有关物质

照高效液相色谱法（通则 0512）测定。

取本品，加流动相溶解并稀释制成每 1 mL 中约含 75 μg 的溶液，作为供试品溶液；精密量取 2 mL，置 100 mL 量瓶中，用流动相稀释至刻度，摇匀，作为对照溶液。照含量测定项下的色谱条件，精密量取供试品溶液与对照溶液各 20 μL，分别注入液相色谱仪，记录色谱图至主成分峰保留时间的 2 倍。供试品溶液的色谱图中如有杂质峰，各杂质峰面积的和不得大于对照溶液主峰面积（2.0%）。

四、含量测定

照高效液相色谱法（通则 0512）测定。

色谱条件与系统适用性试验：用十八烷基硅烷键合硅胶为填充剂；以乙腈－水（70∶30）为流动相；检测波长为 240 nm。理论板数按炔诺孕酮峰计算不低于 2 000，炔诺孕酮峰与内标物质峰的分离度应符合要求。

内标溶液的制备：取醋酸甲地孕酮，加乙腈溶解并稀释制成每 1 mL 中约含 1 mg 的溶液，即得。

测定法：取本品约 7.5 mg，精密称定，置 50 mL 量瓶中，加流动相溶解并稀释至刻度，摇匀；精密量取该溶液与内标溶液各 2 mL，混合均匀，作为供试品溶液，取 20 μL 注入液相色谱仪，记录色谱图；另取炔诺孕酮对照品适量，精密称定，加流动相溶解并定量稀释制成每 1 mL 中约含炔诺孕酮 0.15 mg 的溶液，精密量取该溶液与内标溶液各 2 mL，混合均匀，作为对照品溶液，取 20 μL 注入液相色谱仪，记录色谱图。按内标法以峰面积计算，即得。

实训十八　醋酸地塞米松乳膏的含量测定

一、实训目的

1. 了解外标法测定醋酸地塞米松乳膏含量的方法原理。
2. 熟悉高效液相色谱仪的操作方法并依据标准规范操作。
3. 掌握甾体激素类药物质量检测原始数据的记录和检验报告的书写要求。

二、实训准备

1. 器材

高效液相色谱仪、十八烷基硅烷键合硅胶色谱柱、50 mL 容量瓶、匀浆机。

2. 试剂与试药

醋酸地塞米松对照品、色谱纯甲醇、纯化水、醋酸地塞米松供试品、分析纯甲醇。

三、实训内容与步骤

1. 高效液相色谱仪的一般使用方法

（1）操作前准备。

1）准备所用流动相，用适合的 0.45 μm 滤膜过滤，脱气不少于 20 分钟。

2）根据待分析样品选择适合的色谱柱和定量环，注意色谱柱的安装方向。

3）配制样品溶液和标准品溶液，用适合的 0.45 μm 滤膜过滤。

4）检查色谱仪各部件的连接情况是否正常。

（2）开机。依次接通并打开仪器各部件开关，待自检通过再打开计算机电源，待正常进入操作系统。

（3）排空操作。逆时针打开排空阀，按下 Purge 键，开始运行排空程序。检查流动相入口管路是否有气泡，确认无气泡后，再次按下 Purge 键停止排空，顺时针关闭排空阀。

（4）启动工作站。在计算机中双击软件图标，进入工作站，输入实验信息并设定各项方法参数（流速、检测波长等），保存方法文件，然后点击"下载"，将设置的色谱参数传输给仪器主机。

（5）流动相冲洗。按启动泵的 PUMP 键，用方法规定的流动相冲洗系统，一般需要最少6倍柱体积的流动相进行冲洗。同时检查是否有漏液处，有漏液应先解决处理。

（6）观察压力值与基线。观察屏幕上的压力值和基线变化，如果冲洗至基线漂移 <0.01 mV/ min，噪声 <0.001 mV 时，可认为系统已达到平衡状态（一般需 30 分钟）。

（7）检测样品。依据标准规定进行样品检测、采集数据、计算结果、保存打印图谱资料。

（8）关机。分析完毕后关闭检测器，用流动相冲洗，最后用有机溶剂封存。清洗结束后停止系统运行，退出系统，关闭仪器和电脑。填写实验记录，做好清洁工作。

以上为高效液相色谱仪操作的一般性流程，仅做参考使用。具体仪器厂家型号不同，操作过程会有所差异，请在使用前认真阅读仪器使用说明书或者操作手册。

2. 醋酸地塞米松乳膏的含量测定

利用高效液相色谱仪的高选择性、高灵敏度等特点，通过记录已知浓度的醋酸地塞米松对照品的色谱峰面积，并测定未知浓度的醋酸地塞米松乳膏的色谱峰面积，根据外标法计算醋酸地塞米松标示量的百分含量。照《中国药典》高效液相色谱法（通则 0512）测定。

（1）色谱条件与系统适用性要求：用十八烷基硅烷键合硅胶为填充剂；以甲醇－水（66∶34）为流动相；检测波长为 240 nm；进样体积 20 μL。理论板数按醋酸地塞米松峰计算不低于 3 500。

（2）对照品溶液的制备：取醋酸地塞米松对照品适量，精密称定，加甲醇溶解并定量稀释制成每 1 mL 中约含 10 μg 的溶液。

（3）供试品溶液的制备：取本品适量（约相当于醋酸地塞米松 0.5 mg），精密称定，精密加甲醇 50 mL，用匀浆机以每分钟 9 500 转搅拌 30 秒，置冰浴中放置 1 小时，经有机相滤膜（0.45 μm）滤过，弃去初滤液 5 mL，取续滤液。

（4）计算。

$$标示量(\%) = \frac{A_供 \times C_对 \times 平均装量}{A_对 \times \dfrac{M_供}{V} \times 标示量} \times 100\%$$

式中，$A_供$ 为供试品峰面积；$A_对$ 为对照品峰面积；$C_对$ 为对照品浓度；$M_供$ 为供试品质量；V 为供试品体积。

四、实训测评

按表 14－1 所列评分标准进行测评，并做好记录。

表 14 - 1　　　　　　　　　醋酸地塞米松乳膏的含量测定实训评分标准

序号	考评内容	考评标准	配分	得分
1	仪器选择	仪器选择准确、必要	10	
2	流动相选择	选择配比正确	10	
3	供试品溶液、对照品溶液制备	制备过程规范	20	
4	色谱仪的使用	操作规范	20	
5	原始记录	真实准确，随做随记	15	
6	检验报告	清晰、完整、规范	15	
7	清洁	依据规定实训前后清洁	10	
合计			100	

五、思考题

1. 简述外标法测定药物含量的原理。

2. 启动仪器用规定的流动相冲洗系统时，发现漏液，应该如何解决？

目标检测

一、单项选择题

1. 甾体激素类药物能与羰基试剂发生呈色反应，是因为其结构中有（　　　）。

A. C3 - 酮和 C20 - 酮　　　　　　　　B. 乙炔基

C. 酚羟基　　　　　　　　　　　　　D. 酯键

2. 下列哪个药物不属于肾上腺皮质激素类？（　　　）

A. 氢化可的松　　　　　　　　　　　B. 醋酸地塞米松

C. 曲安西龙　　　　　　　　　　　　D. 甲睾酮

3. 醋酸可的松属于何类甾体激素？（　　　）

A. 皮质激素　　　　　　　　　　　　B. 雄性激素

C. 雌性激素　　　　　　　　　　　　D. 孕激素

4. 甾体激素分子中 A 环的 α、β - 不饱和酮基，在乙醇溶液中的紫外吸收波长约在（　　　）。

A. 240 nm　　　　　　　　　　　　　B. 260 nm

C. 280 nm　　　　　　　　　　　　　D. 300 nm

5. 能发生有机氟的呈色反应的甾体激素类药物为（　　　）。

A. 醋酸可的松　　　　　　　　　　　B. 氢化可的松

  C. 醋酸去氧皮质酮   D. 醋酸地塞米松

  6. 雌激素中因含有下列哪一种基团,因而可以与重氮苯磺酸盐作用生成偶氮染料?( )

  A. 羰基   B. 羧基   C. 酚羟基   D. 甲酮基

  7. 甾体的基本骨架为( )。

  A. 环己烷并菲   B. 环戊烷并菲

  C. 环戊烷并多氢菲   D. 环己烷并多氢菲

  8. 下列化合物中,哪一个是雌激素类化合物?( )

  A. 氢化可的松   B. 醋酸地塞米松   C. 醋酸去氧皮质酮   D. 戊酸雌二醇

  9. 下列哪一药物属于孕甾烷类?( )

  A. 甲睾酮   B. 氢化可的松   C. 雌二醇   D. 炔雌醇

  10. 在一定条件下,甾体激素黄体酮与亚硝基铁氰化钠作用显( )。

  A. 蓝紫色   B. 红棕色   C. 黄绿色   D. 淡橙色

  11. 含炔基的甾体激素类药物遇下列哪个试液即生成白色沉淀?( )

  A. 硝酸   B. 硝酸银   C. 硝酸钠   D. 硫酸铜

  12. 黄体酮必须注射给药的主要原因是( )。

  A. 注射用药能维持较高体内浓度   B. 注射用药吸收快

  C. 口服后在胃肠道和肝脏迅速破坏   D. 口服用药吸收缓慢

  13. 下列属于天然孕激素药物的是( )。

  A. 黄体酮   B. 醋酸甲羟孕酮   C. 醋酸甲地孕酮   D. 炔诺酮

  14. 炔诺孕酮属哪一类甾体药物?( )

  A. 雄激素   B. 孕激素   C. 盐皮质激素   D. 雌激素

  15. 炔诺孕酮中不包括以下哪种结构?( )

  A. $\alpha-\beta$ 不饱和酮   B. 羟基   C. 乙炔基   D. 酯基

二、简答题

  1. 甾体激素类药物可分为哪几类?

  2. 如何根据甾体激素类药物的结构特征进行鉴别确证?

三、计算题

  醋酸可的松片含量测定方法如下:取本品(规格:5 mg)20 片,精密称重为 1.156 3 g,研细,精密称取细粉 0.229 7 g,置 100 mL 量瓶中,加无水乙醇 75 mL,振摇 1 小时,使醋酸可的松溶解,加无水乙醇稀释至刻度,摇匀,滤过,精密量取续滤液 5 mL,置另一 100 mL 量瓶中,加无水乙醇稀释至刻度,摇匀,照紫外 – 可见分光光度法,在 238 nm 的波长处测定吸收度为 0.388。已知 $C_{23}H_{30}O_6$ 的吸收系数($E_{1cm}^{1\%}$)为 390,试计算其标示量的百分含量。

［参考答案］

一、单项选择题

1. A 2. D 3. A 4. A 5. D 6. C 7. C 8. D 9. B 10. A 11. B 12. C 13. A 14. B 15. D

二、简答题

略。

三、计算题

100.2%

附录一

药品抽样原则及程序
（药监综药管［2019］108 号）

1　适用范围

本原则及程序适用于依据《药品质量抽查检验管理办法》实施的抽样工作。国家有关法律法规、《中华人民共和国药典》以及规范性检查、稽查执法等药品监管工作另有规定的，执行相应规定。

2　术语和定义

本原则及程序采用下列定义。

2.1　批号

用于识别一个特定批的具有唯一性的数字和（或）字母的组合。

2.2　抽样批

施行抽样的同一批号药品。

2.3　抽样单元

施行抽样的便于清点、搬运和存放的药品包装单位。

2.4　单元样品

从一个抽样单元中抽取的样品为单元样品。

2.5　最小包装

直接接触药品的最小包装单位，对于 20 mL 以下（含 20 mL）安瓿、口服液、小瓶固体注射剂等，可将放置此类包装的包装单位（如：盒）视为"最小包装"。

2.6　均质性药品

性质和质量均匀一致的同一批药品。抽样过程的均质性检查主要是检查药品外观性状的均质性。

2.7　非均质性药品

不同部分的性质和质量有所差异的同一批药品。

2.8　正常非均质性药品

正常理化属性可呈现为非均质性但不改变其性质和质量的同一批药品（如：混悬液及

低温下可析出部分结晶而复温后能恢复原来状态的液体药品）。

2.9 异常非均质性药品

生产或者贮运过程中因未按正常工作程序操作等因素造成非均质性的同一批药品。

2.10 最终样品

由不同单元样品汇集制成的供检验或查处物证等使用的样品。

3 抽样原则

3.1 科学性，取样操作、贮运过程应科学合理，保证样品质量。

3.2 规范性，抽样程序应规范、有序，不得随意更改。

3.3 合法性，抽样工作应符合《中华人民共和国药品管理法》《中华人民共和国药品管理法实施条例》和《药品质量抽查检验管理办法》等法律法规和规范性文件要求。

3.4 公正性，在抽样过程中，抽样人员应不徇私情、客观公正。

3.5 代表性，抽取的样品应能够较真实地反映抽样时所代表数量的药品实际质量状况。

4 抽样量确定

4.1 编制抽检计划或抽样方案时，应当根据标准检验、补充检验方法和（或）探索性研究的检验需求确定抽样量。

4.2 抽样量一般应为检验需求的 2 倍量，按 1:0.5:0.5 的比例分装为 3 份。

4.3 同一品种存在不同制剂规格和包装规格时，应当以不同规格计算制剂单位，然后分别折算所抽取样品的最小包装数量（如：注射用无菌粉末以克为单位计算后再折算为瓶、液体制剂以毫升为单位计算后再折算为支或瓶等），同时应满足特殊检验项目（如：微生物限度等）对最小独立包装数量的要求。

4.4 应当根据合理套用的原则确定抽样量，不应按单个检验项目简单累加（如：注射液在进行可见异物检查后再进行其他项目的检验）。

5 安全防护

5.1 对放射性、毒性、腐蚀性或者易燃易爆等样品抽样时，抽样人员在实施现场抽样时应佩戴必要的防护用具（如：防护衣、防护手套、防护镜或者防护口罩等），并做到轻取轻放，同时应当在样品外包装加注危险品标识，以防止发生事故。

5.2 易燃易爆样品应当远离热源。

6 抽样程序

6.1 抽样前准备

6.1.1 人员要求

抽样人员应当熟悉《中华人民共和国药品管理法》《中华人民共和国药品管理法实施条例》《药品生产质量管理规范》《药品经营质量管理规范》和《药品质量抽查检验管理办法》等法律法规和规范性文件，了解《中华人民共和国药典》等药品标准要求，熟悉药品的外观状态、正常标识、贮藏条件等要求，并可对异常情况做出基本判断。

抽样人员应当正确掌握各类抽样方法，熟练使用采样器具。

抽样队伍应当相对稳定，定期接受法律法规和专业技术培训。

6.1.2　人员组织

抽样单位应根据当次抽样工作的目标要求，组建相应数量的抽样工作组，每个抽样工作组的人员应不得少于 2 人。原则上同一人不应同时承担当次抽样和检验工作。

抽样单位应当围绕抽样任务要求对抽样人员进行专题培训，抽样人员应当认真研究背景资料，对抽检要求做出基本判断，确定现场检查和抽样的具体事项，必要时与承检机构对检验项目、抽样环节和抽样数量等具体事宜进行商定。

6.1.3　取样工具

直接接触药品的取样工具，使用前后应当及时清洁干燥，不与药品发生化学反应，不对抽取样品及剩余药品产生污染。

抽取粉末状固体样品和半固体样品时，一般使用一侧开槽、前端尖锐的不锈钢抽样棒取样，也可使用瓷质或者不锈钢质药匙取样。

抽取低黏度液体样品时，根据不同情形分别使用吸管、烧杯、勺子、漏斗等取样；抽取腐蚀性或者毒性液体样品时，需配用吸管辅助器；抽取高黏度液体样品时，可用玻璃棒蘸取。

抽取无菌样品或者需做微生物检查、细菌内毒素检查等项目的样品时，取样工具须经灭菌或除热原处理。

6.1.4　包装容器

直接接触药品的包装容器材质，应当不与内容物发生化学反应，具有良好阻隔性能，并满足药品的贮藏条件，潜在迁移物质不影响检验结果。抽样前应查看包装容器外包装的完整性。

直接接触药品的包装容器的形状与规格，应当与所抽取样品的形态和数量相适应，液体样品的存放可选用瓶状密闭容器，固体样品可选用袋状容器。

直接接触无菌样品或者需做微生物检查、细菌内毒素检查等项目样品的容器须经灭菌或除热原处理，且具有密封性能。

6.1.5　文件与凭证

抽样人员抽样前，应当查验抽检的工作计划或实施方案、委托书或行政执法证、样品封签（附 1）、药品抽样记录及凭证（附 2）、药品抽样告知及反馈单（附 3）、样品（物证）密封袋等必要的证明凭证。

6.2　抽样现场检查

6.2.1　抽样人员应当查看被抽样单位生产经营使用资质及相关材料，实地查看贮藏场所环境控制措施、运行状态及监控记录、存放标识等情况，现场查验包装标签标示的名称、批准文号、批号、有效期、药品上市许可持有人等内容，查验药品外观包装（如破损、受潮、受污染或假冒迹象等）。

6.2.2　现场检查中发现疑似药品质量问题情形时，可针对性抽样；如发现影响药品质量的潜在问题或存在违法违规生产经营使用行为，应当固定相关证据，并将相关证据或样品移交对被抽样单位具有管辖权的药品监督管理部门处置。

6.3 抽样

6.3.1 现场抽样方法、抽样单元数（n）和抽样单元的确定

现场抽样方法、抽样单元数（n）和抽样单元的确定，可参照附4进行。

6.3.2 取样方法与最终样品的制作

中药材和中药饮片应当参照《中华人民共和国药典》"药材和饮片取样法"规定的方法取样。除特殊情况外，应从未拆封的完整包装的样品中抽取，并对包装情况留存相关证据。

制剂、原料药的取样方法与最终样品的制作可参照附5进行。

对于特殊样品可由抽样人员随机指定被抽样本，陪同或监督被抽样单位的质量人员现场抽样。

6.4 包装、签封、记录和信息报送

6.4.1 包装

每份样品应分别包装并封口，并按照说明书规定的条件保存。

6.4.2 签封

抽样人员应使用专用封签（见附1）签封样品，完整、准确填写封签内容，由抽样人员和被抽样单位相关人员共同签字，并加盖印章或指模；签封应达到保证无法调换样品的目的。

6.4.3 记录

抽样人员应当完整、准确、规范填写专用的《药品抽样记录及凭证》（附2）及《药品抽样告知及反馈单》（附3），由抽样人员和被抽样单位相关人员签字，并加盖印章或指模。

在抽样过程中，可通过拍照、录像、留存相关票据的方式对抽样过程、样品信息、抽样环境等信息予以记录。

6.4.4 信息报送

抽样人员完成现场抽样后，应当按照有关工作要求通过相应的信息平台，及时报送抽样信息。

6.5 贮藏运输

6.5.1 样品在贮藏运输过程中，应当按照贮藏运输条件的要求，采取相应措施并记录，确保全程符合药品贮藏条件，保证样品不变质、不破损、不污染。

6.5.2 样品一般应由抽样人员寄（送）至承检机构，需要委托他人运输时，应当选择具备相应贮藏运输资质和条件的单位，必要时应签订运输、贮藏条件保障协议，避免样品在运输过程中发生丢失、错递、污染变质等问题。

6.5.3 特殊药品的贮藏运输，应当按照国家有关规定执行。

6.5.4 根据抽检计划或实施方案要求，应将抽样文书及相关资料随样品寄（送）至承检机构。

7 样品购买

药品监督管理部门在制定抽检计划或实施方案时，应明确购买样品的结算方式、结算时限和支付单位（可以是抽检组织部门、抽样单位、检验单位等）。

　　抽样人员完成抽样并填报购样信息后，收款单位（可以是使用单位、销售单位、生产单位或药品上市许可持有人等）应在规定时限内凭相关票据和《药品抽样记录及凭证》规定的结算方式提请结算，超出结算时限的，作为自愿放弃有关权利处理，视作无偿提供样品。支付单位应在规定时限内审核并结算。

　　7.1　结算方式

　　现场结算。抽样人员在抽样时以刷银行卡等方式现场结算购样费用，在《药品抽样记录及凭证》上标明，并由被抽样单位向抽样单位开具票据，支付凭证由抽样单位留存。

　　非现场结算。完成抽样后，抽样人员填写《药品抽样记录及凭证》，被抽样单位向抽检组织部门指定的支付单位开具票据，支付单位按照《药品抽样记录及凭证》填写的价格，向被抽样单位支付购样费用，支付凭证由支付单位留存。

　　持有人结算。完成抽样后，抽样人员填写《药品抽样记录及凭证》，被抽样单位凭《药品抽样记录及凭证》向进货单位申请补货，药品上市许可持有人凭补货时传递的《药品抽样记录及凭证》，向抽检组织部门指定的支付单位提请结算，并向支付单位开具相关票据，支付单位按规定向药品上市许可持有人支付样品费用，支付凭证由支付单位留存。

　　其他结算方式。经组织当次抽检的药品监督管理部门同意，抽样单位和被抽样单位协商一致，可采用其他结算方式及协商的价格完成购样，但必须留存相关的依据和凭证，并在《药品抽样记录及凭证》中予以注明。

　　7.2　支付价格

　　向药品经营和使用单位支付的，一般以抽样时的实际销售价格为准；向药品上市许可持有人支付的，一般以该样品的出厂价格为准。支付价格由收款单位如实提供。

　　7.3　其他事项

　　抽样完成后，因各种原因造成样品无法检验的，仍应支付购样费用。

　　收款单位应根据药品抽检任务性质和要求，向支付单位分别开具与《药品抽样记录及凭证》相对应的票据，避免混淆。

　　7.4　信息填报

　　抽样人员在填写《药品抽样记录及凭证》中抽样信息或在抽样系统中在线填报时，应准确填写结算方式、样品单价、总价等购样所需信息。

　　附：1. 样品封签
　　　　2. 药品抽样记录及凭证
　　　　3. 药品抽样告知及反馈单
　　　　4. 现场抽样的有关参考方法
　　　　5. 取样方法与最终样品的制作

附1

样品封签

药品封签	任务类别/抽样编号：
	承检机构：
	通用名及批号：
	标示贮藏条件：
	药品上市许可持有人：
	抽样单位／经手人（签章）/电话：
	被抽样单位/经手人（签章）：
	抽样封签日期：
	此件封样数量：

附 2

药 品 抽 样 记 录 及 凭 证（正面/第一页）

抽样任务：　　　　　　　　　　　　　抽样编号：

抽样单位：　　　　　　　　　　　　　抽样单位联系电话：

抽样日期：　　年　月　日　　　　　　承检机构：

药品通用名：　　　　　　　　　　药品商品名：

药品上市许可持有人（含配制单位或产地）：

药品上市许可持有人地址：　　　　　　　　　　　所属省份：

是否委托生产：　　　　　　受委托单位：

被委托单位地址：　　　　　　　　　　　　被委托单位所属省份：

剂型：　　　　　　　包装规格：　　　　　制剂规格：

批号：　　　　　　　效期：　　　　　　批准文号：

生产日期：　　　　　　有效期至：　　年　月　　药品标示贮藏条件：

被抽样单位：

被抽样单位地址：

被抽样单位社会信用代码/组织机构代码：

被抽样单位联系人：　　　　　被抽样单位电话：

药品类别：包括①中药材、中药饮片；②药品制剂：化学药、抗生素、生化药、中成药、生物制品；③特殊药品：放射性药品、麻醉药品、医疗用毒性药品、精神药品；④ 其他。

抽样地点：包括①生产单位（车间，成品仓库，原料、辅料或包装材料仓库）；②经营单位（药品仓库、营业场所）；③使用单位（药品库房）；④互联网（与线上一致的线下药品仓库）；⑤其他。

样品存放现场温度：　　　℃　　　　　　　　样品存放现场湿度：　　　%

样品内包装：

抽样数量：

抽样说明：

抽样时，样品外包装无霉变、无破损、无水迹、无虫蛀、无污染。以上信息经双方确认填写无误。

药品抽样记录及凭证（背面/第二页）

药品单价：　　　　　　药品总价：　　　　　　　　抽样编号：

□ 现场结算　　　　□ 非现场结算　　　　□ 持有人结算　　　□ 其他结算

支付单位：　　　　　　　　　　支付单位组织机构代码：

支付单位联系人：　　　　　　　电话：

通讯地址：

支付金额（元）：（支付后支付单位填写）　　　　　支付日期：　　年　　月　　日

　　　　　　　　　　　　　　　　　　　　　　　　　　　　（支付单位印章）

收款单位银行账户：

收款单位开户行：

收款单位提供票据：□发票　　□收据（需加盖印章或指模）　　□POS 签购单　　□其他（需加盖印章或指模）

收款单位联系人：　　　　　　　电话：

□ 其他说明：

抽样单位经手人签名：　　　　　　　　抽样单位经手人电话：

被抽样单位经手人签名：　　　　　　　承检机构经手人签名：

（被抽样单位印章）

填写说明

1. 收款单位应在规定时限内（结算截止日期：＿＿＿＿年＿＿＿＿月＿＿＿＿日）按要求开具相关票据，超出结算时限的，作为自愿放弃有关权利处理，视作无偿提供样品。

2. 经当次抽检组织部门同意，抽样单位和被抽样单位协商一致，可采用其他结算方式，并应在其他说明中按照实际情况表述，可包括但不限于：结算方式名称、抵扣金额，支付单位名称、地址和被支付单位账户与开户行（如涉及款项支付）等。

3. 药品单价、药品总价、支付金额应准确填写，保留小数点后两位数字。

注：本凭证一式五份，第一份抽样单位留存，第二份被抽样单位留存，第三份随检品送承检机构，第四份送支付单位，第五份送收款单位。

附3

药品抽样告知及反馈单

No

抽样产品名称		抽样日期	年　　月　　日
抽样单位名称			
抽样人员姓名			
对抽样单位抽样工作的评价	1.（□是　□否）抽样人员抽样前，是否出示有效证件（文件）？ 2.（□是　□否）抽样人员是否对所抽取的样品当场进行封样，并对样品采取了防拆封措施？ 3.（□是　□否）抽样人员是否按抽样样品说明书规定的贮存条件对所抽取的样品进行贮存？ 4.（□是　□否）抽样人员在抽样过程中是否廉洁公正？ 上述选项中填写"否"的，请简要描述抽样人员的违规行为（本处填写不下的，可另附书面说明）：		

（□是 □否）对抽样工作无异议，认同抽样工作符合法律法规要求。如勾选"是"，填写下面内容

被抽样单位信息和印章	电话：　　　　　　　　　　E-Mail： 传真： 被抽样单位经手人签字： （加盖印章或指模） 填表日期：　　　年　月　日

附 4

现场抽样的有关参考方法

1　现场抽样方法的确定

抽样批的确定：库存批数少于等于计划抽样批数时，各批均为抽样批；库存批数多于计划抽样批数时，应随机抽取。可参照简单随机或分层比例随机等方法确定抽样批。

简单随机方法：在抽取同一药品上市许可持有人生产的药品时，首先将药品批号进行编码，然后分别采取抽签、掷骰子、查阅随机数表或者用计算机发随机数等简单随机方法确定抽样批。

分层比例随机方法：如在抽取多个药品上市许可持有人生产的药品时，首先按药品上市许可持有人产品质量信誉的高低分为若干层次（例如可以分为 A、B、C 三层），然后按照质量信誉高的少抽、质量信誉低的多抽的原则，确定各层次药品上市许可持有人的抽样比例（例如 1 : 2 : 3），确定各层次药品上市许可持有人的抽样批数，最后按简单随机抽样法确定抽样批。抽样人员可根据实际情况采用科学合理的分层随机方法。

2　抽样单元数（n）的确定

均质性和正常非均质性原料药、异常非均质性原料药和制剂抽样单元数的确定，可分别参照以下方法进行。

均质性和正常非均质性原料药：当一批药品的包装件数（N）不多于 100 件时，抽样单元数（n）按下表确定：

N	1	2 ~ 5	6 ~ 10	11 ~ 20	21 ~ 30	31 ~ 40	41 ~ 50	51 ~ 70	71 ~ 90	91 ~ 100
n	1	2	3	4	5	6	7	8	9	10

当一批药品的包装件数（N）超过 100 件时，抽样单元数（n）按下式计算确定：$n = \sqrt{N}$。

异常非均质性原料药：将该批原料药的各个包装件均作为抽样单元，即 $n = N$。

制剂：计划抽取的样品数少于 6 个最小包装时，应当从相应数量的抽样单元中取样（如需抽取 4 个最小包装，应当从 4 个抽样单元中各取 1 个最小包装）；计划抽取的样品等于或者多于 6 个最小包装时，则应当从 6 个抽样单元中抽样，并且从各单元中抽取的最小包装数应当大致相等（如须抽取 12 个最小包装，应当从 6 个抽样单元中各取 2 个最小包装单位）。

3　抽样单元的确定

3.1　抽样单元应随机抽取。可参照简单随机、系统随机或分段随机等方法确定。

简单随机方法：首先对各包装件编码，然后分别采取抽签、掷随机数骰子、查阅随机数表或者用计算器发随机数等简单随机方法，最后确定满足抽样单元数的具体抽样单元。

系统随机方法：首先将抽样批总体（即全部包装件数 N）分成 n 个（即抽样单元数）

部分，然后用简单随机方法从第一部分中确定某个包装件作为抽样单元，最后按相等间隔（N/n）从每个部分中各抽取一个包装件作为抽样单元。

分段随机方法：大包装套小包装的一批药品的抽样单元的确定，应首先根据大包装的件数分别随机确定一级抽样单元数和一级抽样单元；然后根据一级抽样单元中较小包装的件数分别随机确定二级抽样单元数和二级抽样单元，以此类推，直至抽出最小包装的抽样单元。

3.2 异常非均质性原料药抽样量的确定

异常非均质性原料药应增加抽样量（W_i），增加的抽样量可参照下列公式确定：

$$W_i = PW$$

式中，W 为检验需求的样品总量，当包装件数（N）大于 100 件时，P 值按下式计算：

$$P = 0.4\sqrt{N}(N > 100)$$

当包装件数小于等于 100 时，P 值按下表确定：

N	1 ~ 10	11 ~ 40	41 ~ 80	81 ~ 100
P	1	2	3	4

附 5

取样方法与最终样品的制作

1　取样方法

1.1　制剂取样方法

制剂以完整的最小包装作为取样对象，从确定的抽样单元内抽取单元样品。

1.2　原料药取样方法

原料药取样应当迅速完成，样品和被拆包的抽样单元应当尽快密封，以防止吸潮、风化、氧化或污染等因素影响药品质量。

固体半固体原料药取样方法：将抽样单元表面拭净后移至洁净取样室，用洁净干燥的抽样棒等适宜取样工具，从确定的抽样单元内抽取单元样品；一般应当从上、中、下、前、后、左、右等不同部位取样，但不一定从同一抽样单元的不同部位取样，而可在不同抽样单元的不同部位取样，满足样品的均衡性。取得的单元样品分别置于不同的洁净干燥的盛样器具中，并将品名、批号、抽样单元的编号标记于该器具上，并准确进行唯一性标识。n 个抽样单元即有 n 个单元样品。

液体原料药取样方法：将抽样单元表面拭净后移至洁净取样室，先将液体充分混匀，再用洁净干燥的吸管等适宜工具从确定的抽样单元内抽取单元样品；有结晶析出的液体，应当在不影响药品质量的情况下，使结晶溶解并混匀后取样；一般应当采取从不同部位取样的操作方式满足样品的均衡性；抽取的不同抽样单元样品应分别置于不同的洁净干燥的盛样器具中，并准确进行唯一性标识。

1.3　特殊情形的取样方法

无菌原料药应当按照无菌操作法取样。

腐蚀性药品应当使用耐腐蚀的工具和容器。

规定避光的药品，取样和保存时应当采取避光措施。

需真空或充氮气保存的药品，应当使用专用设备、器材和容器，抽样后立即对样品和剩余药品进行密封处置。

2　最终样品的制作

2.1　原料药最终样品的制作

2.1.1　均质性与正常非均质性原料药最终样品的制作

当全部单元样本目视检查呈现均质性时，将其汇集、混匀，然后按 1:0.5:0.5 分为 3 份。

2.1.2　异常非均质性原料药最终样品的制作

当单元样品鉴别呈现正反应时，首先按外观性状一致性情况，分别将其汇集、混匀、缩分为不同的最终样品，然后将每个最终样品各按 1:0.5:0.5 分成 3 份。

当单元样品鉴别未呈正反应时，则应当将这些单元样品所属的抽样单元与其他抽样单元隔离，并加大抽样量，以便进一步检验确认。

2.2　制剂最终样品的制作

将单元样品汇集成最终样品，在保持最小包装完好的情况下，按 1:0.5:0.5 分成 3 份。

附录二

检验记录与检验报告书的书写细则
（国药管注［2000］403号）

检验记录是出具检验报告书的依据，是进行科学研究和技术总结的原始资料。为保证药品检验工作的科学性和规范化，检验记录必须做到：记录原始、真实，内容完整、齐全，书写清晰、整洁。

1 检验记录的基本要求：

1.1 检验原始记录应采用统一印制的活页记录纸和各类专用检验记录表格，并用蓝黑墨水或碳素笔书写。凡用仪器打印的数据和图谱，应剪贴于记录上的适宜处，并有操作者签名；如系用热敏纸打印的数据，为防止日久褪色难以识别，应以蓝黑墨水或碳素笔将主要数据记录于记录纸上。

1.2 检验人员在检验前，应逐一查对检品的编号、品名、规格、批号和有效期，生产单位或产地，检验目的和收检日期，以及样品的数量和封装情况等。

1.3 检验记录中，应先写明检验的依据。凡按中国药典、部颁标准等检验者，应列出标准名称、版本和页数；按委托人提供检验资料或有关文献检验的，应在检验原始记录中写明标准名称并将有关资料附于检验原始记录最后面。

1.4 检验过程中，可按检验顺序依次记录各检验项目，内容包括：项目名称、检验日期、操作方法、实验条件（如实验温度、仪器名称型号和校正情况等）、观察到的现象（不要照抄标准，而应是简要记录检验过程中观察到的真实情况；遇有反常的现象，则应详细记录，并鲜明标出，以便进一步研究）、实验数据、计算（注意有效数字和数值的修约及其运算）和结果判断等；均应及时、完整地记录，严禁事后补记或转抄。如发现记录有误，可用单线划去并保持原有的字迹可辨，不得擦抹涂改；并应在修改处签名或盖章，以示负责。检验或试验结果，无论成败（包括必要的复试），均应详细记录、保存。对废弃的数据或失败的实验，应及时分析其可能的原因，并在原始记录上注明。

1.5 检验中使用的标准品或对照品，应记录其来源、批号和使用前的处理；用于含量（或效价）测定的，应注明其含量（或效价）和干燥失重（或水分）。

1.6 每个检验项目均应写明标准中规定的限度或范围，根据检验结果作出单项结论

（符合规定或不符合规定）。

1.7 在整个检验工作完成之后，应将检验记录逐页顺序编号，根据各项检验结果认真填写"检验卡"，并对本检品作出明确的结论。

2 对每个检验项目记录的要求：

检验记录中，可按实验的先后，依次记录各检验项目。项目名称应按药品标准规范书写，不得采用习惯用语，如将片剂的"重量差异"记成"片重差异"，或将"崩解时限"写成"崩解度"等。最后应对该项目的检验结果给出明确的单项结论。现对一些常见项目的记录内容，提出下述的最低要求（即必不可少的记录内容），检验人员可根据实际情况酌情增加，多记不限。多批号供试品同时进行检验时，如结果相同，可只详细记录一个编号（或批号）的情况，其余编号（或批号）可记为同编号（批号）××××××的情况与结论；遇有结果不同时，则应分别记录。

2.1 性状

2.1.1 外观性状：原料药应根据检验中观察到的情况如实描述药品的外观，不可照抄标准上的规定。如标准规定其外观为"白色或类白色的结晶或结晶性粉末"，可依观察结果记录为"白色结晶性粉末"。标准中的臭、味和引湿性（或风化性）等，一般可不予记录，但遇异常时，应详细描述。

制剂应描述供试品的颜色和外形，如：（1）本品为白色片；（2）本品为糖衣片，除去糖衣后显白色；（3）本品为无色澄明的液体。外观性状符合规定者，也应作出记录，不可只记录"符合规定"这一结论；对外观异常者（如变色、异臭、潮解、碎片、花斑等）要详细描述。中药材应详细描述药材的外形、大小、色泽、外表面、质地、断面、气味等。

2.1.2 溶解度：一般不作为必须检验的项目；但遇有异常需进行此项检查时，应详细记录供试品的称量、溶剂及其用量、温度和溶解时的情况等。

2.1.3 相对密度：记录采用的方法（比重瓶法或韦氏比重秤法）、测定时的温度、测定值或各项称量数据、计算式与结果。

2.1.4 熔点：记录采用第×法、仪器型号或标准温度计的编号及其校正值、除硅油外的传温液名称、升温速度；供试品的干燥条件、初熔及终熔时的温度（估计读数到0.1 ℃）、熔融时是否有同时分解或异常的情况等。每一供试品应至少测定2次，取其平均值，并加温度计的校正值；遇有异常结果时，可选用正常的同一药品再次进行测定，记录其结果并进行比较，再得出单项结论。

2.1.5 旋光度：记录仪器型号、测定时的温度、供试品的称量及其干燥失重或水分、供试液的配制、旋光管的长度、零点（或停点）和供试液旋光度的测定值各3次的读数、平均值，以及比旋度的计算等。

2.1.6 折光率：记录仪器型号、温度、校正用物、3次测定值，取平均值报告。

2.1.7 吸收系数：记录仪器型号与狭缝宽度、供试品的称量（平行试验2份）及其干燥失重或水分、溶剂名称与检查结果、供试液的溶解稀释过程、测定波长（必要时应附波长校正和空白吸收度）与吸收度值（或附仪器自动打印记录），以及计算式与结果等。

　　2.2　鉴别

　　2.2.1　中药材的经验鉴别：如实记录简要的操作方法，鉴别特征的描述，单项结论。

　　2.2.2　显微鉴别：除用文字详细描述组织特征外，可根据需要用 HB、4H 或 6H 铅笔绘制简图，并标出各特征组织的名称；必要时可用对照药材进行对比鉴别并记录。

　　中药材，必要时可绘出横（或纵）切面图及粉末的特征组织图，测量其长度，并进行统计。

　　中成药粉末的特征组织图中，应着重描述特殊的组织细胞和含有物，如未能检出某应有药味的特征组织，应注明"未检出××"；如检出不应有的某药味，则应画出其显微特征图，并注明"检出不应有的××"。

　　2.2.3　呈色反应或沉淀反应：记录简要的操作过程、供试品的取用量、所加试剂的名称与用量、反应结果（包括生成物的颜色、气体的产生或异臭、沉淀物的颜色或沉淀物的溶解等）。采用药典附录中未收载的试液时，应记录其配制方法或出处。多批号供试品同时进行检验时，如结果相同，可只详细记录一个批号的情况，其余批号可记为同编号××××××的情况与结论；遇有结果不同时，则应分别记录。

　　2.2.4　薄层色谱（或纸色谱）：记录室温及湿度、薄层板所用的吸附剂（或层析纸的预处理）、供试品的预处理、供试液与对照液的配制及其点样量、展开剂、展开距离、显色剂、色谱示意图；必要时，计算出 R_f 值。

　　2.2.5　气（液）相色谱：如为引用检查或含量测定项下所得的色谱数据，记录可以简略；但应注明检查（或含量测定）项记录的页码。

　　2.2.6　可见 – 紫外吸收光谱特征：同 2.1.7 吸收系数项下的要求。

　　2.2.7　红外光吸收图谱：记录仪器型号、环境温度与湿度、供试品的预处理和试样的制备方法、对照图谱的来源（或对照品的图谱），并附供试品的红外光吸收图谱。

　　2.3　检查

　　2.3.1　结晶度：记录偏光显微镜的型号及所用倍数，观察结果。

　　2.3.2　含氟量：记录氟对照溶液的浓度、供试品的称量（平行试验 2 份）、供试品溶液的制备、对照溶液与供试品溶液的吸收度、计算结果。

　　2.3.3　含氮量：记录采用氮测定法第×法、供试品的称量（平行试验 2 份）、硫酸滴定液的浓度（mol/L）、样品与空白试验消耗滴定液的毫升数、计算式与结果。

　　2.3.4　pH 值（包括原料药与制剂采用 pH 值检查的"酸度、碱度或酸碱度"）：记录仪器型号、室温、定位用标准缓冲液的名称、校准用标准缓冲液的名称及其校准结果、供试溶液的制备、测定结果。

　　2.3.5　溶液的澄清度与颜色：记录供试品溶液的制备、浊度标准液的级号、标准比色液的色调与色号或所用分光光度计的型号和测定波长、比较（或测定）结果。

　　2.3.6　氯化物（或硫酸盐）：记录标准溶液的浓度和用量、供试品溶液的制备、比较结果。必要时应记录供试品溶液的前处理方法。

2.3.7 干燥失重：记录分析天平的型号、干燥条件（包括温度、真空度、干燥剂名称、干燥时间等）、各次称量（失重为 1% 以上者应作平行试验 2 份）及恒重数据（包括空称量瓶重及其恒重值，取样量，干燥后的恒重值）及计算等。

2.3.8 水分（费休氏法）：记录实验室的湿度、供试品的称量（平行试验 3 份）、消耗费休氏试液的毫升数、费休氏试液标定的原始数据（平行试验 3 份）、计算式与结果，以平均值报告。

2.3.9 水分（甲苯法）：记录供试品的称量、出水量、计算结果；并应注明甲苯用水饱和的过程。

2.3.10 炽灼残渣（或灰分）：记录炽灼温度、空坩埚恒重值、供试品的称量、炽灼后残渣与坩埚的恒重值、计算结果。

2.3.11 重金属（或铁盐）：记录采用的方法、供试液的制备、标准溶液的浓度和用量、比较结果。

2.3.12 砷盐（或硫化物）：记录采用的方法、供试液的制备、标准溶液的浓度和用量、比较结果。

2.3.13 热原：记录饲养室及实验室温度、家兔的体重与性别、每一家兔正常体温的测定值与计算、供试品溶液的配制（包括稀释过程和所用的溶剂）与浓度、每 1kg 体重的给药剂量及每一家兔的注射量、注射后 3 小时内每 1 小时的体温测定值，计算每一家兔的升温值，结果判断。

2.3.14 无菌：记录培养基的名称和批号、对照用菌液的名称、供试品溶液的配制及其预处理方法、供试品溶液的接种量、培养温度、培养期间逐日观察的结果（包括阳性管的生长情况），结果判断。

2.3.15 原子吸收分光光度法：记录仪器型号和光源、仪器的工作条件（如波长、狭缝、光源灯电流、火焰类型和火焰状态）、对照溶液与供试品溶液的配制（平行试验各 2 份）、每一溶液各 3 次的读数，计算结果。

2.3.16 乙醇量测定法：记录仪器型号、载体和内标物的名称、柱温、系统适用性试验（理论板数、分离度和校正因子的变异系数）、标准溶液与供试品溶液的制备（平行试验各 2 份）及其连续 3 次进样的测定结果、平均值，并附色谱图。

2.3.17 （片剂或滴丸剂的）重量差异：记录 20 片（或丸）的总质量及其平均片（丸）重、限度范围、每片（丸）的质量、超过限度的片数，结果判断。

2.3.18 崩解时限：记录仪器型号、介质名称和温度、是否加挡板、在规定时限（注明标准中规定的时限）内的崩解或残存情况，结果判断。

2.3.19 含量均匀度：记录供试溶液（必要时，加记对照溶液）的制备方法、仪器型号、测定条件及各测量值、计算结果与判断。

2.3.20 溶出度（或释放度）：记录仪器型号、采用的方法、转速、介质名称及其用量、取样时间、限度（Q）、测得的各项数据（包括供试溶液的稀释倍数和对照溶液的配制）、计算结果与判断。

2.3.21 （注射液的）澄明度：记录检查的总支（瓶）数、观察到的异物名称和数量、不合格的支（瓶）数、结果判断（保留不合格的检品作为留样，以供复查）。

2.3.22 （大输液的）不溶性微粒：记录澄明度检查是否符合规定、微孔滤膜和净化水的检查结果、供试品（25 mL）的二次检查结果（≥10 μm 及 ≥25 μm 的微粒数）及平均值、计算结果与判断。

2.3.23 （颗粒剂的）粒度：记录供试品的取样量、不能通过一号筛和能通过四号筛的颗粒和粉末的总量、计算结果与判断。

2.3.24 微生物限度：记录供试液的制备方法（含预处理方法）后，再分别记录：（1）细菌数记录各培养皿中各稀释度的菌落数、空白对照平皿中有无细菌生长，计算，结果判断；（2）霉菌数和酵母菌数分别记录霉菌及酵母菌在各培养皿中各稀释度的菌落数、空白对照平皿中有无霉菌或酵母菌生长，计算，结果判断；（3）控制菌记录供试液与阳性对照菌增菌培养的条件及结果，分离培养时所用的培养基、培养条件和培养结果（菌落形态），纯培养所用的培养基和革兰氏染色镜检结果，生化试验的项目名称及结果，结果判断；必要时，应记录疑似菌进一步鉴定的详细条件和结果。

2.4 含量测定

2.4.1 容量分析法：记录供试品的称量（平行试验2份）、简要的操作过程、指示剂的名称、滴定液的名称及其浓度（mol/L）、消耗滴定液的毫升数、空白试验的数据、计算式与结果。电位滴定法应记录采用的电极；非水滴定要记录室温；用于原料药的含量测定时，所用的滴定管与移液管均应记录其校正值。

2.4.2 重量分析法：记录供试品的称量（平行试验2份）、简要的操作方法、干燥或灼烧的温度、滤器（或坩埚）的恒重值、沉淀物或残渣的恒重值、计算式与结果。

2.4.3 紫外分光光度法：记录仪器型号、检查溶剂是否符合要求的数据、吸收池的配对情况、供试品与对照品的称量（平行试验各2份）及其溶解和稀释情况、核对供试品溶液的最大吸收峰波长是否正确、狭缝宽度、测定波长及其吸收度值（或附仪器自动打印记录）、计算式及结果。必要时应记录仪器的波长校正情况。

2.4.4 薄层扫描法：除应按2.2.4记录薄层色谱的有关内容外，尚应记录薄层扫描仪的型号、扫描方式、供试品和对照品的称量（平行试验各2份）、测定值，结果计算。

2.4.5 气相色谱法：记录仪器型号、检测器及其灵敏度、色谱柱长与内径、柱填料与固定相、载气和流速、柱温、进样口与检测器的温度、内标溶液、供试品的预处理、供试品与对照品的称量（平行试验各2份）和配制过程、进样量、测定数据、计算式与结果，并附色谱图。标准中如规定有系统适用性试验者，应记录该试验的数据（如理论板数、分离度、校正因子的相对标准偏差等）。

2.4.6 高效液相色谱法：记录仪器型号、检测波长、色谱柱与柱温、流动相与流速、内标溶液、供试品与对照品的称量（平行试验各2份）和溶液的配制过程、进样量、测定数据、计算式与结果，并附色谱图。如标准中规定有系统适用性试验者，应记录该试验的数据（如理论板数、分离度、校正因子的相对标准偏差等）。

2.4.7 抗生素微生物检定法：应记录试验菌的名称，培养基的编号、批号及其 pH 值，灭菌缓冲液的名称及 pH 值，标准品的来源、批号及其纯度或效价，供试品及标准品的称量（平行试验 2 份），溶解及稀释步骤和核对人，高低剂量的设定，抑菌圈测量数据（当用游标卡尺测量直径时，应将测得的数据以框图方式顺双碟数记录；当用抑菌圈测量仪测量面积或直径时，应记录测量仪器的名称及型号，并将打印数据贴附于记录上），计算式与结果，可靠性测验与可信限率的计算。

药品检验原始记录示例

检测原始记录

文件编号：

品　　名	阿司匹林	批　　号	20190802
规　　格	药用级别	来　　源	原料药仓库
数　　量	1 桶/50 kg	取样日期	年　月　日
检验日期	年　月　日	报告日期	年　月　日
检验依据	《中华人民共和国药典》2020 年版二部		

记　录　内　容

【性状】

本品为白色结晶或结晶性粉末；无臭或微带醋酸臭；遇湿气即缓慢水解。

检验结果：　白色结晶粉末；无臭；遇湿气即缓慢水解。

结论：　符合规定

【鉴别】

1. 取本品约 0.1 g，加水 10 mL，煮沸，放冷，加三氯化铁试液 1 滴，即显紫堇色。

检验结果：　呈正反应

结论：　符合规定

2. 取本品约 0.5 g，加碳酸钠试液 10 mL，煮沸 2 分钟后，放冷，加过量的稀硫酸，即析出白色沉淀，并产生醋酸的臭气。

检验结果：　呈正反应

结论：　符合规定

3. 本品的红外光吸收图谱应与对照的图谱（光谱集 5 图）一致。

仪器型号：　FTIR－8400S　温度：　25 ℃　湿度：　60%

检验结果：　本品的红外光吸收图谱与对照图谱一致

结论：　符合规定

【检查】

1. 溶液的澄清度　取本品 0.50 g，加温热至约 45 ℃的碳酸钠试液 10 mL 溶解后，溶液应澄清。

检验结果：　溶液澄清

结论：　符合规定

2. 游离水杨酸　照高效液相色谱法（通则 0512）测定。

（1）色谱条件

仪器型号：　Agilent 1260

色谱柱：　　C18（150 mm × 4.6 mm ×5 μm）

流动相：　　乙腈 - 四氢呋喃 - 冰醋酸 - 水（20∶5∶5∶70）

检测波长：　303 nm

进样量：　10 μL

流速：　1 mL/min

柱温：　30 ℃

（2）测定方法

溶剂　1% 冰醋酸的甲醇溶液。

供试品溶液　取本品约 0.1 g，精密称定，置 10 mL 量瓶中，加溶剂适量，振摇使溶解并稀释至刻度，摇匀。

对照品溶液　取水杨酸对照品约 10 mg，精密称定，置 100 mL 量瓶中，加溶剂适量使溶解并稀释至刻度，摇匀，精密量取 5 mL，置 50 mL 量瓶中，用溶剂稀释至刻度，摇匀。

精密量取供试品溶液与对照品溶液，分别注入液相色谱仪，记录色谱图。

限度　供试品溶液色谱图中如有与水杨酸峰保留时间一致的色谱峰，按外标法以峰面积计算，不得过 0.1%。

（3）测定数据及处理：

对照品称取量 $W_{对}$：　　0.010 60 g

供试品称取量 $W_{样}$：　　0.103 8 g

水杨酸对照品峰面积 A_S：　289 977

供试品中水杨酸峰面积 A_X：　227 568

计算：

$$水杨酸（\%）= \frac{A_X \times W_{对} \times 5 \times 10}{A_S \times 100 \times 50 \times W_{样}} \times 100\%$$

检验结果：　0.08%

结论：　符合规定

3. 易炭化物　取本品 0.50 g，依法检查（通则 0842），与对照液（取比色用氯化钴液 0.25 mL、比色用重铬酸钾液 0.25 mL、比色用硫酸铜液 0.40 mL，加水使成 5 mL）比较，不得更深。

检验结果：　供试液颜色浅于对照液

结论：　符合规定

4. 有关物质　照高效液相色谱法（通则 0512）测定。

（1）操作条件

仪器型号：　Agilent 1260

色谱柱：　　C18（150 mm × 4.6 mm ×5 μm）

流动相：　　乙腈 - 四氢呋喃 - 冰醋酸 - 水（20∶5∶5∶70）

检测波长：　303 nm

进样量：　10 μL

流速：　1 mL/min

柱温：　30 ℃

（2）测定方法

溶剂　1% 冰醋酸的甲醇溶液。

供试品溶液　取本品约 0.1 g，置 10 mL 量瓶中，加溶剂适量，振摇使溶解并稀释至刻度，摇匀。

对照溶液　精密量取供试品溶液 1 mL，置 200 mL 量瓶中，用溶剂稀释至刻度，摇匀。

水杨酸对照品溶液　见游离水杨酸项下对照品溶液。

测定法　精密量取供试品溶液、对照溶液、灵敏度溶液与水杨酸对照品溶液，分别注入液相色谱仪，记录色谱图。

限度　供试品溶液色谱图中如有杂质峰，除水杨酸峰外，其他各杂质峰面积的和不得大于对照溶液主峰面积（0.5%），小于灵敏度溶液主峰面积的色谱峰忽略不计。

（3）测定数据及处理

杂质峰面积之和：　2 780

对照溶液主峰面积：　10 598

计算：

$$有关物质（\%）= \frac{2\ 780}{10\ 598} \times 0.5\% = 0.13\%$$

检验结果：　供试品溶液色谱图中各杂质峰面积的和不大于对照溶液主峰面积（0.5%）
结论：　符合规定

5. 干燥失重　取本品，置五氧化二磷为干燥剂的干燥器中，在60 ℃减压干燥至恒重，减失重量不得过0.5%（通则0831）。
（1）操作条件
干燥温度：　60 ℃　　压力：　2.58 kPa　　干燥剂：　五氧化二磷
（2）数据及处理
称量瓶质量（恒重）W_0：　22.482 8
供试品与称量瓶总质量（干燥前）W_1：　23.556 0 g
供试品与称量瓶总质量（干燥后）W_2：　23.552 8 g
供试品与称量瓶总质量（恒重后）W_3：　23.552 6 g
计算：

$$干燥失重（\%）=\frac{W_1-W_3}{W_1-W_0}=\frac{23.556\ 0-23.552\ 6}{23.556\ 0-22.482\ 8}=0.32\%$$

检验结果：　0.32% ＜0.5%
结论：　符合规定

6. 炽灼残渣　不得过0.1%（通则0841）。
坩埚质量（恒重）：　50.458 5 g
坩埚与样品总质量（炽灼前）：　52.141 6 g
坩埚与样品总质量（炽灼后）：　50.459 1 g
计算：

$$炽灼残渣（\%）=\frac{50.459\ 1-50.458\ 5}{52.141\ 6-50.458\ 5}=0.036\%$$

检验结果：　0.036% ＜0.1%
结论：　符合规定

7. 重金属　取本品1.0 g，加乙醇23 mL溶解后，加醋酸盐缓冲液（pH 3.5）2 mL，依法检查（通则0821 第一法），含重金属不得过百万分之十。
检验结果：　丙管中显出的颜色不浅于甲管时，乙管中溶液的颜色比甲管浅
结论：　符合规定

【含量测定】
取本品约0.4 g，精密称定，加中性乙醇（对酚酞指示液显中性）20 mL溶解后，加酚酞指示液3 滴，用氢氧化钠滴定液（0.1 mol/L）滴定。每1 mL 氢氧化钠滴定液（0.1 mol/L）相当于18.02 mg 的$C_9H_8O_4$。按干燥品计算，含$C_9H_8O_4$不得少于99.5%。
供试品质量m_1：　0.402 5 g
供试品质量m_2：　0.399 8 g
氢氧化钠滴定液浓度（标定）：　0.100 5 mol/L
消耗滴定液体积：V_1　22.16 mL、V_2　21.97 mL
计算：

$$含量（\%）=\frac{VTF\times10^{-3}}{m\times（1-干燥失重）}\times100\%$$
$$平均值=99.8\%$$

检验结果：　99.8% ＞99.5%
结论：　符合规定

检验结论：本品按《中华人民共和国药典》2020 年版二部检验，结果　　　符合规定　　　。

检验人：　　　　　　　　　　复核人：

药品检测报告示例

检验报告单

文件编号：

品　　名	阿司匹林	批　　号	20190802
规　　格	药用级别	来　　源	原料药仓库
数　　量	1桶/50 kg	取样日期	年　月　日
检验日期	年　月　日	报告日期	年　月　日
检验依据	《中华人民共和国药典》2020年版二部		

检验项目	标准规定	检验结果
【性状】	本品为白色结晶或结晶性粉末；无臭或微带醋酸臭；遇湿气即缓慢水解	符合规定
【鉴别】		
（1）	应呈正反应	符合规定
（2）	应呈正反应	符合规定
（3）	本品的红外光吸收图谱应与对照的图谱（光谱集5图）一致	符合规定
【检查】		
溶液的澄清度	溶液应澄清	符合规定
游离水杨酸	不得过0.1%	符合规定
易炭化物	与对照品比较不得更深	符合规定
有关物质	不得过0.5%	符合规定
干燥失重	减失重量不得过0.5%	符合规定
炽灼残渣	不得过0.1%	符合规定
重金属	不得过百万分之十	符合规定
【含量测定】	按干燥品计算，含$C_9H_8O_4$不得少于99.5%	符合规定
检验结论	本品按《中华人民共和国药典》2020年版二部检验，结果符合规定	

检验人：　　　　　　复核人：　　　　　　　部门负责人：